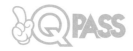

# 간호
# 조무사

## 모의고사
## 문제집

백지운 저

다락원

국가의 간호인력 부족현상은 연일 이슈가 되고 있습니다.

간호조무사는 이론 740시간과 실습 780시간을 이수해야 국시원의 시험을 볼 수 있는 어려운 자격시험이지만, 매일 아픈 환자들을 돌보며 자신 또한 다듬어 갈 수 있는 보람있는 직업임은 분명합니다.

간호조무사를 준비하는 학생들을 15년 이상 직접 교육하면서 "내가 수험생이라면?"이라는 생각을 수없이 해왔습니다.

시험을 앞둔 학생들의 막연함과 답답함을 해소하기 위해 잘 정리된 교재를 제공하는 것이 교사로서 할 수 있는 최소한의 것임을 알고 있기에, 본 수험서는 그러한 마음을 모두 담아 간호조무사를 꿈꾸는 수험생들의 길잡이가 되기를 바라는 마음으로 집필했습니다.

본 교재는,

1. 최신 출제 경향에 맞춘 간호조무사 시험대비 최종 마무리 문제집입니다.
2. 각 과목별 문제를 엄선하여 실제 시험과 유사하게 모의고사를 구성했습니다.
3. 최근에 바뀐 국가고시 유형에 맞추어 실기 그림문제를 삽입하였습니다.

향후 부족한 부분은 계속 보완해 나갈 것이며, 늘 수험생들과 소통하는 저자가 되기 위해 노력하겠습니다.

본 교재를 통해 실전 감각을 익혀 시험에 합격하는 영광을 누리길 바라며, 간호조무사가 우리나라 보건의료분야에 절대적인 인력이 되기를 바랍니다.

저자 백지운

**개요**  간호조무사는 각종 의료기관에서 의사 또는 간호사의 지시 하에 환자의 간호 및 진료에 관련된 보조업무를 수행하는 자를 말한다.

**응시자격**
• 초·중등교육법령에 따른 특성화고등학교의 간호 관련 학과를 졸업한 사람(간호조무사 국가시험 응시일로부터 6개월 이내에 졸업이 예정된 사람을 포함한다)
• 「초·중등교육법」 제2조에 따른 고등학교 졸업자(간호조무사 국가시험 응시일로부터 6개월 이내에 졸업이 예정된 사람을 포함한다) 또는 초·중등교육법령에 따라 같은 수준의 학력이 있다고 인정되는 사람(이하 이 조에서 "고등학교 졸업학력 인정자"라 한다)으로서 보건복지부령으로 정하는 국·공립 간호조무사양성소의 교육을 이수한 사람
• 고등학교 졸업학력 인정자로서 평생교육법령에 따른 평생교육시설에서 고등학교 교과 과정에 상응하는 교육과정 중 간호 관련학과를 졸업한 사람(간호조무사 국가시험 응시일로부터 6개월 이내에 졸업이 예정된 사람을 포함한다)
• 고등학교 졸업학력 인정자로서 「학원의 설립·운영 및 과외교습에 관한 법률」 제2조의2제2항에 따른 학원의 간호조무사 교습과정을 이수한 사람
• 고등학교 졸업학력 인정자로서 보건복지부장관이 인정하는 외국의 간호조무사 교육과정을 이수하고 해당 국가의 간호조무사 자격을 취득한 사람
• 제7조제1항제1호 또는 제2호에 해당하는 사람

**시험일정**

| 구분 | 응시원서 접수기간 | 시험일 | 합격자발표 예정일시 |
|---|---|---|---|
| 상반기 | 1월경 | 3월경 | 3월경 |
| 하반기 | 7월경 | 9월경 | 9월경 |

* 코로나 19 추이 등에 따라 시험일정이 변경되므로 국시원 홈페이지를 통해 확인하시기 바랍니다.(www.kuksiwon.or.kr)

| 시험과목<br>문항수 | 배점 | 시험 방법 | 시험 시간 |
|---|---|---|---|
| 1. 기초간호학 개요 [35]<br>　(치의학기초개론 및 한의학기초개론을<br>　포함한다)<br>2. 보건간호학 개요 [15]<br>3. 공중보건학 개론 [20]<br>4. 실기 [35] | 1점 /<br>1문제 당 | CBT 시험<br>(5지 선다형) | 오전 시험 입장 완료 9:40<br>오전 시험 시간 10:00~11:45<br><br>오후 시험 입장 완료 13:00<br>오후 시험 시간 13:20~15:05 |

＊ 간호조무사국가시험이 2025년 시험부터 CBT로 시행되며, 105문항으로 출제된다.
＊ 매 과목 만점의 40퍼센트 이상, 전 과목 총점의 60퍼센트 이상 득점한 자를 합격자로 한다.
＊ 합격기준 점수 : 1과목 14점, 2과목 6점, 3과목 8점, 4과목 14점

## 기초간호학 개요

| | | |
|---|---|---|
| 1. 간호관리 | 2. 기초해부생리 | 3. 기초약리 |
| 4. 기초영양 | 5. 기초치과 | 6. 기초한방 |
| 7. 기본간호 | 8. 성인관련 간호의 기초 | 9. 모성관련 간호의 기초 |
| 10. 아동관련 간호의 기초 | 11. 노인관련 간호의 기초 | 12. 응급관련 간호의 기초 |

## 보건간호학 개요

| | | |
|---|---|---|
| 1. 보건교육 | 2. 보건행정 | 3. 환경보건 |
| 4. 산업보건 | | |

## 공중보건학 개론

| | | |
|---|---|---|
| 1. 질병관리사업 | 2. 인구와 출산 | 3. 모자보건 |
| 4. 지역사회보건 | 5. 의료관계법규 | |

## 실기

병원간호실기학

## 실전모의고사

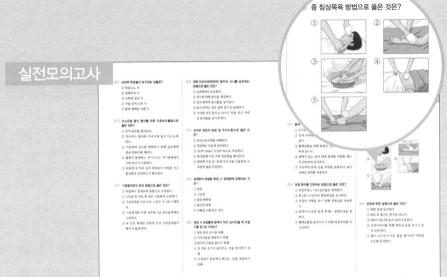

최신 출제경향에 맞춰 실전모
의고사 10회분을 수록하였습
니다.

최근 출제되고 있는 실기 그림
문제를 적극 반영하여 적중률
을 높였습니다.

## 정답 및 해설

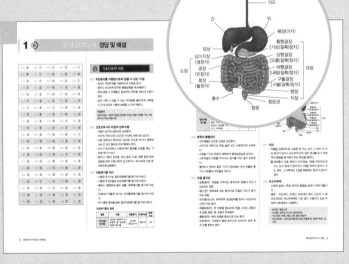

이론이 따로 필요 없을 만큼 상
세한 해설을 수록하였습니다.

이해하기 쉽게 그림 설명을 보
충하였습니다.

STEP 1

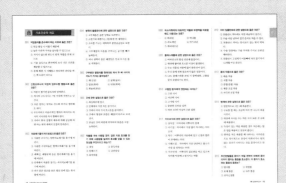

실전모의고사로
실제 시험 유형 익히기

출제기준과 출제유형에 맞게 엄선한
실전모의고사 10회를 풀어본다.

STEP 2

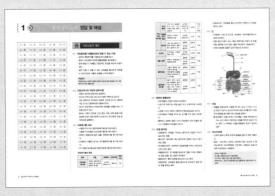

정답과 해설
꼼꼼하게 복습하기

각 문제별 해설을 꼼꼼히 확인하고,
틀린 문제는 꼭 복습한다.

STEP 3

궁금한 사항은 저자에게 묻기

저자가 직접 답하는 Q&A 게시판을 활용하여 학습 중 궁금한 점이나
간호조무사 시험에 대한 문의사항을 해결한다.

※ 다락원 원큐패스카페(http://cafe.naver.com/1qpass)

# 차례

## 실전모의고사

| | | |
|---|---|---|
| 실전모의고사 | 1회 | 11 |
| 실전모의고사 | 2회 | 27 |
| 실전모의고사 | 3회 | 43 |
| 실전모의고사 | 4회 | 59 |
| 실전모의고사 | 5회 | 75 |
| 실전모의고사 | 6회 | 91 |
| 실전모의고사 | 7회 | 107 |
| 실전모의고사 | 8회 | 123 |
| 실전모의고사 | 9회 | 141 |
| 실전모의고사 | 10회 | 159 |

## 정답 및 해설

| | |
|---|---|
| 1~10회 정답 및 해설 | 2 |
| 총정리 | 151 |

# 1회

## 실전모의고사

**기초간호학 개요**

**001 직업윤리를 준수해야 하는 이유로 옳은 것은?**

① 임금 협상 시 이롭기 때문에
② 높은 수준의 지식을 습득할 수 있으므로
③ 지키지 않으면 반드시 법적 처벌을 받게 되므로
④ 기술 습득으로 환자에게 보다 나은 간호를 제공할 수 있으므로
⑤ 문제 해결 시 지혜롭고 양심적인 판단을 하는 데 도움이 되므로

**002 간호조무사의 직업적 업무수행 행동으로 옳은 것은?**

① 의문이 생기면 감독자와 상의한다.
② 의사의 구두지시는 7일 이내에 서면으로 남긴다.
③ 쉬운 업무는 임의로 간소화 하거나 생략해도 된다.
④ 부도덕하고 비윤리적인 행위라 하더라도 의사의 지시라면 즉시 행해야 한다.
⑤ 가족이 환자 질병의 예후에 대해 궁금해 하면 아는 범위 내에서 친절히 알려준다.

**003 의료폐기물의 처리 방법으로 옳은 것은?**

① 사용한 주사기는 일반의료폐기물 용기에 버린다.
② 사용한 주삿바늘은 혈액오염폐기물 용기에 버린다.
③ 폐백신, 폐항암제 등은 병리계폐기물 용기에 버린다.
④ 인체에서 적출한 장기는 격리의료폐기물 용기에 버린다.
⑤ 피가 묻은 알코올 솜은 병실 안에 있는 휴지통에 버린다.

**004 병원의 물품관리에 관한 설명으로 옳은 것은?**

① 고무제품은 습한 상태로 보관한다.
② 소변기와 대변기는 3일에 한 번 세척한다.
③ 소독할 기구는 세척하여 중앙공급실로 보낸다.
④ 고무재질의 더운물 주머니는 공기를 빼서 눕혀둔다.
⑤ 피나 점액이 묻은 베갯잇은 먼저 뜨거운 물로 세척한다.

**005 구부렸던 팔꿈치를 원래대로 펴서 두 뼈 사이의 각도가 커지는 움직임은?**

① 폄(신전)
② 굽힘(굴곡)
③ 엎침(회내)
④ 뒤침(회외)
⑤ 휘돌림(회선)

**006 간에 관한 설명으로 옳은 것은?**

① 좌상복부에 있다.
② 인체에서 가장 작은 장기이다.
③ 간에서 여러 가지 호르몬을 분비한다.
④ 간에서 형성된 담즙은 췌장(이자)으로 보내진다.
⑤ 담낭은 간의 하면에 위치하며 담즙을 저장·농축한다.

**007 약물을 계속 사용할 경우, 같은 치료 효과를 얻기 위해 사용량을 늘려야 효과를 얻을 수 있는 현상을 무엇이라고 하는가?**

① 내성
② 중독작용
③ 알레르기
④ 금단증상
⑤ 축적작용

12  원큐패스 간호조무사 모의고사 문제집

**008** 국소마취제의 대표적인 약물로 부정맥을 치료할 때도 사용되는 것은?

① 와파린      ② 마니톨

③ 리도케인      ④ 아스피린

⑤ 에피네프린

**009** 콜레스테롤에 관한 설명으로 옳은 것은?

① 비타민 K의 합성 전단계 물질이다.

② 체내에 쌓이면 호르몬 이상이 발생한다.

③ 주로 식물성 지방에 많이 함유되어 있다.

④ 우리 몸에 전혀 필요하지 않은 성분이다.

⑤ LDL 콜레스테롤 과잉 시 동맥경화, 고혈압 등이 유발되기도 한다.

**010** 고혈압 환자에게 권장되는 식이는?

① 고염 식이

② 저단백 식이

③ 고지방 식이

④ 충분한 포타슘 섭취

⑤ 하루 3리터 이상의 수분 섭취

**011** 치아조직에 관한 설명으로 옳은 것은?

① 상아질 : 이머리와 이뿌리의 경계

② 사기질 : 치아에서 가장 많이 차지하는 치아 조직

③ 치수 : 이뿌리의 가운데에 있고 신경과 혈관이 존재하는 부위

④ 시멘트질 : 치아에서 가장 단단하고 불소가 가장 잘 침착되는 부위

⑤ 치주인대 : 이뿌리의 겉표면을 싸고 있으며 치아를 악골에 고정시키는 역할

**012** 치아 임플란트에 관한 설명으로 옳은 것은?

① 임플란트 치아에도 치면 세균막이 생긴다.

② 수술 다음 날부터 질긴 음식도 먹을 수 있다.

③ 임플란트 치아는 틀니보다 씹는 힘이 약하다.

④ 수술 당일에는 수술 부위를 수시로 온찜질 해야 한다.

⑤ 임플란트 고정체가 이틀뼈에 자리 잡기까지 12개월 이상 걸린다.

**013** 뜸의 작용으로 옳은 것은?

① 배출 작용

② 지혈 작용

③ 중혈(증혈) 작용

④ 체중 조절 작용

⑤ 자극과 진정 작용

**014** 탕제에 관한 설명으로 옳은 것은?

① 일반적으로 1일 1회 복용한다.

② 구토를 할 때는 조금씩 여러 번 나누어 복용시킨다.

③ 위장에 자극을 주는 약은 식사 30분 전 공복에 복용한다.

④ 독성이 있는 약을 복용할 경우 처음에는 많은 양을 복용하고 천천히 줄인다.

⑤ 한약을 처음 복용할 때 나타나는 거부반응으로 일시적으로 증상이 악화되거나 원치 않는 효과가 나타나는 것을 훈침이라고 한다.

**015** 추간판탈출증 환자가 며칠 전부터 대퇴와 종아리까지 뻗치는 통증을 호소한다. 이 환자가 호소하는 통증의 종류는?

① 방사통      ② 작열통

③ 표재 통증      ④ 심부 통증

⑤ 삼차신경통

**016** 혈압에 관한 설명으로 옳은 것은?

① 혈압은 혈액이 동맥벽에 미치는 압력을 의미한다.

② 건강한 성인의 평균혈압은 90/60mmHg 정도이다.

③ 수축기압과 확장기압의 차이를 휴식기압이라고 한다.

④ 좌심실이 수축할 때 혈액이 대동맥을 지나가며 생기는 압력을 확장기압이라고 한다.

⑤ 심장의 수축과 수축 사이에 우심방이 가장 이완되었을 때의 압력을 수축기압이라고 한다.

**017** 기관지 천식에 관한 설명으로 옳은 것은?

① 낮에 증상이 심하다.

② 갑자기 추운 환경에 노출되지 않도록 주의한다.

③ 호흡곤란 시 바로누운자세를 취해주고 안정시킨다.

④ 꽃가루, 동물의 털, 먼지 등에 자주 노출되게 한다.

⑤ 기관지 벽이 부풀어 오르고 부종이 생겨 기관지가 넓어진다.

**018** 항암제를 투여 받고 있는 암 환자 간호로 옳은 것은?

① 탈모 예방에 가장 신경 써야 한다.

② 치료를 위해 진통제를 사용하지 않는다.

③ 구토가 심하더라도 음식 섭취를 권장한다.

④ 항암 치료로 구역이 심하면 뜨거운 음료를 제공한다.

⑤ 항암제 투여 시 약물이 혈관 밖으로 새어 나오는지 관찰한다.

**019** 갑상샘항진증의 증상으로 옳은 것은?

① 땀이 많다.

② 맥박이 느려진다.

③ 식욕이 감소한다.

④ 체중이 증가한다.

⑤ 추위를 많이 탄다.

**020** 흉통과 왼쪽 팔로 방사되는 통증을 호소하는 협심증 환자를 위한 간호보조활동으로 옳은 것은?

① 활동을 격려한다.

② 즉시 포도당을 정맥주사한다.

③ 따뜻한 카페인 음료를 섭취하게 한다.

④ 흉통 발생 시 가슴부위에 냉요법을 시행한다.

⑤ 나이트로글리세린을 5분 간격으로 3회 혀밑으로 투여한다.

**021** 파킨슨병에 관한 설명으로 옳은 것은?

① 행동이 빨라진다.

② 휴식 시 떨림이 완화된다.

③ 스트레칭과 운동을 격려한다.

④ 단추가 많은 옷을 입게 한다.

⑤ 신고 벗기 편한 슬리퍼를 제공한다.

**022** 뇌척수액의 흐름에 장애가 생겨 뇌실 내 또는 두개강 내에 뇌척수액이 과잉 축적되어 뇌압이 올라간 상태를 무엇이라고 하는가?

① 뇌졸중             ② 수두증

③ 뇌전증             ④ 파킨슨병

⑤ 일과성 허혈 발작

023 임신 후 고혈압을 진단받은 산모가 산부인과병원을 방문할 때마다 정기적으로 받아야 할 검사로 옳은 것은?

① 혈당 측정
② 소변 검사
③ 혈액형 검사
④ 복부 X선 검사
⑤ 24시간 혈압 검사

024 진진통과 가진통의 차이점에 관한 설명으로 옳은 것은?

① 가진통은 이슬이 보인다.
② 가진통은 자궁경부가 개대된다.
③ 진진통은 보행 시 통증이 완화된다.
④ 진진통은 주로 복부에 통증이 심하다.
⑤ 진진통은 진통 강도가 점점 강해지고 수축 간격이 점점 짧아진다.

025 산후출혈(분만후출혈)이 있는 산모를 위한 간호보조활동으로 옳은 것은?

① 좌욕을 실시한다.
② 즉시 상체를 올려준다.
③ 산모에게 활동을 격려한다.
④ 산모의 자궁저부를 마사지한다.
⑤ 복부에 따뜻한 물주머니를 적용한다.

026 신생아가 출생 후 처음 보는 암녹색의 변을 무엇이라고 하는가?

① 태변            ② 지방변
③ 점액변          ④ 이행변
⑤ 흑색변

027 이유식에 관한 설명으로 옳은 것은?

① 생후 1개월부터 시작한다.
② 수유 직후 이유식을 먹인다.
③ 새로운 음식은 일정한 시간 간격을 두고 추가한다.
④ 처음 먹이는 이유식은 두 가지 이상의 재료를 섞어서 제공한다.
⑤ 젖꼭지 구멍이 큰 젖병에 이유식을 담아서 영아 스스로 먹게 한다.

028 에릭슨의 「심리사회 발달이론」의 발달 과제가 옳게 연결된 것은?

① 학령기 : 주도성
② 중년기 : 생산성
③ 청소년기 : 친밀감
④ 초기 성인기: 자율성
⑤ 노년기 : 자아정체감

029 수두 아동을 위한 간호보조활동으로 옳은 것은?

① 꽉 끼는 옷을 입는다.
② 다른 아이와 함께 놀게 한다.
③ 손톱을 짧게 자르고 손에 장갑보호대를 적용한다.
④ 응급상황을 대비해 기관절개세트를 병실에 준비해둔다.
⑤ 비누와 때수건을 사용하여 목욕시켜 소양감을 감소시켜준다.

030 노인의 피부 간호로 옳은 것은?

① 가습기 사용을 금한다.
② 등마사지 시 알코올을 사용한다.
③ 목욕은 한 달에 한 번 정도가 적당하다.
④ 뜨거운 물로 목욕하여 순환을 촉진한다.
⑤ 목욕 후 오일이나 보습제를 충분히 발라준다.

031 노인의 수면을 돕는 방법으로 옳은 것은?

① 낮 동안 가벼운 운동을 권장한다.

② 부족한 수면은 낮잠으로 보충한다.

③ 잠자기 전에 따뜻한 차를 많이 마시게 한다.

④ 수면시간이 부족하면 기상시간을 수시로 조정한다.

⑤ 공복감으로 잠이 오지 않으면 먹고 싶은 음식을 충분히 섭취하게 한다.


032 노인의 낙상을 예방하기 위한 간호보조활동으로 옳은 것은?

① 실내조명을 어둡게 한다.

② 반드시 신체보호대를 적용한다.

③ 운동을 금하고 침대에만 누워 있게 한다.

④ 의자는 등받이와 팔걸이가 있는 것을 사용한다.

⑤ 앉거나 일어날 때 빠른 동작으로 움직이도록 한다.


033 손목 염좌(삠) 직후 응급처치로 옳은 것은?

① 손상 부위를 상승시킨다.

② 압박붕대 사용을 금한다.

③ 즉시 온찜질을 적용한다.

④ 손상 부위를 부드럽게 마사지한다.

⑤ 손목을 부드럽게 움직여 구축을 예방한다.


034 외상성 신체 손상 환자를 위한 응급처치 방법으로 옳은 것은?

① 깊게 박힌 이물질은 속히 제거한다.

② 척추 손상 환자는 반좌위자세를 취해준다.

③ 피부 밖으로 노출된 장기는 바람을 이용하여 건조시킨다.

④ 뱀에게 물렸을 경우 칼로 상처를 내서 뱀독을 입으로 빨아낸다.

⑤ 심한 출혈 시 상처를 직접 압박하고 출혈 부위를 심장보다 높게 올린다.


035 길에 쓰러져 있는 사람을 발견했을 때 가장 우선해야 할 행동으로 옳은 것은?

① 반응확인

② 가슴압박

③ 119에 신고

④ 현장안전 확인

⑤ 자동심장충격기 적용

 보건간호학 개요

036 보건교육 시 내용의 진행 방향으로 옳은 것은?

① 낯선 것에서 친숙한 것으로 진행

② 복잡한 것에서 단순한 것으로 진행

③ 직접적인 것에서 간접적인 것으로 진행

④ 추상적인 것에서 구체적인 것으로 진행

⑤ 최신의 내용이 아닌 과거의 내용으로만 진행


037 상담 시 효율적인 대화방법으로 옳은 것은?

① 해결방안을 제시한다.

② 현재의 문제는 이야기하지 않는다.

③ 대상자의 모든 말을 칭찬하여 긍정적인 태도를 보여준다.

④ 대상자가 대화 도중에 잠깐씩 중지하는 부분에 관심을 기울인다.

⑤ 대상자가 부정적 감정을 표시하면 더 이상 하지 못하도록 엄격한 태도를 취한다.

038 보건교육 전에 학습자의 불안 및 긴장수준, 동기 부여 정도를 확인하는 것은 학습자의 어떤 영역의 준비상태를 사정한 것인가?

① 경험적 준비
② 내면적 준비
③ 정서적 준비
④ 지식적 준비
⑤ 신체적 준비

039 보건교육 방법 중 시범교육에 관한 설명으로 옳은 것은?

① 교육을 준비하는 시간이 짧다.
② 많은 사람에게 교육할 수 있다.
③ 재료나 장비가 전혀 필요하지 않다.
④ 개인의 요구를 모두 충족시킬 수 있다.
⑤ 배운 내용을 실무에 적용하기가 용이하다.

040 다음에 해당하는 보건의료조직을 무엇이라고 하는가?

- 보건소의 방역, 예방사업뿐만 아니라 30 병상 이상 규모와 진료 각 과를 두고 진료를 제공한다.
- 보건소와 병원 기능을 함께 하는 공공의료 기관으로 보건사업과 진료, 의료기관 관리 역할을 한다.

① 보건진료소
② 보건의료원
③ 국립보건연구원
④ 국민건강보험공단
⑤ 건강보험심사평가원

041 일차보건의료에 관한 설명으로 옳은 것은?

① 예방중심의 의료로 인해 대두되었다.
② 전문의가 진료하는 병원급 의료를 말한다.
③ 정부가 중심이 되어 진행되는 것이 바람직하다.
④ 건강은 인간의 기본권이라는 개념을 기초로 하고 있다.
⑤ 의사, 간호사만의 접근으로 일관성 있는 서비스를 제공한다.

042 산업재해보상보험에 관한 설명으로 옳은 것은?

① 저소득층을 대상으로 한다.
② 보상은 행정안전부에서 제공한다.
③ 근로자의 퇴직금을 보호하기 위한 제도이다.
④ 소득보장과 의료보장이 모두 가능한 사회보험이다.
⑤ 재해 근로자의 재활은 산업재해보상보험 범위에 속하지 않는다.

043 의료급여에 관한 설명으로 옳은 것은?

① 의료급여는 사회보험이다.
② 전 국민을 가입 대상으로 한다.
③ 재원은 기여금(보험료)으로 충당한다.
④ 일상생활을 혼자서 수행하기 어려운 노인 등에게 신체활동 또는 가사활동을 지원하는 것이다.
⑤ 의료급여 수급권자는 몇 가지 경우를 제외하고는 단계별 진료절차(1차→2차→3차 의료급여기관)에 따라야 한다.

**044** 「노인장기요양보험법」상 장기요양기관에 장기간 입소한 수급자에게 신체활동 지원 및 심신기능의 유지·향상을 위한 교육·훈련 등을 제공하는 장기요양급여는?

① 시설급여　　　② 재가급여
③ 의료급여　　　④ 단기보호급여
⑤ 특별현금급여

**045** 다음에서 설명하는 진료비 지불방식은?

> • 질병군(또는 환자군)별로 미리 책정된 진료비를 지급한다.
> • 우리나라도 부분적으로 적용하고 있는 제도이다.
> • 과잉진료를 억제할 수 있다.

① 봉급제　　　　② 인두제
③ 포괄수가제　　④ 총액예산제
⑤ 행위별수가제

**046** 문화재나 건축물을 부식시키고 산림이나 농작물에 피해를 주는 대기오염 현상은?

① 산성비　　　　② 기온역전
③ 열섬현상　　　④ 엘니뇨현상
⑤ 지구온난화

**047** 수질오염지표 중 용존산소(DO)에 관한 설명으로 옳은 것은?

① 탁도가 높아지면 용존산소가 증가한다.
② 물의 온도가 높아지면 용존산소는 증가한다.
③ 하천수가 심하게 오염되면 용존산소가 증가한다.
④ 염분이 낮고 깨끗한 물일수록 용존산소가 증가한다.
⑤ 식물성 플랑크톤이 급격히 번식하면 용존산소가 증가한다.

**048** 기온역전에 관한 설명으로 옳은 것은?

① 대기오염이 증가한다.
② 산소 중독증이 잘 발생한다.
③ 주로 7~8월 장마철에 발생한다.
④ 상층부로 올라갈수록 온도가 낮아진다.
⑤ 바람이 없는 맑게 갠 날에는 잘 발생하지 않는다.

**049** 식품에 소금, 설탕, 식초를 넣어 삼투압 또는 수소이온농도(pH)를 조절함으로써 미생물의 발육을 억제하는 보존법은?

① 절임법　　　　② 훈연법
③ 가열법　　　　④ 건조법
⑤ 밀봉법

**050** 작업장의 화학적 유해 요인에 해당하는 것은?

① 진동　　　　　② 소음
③ 방사선　　　　④ 중금속
⑤ 박테리아(세균)

## 공중보건학 개론

**051** 병원체가 숙주에 침입하여 기관에 자리 잡고 증식하는 능력을 무엇이라고 하는가?

① 독력　　　　　② 감염력
③ 치명률　　　　④ 면역력
⑤ 병원력(병원성)

**052** 면역에 관한 설명으로 옳은 것은?

① 인공능동면역 – 모유 수유를 통한 면역
② 자연수동면역 – 예방접종 후 형성된 면역
③ 자연능동면역 – 질병에 걸린 후 획득한 면역
④ 인공수동면역 – 태반을 통해 모체로부터 받은 면역
⑤ 인공능동면역 – 면역글로불린 주사 후 형성된 면역

**053** 결핵의 주된 전파경로는?

① 태반을 통한 수직감염
② 매개 곤충을 통한 감염
③ 수혈이나 오염된 주사기
④ 결핵균에 오염된 물과 음식물
⑤ 기침이나 재채기를 통한 비말감염

**054** 질병 발생의 요인 중 병원체 요인에 해당하는 것은?

① 연령        ② 인종
③ 성별        ④ 바이러스
⑤ 면역상태

**055** 국가암검진의 종류에 따른 검진 방법이 옳게 연결된 것은?

① 유방암 – 유방촬영
② 폐암 – 가슴X선 촬영
③ 자궁경부암 – 자궁초음파
④ 대장암 – 대장내시경 후 이상소견 시 분변 잠혈검사
⑤ 위암 – 상부위장조영을 하되 불가피한 경우 선택적으로 위내시경

**056** 인구구조 유형 중 항아리형의 특성은?

① 생산연령인구가 많이 유입되는 도시형
② 생산연령인구가 많이 유출되는 농촌형
③ 출생률이 사망률보다 낮은 인구감소형
④ 낮은 출생률과 낮은 사망률이 특징인 인구정지형
⑤ 높은 출생률과 높은 사망률이 특징인 인구증가형

**057** 임신 중 발생 가능한 합병증을 최소화하여 모성사망률을 감소시키기 위해 가장 중요한 것은?

① 적당한 운동
② 산후기 관리
③ 분만 시 간호
④ 균형 잡힌 식사
⑤ 산전관리(분만전관리)

**058** 선천대사이상 검사 항목에 속하는 것은?

① 소변 검사        ② 가래 검사
③ 간기능 검사      ④ 페닐케톤뇨증
⑤ 갑상샘항진증

**059** 생후 2개월 된 영아에게 실시하는 예방접종은?

① 홍역            ② 풍진
③ 수두            ④ 일본뇌염
⑤ 디프테리아

**060** 지역사회간호사업 시 가장 우선적인 요소는?

① 보건에 대한 지식이 충분해야 한다.
② 지역주민이 원하는 사업을 실시한다.
③ 정확한 실태파악으로 건강문제를 확인한다.
④ 보건 사업에 대한 특별한 관심이 요구된다.
⑤ 지역주민들과 긴밀한 관계를 유지해야 한다.

**061** 다음처럼 말하는 70세 주민에게 안내할 수 있는 지역보건사업은?

> "자꾸 기억이 깜빡깜빡해요. 오늘은 집이 어딘지 생각이 안 나서 헤매다가 남의 집 문을 두드렸다니까요?"

① 자살예방사업
② 치매검진사업
③ 건강증진사업
④ 일자리지원사업
⑤ 방문건강관리사업

**062** 지역사회 주민을 대상으로 고혈압을 관리하기 위한 1차 예방활동에 해당하는 것은?

① 고혈압 환자 등록관리사업
② 주민 대상 고혈압 조기 검진
③ 고혈압 환자 자조모임 활성화
④ 주민 대상 건강생활습관 교육
⑤ 처방된 항고혈압제 투약 관리

**063** 노인장기요양보험제도에 관한 설명으로 옳은 것은?

① 장기요양등급은 1~7등급으로 판정한다.
② 별도의 신청 없이 혜택을 받을 수 있다.
③ 노후생활 안정을 위한 소득보장을 목적으로 한다.
④ 대상자는 중증 희귀질환을 앓는 노인으로 한정한다.
⑤ 장기요양급여에는 재가급여, 시설급여, 특별현금급여가 있다.

**064** 건강관리실 활동과 비교할 때 가정방문 활동의 장점은?

① 간호 제공자의 시간과 비용을 절약할 수 있다.
② 거동이 불편한 대상자가 건강관리를 받기가 쉽다.
③ 특수한 상담 및 의뢰 활동을 즉각적으로 실시할 수 있다.
④ 간호 제공 시 필요한 물품과 기구를 충분히 활용할 수 있다.
⑤ 같은 문제를 가진 대상자들끼리 경험을 나눌 수 있는 기회를 제공한다.

**065** 「의료법」상 의료인에 속하는 사람은?

① 약사
② 조산사
③ 영양사
④ 간호조무사
⑤ 사회복지사

**066** 「정신건강증진 및 정신질환자 복지서비스 지원에 관한 법률」상 재난이나 그 밖의 사고로 정신적 피해를 입은 사람과 그 가족의 심리적 안정과 사회 적응을 지원하기 위해 설치·운영되는 것은?

① 정신요양시설
② 정신재활시설
③ 국가트라우마센터
④ 정신건강복지센터
⑤ 국립·공립정신병원

**067** 「결핵예방법」상 결핵균이 인체 내에 침입하여 임상적 특징이 나타나는 자로서 결핵균검사에서 양성으로 확인된 자는?

① 결핵
② 결핵환자
③ 결핵의사환자
④ 전염성결핵환자
⑤ 잠복결핵감염자

**068** 「구강보건법」상 구강건강실태조사는 몇 년마다 조사하여야 하는가?

① 매년  ② 2년
③ 3년  ④ 4년
⑤ 5년

**069** 「혈액관리법」상 특별한 경우를 제외하고 혈액원이 헌혈자로부터 채혈을 하기 전에 가장 먼저 해야 할 행위는?

① 신원확인
② 건강진단
③ 헌혈증서 제공
④ 채혈금지대상 여부 확인
⑤ 과거 헌혈경력과 검사결과 조회

**070** 「감염병의 예방 및 관리에 관한 법률」상 다음에 해당하는 감염병은 무엇인가?

> • 발생을 계속 감시할 필요가 있어 발생 또는 유행 시 24시간 이내에 신고하여야 함
> • 파상풍, B형간염, 일본뇌염, C형간염, 말라리아, 매독 등이 포함됨

① 제1급감염병
② 제2급감염병
③ 제3급감염병
④ 제4급감염병
⑤ 기생충감염병

## 실기

**071** 맥박 측정 방법으로 옳은 것은?

① 신생아는 요골동맥(노동맥)에서 측정한다.
② 손떨림이 있는 환자는 맥박을 측정할 수 없다.
③ 환자 입원 시 15초간 맥박 수를 측정한 후 4를 곱한다.
④ 요골맥박이 불규칙할 경우 심첨맥박을 1분간 측정하여 비교해본다.
⑤ 경동맥(목동맥)에서 맥박 측정 시 간호조무사의 엄지손가락으로 촉지한다.

**072** 고막체온 측정에 관한 설명으로 옳은 것은?

① 고막체온 측정시간은 5분 정도이다.
② 사용한 탐색자 커버를 씌운 채로 보관한다.
③ 심부체온을 측정하기에 적합하지 않은 방법이다.
④ 고막체온계의 탐색자 커버는 환자마다 교체한다.
⑤ 보청기를 사용 중이거나, 귀 수술 한 환자에게 적절한 체온 측정 방법이다.

**073** 표준주의 감염관리 지침에 따른 활동으로 옳은 것은?

① 오염된 세탁물은 폐기한다.
② 손 위생 시 비누 사용을 자제한다.
③ 기침 시 휴지가 없다면 손으로 입을 막는다.
④ 환자 간호 시 분비물이 튈 염려가 있다면 개인보호구를 착용한다.
⑤ 사용한 바늘이나 뾰족한 기구는 반드시 뚜껑을 씌워 손상성 폐기물 용기에 버린다.

**074** 에틸렌옥시드(EO) 가스멸균법을 적용할 수 있는 물품은?

① 유리제품
② 고무제품
③ 도뇨세트
④ 수술용 가위
⑤ 바셀린 거즈

**075** 다음 중 멸균전달집게(이동겸자)를 바르게 사용 중인 그림은?

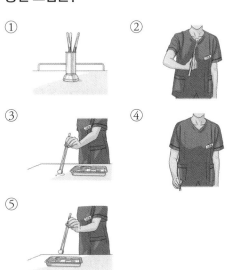

① ② ③ ④ ⑤

**076** 코삽입관(비강캐뉼라)을 이용한 산소요법 시 간호보조활동으로 옳은 것은?

① 습윤병에 멸균생리식염수를 채운다.
② 환자에게 입으로 호흡하도록 격려한다.
③ 1시간마다 코삽입관을 제거하고 깨끗이 한다.
④ 비교적 낮은 농도의 산소를 주입할 때 사용한다.
⑤ 코삽입관 환자는 산소투여 기간 동안 말하거나 먹을 수 없다.

**077** 기도 흡인 시 1회 흡인 시간을 10초 이내로 해야하는 이유는?

① 출혈 예방
② 저산소증 예방
③ 점막 손상 예방
④ 기도 폐쇄 예방
⑤ 효과적으로 분비물을 제거하기 위해

**078** 삼킴곤란(연하곤란)이 있는 환자의 식사를 보조하는 방법으로 옳은 것은?

① 죽보다 미음을 제공한다.
② 누운 자세로 식사하도록 한다.
③ 신맛이 강한 음식은 제한한다.
④ 식사는 빠른 시간 내에 마치도록 한다.
⑤ 음식을 삼킬 때 고개를 살짝 뒤로 젖히도록 한다.

**079** 코위관 영양 시행 전 흡인한 위 내용물이 200mL일 때 간호보조활동으로 옳은 것은?

① 계획된 영양액을 주입한다.
② 영양액 주입 시간을 미룬다.
③ 즉시 침상머리를 낮추어준다.
④ 위관에 공기를 주입하여 위관의 위치를 재확인한다.
⑤ 흡인한 위 내용물을 다시 주입한 후 간호사에게 보고한다.

**080** 섭취량과 배설량 측정 결과 섭취량이 배설량보다 지속적으로 많을 경우 환자에게 나타날 수 있는 증상은?

① 탈수
② 부종
③ 체중 감소
④ 소변량 감소
⑤ 피부 긴장도 저하

**081** 성인 환자에게 청결관장 시 간호보조활동으로 옳은 것은?

① 반드시 멸균장갑을 착용한다.

② 관장용액 주입 1시간 후에 배변하도록 한다.

③ 좌측 반엎드린자세를 취할 수 있도록 돕는다.

④ 직장관을 치골방향을 향해 부드럽고 천천히 삽입한다.

⑤ 직장관 삽입 후 주사기로 멸균증류수를 주입하여 풍선을 부풀린다.

**082** 단순도뇨 방법으로 옳은 것은?

① 일회용 비닐장갑을 착용한다.

② 여성은 골반내진자세를 취할 수 있도록 돕는다.

③ 도뇨관 삽입 후 반창고를 사용하여 허벅지 안쪽에 고정한다.

④ 남성의 음경을 잡은 손은 도뇨관이 삽입될 때까지 그대로 유지한다.

⑤ 단순도뇨 준비물로는 도뇨세트, 소독솜, 단순 도뇨관, 10cc 주사기, 멸균 증류수 등이 필요하다.

**083** 수술 상처 소독 시 주의사항으로 옳은 것은?

① 소독솜 하나로 여러 번 사용한다.

② 수술 상처는 주변 피부보다 오염이 덜한 것으로 간주한다.

③ 수술 당일 출혈로 드레싱이 흠뻑 젖으면 거즈를 제거하고 공기 중에 노출시킨다.

④ 배액관이 있을 경우 피부 바깥에서 배액관 삽입부위를 향해 원을 그리며 소독한다.

⑤ 수술 상처를 세척할 때에는 오염이 심한 쪽에서 덜 심한 쪽으로 용액이 흐르게 한다.

**084** 사지마비 환자의 욕창 예방을 위한 간호보조활동으로 옳은 것은?

① 운동을 금한다.

② 수분섭취를 제한한다.

③ 6시간마다 자세를 변경해준다.

④ 침상머리를 50° 이상 올린 상태를 유지한다.

⑤ 드레싱이나 기저귀가 젖지 않았는지 자주 확인한다.

**085** 석고붕대 적용 환자를 위한 간호보조활동으로 옳은 것은?

① 뼈 돌출 부위는 더 단단하게 감는다.

② 석고붕대 적용부위를 심장보다 높게 한다.

③ 석고붕대는 손가락, 발가락 끝까지 감는다.

④ 석고붕대를 감은 부위에서 악취와 열감이 있을 수 있다.

⑤ 석고붕대가 건조되기까지 2~4시간 정도 걸린다고 알려준다.

**086** 여성의 회음부 간호보조활동으로 옳은 것은?

① 바로누운자세를 취해준다.

② 음순을 모은 상태에서 닦아준다.

③ 요도, 소음순, 대음순 순서로 닦는다.

④ 요도구를 중심으로 원을 그리듯이 닦는다.

⑤ 한쪽 방향으로만 닦고 매번 수건의 다른 면을 사용한다.

**087** 통목욕 시 주의사항으로 옳은 것은?

① 목욕 중에는 창문을 닫아둔다.

② 1시간 이상 물속에 있게 한다.

③ 53℃의 물을 목욕통의 2/3 정도 채운다.

④ 목욕 중 어지러움을 호소하면 환자를 목욕통에 기대어 앉힌다.

⑤ 물이 식었을 경우 환자가 목욕통 안에 있는 상태에서 뜨거운 물을 보충한다.

**088** 의식이 없는 기관 내 삽관 환자에게 제공하는 구강 간호보조활동으로 옳은 것은?

① 클로르헥시딘 희석액을 적신 솜으로 닦아준다.

② 겸자를 입 안 깊숙이 삽입하여 혀를 닦아준다.

③ 구강간호 후 입 안과 입가에 물기를 남겨둔다.

④ 엎드린자세를 취한 후 고개를 옆으로 돌려준다.

⑤ 구강간호 후 입안에 글리세린이나 바셀린을 발라준다.

**089** 자궁 내 태아 위치 교정, 분만 후 산모의 자궁후굴을 예방하기 위해 취해줄 수 있는 자세는?

① 배횡와위

② 반좌위자세

③ 옆누운자세

④ 무릎가슴자세

⑤ 골반내진자세

**090** 수동적 관절가동범위 운동을 시행하는 방법으로 옳은 것은?

① 힘을 주어 강하게 시행한다.

② 한쪽을 다 하고 반대쪽을 수행한다.

③ 작은 근육에서 큰 근육 순서로 운동한다.

④ 다리는 좌우 양쪽 관절을 동시에 움직인다.

⑤ 환자가 통증이나 피로감을 느낄 때까지 진행한다.

**091** 왼쪽 반신마비(편마비) 환자의 지팡이 보행을 돕는 방법으로 옳은 것은?

**092** 왼쪽 다리가 불편하여 목발을 사용하는 환자가 계단을 오를 때 가장 먼저 내딛게 하는 것은?

① 왼쪽 목발　　② 왼쪽 다리

③ 양쪽 목발　　④ 오른쪽 목발

⑤ 오른쪽 다리

**093** 오른쪽 반신마비(편마비) 환자에게 단추가 없는 상의를 갈아입히는 방법으로 옳은 것은?

① 왼팔부터 벗긴다.

② 왼팔부터 입힌다.

③ 오른팔부터 벗긴다.

④ 머리부터 입히고 양쪽 팔을 같이 입힌다.

⑤ 환자에게 양 손을 머리 위로 올리게 한 후 머리 방향으로 옷을 뒤집으며 한꺼번에 벗긴다.

**094** 혼돈 환자가 튜브 등을 제거하려고 할 때 또는 가려움증 환자가 피부를 긁지 못하도록 하기 위해 적용하는 신체 보호대는?

① 전신 보호대　　② 장갑 보호대

③ 재킷 보호대　　④ 벨트 보호대

⑤ 팔꿈치 보호대

**095** 더운물 주머니 사용에 관한 설명으로 옳은 것은?

① 1회 1시간 이상 적용한다.

② 52~62℃의 물을 사용한다.

③ 더운물 주머니를 피부에 직접 대어준다.

④ 물을 넣고 공기를 제거한 후 마개를 잠근다.

⑤ 사용 후 가압증기멸균기로 멸균하여 보관한다.

**096** 전신마취 수술 후 심호흡과 기침을 통해 예방할 수 있는 호흡기 합병증은?

① 폐암

② 폐기종

③ 무기폐

④ 기관지확장증

⑤ 폐고름집(폐농양)

**097** 혈당검사에 관한 설명으로 옳은 것은?

① 천자 전 손을 차갑게 한다.

② 알코올이 마르기 전에 천자해야 한다.

③ 손가락 끝부분의 가운데에서 천자한다.

④ 천자부위의 혈액을 힘주어 짜내지 않는다.

⑤ 채혈침은 일반의료폐기물 용기에, 소독솜과 검사지는 손상성폐기물 용기에 버린다.

**098** 유치도관을 삽입한 환자의 일반 소변검사를 위한 간호보조활동으로 옳은 것은?

① 풍선주입구를 통해 채취한다.

② 중간뇨를 받기 위해 유치도관을 제거한다.

③ 소독솜과 멸균 주사기를 사용하여 채취한다.

④ 도뇨관과 소변수집주머니 연결부위를 분리하여 소변을 받는다.

⑤ 소변수집주머니에 고여 있는 소변을 소변검체용기로 옮겨 담는다.

**099** 상부위장조영에 관한 설명으로 옳은 것은?

① 금식은 필요하지 않다.

② 검사 후 수분섭취를 권장한다.

③ 검사 후 검은색 변을 볼 수 있다.

④ 검사 시 정맥으로 조영제를 주사한다.

⑤ 검사 시 움직이지 않고 한 자세를 유지해야 한다.

**100** 떡을 먹다가 갑자기 양손으로 목을 감싸고 안절부절 못하는 성인에게 가장 우선적으로 취해야 할 응급처치로 옳은 것은?

① 기침을 하게 한다.

② 왼쪽 옆으로 눕혀준다.

③ 즉시 심폐소생술을 시행한다.

④ 10초 이내로 호흡을 확인한다.

⑤ 경동맥을 촉지하여 맥박을 확인한다.

**101** 성인의 심폐소생술에 관한 설명으로 옳은 것은?

① 가슴은 7~8cm 깊이로 압박한다.

② 압박 위치는 복장뼈의 가운데 부위이다.

③ 분당 60~80회의 속도로 가슴을 압박한다.

④ 가슴압박 대 인공호흡의 비율은 15:2이다.

⑤ 인공호흡 1회는 1초 동안 숨을 불어넣는 것이다.

**102** 입원 환자를 위한 간호보조활동으로 옳은 것은?

① 병원 내 흡연 가능한 장소를 알려준다.

② 입원 시 키와 몸무게, 활력징후를 측정한다.

③ 침상 준비는 환자가 병실에 도착한 후에 시작한다.

④ 집에서 가지고 온 약물은 알아서 복용하도록 설명한다.

⑤ 병원생활 안내는 같은 병실에 먼저 입원한 환자에게 부탁한다.

**103** 전동 시 간호보조활동으로 옳은 것은?

① 다음 외래 방문 날짜를 안내한다.

② 환자 스스로 전입 병실로 이동하도록 한다.

③ 전출병동에서 복용 중이던 약은 약국에 반납한다.

④ 전입병동의 병실 준비상태와 이동 가능 시간을 확인한다.

⑤ 전입병동에서 환자물품과 의무기록을 가져갈 수 있도록 안내한다.

**104** 치료적 의사소통 방법 중 '명료화'가 나타나는 대화는?

① "가족과의 관계는 어떻습니까?"

② "이해해요. 많이 속상하셨겠어요."

③ "말하자면 그 사람이 몹시 싫으신 거군요?"

④ "그 일이 발생하기 전에 무슨 일이 있었나요?"

⑤ "이상하다는 말이 어떤 말인지 설명해 주시겠어요?"

**105** 임종을 앞둔 환자를 위한 간호보조활동으로 옳은 것은?

① 체위변경을 금한다.

② 가족의 면회를 허용한다.

③ 실내온도는 30~32℃ 정도로 유지한다.

④ 병실 조명은 조도를 낮추어 어둡게 한다.

⑤ 환자에게 말할 때는 최대한 큰 목소리로 말한다.

# 2회

## 실전모의고사

**기초간호학 개요**

**001** 동료의 업무상 실수를 발견했을 때 직업윤리에 따른 행동으로 옳은 것은?

① 환자에게 위해가 있는지 확인한다.
② 동료를 보호하기 위해 모르는 척한다.
③ 보호자가 알고 있는지 가장 먼저 확인한다.
④ 다음 근무자에게 문제를 해결해 달라고 한다.
⑤ 자신의 직무와 관련이 없으면 신경 쓰지 않는다.

**002** 간호조무사 윤리강령으로 옳은 것은?

① 자기 계발을 위해 지속적으로 노력한다.
② 공익을 위해 필요하다면 보고를 생략한다.
③ 친분이 있는 지인의 진료 순서를 앞당겨준다.
④ 정직한 행동보다는 동료 간 협조를 더 중요시 한다.
⑤ 법률에 위반되는 행위라 하더라도 국민보건 향상을 위한 일이라면 협조한다.

**003** 격리의료폐기물에 해당하는 것으로 옳은 것은?

① 분만 시 나온 태반
② 위궤양 환자의 토혈
③ 수술로 제거된 장기
④ 고혈압 환자에게 사용한 주삿바늘
⑤ 활동성 폐결핵 환자의 가래가 묻은 휴지

**004** 감염을 예방하기 위한 활동으로 옳은 것은?

① 기침할 때 코와 입을 휴지로 가린다.
② 알코올 소독제를 손에 짠 후 5초간 비빈다.
③ 앰플로 된 약은 사용 후 잔여량을 한 앰플로 모아둔다.
④ 손씻기 후에 사용하는 공용수건은 이틀에 한 번 교체한다.
⑤ 소변주머니에 고인 소변을 비운 후 장갑을 벗고 바로 환자의 식사를 보조한다.

**005** 심장 순환의 순서로 옳은 것은?

① 우심실-폐동맥-폐-폐정맥-좌심방-좌심실-대동맥-전신-대정맥-우심방
② 좌심실-폐동맥-폐-폐정맥-우심방-우심실-대동맥-전신-대정맥-좌심방
③ 폐-폐동맥-좌심방-좌심실-대정맥-전신-대동맥-우심방-우심실-폐정맥
④ 전신-폐정맥-우심방-우심실-폐-대동맥-대정맥-좌심방-좌심실-폐동맥
⑤ 좌심방-좌심실-우심방-우심실-폐동맥-폐정맥-대동맥-대정맥-전신-폐

**006** 비인두와 중이를 연결하는 관으로 중이와 외부의 압력을 조절하는 역할을 하는 부위는?

① 귀관
② 고막
③ 외이도
④ 반고리관
⑤ 달팽이관

**007** 결핵 치료제 복용 시 공복에 두 가지 이상의 약제를 병용해서 사용하는 이유는 무엇인가?

① 흡수가 빨리 되게 하려고

② 빼먹지 않고 약을 복용하기 위해서

③ 혈중 약물 농도를 일정하게 유지하기 위해

④ 내성을 지연시키고 치료 효과를 증진시키기 위해

⑤ 심리적 효과를 이용하여 증상을 완화시키기 위해

**008** 아스피린의 부작용으로 옳은 것은?

① 고열　　　　　② 관절통

③ 고혈압　　　　④ 치아 착색

⑤ 위장 출혈

**009** 비타민과 결핍증이 바르게 연결된 것은?

① 비타민 A – 야맹

② 피리독신(비타민 $B_6$) – 구루병

③ 리보플라빈(비타민 $B_2$) – 각기병

④ 아스코브산(비타민 C) – 펠라그라

⑤ 싸이아민(비타민 $B_1$) – 구각염(입꼬리염)

**010** 기초대사량에 관한 설명으로 옳은 것은?

① 생리 중에 최고가 된다.

② 수면 시에는 기초대사량이 증가한다.

③ 열이 있으면 기초대사량이 증가한다.

④ 겨울에 비해 여름에 기초대사량이 높다.

⑤ 갑상샘 호르몬이 많이 분비될수록 기초대사량이 감소한다.

**011** 충치(치아우식증)를 증가시키는 요인으로 옳은 것은?

① 침 분비 증가　　　② 침 점성 증가

③ 저작운동 증가　　　④ 침(타액) 당질 감소

⑤ 플루오린(불소) 농도 증가

**012** 다음 설명에 해당하는 멸균법으로 옳은 것은?

> • 침투력이 좋다.
> • 치과 기구의 멸균에 주로 사용한다.
> • 멸균 후에 증기가 남으므로 멸균 후 사용하기 전까지 자외선살균기에 보관하였다가 사용하는 것이 권장된다.

① 건열멸균법

② 화학멸균법

③ 여과멸균법

④ 가압증기멸균법

⑤ 에틸렌옥시드가스 멸균법

**013** 약물을 세말로 한 후 꿀, 물, 약즙 등의 결합제를 가하여 일정한 크기로 둥글게 만든 한방 제형은?

① 탕제　　　　　② 환제

③ 산제　　　　　④ 고제

⑤ 주제

**014** 부항요법에 관한 설명으로 옳은 것은?

① 육식과 고칼로리 음식을 섭취하여 체력을 보강한다.

② 치료 후 피로가 심하면 10일 이상 휴식이 필요하다.

③ 성인의 경우 화관 한 개당 1회에 20mL 이상 방혈한다.

④ 큰 수포가 생기더라도 절대 건드리거나 터트리지 않아야 한다.

⑤ 만성병 치료과정 중 현기증이나 명현반응이 심해지면 휴식하게 한다.

**015** 체액이나 혈액이 묻은 물품을 찬물에 먼저 헹군 다음 더운물에 씻어야 하는 이유로 옳은 것은?

① 소독력이 좋아지기 때문
② 물품의 멸균처리를 위해
③ 물품 손상을 방지하기 위해
④ 감염 전파위험을 줄이기 위해
⑤ 체액이나 혈액 내에 있는 단백질 응고를 방지하기 위해

**016** 인체의 생리적 변화를 반영하는 객관적인 지표를 무엇이라고 하는가?

① 체중
② 식사량
③ 소변량
④ 골밀도
⑤ 활력징후

**017** 투베르쿨린 검사 후 반응 확인 시간으로 옳은 것은?

① 1~5분
② 15~20분
③ 60~120분
④ 12~24시간
⑤ 48~72시간

**018** 골관절염에 관한 내용으로 옳은 것은?

① 무통증
② 자가면역질환
③ 대칭적 관절통
④ 30~50대 여성에게 호발
⑤ 관절 사용 시 통증이 심해짐

**019** 위 절제 수술에 관한 설명으로 옳은 것은?

① 위 절제 수술 후 코위관은 즉시 제거한다.
② 수술 부위가 자극되므로 기침과 심호흡을 금한다.
③ 수술 후 일주일 동안은 위액에 다량의 혈액이 섞여 나올 수 있다.
④ 식사 전 어지러움, 발한, 구역, 구토 등의 증상이 발생할 수 있다.
⑤ 악성 빈혈이 생길 수 있으므로 코발라민(비타민 $B_{12}$)을 근육주사 한다.

**020** 고혈압 환자를 위한 간호보조활동으로 옳은 것은?

① 절대안정을 취한다.
② 포타슘이 많은 음식 섭취를 제한한다.
③ 염분과 포화지방이 많은 음식 섭취를 권장한다.
④ 약을 복용하는 중에 혈압이 정상이 되면 복용을 중지한다.
⑤ 뒷목이 뻐근하고 코피가 나는 것은 고혈압 증상일 수 있으므로 혈압을 측정해본다.

**021** 빈혈의 원인이 옳게 연결된 것은?

① 악성빈혈 : 철분 부족
② 재생불량 빈혈 : 만성 염증성 질환
③ 용혈 빈혈 : 비정상적인 적혈구 파괴
④ 만성질환 빈혈: 엽산과 비타민$B_{12}$ 부족
⑤ 철 결핍 빈혈 : 골수(뼈속질)의 조혈기능 저하

022 중이염 수술 직후 환자를 위한 간호보조활동으로 옳은 것은?

① 조기이상을 격려한다.
② 고개를 숙여 머리를 감도록 한다.
③ 빨대를 사용하여 물을 마시게 한다.
④ 재채기가 나오면 입을 벌리게 한다.
⑤ 두통과 귀울림은 정상적인 반응임을 알려준다.

023 속쓰림(가슴앓이)을 호소하는 임신 8개월 임부에게 교육해야 할 내용은?

① 식사 직후 누워서 휴식한다.
② 녹차나 홍차를 수시로 마신다.
③ 음식은 한꺼번에 많이 섭취한다.
④ 허리가 조이지 않는 옷을 입는다.
⑤ 고개를 최대한 숙여 머리를 감는다.

024 분만 1기 초기의 간호보조활동으로 옳은 것은?

① 회음 절개
② 관장 실시
③ 신생아 간호
④ 자궁바닥 마사지
⑤ 태반결손유무 확인

025 산후질분비물에 관한 설명으로 옳은 것은?

① 적색산후질분비물은 산후기간 내내 분비된다.
② 분만 후 3일까지 백색산후질분비물이 배출된다.
③ 산후질분비물에서 심한 악취가 나는 것은 정상이다.
④ 월경혈과 비슷한 냄새가 나는 알칼리성 분비물이다.
⑤ 분만 후 요도로 분비되는 분비물을 산후질분비물이라고 한다.

026 신생아를 위한 간호보조활동으로 옳은 것은?

① 신생아 접촉 전후에 손을 철저히 씻는다.
② 제대부위는 과산화수소수로 매일 닦아준다.
③ 태지는 거즈에 오일을 묻혀 모두 제거한다.
④ 임균눈염증을 예방하기 위해 눈가에 바셀린을 발라준다.
⑤ 태어난지 3일된 신생아의 체중이 5% 감소한 것은 감염 증상이므로 격리한다.

027 영아의 운동발달에 관한 설명으로 옳은 것은?

① 1개월 : 목가누기가 가능하다.
② 3개월 : 무릎으로 기기 시작한다.
③ 4개월 : 가구를 붙잡고 걷기 시작한다.
④ 6개월 : 도움 없이 혼자 앉을 수 있다.
⑤ 12개월 : 혼자 뒤집기 시작한다.

028 3세 유아의 특성으로 옳은 것은?

① 거절증과 분리불안이 보인다.
② 항상 새로운 물건을 고집한다.
③ 친구와 함께 있는 것을 좋아한다.
④ 위험성을 인식하기 시작하므로 사고 발생률이 낮다.
⑤ 야뇨증은 비뇨계 감염 증상이므로 발생 시 속히 병원으로 데려간다.

029 백혈병 아동 간호보조활동 시 가장 중요하게 생각해야 할 것은?

① 운동
② 감염 예방
③ 영양 공급
④ 피부 간호
⑤ 항암제 부작용 최소화

**030** 변비가 있는 노인을 위한 간호보조활동으로 옳은 것은?

① 활동을 제한한다.
② 식사량을 줄여본다.
③ 수분섭취를 권장한다.
④ 부드러운 음식만 제공한다.
⑤ 섬유질이 적은 음식을 제공한다.

**031** 노인의 신체변화로 옳은 것은?

① 폐활량 증가
② 골밀도 증가
③ 혈관저항 감소
④ 심박출량 감소
⑤ 기초대사량 증가

**032** 집 밖으로 나가려고 배회하는 치매환자를 위한 간호보조활동으로 옳은 것은?

① TV나 라디오를 크게 틀어둔다.
② 집안을 어둡게 해서 안정시킨다.
③ 같이 나갔다가 자연스럽게 다시 들어온다.
④ 작은 소일거리도 위험하므로 안정을 취하게 한다.
⑤ 집 안에 배회 코스를 만들면 배회를 부추기 므로 만들지 않도록 한다.

**033** 2도 화상 환자의 응급처치로 옳은 것은?

① 화상부위에 알코올을 부어준다.
② 흐르는 찬물로 화상 부위를 식힌다.
③ 수포(물집)가 생기면 속히 터트린다.
④ 즉시 화상연고나 바셀린 등을 도포한다.
⑤ 화상 부위의 의복은 잡아당겨서 벗긴다.

**034** 낙상으로 정강뼈(경골)가 골절된 환자를 위한 간호보조활동으로 옳은 것은?

① 온찜질을 적용한다.
② 골절 부위에서 혈압을 측정한다.
③ 부목을 댄 후 골절부위를 심장보다 높게 올린다.
④ 골절된 다리를 수시로 움직이게 해서 구축을 예방한다.
⑤ 바지를 벗길 때는 골절된 다리의 바지를 잡아당겨서 벗긴다.

**035** 경련 환자를 위한 간호보조활동으로 옳은 것은?

① 병실을 밝게 해준다.
② 상체를 일으켜 앉힌다.
③ 주변에 위험한 물건을 치운다.
④ 신체보호대로 움직임을 제한한다.
⑤ 의자에 앉은 채 경련 시 그 상태로 팔과 다리를 붙잡아준다.

## 보건간호학 개요

**036** 보건교육 계획 수립 시 고려해야 할 사항으로 옳은 것은?

① 목표는 광범위하게 설정한다.
② 보건교육 후 평가는 실시하지 않는다.
③ 최대한 전문 용어를 사용하여 교육한다.
④ 교육자가 원하는 방법으로 보건교육을 계획한다.
⑤ 학습 목표의 난이도는 피교육자의 수준에 따라 계획한다.

037 임산부들에게 신생아 목욕법에 대한 시범을 보인 후 교육 내용을 평가하기에 적합한 방법은?

① 관찰법　　　　② 지필검사
③ 구두질문법　　④ 평정척도법
⑤ 질문지법(설문지)

038 보건교육 평가 유형에 관한 설명으로 옳은 것은?

① 과정평가 : 교육의 실행 효과 확인
② 투입평가 : 교육에 투입되는 자원의 적절성 확인
③ 진단평가 : 교육시행 중 학습자의 이해 정도 확인
④ 형성평가 : 교육시행 후 교육목표 달성 여부 확인
⑤ 총괄평가 : 교육시행 전 학습자의 요구도 및 특성 확인

039 급성 감염병이 유행할 때 가장 효과적으로 대중에게 알릴 수 있는 방법은?

① 강의　　　　　② 게시판
③ 대중매체　　　④ 가정방문
⑤ 소책자(팸플릿)

040 우리나라 보건행정조직에 관한 설명으로 옳은 것은?

① 중앙보건조직은 보건복지부를 중심으로 구성된다.
② 보건소는 보건복지부로부터 인력과 예산을 지원받는다.
③ 지방보건조직은 행정 체계가 이원화되어 있어 활동이 원활하다.
④ 보건사업 업무를 최말단에서 담당하고 있는 기관은 질병관리청이다.
⑤ 보건소의 보건에 관한 기술지도 및 감독권은 행정안전부에서 담당한다.

041 다음에 해당하는 일차보건의료의 필수요소로 옳은 것은?

- 지리적, 지역적, 경제적, 사회적 이유로 차별해서는 안 된다.
- 소외되는 지역 없이 보건의료서비스가 전달되어야 한다.
- 개인이나 가족 단위의 모든 주민이 쉽게 이용할 수 있어야 한다.

① 유용성　　　　② 접근성
③ 주민참여　　　④ 수용가능성
⑤ 지불부담능력

042 생활이 어려운 사람에게 필요한 급여를 제공하여 이들의 최저 생활을 보장하고 자활을 돕는 공공부조 제도는?

① 국민연금
② 고용보험
③ 국민건강보험
④ 산업재해보상보험
⑤ 국민기초생활보장

043 우리나라 사회보험 중 의료보장으로만 짝지어진 것은?

① 국민연금, 고용보험, 산재보험
② 국민건강보험, 국민연금, 산재보험
③ 고용보험, 산재보험, 노인장기요양보험
④ 고용보험, 국민연금, 노인장기요양보험
⑤ 국민건강보험, 산재보험, 노인장기요양보험

044 뇌경색증을 진단받은 72세 노인이 자신의 집에서 신체활동과 가사활동을 지원받고자 할 때 신청할 수 있는 장기요양급여는?

① 방문간호　　　② 방문요양
③ 방문목욕　　　④ 단기보호
⑤ 주·야간보호

**045** 대학병원에서 유방암 수술을 받은 환자에게 의료인이 제공하는 서비스와 약제, 진찰료, 수술비 등을 각각 산정하여 진료비를 청구하는 제도는?

① 인두제
② 포괄수가제
③ 총액예산제
④ 제3자지불제
⑤ 행위별수가제

**046** 국제환경협약에 관한 설명으로 옳은 것은?

① 바젤협약 : 해양환경 보호를 위한 국제 협약
② 교토의정서 : 유해 폐기물 수출입과 처리 규제
③ 런던협약 : 습지의 보호와 현명한 이용에 관한 협약
④ 람사르협약 : 지구온난화를 일으키는 온실가스 배출 감축을 목표로 하는 협약
⑤ 몬트리올의정서 : 오존층 파괴 물질인 프레온 가스(클로로플루오로카본) 사용 규제

**047** 다음 검사 결과 중 먹는 물 수질기준으로 적합한 항목은?

① 대장균 – 5/100mL
② 잔류 염소 – 40mg/L
③ 일반세균 – 10CFU/mL
④ 수소이온농도(pH) – 4.8
⑤ 과망간산포타슘 소비량 – 100mg/L

**048** 불쾌지수에 관한 설명으로 옳은 것은?

① 기류와 복사열을 고려한 결과이다.
② 실내와 실외에서 불쾌지수를 산출할 수 있다.
③ 우리나라에서는 1~2월에 불쾌지수가 가장 높다.
④ 불쾌지수 75일 경우 거의 모든 사람이 불쾌감을 호소한다.
⑤ 기온과 기습에 따라 불쾌감의 정도를 수치로 나타낸 것이다.

**049** 식품의 보존법 중 물리적 보존법은?

① 훈증법
② 훈연법
③ 방부제법
④ 가스저장법
⑤ 냉동·냉장법

**050** 직업병의 특징으로 옳은 것은?

① 예방이 불가능하다.
② 대부분 급성으로 나타난다.
③ 수시건강진단으로 판정한다.
④ 일반 질병과 명확히 구분된다.
⑤ 조기발견과 직업병 판정이 어렵다.

## 🧑‍⚕️ 공중보건학 개론

**051** 숙주에 침입한 병원체가 심각한 임상증상, 후유증, 장애 또는 사망을 일으키는 정도를 의미하는 것은?

① 독력
② 감염력
③ 치명률
④ 면역력
⑤ 병원력(병원성)

**052** 모기가 전파 매개체인 감염성 질환은?

① 콜레라
② 페스트
③ 일본뇌염
④ 렙토스피라증
⑤ 쯔쯔가무시병

**053** A형 간염에 관한 설명으로 옳은 것은?

① 병원체는 A형 간염균이다.
② A형 간염 예방접종은 없다.
③ 식기를 구별할 필요는 없다.
④ 사용한 식기는 씻은 후 끓인다.
⑤ 주로 오염된 물과 음식물로 전파된다.

**054** 유병률에 관한 설명으로 옳은 것은?

① 치명률이 높으면 유병률은 높다.

② 분모는 건강한 전체 인구 수이다.

③ 발생률이 높으면 유병률은 낮아진다.

④ 질병 이환 기간이 길수록 유병률은 낮아진다.

⑤ 분자는 현재 건강문제를 가지고 있는 환자의 수이다.

**055** 국가암검진사업을 실시하는 목적은 무엇인가?

① 암의 연구를 위해

② 암의 원인을 규명하기 위해

③ 암의 치료제를 개발하기 위해

④ 암의 위험성에 대해 알리기 위해

⑤ 암의 조기발견 및 조기치료를 위해

**056** 노령화 지수를 구하는 식으로 옳은 것은?

① $\dfrac{0{\sim}14세\ 인구\ 수}{15{\sim}65세\ 인구} \times 100$

② $\dfrac{65세\ 이상\ 인구\ 수}{15{\sim}64세\ 인구} \times 100$

③ $\dfrac{65세\ 이상\ 인구\ 수}{0{\sim}14세\ 인구} \times 100$

④ $\dfrac{65세\ 이상\ 인구\ 수}{총\ 인구\ 수} \times 100$

⑤ $\dfrac{65세\ 이상\ 인구}{0{\sim}64세\ 인구} \times 100$

**057** 고위험 모성보건 대상자는?

① 45세 초임부

② 입덧이 심한 임부

③ 감기에 걸린 임부

④ 운동이 부족한 임부

⑤ 1년간 피임약을 복용했던 임부

**058** 「모자보건법」상 4세 여자 아이의 정기 건강진단 실시 기준은?

① 수시

② 2주마다 1회

③ 1개월마다 1회

④ 6개월마다 1회

⑤ 12개월마다 1회

**059** 영유아 예방접종 시 주의사항으로 옳은 것은?

① 접종 당일에는 엎드려서 자게 한다.

② 접종 전날 목욕하지 않도록 교육한다.

③ 접종 후 30분가량 접종기관에 머물며 아이 상태를 관찰한다.

④ 귀가 후 고열, 구토, 호흡곤란 등이 있으면 다음날 의사의 진료를 받는다.

⑤ 집에서 미리 열을 측정하여 열이 있으면 해열제를 복용시킨 후 예방접종을 실시한다.

**060** 지역사회간호사업 시 주민의 참여를 촉진시키기 위한 방법은?

① 사업 목표의 중요성을 강조한다.

② 강경하고 단호한 자세를 취한다.

③ 설득하기 쉬운 주민들을 위주로 참여시킨다.

④ 전문가들이 주민들을 위해 수고한다는 것을 강조한다.

⑤ 주민의 입장에서 생각하고 신뢰감을 주기 위해 노력한다.

**061** 가정간호에 관한 내용으로 옳은 것은?

① 운영 주체는 보건소이다.

② 건강취약계층을 대상으로 한다.

③ 서비스 제공 장소는 의료기관이다.

④ 「노인장기요양보험법」에 근거한다.

⑤ 가정전문간호사가 서비스를 제공한다.

**062** 65세 이상 노인을 대상으로 매년 무료로 실시하는 국가예방접종은?

① 결핵
② 수두
③ 폐렴알균
④ 인플루엔자
⑤ 로타바이러스

**063** 방문간호를 제공할 수 있는 장기요양요원 중 간호조무사의 간호보조업무 경력 기간과 교육기관 지정 주체로 옳은 것은?

① 1년 이상, 행정안전부장관
② 2년 이상, 보건복지부장관
③ 2년 이상, 행정안전부장관
④ 3년 이상, 보건복지부장관
⑤ 3년 이상, 행정안전부장관

**064** 하루 동안 가정방문해야 할 대상자의 순서로 옳은 것은?

① 신생아 → 임산부 → 성병환자 → 결핵환자
② 임산부 → 암 환자 → 결핵환자 → 신생아
③ 임산부 → 성병환자 → 신생아 → 결핵환자
④ 신생아 → 결핵환자 → 당뇨환자 → 임산부
⑤ 결핵 환자 → 암 환자 → 임산부 → 신생아

**065** 「의료법」상 의료기관에 속하는 것은?

① 보건소
② 요양원
③ 정신병원
④ 보건지소
⑤ 보건진료소

**066** 「정신건강증진 및 정신질환자 복지서비스 지원에 관한 법률」상 정신질환자의 보호의무자가 될 수 있는 사람은?

① 행방불명자
② 부양의무자
③ 피성년후견인
④ 파산선고를 받고 복권되지 아니한 사람
⑤ 해당 정신질환자를 상대로 한 소송이 계속 중인 사람

**067** 「결핵예방법」상 의사가 결핵의 전염성 소실 여부를 결정하는 근거는?

① 격리 기간
② 치료 기간
③ 객담검사 결과
④ 흉부 X선 결과
⑤ 항결핵제 복용 여부

**068** 「구강보건법」상 다음 설명에 해당하는 용어 정의로 옳은 것은?

치아우식증(충치)의 발생을 예방하기 위하여 상수도 정수장 또는 수돗물 저장소에서 불소화합물 첨가시설을 이용하여 수돗물의 불소농도를 적정수준으로 유지·조정하는 사업

① 구강보건사업
② 불소도포사업
③ 불소용액양치사업
④ 수돗물불소농도조정사업
⑤ 초등학생 치과주치의사업

**069** 「혈액관리법」상 혈액원이 헌혈자에게 채혈을 실시하기 전에 실시하여야 하는 건강진단은?

① 체중 측정
② 혈당 측정
③ 호흡수 측정
④ 체지방 검사
⑤ 간기능 검사

**070** 「감염병의 예방 및 관리에 관한 법률」상 관할 보건소를 통해 필수예방접종을 실시하여야 하는 항목으로 옳은 것은?

① 임질
② 백일해
③ 공수병
④ 한센병
⑤ C형간염

---

### 🧑‍⚕️ 실기

**071** 호흡 측정 방법으로 옳은 것은?

① 영아의 호흡은 불규칙하므로 1분간 측정한다.
② 요골맥박 측정 후 손을 떼고 호흡을 측정한다.
③ 호흡이 불규칙하면 30초 측정 후 2배를 곱한다.
④ 환자에게 호흡 측정의 목적과 절차를 미리 설명한다.
⑤ 들숨과 날숨을 각각 1회로 하여 호흡주기를 관찰한다.

**072** 아네로이드 혈압계로 성인의 위팔에서 혈압을 측정하는 방법으로 옳은 것은?

① 측정띠에 공기를 채운 상태로 감는다.
② 청진기의 판막형을 위팔동맥 위에 댄다.
③ 측정띠의 넓이가 위팔의 1/3 정도 되어야 한다.
④ 측정띠의 압력을 초당 20~30mmHg 속도로 내리면서 혈압을 측정한다.
⑤ 측정띠에 공기를 주입하면서 맥박이 소실되는 지점을 확인한 후 50mmHg를 더 올린다.

**073** 접촉주의 감염관리 지침에 따른 활동으로 옳은 것은?

① 음압병실에 격리한다.
② 병실 밖으로 나온 후 가운과 장갑을 벗는다.
③ 접촉주의 환자의 병실 밖 이동에 제한은 없다.
④ 혈압계와 체온계 등은 접촉주의 환자 전용으로 사용한다.
⑤ 같은 균에 감염된 다른 환자와 함께 병실을 사용할 수 없다.

**074** 다음에서 설명하는 소독제는?

- 주로 피부 소독이나 물품 표면 소독 시 사용한다.
- 70% 이상의 농도에서 강한 살균작용이 나타난다.
- 세균, 결핵균, 일부 바이러스에는 효과가 있으나 포자에는 효과가 없다.

① 과산화수소
② 클로르헥시딘
③ 포비돈 아이오딘
④ 글루타르알데하이드
⑤ 아이소프로필 알코올

**075** 내과적 무균술이 요구되는 상황은?

① 단순도뇨 시
② 정맥주사 시
③ 코위관 삽입 시
④ 수술 상처 소독 시
⑤ 흉곽 배액관 교환 시

**076** 산소요법 중인 환자를 위한 간호보조활동으로 옳은 것은?

① 모직 담요를 덮어준다.
② 라이터는 환자복 주머니에 넣고 다니도록 한다.
③ 기관점막 건조를 예방하기 위해 습윤병에 멸균 증류수를 채운다.
④ 불꽃이 발생하는 전기기구는 전기절연테이프를 감아서 사용한다.
⑤ 유량계 내 작은 공의 윗부분이 처방된 산소 흡입량과 일치하는지 확인한다.

**077** 기관절개관의 관리 방법으로 옳은 것은?

① 바깥에서 절개부위 방향으로 소독한다.
② 소독솜 한 개로 한 번만 사용하여 소독한다.
③ 기관절개관 주위 피부 소독은 주 1회 시행한다.
④ 기관절개관 주위 피부를 4급 암모늄제제로 소독한다.
⑤ 목 끈은 최대한 강하게 조여 기관절개관이 빠지지 않게 한다.

**078** 왼쪽 반신마비(편마비) 환자의 식사를 보조하는 방법으로 옳은 것은?

① 상체를 최대한 낮춘다.
② 되도록 액체 음식을 제공한다.
③ 입의 왼쪽에 음식물을 넣어준다.
④ 앉지 못하는 경우 왼쪽 옆으로 눕혀준다.
⑤ 머리를 약간 앞으로 숙이고 턱을 당긴 자세로 음식물을 삼키게 한다.

**079** 코위관 영양의 방법 및 주의사항으로 옳은 것은?

① 바로누운자세를 취해준다.
② 영양액은 차갑게 준비한다.
③ 1분에 100mL 이상의 속도로 주입한다.
④ 매 영양액 주입 직후 잔류량을 확인한다.
⑤ 영양액 주입 전·후에 주사기를 이용하여 코위관에 물을 주입한다.

**080** 섭취량과 배설량 측정 시 섭취량에 포함되는 것은?

① 발한
② 가글액
③ 흉관 배액량
④ 흡인된 위액
⑤ 전혈을 수혈 받은 경우

**081** 관장 시 관장통에 용액이 약간 남아있을 때 조절기를 잠그는 이유는?

① 항문 통증 감소를 위해
② 어지러움을 예방하기 위해
③ 환자의 두통을 줄이기 위해
④ 장 내로 공기가 들어가는 것을 방지하기 위해
⑤ 직장관이 항문에서 빠지는 것을 예방하기 위해

082 수술 후 소변을 보지 못하는 여성 환자의 자연배뇨를 돕는 방법으로 옳은 것은?

① 수분섭취를 제한한다.
② 방광을 강하게 압박해준다.
③ 즉시 인공도뇨를 실시한다.
④ 회음부에 따뜻한 물을 부어준다.
⑤ 차가운 변기를 대주어 자극을 준다.

083 붕대 적용 시 주의 사항으로 옳은 것은?

① 손가락, 발가락 끝까지 감는다.
② 상처 부위에서 시작하고 같은 부위에서 끝낸다.
③ 혈액순환을 위해 한 번은 강하게, 한 번은 약하게 감는다.
④ 배액이 있는 상처 위에 붕대를 적용할 때는 더 단단하게 감아준다.
⑤ 가능하면 붕대 감을 부위를 몸통보다 높인 상태로 붕대를 적용한다.

084 욕창 환자를 간호하는 방법으로 옳은 것은?

① 욕창부위는 75% 알코올로 세척한다.
② 최소한 2시간마다 체위변경을 실시한다.
③ 욕창의 진행을 막기 위해 냉찜질을 적용한다.
④ 발적이나 욕창 발생 후에는 절대안정을 취한다.
⑤ 혈액순환을 증진시키기 위해 욕창부위를 마사지한다.

085 넓적다리(대퇴) 골절로 견인치료 중인 환자를 위한 간호보조활동으로 옳은 것은?

① 수분섭취를 제한한다.
② 식사 시에는 견인장치를 제거한다.
③ 추는 항상 바닥에 닿아 있어야 한다.
④ 장의 연동운동 촉진을 위해 복부마사지를 시행한다.
⑤ 견인장치를 8시간마다 풀어주어 혈액순환을 도모한다.

086 다음 중 침상목욕 방법으로 옳은 것은?

①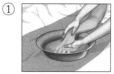
②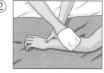
③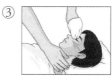
④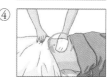
⑤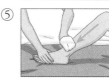

087 좌욕에 관한 설명으로 옳은 것은?

① 배변 전에 실시한다.
② 좌욕 후 물기는 휴지로 닦는다.
③ 좌욕이 끝나면 혼자 일어나게 한다.
④ 프라이버시를 위해 좌욕실 문을 잠그고 혼자 있게 한다.
⑤ 물이 식으면 뜨거운 물을 첨가하여 처방된 온도를 유지한다.

**088** 구강간호 시 주의사항에 관한 설명으로 옳은 것은?

① 칫솔모가 빳빳한 칫솔을 사용한다.

② 구강간호 시 치아의 바깥 면을 먼저 닦는다.

③ 혈액응고 장애가 있는 경우 치실을 자주 사용한다.

④ 앞니의 바깥 면을 닦을 때는 칫솔을 세워서 닦는다.

⑤ 이주위염(치주염) 환자는 칫솔을 좌우로 강하게 문지르며 닦는다.

**089** 등 근육 휴식이 필요하거나 등마사지를 할 때 취해주어야 할 자세는?

① 똑바로 눕힌다.

② 상체를 높여준다.

③ 엎드린 자세를 취한다.

④ 무릎과 가슴을 바닥에 붙이고 둔부를 높이 올린 자세를 취한다.

⑤ 등을 대고 바닥에 누워 발바닥을 침상에 붙이고 무릎을 구부린 자세를 취한다.

**090** 환자 이동 시 신체 역학의 원리를 바르게 적용한 자세는?

① 침대는 무릎 높이로 낮춘다.

② 이동할 방향을 마주보지 않는다.

③ 등과 허리를 펴고 무릎을 굽힌다.

④ 큰 근육보다 작은 근육을 사용한다.

⑤ 양 발을 모아 지지면을 좁게 유지한다.

**091** 오른쪽 다리가 불편한 환자가 보행기로 이동 시 간호보조활동으로 옳은 것은?

① 간호조무사는 환자의 왼쪽 뒤에 선다.

② 보행기에 기대어 이동하는 것이 가장 안전하다.

③ 보행기의 높이는 환자의 허리 높이가 적합하다.

④ 보행기와 오른쪽 다리를 이동시킨 후 왼쪽 다리를 이동한다.

⑤ 환자의 팔꿈치가 90° 각도로 구부러진 상태에서 보행기의 높이를 고정한다.

**092** 낙상 예방을 위한 간호보조활동으로 옳은 것은?

① 옷은 서서 갈아입는다.

② 뒷굽이 높은 신발을 신는다.

③ 침대 높이를 최대한 낮게 유지한다.

④ 가급적 엘리베이터보다는 계단을 이용한다.

⑤ 자주 사용하는 물품이나 호출벨은 환자 침대로부터 멀리 위치시킨다.

**093** 정맥주사를 주입 중인 마비가 없는 환자의 상의를 갈아입히는 방법으로 옳은 것은?

① 정맥주사가 없는 팔의 환의를 먼저 벗긴다.

② 정맥주사 연결부위를 분리시킨 후 갈아입힌다.

③ 환의가 잘 벗겨지지 않을 때는 가위로 자른다.

④ 수액을 팔보다 아래로 내린 상태로 갈아입힌다.

⑤ 수액을 맞는 동안에는 환의를 갈아입을 수 없다.

**094** 신체보호대 사용 지침에 관한 설명으로 옳은 것은?

① 동의서는 필요하지 않다.

② 의사의 '필요시 처방'을 확인한다.

③ 8시간마다 보호대를 풀고 관절운동을 실시한다.

④ 쉽게 풀 수 없는 매듭법을 사용하여 침대난간에 묶는다.

⑤ 뼈가 돌출된 부위에는 패드를 대어준 후 보호대를 적용한다.

**095** 다음 중 냉요법을 적용할 수 있는 경우와 부위로 옳은 것은?

① 월경통 환자의 복부

② 열사병 환자의 겨드랑

③ 치핵 수술 환자의 항문

④ 말초혈관질환 환자의 발

⑤ 안면마비 환자의 양쪽 볼

**096** 수술 전 금식(NPO)에 관한 설명으로 옳은 것은?

① 흡연은 허용된다.

② 껌을 씹는 것은 가능하다.

③ 입을 통한 모든 섭취를 금지한다.

④ 얼음을 녹여서 먹는 것은 허용된다.

⑤ 식사는 금지되고 수분섭취는 가능하다.

**097** 파파니콜로검사(자궁경부질세포검사)에 관한 설명으로 옳은 것은?

① 질염을 확인하기 위한 검사이다.

② 되도록 생리기간 중에 실시한다.

③ 검사를 위해 소변을 참도록 한다.

④ 검사 전 1~2일 동안 질 세척을 금한다.

⑤ 검사 시 반엎드린자세를 취할 수 있도록 돕는다.

**098** 검사를 받기 전에 금식이 불필요한 검사는?

① 바륨관장

② 기관지조영

③ 위내시경술

④ 정맥신우조영

⑤ 가슴 X선 촬영

**099** 기관지 내시경 검사를 위한 간호보조활동으로 옳은 것은?

① 금식은 필요하지 않다.

② 검사 전 틀니를 착용한다.

③ 수면 기관지 내시경은 불가능하다.

④ 검사 후 호흡곤란 증상을 잘 관찰한다.

⑤ 검사 직후 목통증 호소 시 시원한 물을 마시게 한다.

**100** 심폐소생술 도중 자동심장충격기가 도착했을 때 적용 방법으로 옳은 것은?

① 패드를 붙인 후 전원을 켠다.

② 도착 즉시 "모두 물러나세요." 라고 외친다.

③ 심장 리듬을 분석할 때는 심폐소생술을 중지한다.

④ 왼쪽 빗장뼈(쇄골) 아래와 오른쪽 가슴 아래에 패드를 붙인다.

⑤ "세동제거가 필요합니다."라는 음성지시 후 바로 버튼을 누른다.

**101** 심폐소생술 시 가슴압박을 위한 손의 위치로 옳은 것은?

①    ②

③    ④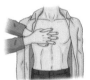

⑤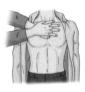

**102** 입원 환자의 불안을 줄이기 위한 간호보조활동으로 옳은 것은?

① 가족의 면회를 제한한다.
② 시끄러운 환경을 조성한다.
③ 처치 시 침상 커튼을 열어둔다.
④ 의학용어를 사용하여 신뢰감을 준다.
⑤ 간호나 처치 시 절차와 목적을 자세히 설명한다.

**103** 엉덩관절(고관절)의 외회전을 방지하기 위해 사용하는 침상 보조기구는?

① 요람
② 골절판
③ 침대난간
④ 발받침대
⑤ 대전자 두루마리

**104** 난청 환자와 의사소통하는 방법으로 옳은 것은?

① 환자 옆에서 대화한다.
② 대화 시 몸짓은 사용하지 않는다.
③ 입을 크게 벌리며 정확하게 말한다.
④ 어깨 두드리기와 같은 신체 접촉을 해서는 안 된다.
⑤ 보청기 사용 시 입력은 낮게, 출력은 크게 조절한다.

**105** 임종 환자를 위한 간호보조활동으로 옳은 것은?

① 침대 발치부분을 10~15° 정도 올려준다.
② 환자의 개인 소지품은 영안실로 함께 보낸다.
③ 환자의 호흡이 없어지면 사후처치를 시작한다.
④ 사후경축이 나타난 후 자세를 바르게 취해준다.
⑤ 눈을 감지 못한 채 사망한 경우 눈을 감겨준다.

# 3회

실전모의고사

**기초간호학 개요**

**001** 간호조무사가 지켜야 할 직업윤리와 태도는?

① 다른 직원의 대리 근무를 해준다.

② 환자가 원하는 요구는 모두 들어준다.

③ 자신의 직무를 정확히 알고 이행한다.

④ 유명인의 입원 사실을 친한 친구에게 말해준다.

⑤ 자신의 지인이 진료를 먼저 볼 수 있도록 순서를 바꿔준다.

**002** 다음의 상황에서 간호조무사가 위반한 의무는?

> 수술동의서가 없는 상태로 수술이 끝났고 환자는 수술실에서 원치 않는 수혈을 받게 되었다.

① 주의 의무

② 확인 의무

③ 비밀유지 의무

④ 품위유지 의무

⑤ 설명 및 동의 의무

**003** 수혈을 마친 후 배출된 혈액백은 어느 폐기물로 분류하는가?

① 병리계 폐기물

② 손상성 폐기물

③ 일반의료 폐기물

④ 혈액오염 폐기물

⑤ 생물·화학 폐기물

**004** 간호조무사의 직업적 태도로 옳은 것은?

① 필요시 임의로 근무시간을 변경한다.

② 양심적으로 맡은 직무를 성실히 수행한다.

③ 환자가 주는 선물은 감사히 여기고 받는다.

④ 사직할 경우 하루 전에 사직 의사를 밝힌다.

⑤ 본인에게 배당된 업무가 많을 때는 업무를 동료와 임의로 분배한다.

**005** 피부조직에 관한 설명으로 옳은 것은?

① 표피가 가장 두껍다.

② 표피는 피부밑조직(피하조직) 아래에 있다.

③ 피부밑조직의 각질층은 죽은 세포로 구성된다.

④ 진피에는 혈관, 신경, 땀샘, 모낭 등이 존재한다.

⑤ 피부밑조직은 유두층과 그물층으로 구성되어 있다.

**006** 내분비샘과 분비되는 호르몬이 바르게 연결된 것은?

① 갑상샘 – 성장호르몬

② 뇌하수체 후엽 – 옥시토신

③ 뇌하수체 전엽 – 항이뇨호르몬

④ 부신피질(부신겉질) – 에피네프린

⑤ 부신수질(부신속질) – 알도스테론

**007** 위약(placebo)에 관한 설명으로 옳은 것은?

① 의사의 처방은 없어도 된다.

② 환자에게 위약임을 설명해야 한다.

③ 질병 치료를 위해 투여하는 약물이다.

④ 실제 제공하는 약물의 효과를 설명해야 한다.

⑤ 심리적 효과를 이용하여 증상을 완화시키기 위해 투여하는 약물이다.

**008** 임신 36주에 조기양막파수가 된 임부에게 유도 분만을 위해 투여할 것으로 예상되는 약물은?

① 살부타몰      ② 옥시토신

③ 리팜피신      ④ 발륨(valium)

⑤ 하이드랄라진

**009** 영양소에 관한 설명으로 옳은 것은?

① 비타민은 체내에서 충분한 양이 합성된다.

② 근육을 구성하는 주요 성분은 탄수화물이다.

③ 지질은 당원으로 전환되어 간과 근육에 저장된다.

④ 뇌신경 조직은 포도당만을 에너지원으로 이용한다.

⑤ 에너지로 사용되지 않은 지방산은 소변이나 땀 등으로 배출된다.

**010** 간성혼수 환자의 암모니아 수치를 낮추기 위한 식이는?

① 고염 식이      ② 저단백 식이

③ 저퓨린 식이      ④ 고칼슘 식이

⑤ 저섬유질 식이

**011** 가장 빨리 교환되는 치아는?

① 상악 송곳니

② 하악 중심 앞니

③ 상악 제3 큰어금니

④ 하악 제1 큰어금니

⑤ 상악 제1 작은어금니

**012** 발치 후 주의사항으로 옳은 것은?

① 발치 당일 온수 통목욕을 한다.

② 입에 고이는 침과 피는 수시로 뱉는다.

③ 입에 물고 있는 솜은 10분 후에 뱉는다.

④ 발치 후 물을 마실 때는 빨대 사용을 금한다.

⑤ 발치 직후 발치 부위에 더운물주머니를 적용한다.

**013** 각 장기의 질병에 따른 음식의 금기가 옳게 연결된 것은?

① 신의 병은 산(신맛)을 금한다.

② 폐의 병은 함(짠맛)을 금한다.

③ 마음의 병은 고(쓴맛)를 금한다.

④ 간의 병은 신(매운맛)을 금한다.

⑤ 비장의 병은 감(단맛)을 금한다.

**014** 훈침 증상이 있는 환자를 위한 간호보조활동으로 옳은 것은?

① 몸을 시원하게 해준다.

② 즉시 찬물을 마시게 한다.

③ 허리띠를 단단히 조여 준다.

④ 침이 빠지지 않게 주의한다.

⑤ 베개를 빼고 반듯하게 누워서 쉬게 한다.

**015** 급성 통증이 있을 때 신체증상으로 옳은 것은?

① 발한, 맥박 하강

② 동공 축소, 발한

③ 창백, 집중력 상승

④ 호흡수 감소, 두려움

⑤ 맥박 상승, 호흡수 증가

**016** 쇼크의 일반적인 증상으로 옳은 것은?

① 혈압 상승　　　② 체온 상승

③ 소변량 증가　　④ 느리고 얕은 호흡

⑤ 빠르고 약한 맥박

**017** 만성폐쇄폐질환(COPD) 환자를 위한 간호보조 활동으로 옳은 것은?

① 수분섭취를 제한한다.

② 매년 독감 예방접종을 실시한다.

③ 호흡곤란 시 하체를 상승시켜준다.

④ 호흡 시 입으로 들이마시고 코로 천천히 내뱉는다.

⑤ 산소마스크를 이용하여 고농도의 산소를 공급한다.

**018** 쿠싱 증후군에 관한 설명으로 옳은 것은?

① 저혈당이 나타난다.

② 애디슨병이라고도 한다.

③ 부신피질 저하로 나타나는 증상이다.

④ 부신수질에서 분비되는 에피네프린의 과잉 분비로 발생한다.

⑤ 보름달 같은 얼굴, 복부 비만, 가느다란 팔과 다리가 특징이다.

**019** 황달에 관한 내용으로 옳은 것은?

① 피부에 담즙산염이 쌓여 통증이 발생한다.

② 용혈 황달은 적혈구가 파괴되어 황달이 생긴다.

③ 혈액 내 빌리루빈 수치가 감소하여 피부가 황색으로 변한다.

④ 간세포(비폐쇄) 황달은 담즙 생산이 증가되어 황달이 유발되는 황달이다.

⑤ 생리적 황달은 담관이 폐쇄되어 황달이 유발되고 회백색의 대변을 보는 황달이다.

**020** 다음에서 설명하는 의식 수준은?

> • 시간, 장소, 사람에 대한 지남력이 분명하다.
> • 자극에 대해 즉시 정상적인 운동반응을 보인다.
> • 질문에 적절하고 정확하게 대답한다.

① 명료　　　　　② 기면

③ 혼미　　　　　④ 혼수

⑤ 반혼수

**021** 충수염을 진단받고 수술을 기다리는 환자를 위한 간호보조활동으로 옳은 것은?

① 맥버니점을 자주 눌러준다.

② 미지근한 보리차를 제공한다.

③ 수술을 위해 관장을 시행한다.

④ 복부에 따뜻한 물주머니를 대준다.

⑤ 금식시키고 처방된 수액을 주입한다.

**022** 녹내장에 관한 설명으로 옳은 것은?

① 인공수정체 삽입 수술로 치료한다.

② 망막이 맥락막에서 떨어진 상태를 말한다.

③ 수술 직후 최대한 빨리 조기이상하여 회복을 돕는다.

④ 안압의 상승으로 시신경 기능에 이상이 초래되는 질환이다.

⑤ 해를 쳐다보았을 때 무지개 잔상이 나타나는 것이 정상이다.

**023** 자연유산에 관한 설명 중 옳은 것은?

① 계류 유산 : 3회 이상 연속적으로 유산이 반복되는 경우

② 습관 유산 : 태아가 사망하여 자궁강 내에 머물고 있는 상태

③ 절박 유산 : 무통성 점적 질출혈이 있으므로 안정을 취해 임신을 지속시켜야 하는 상태

④ 불가피 유산 : 태반이나 난막 등이 자궁 내에 남아 있어 패혈유산이 발생할 수 있는 상태

⑤ 완전 유산 : 자궁경관이 개대되고 태아막(태막)이 파열되어 임신을 지속시킬 수 없는 상태

**024** 분만 2기에 관한 설명으로 옳은 것은?

① 자궁경부소실이 시작된다.

② 태아가 만출되는 시기이다.

③ 태반결손유무를 확인해야 한다.

④ 자국수축의 지속시간이 점점 짧아진다.

⑤ 산후질분비물(오로)이 배출되기 시작한다.

**025** 다음은 출산 후 3일이 지난 산모의 건강상태이다. 예상할 수 있는 질환으로 옳은 것은?

- 체온 38.7℃
- 심한 후진통(산후통)과 피로 호소
- 다량의 악취 나는 산후질분비물(오로) 배출

① 정상

② 자궁암

③ 골반염

④ 자궁내막염

⑤ 회음 절개부위 염증

**026** 초유에 관한 설명으로 옳은 것은?

① 백색의 묽은 유즙이다.

② 분만 후 7~10일간 분비된다.

③ 성숙유에 비해 지방 함량이 많다.

④ 성숙유에 비해 면역체와 단백질이 풍부하다.

⑤ 초유를 먹이면 설사를 할 수도 있으므로 먹이지 않는다.

**027** 기저귀 발진이 있는 영아를 위한 간호보조활동으로 옳은 것은?

① 꼭 끼는 바지를 입힌다.

② 발진 부위에 파우더를 뿌린다.

③ 발진 부위를 알코올로 소독한다.

④ 기저귀는 정해진 시간에만 교환한다.

⑤ 피부가 접히는 부분을 건조하게 유지한다.

**028** 유아의 대소변 가리기 훈련 방법으로 옳은 것은?

① 대소변 실수를 하면 엄하게 혼낸다.

② 소변 훈련을 대변 훈련보다 먼저 한다.

③ 평소에는 유아용 변기에 앉지 못하도록 한다.

④ 30개월 이후에 대소변 가리기 연습을 시작한다.

⑤ 5분 안에 변을 보지 않으면 일어나게 하고 다음에 시도해본다.

**029** 입술갈림증(구순열)으로 봉합 수술을 받은 아동을 위한 간호보조활동으로 옳은 것은?

① 격리시킨다.

② 아동을 울리지 않는다.

③ 수술 직후 젖병으로 우유를 제공한다.

④ 물을 마실 때는 빨대를 이용하도록 한다.

⑤ 먹이찾기반사 유지를 위해 노리개 젖꼭지를 제공한다.

030 노인성 질환의 특성으로 옳은 것은?

① 유병률보다 발생률이 높다.

② 대부분 급성 전염성 질환이다.

③ 질병의 경과와 증상이 전형적이다.

④ 노화현상과 질병의 구분이 뚜렷하지 않다.

⑤ 동시에 여러 가지 질병을 가지고 있는 경우는 많지 않다.

031 무릎 골관절염 환자에게 추천할 수 있는 운동은?

① 등산          ② 수영

③ 달리기        ④ 테니스

⑤ 계단 오르내리기

032 다음의 노인에게 의심할 수 있는 학대의 유형은?

- 낮에 아픈 노인에게 노동을 강요한다.
- 노인의 몸 여기저기에 멍과 상처가 보인다.
- 밤에 보호자가 노인의 손과 발을 묶어두어 움직이지 못한다.

① 방임          ② 유기

③ 정서적 학대    ④ 재정적 학대

⑤ 신체적 학대

033 심폐소생술 훈련을 받지 않은 일반인이 길에서 심장정지 성인을 발견했을 때 심폐소생술 순서 및 방법으로 옳은 것은?

① 가슴압박 → 자동심장충격기

② 일반인은 자동심장충격기 사용 불가

③ 가슴압박:인공호흡을 30:2로 반복 → 자동심장충격기

④ 가슴압박 → 자동심장충격기 → 인공호흡 → 기도유지

⑤ 자동심장충격기 → 가슴압박 → 기도유지 → 인공호흡

034 열손상에 관한 설명으로 옳은 것은?

① 심한 추위에 노출되어 국소적인 조직 손상이 발생하는 것을 말한다.

② 열사병 : 체온조절중추 기능 장애 → 얼음찜질과 찬 식염수 관장을 실시한다.

③ 열경련 : 장시간 고온의 직사광선에 노출 → 그늘지고 시원한 장소로 이동한다.

④ 일사병 : 수분과 염분 결핍으로 인한 순환성 쇼크 → 식염수를 공급하고 머리를 낮추어준다.

⑤ 열피로 : 땀으로 다량의 염분이 손실되어 근육경련 → 짠 음식을 제공하고 경련부위를 지압한다.

035 벌에 쏘인 사람을 위한 간호보조활동으로 옳은 것은?

① 쏘인 부위를 직접 압박한다.

② 알레르기 반응이 있는지 관찰한다.

③ 피부에 박힌 침은 제거하지 않는다.

④ 쏘인 부위에 더운물 찜질을 적용한다.

⑤ 쏘인 부위를 심장보다 높게 들어올린다.

### 보건간호학 개요

036 보건교육의 궁극적인 목적으로 옳은 것은?

① 보건지식 전달

② 전문 의료기술의 발달

③ 지역사회 경제수준 개선

④ 고가의 첨단 의료장비 도입

⑤ 건강관련 지식, 태도, 행동 개선

037 보건교육 시 본격적인 교육에 들어가기 전에 주의를 집중시키고 학습목표를 제시하는 단계는?

① 도입
② 전개
③ 종결
④ 계획
⑤ 평가

038 다음에 해당하는 보건교육 평가 유형은?

- 보건교육을 실시하는 도중에 실시하는 평가이다.
- 보건교육이 계획에 따라 제대로 진행이 되고 있는지 확인한다.
- 보건교육 진행일정 준수, 보건교육 대상자의 참여율, 지도자의 훈련 수준, 보건교육 자원의 적절성과 효율성, 교육시간 및 장소의 적절성 등을 평가한다.

① 총괄평가
② 진단평가
③ 과정평가
④ 투입평가(구조평가)
⑤ 성과평가(결과평가)

039 한 주제에 대해 상반된 의견을 가진 4~7명의 전문가가 사회자의 안내에 따라 주제에 대해 자유롭게 의견을 나누고 청중의 질문에 답하는 방법을 무엇이라고 하는가?

① 역할극
② 집단토의
③ 분단토의
④ 패널토의
⑤ 브레인스토밍

040 지역보건의료계획에 관한 설명으로 옳은 것은?

① 3년마다 수립한다.
② 수립 주체는 질병관리청이다.
③ 「의료법」에 의거하여 수립한다.
④ 의료기관이나 주민은 필수적인 요소이다.
⑤ 보건사업 운영 방식은 상의하달 방식이다.

041 우리나라 보건의료체계에 관한 설명으로 옳은 것은?

① 재원 조달은 조세에 의한다.
② 의료서비스의 질적 수준이 높다.
③ 개인의 의료서비스 선택권이 존재하지 않는다.
④ 의료자원이 지역별로 균등하게 배치되어 있다.
⑤ 모든 국민에게 보건의료서비스를 무상으로 제공한다.

042 우리나라 국민건강보험의 특징은?

① 가입자가 보험료의 전액을 부담한다.
② 보험자 및 운영기관은 국립보건연구원이다.
③ 개인 의사에 관계없이 강제 징수할 수 있다.
④ 납부한 보험료에 따라 차등보험급여가 행해진다.
⑤ 개인의 건강 위험 정도에 따라 보험료가 결정된다.

043 생활이 어려운 저소득 국민에게 질병, 부상, 출산 등에 대한 의료를 보장하는 사회보장제도는?

① 의료급여
② 국민연금
③ 기초생활보장
④ 국민건강보험
⑤ 산업재해보상보험

044 수급자를 일정 기간 동안 장기요양기관에서 보호하며 신체활동지원 등의 서비스를 제공하는 재가급여의 종류는?

① 방문요양
② 방문간호
③ 단기보호
④ 주·야간보호
⑤ 기타재가급여

**045** 지불자 측과 진료자 측이 진료보수 총액을 정하여 사전에 예산을 체결하는 방식의 진료비 지불 보상제도는?

① 인두제
② 봉급제
③ 포괄수가제
④ 총액예산제
⑤ 행위별수가제

**046** 군집중독을 일으키는 물질은?

① 오존
② 라돈
③ 이산화탄소
④ 아황산가스
⑤ 폼알데하이드

**047** 수질오염 지표에 관한 설명으로 옳은 것은?

① 대장균 지수가 높을수록 수질의 오염도가 낮다.
② 용존 산소(DO)가 높을수록 수질의 오염도가 높다.
③ 과망간산포타슘 소비량이 많을수록 수질의 오염도가 낮다.
④ 화학적 산소요구량(COD)이 높을수록 수질의 오염도가 높다.
⑤ 생화학적 산소요구량(BOD)이 높을수록 수질의 오염도가 낮다.

**048** 오염된 해산물이나 어패류를 섭취한 후 발생할 수 있는 식중독은?

① 장알균 식중독
② 보툴리누스 중독
③ 포도알균 식중독
④ 살모넬라 식중독
⑤ 장염비브리오균 식중독

**049** 생활폐기물 처리방법 중 가장 위생적이지만 공기 오염이 우려되는 방법은?

① 매립법
② 소각법
③ 퇴비법
④ 재활용법
⑤ 파쇄 및 분쇄

**050** 가족력이 없고 채용 시 건강검진 상 아무 이상이 없었던 20년차 항공 승무원에게 급성 골수성 백혈병이 발병하였을 때 추측할 수 있는 질병 요인으로 옳은 것은?

① 레이저
② 적외선
③ 자외선
④ 가시광선
⑤ 전리방사선

## 공중보건학 개론

**051** 리벨과 클라크의 질병의 자연사 단계에 따른 예방수준과 단계가 바르게 연결된 것은?

① 3차 예방 – 회복기
② 2차 예방 – 비병원성기
③ 2차 예방 – 초기 병원성기
④ 1차 예방 – 증상(발현성) 감염기
⑤ 1차 예방 – 무증상(불현성) 감염기

**052** 독감(인플루엔자) 예방접종 후 획득되는 면역은?

① 선천면역
② 자연능동면역
③ 인공능동면역
④ 자연수동면역
⑤ 인공수동면역

**053** 장티푸스의 주된 전파경로는?

① 수혈

② 병원 의료 기구

③ 개, 고양이, 야생동물

④ 기침이나 재채기를 통한 비말 전파

⑤ 환자나 보균자의 대소변에 의해 오염된 식수나 음식물

**054** 질병의 예방활동 중 1차 예방에 해당되는 것은?

① 재활  ② 질병치료

③ 자조모임  ④ 예방접종

⑤ 집단검진

**055** 감염된 털 진드기의 유충에 물려서 감염되며 물린 부위에 검은색 가피가 형성되는 것이 특징인 감염병은?

① 장티푸스  ② 쓰쓰가무시병

③ 신증후출혈열  ④ 렙토스피라증

⑤ 지카바이러스병

**056** 부양비에 관한 설명으로 옳은 것은?

① 총 부양비의 분자는 전체 인구수이다.

② 부양비의 분모는 15~64세 인구수이다.

③ 노인인구가 증가할수록 노년부양비는 감소한다.

④ 총 부양비가 높을수록 경제적 부담이 감소한다.

⑤ 부양비는 비생산연령인구에 대한 생산연령인구의 비이다.

**057** 임신 6주째인 임부의 다음 정기검진 시기와 검사 항목으로 옳은 것은?

① 7주째, 소변 검사

② 8주째, 매독 검사

③ 10주째, 혈압 측정

④ 12주째, 체중 측정

⑤ 16주째, 태아 성별 확인

**058** 영아사망률에 관한 설명으로 옳은 것은?

① 영아는 출생 후 6년 미만의 사람을 말한다.

② 분자는 당해 연도 생후 1년 미만의 사망아 수이다.

③ 영아사망률이 높을수록 그 나라의 보건수준은 높다.

④ 영아사망률 변동범위가 조사망률 변동범위보다 적다.

⑤ 영아사망자 수에는 임신 28주 이후의 태아 사망자 수를 포함한다.

**059** 가족 중에 결핵 환자가 있을 때 신생아의 BCG 접종시기로 옳은 것은?

① 4주 이내

② 출생 직후

③ 항결핵제 투여 후

④ PPD test 결과에 따라

⑤ 가족 중 결핵 환자의 치료가 끝난 후

**060** 다음의 지역사회 건강문제 중 가장 먼저 다루어야 할 문제는?

① 노인 치매

② 청소년 흡연

③ 감염병 발생

④ 영유아 예방접종 미흡

⑤ 임부의 산전관리(분만전관리) 저조

**061** 방문보건사업 중 방문간호에 관한 내용으로 옳은 것은?

① 비용은 무료이다.

②「의료법」에 근거한다.

③ 운영주체는 민간의료기관이다.

④ 가정전문간호사가 서비스를 제공한다.

⑤ 장기요양등급을 받은 자를 대상으로 서비스를 제공한다.

**062** 장기요양인정점수가 40점인 노인성 치매환자가 받을 수 있는 장기요양등급은?

① 1등급      ② 2등급

③ 3등급      ④ 4등급

⑤ 인지지원등급

**063** 노인장기요양보험제도에 관한 설명으로 옳은 것은?

① 보험자는 건강보험심사평가원이다.

② 민간보험에 의해 서비스가 제공된다.

③ 방문간호는 주로 요양보호사가 제공한다.

④ 재가급여를 우선 적용하는 것을 원칙으로 한다.

⑤「국민기초생활보장법」에 따른 의료급여 수급권자의 재가급여 본인 부담 비율은 15%이다.

**064** 가정방문 활동의 우선순위 원칙으로 옳은 것은?

① 개인과 집단이 있을 때 개인을 먼저 방문한다.

② 급성질환자와 만성질환자 중 만성질환자를 먼저 방문한다.

③ 신규 환자와 기존 환자가 있을 때 기존 환자를 먼저 방문한다.

④ 하루에 여러 대상자를 방문해야 한다면 감염성 대상자를 먼저 방문한다.

⑤ 건강한 대상자와 건강 문제가 있는 대상자가 있다면 건강문제가 있는 대상자를 먼저 방문한다.

**065** 「의료법」상 의료인이나 의료기관 개설자가 5년 동안 보존해야 하는 것은?

① 처방전      ② 수술기록

③ 진료기록부      ④ 간호기록부

⑤ 진단서 등의 부본

**066** 「정신건강증진 및 정신질환자 복지서비스 지원에 관한 법률」상 자의로 정신의료기관에 입원한 사람이 퇴원을 신청한 경우 어떻게 해야 하는가?

① 지체 없이 퇴원시켜야 한다.

② 보호 의무자의 동의를 구한다.

③ 입원적합성심사위원회의 결과에 따른다.

④ 한국의료분쟁조정중재원의 조정을 거쳐야 한다.

⑤ 서로 다른 정신의료기관 등에 소속된 2명 이상의 정신건강의학과 전문의의 일치된 소견이 있는 경우에만 퇴원이 가능하다.

067 「결핵예방법」상 결핵환자를 검진·치료하는 의료인의 잠복결핵감염검진 주기는?

① 3개월마다
② 6개월마다
③ 매년
④ 2년마다
⑤ 기관·학교 등에 소속된 기간 중 1회 실시

068 「구강보건법」상 불소용액 양치사업에 필요한 불소용액의 농도로 옳은 것은?

|   | 매일(%) | 주 1회(%) |
|---|---|---|
| ① | 0.5 | 0.2 |
| ② | 0.05 | 0.2 |
| ③ | 0.5 | 0.02 |
| ④ | 0.6 | 1.0 |
| ⑤ | 0.05 | 0.02 |

069 「혈액관리법」상 부적격 혈액의 처리 방법으로 옳은 것은?

① 적격 혈액과 함께 보관한다.
② 부적격 혈액용기를 잘라 세면대에 버린다.
③ 폐기처분 결과를 대한적십자사에 보고한다.
④ 부적격 혈액은 어떠한 경우에도 재활용될 수 없다.
⑤ 부적격 혈액이 발견된 즉시 혈액용기의 겉면에 그 사실 및 사유를 기재한다.

070 「감염병의 예방 및 관리에 관한 법률」상 생물테러감염병 또는 치명률이 높거나 집단발생의 우려가 커서 발생 또는 유행 즉시 신고하여야 하고, 음압격리와 같은 높은 수준의 격리가 필요한 감염병에 해당하는 것은?

① 결핵          ② 요충증
③ C형간염       ④ 디프테리아
⑤ 인플루엔자

 실기

071 맥박산소측정 시 부정확한 결과가 나타날 수 있는 요인은?

① 비만
② 빈혈
③ 수면 시
④ 환자가 누워있을 때
⑤ 마스크를 착용하고 있는 경우

072 성인의 곧창자(직장) 체온 측정에 관한 설명으로 옳은 것은?

① 무릎가슴자세를 취해준다.
② 복부에 힘을 주게 한 뒤 천천히 삽입한다.
③ 성인의 체온계 삽입 깊이는 최대 1.5cm이다.
④ 체온계의 탐색자에는 지용성 윤활제를 바른다.
⑤ 탐색자를 배꼽방향을 향하여 항문으로 삽입한다.

073 손소독제를 사용하여 손위생을 해도 되는 경우는?

① 장갑을 벗은 후
② 화장실에 다녀온 후
③ 손에 혈액이 묻은 경우
④ 손에 오염물질 묻은 것이 보일 때
⑤ 포자를 생성하는 세균에 의한 오염이 의심될 경우

**074** 드레싱 세트에 혈액이 묻었을 때 가장 먼저 할 일은?

① 햇볕에 말린다.

② 찬물로 헹군다.

③ 알코올로 닦는다.

④ 뜨거운 물에 담근다.

⑤ 젠티안 바이올렛을 뿌려둔다.

**075** 외과적 무균술 원칙 상 멸균상태를 유지하고 있는 물품은?

① 살짝 젖어있는 멸균 솜

② 시야를 벗어난 수술기구

③ 멸균포 가장자리에 닿은 멸균 봉합사

④ 멸균 장갑을 착용한 손으로 잡은 멸균 거즈

⑤ 포비돈 아이오딘으로 소독한 피부에 닿은 전달집게

**076** 습도유지(증기흡입)에 관한 설명으로 옳은 것은?

① 가습기는 주 1회 청소한다.

② 가습기 물은 따뜻한 물을 사용한다.

③ 가습기에 물을 가득 담아 사용한다.

④ 오한이 생기지 않도록 충분히 보온한다.

⑤ 환자의 다리 방향으로 수증기가 나오게 조절한다.

**077** 의식이 있는 환자의 기관절개관 흡인 방법으로 옳은 것은?

① 1회 30초 이상 흡인한다.

② 금기가 아니라면 반좌위자세를 취해준다.

③ 흡인과 흡인 사이에 기침과 심호흡을 금한다.

④ 흡인조절구를 막은 상태로 흡인관을 삽입한다.

⑤ 흡인관 삽입 후 흡인관을 돌리면 점막이 자극되므로 회전시키지 않는다.

**078** 환자의 식사를 돕는 방법으로 옳은 것은?

① 식사 도중 말을 많이 시킨다.

② 식사 직후 누워서 소화시킨다.

③ 가능하면 모든 환자에게 음식을 먹여준다.

④ 식사 전 불쾌한 시술이나 드레싱을 금한다.

⑤ 침대에서 식사해야 하는 경우 상체를 낮춘 자세로 식사한다.

**079** 코위관 영양 시 잔류량을 확인한 후 위 내용물을 다시 주입하는 이유는?

① 전해질 손실을 막기 위해

② 영양실조를 예방하기 위해

③ 변비가 생기는 것을 예방하기 위해

④ 체온이 떨어지는 것을 예방하기 위해

⑤ 흡인된 내용물로 인한 저혈압을 예방하기 위해

**080** 배설량 측정 및 기록 방법으로 옳은 것은?

① 설사는 배설량으로 측정하지 않는다.

② 정상대변은 횟수를 확인하여 배설량으로 기록한다.

③ 코위관으로 주입된 영양액은 배설량으로 포함한다.

④ 배액으로 젖은 드레싱은 무게를 측정하여 배설량으로 포함시킨다.

⑤ 심한 발한과 과다호흡 시 수분소실량은 배설량으로 기록하지 않는다.

**081** 움직일 수 없는 환자에게 침상변기를 적용하는 방법으로 옳은 것은?

① 침상머리를 올리고 이동식 변기로 이동한다.

② 먼저 환자를 간호조무사 쪽으로 돌려 눕힌다.

③ 변기의 납작하고 둥근 부분이 환자의 발쪽으로 향하게 대준다.

④ 환자의 무릎을 굽히고 손으로 엉덩이를 들어 올려 변기를 밀어 넣는다.

⑤ 옆으로 누운 상태에서 침상변기를 대어주고 바로누운자세로 돌려 눕힌다.

**082** 유치도관 삽입환자의 간호보조활동으로 옳은 것은?

① 유치도관은 3일에 한 번 교환한다.

② 수면 시에도 도뇨관을 열어두어야 한다.

③ 소변수집주머니에 소변이 가득 차면 비운다.

④ 유치도관 삽입 후 소변수집주머니는 항상 방광보다 위에 있도록 한다.

⑤ 유치도관과 소변수집주머니는 하루 1~2회 개방하여 분비물로 인해 도뇨관이 폐쇄되지 않도록 한다.

**083** 상처 드레싱을 돕는 방법으로 옳은 것은?

① 조명을 밝게 한다.

② 내과적 무균술을 적용한다.

③ 드레싱 세트는 30분 전에 미리 열어 준비한다.

④ 멸균장갑을 착용하므로 손 씻기는 필요하지 않다.

⑤ 드레싱 세트에 혈액이 묻으면 더운물로 헹군 다음 차가운 비눗물로 씻는다.

**084** 욕창 예방을 위한 간호보조활동으로 옳은 것은?

① 하루에 두 번 자세를 변경한다.

② 목욕 후 로션 등의 사용을 금한다.

③ 붉게 변한 피부는 자주 마사지한다.

④ 피부를 깨끗하고 건조하게 유지한다.

⑤ 엉치뼈 부위의 압박을 예방하기 위해 바로 누운자세를 취해준다.

**085** 하지에 석고붕대를 감은 환자가 발가락의 무감각을 호소할 때 간호조무사가 해야 할 일은?

① 의사나 간호사에게 보고한다.

② 환측 발가락을 움직이지 못하게 한다.

③ 석고붕대 위에 더운물 주머니를 대준다.

④ 가늘고 날카로운 도구로 피부에 자극을 준다.

⑤ 석고붕대 적용 부위를 심장보다 아래로 내려준다.

**086** 침상목욕에 관한 설명으로 옳은 것은?

① 눈은 눈곱이 있는 쪽을 먼저 닦아준다.

② 상지를 닦을 때는 어깨에서 팔 쪽으로 닦는다.

③ 복부는 위에서 아래 방향으로 마사지하듯이 닦아준다.

④ 침상목욕 시 등과 둔부를 닦은 후 발과 다리를 닦아준다.

⑤ 간호조무사로부터 먼 쪽 팔을 먼저 닦고 가까운 쪽 팔을 닦아준다.

**087** 침상 세발 간호보조활동으로 옳은 것은?

① 손톱으로 두피를 마사지한다.

② 환자를 침대 가운데로 이동시킨다.

③ 두피의 물기는 남기고 머리카락은 말린다.

④ 세발 전 침대 높이를 간호조무사의 허리 높이로 조절한다.

⑤ 머리카락에 혈액이 묻어있을 경우 뜨거운 물로 먼저 씻어낸다.

**088** 침상목욕 후 손발톱을 적절히 관리한 것은?

①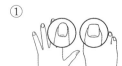

②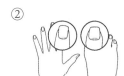

③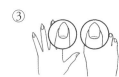

④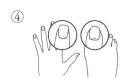

⑤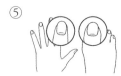

**089** 여성 환자에게 유치도뇨 시행 시 적절한 환자의 자세는?

① 배횡와위

② 반엎드린자세

③ 무릎가슴자세

④ 엎드린자세(복와위)

⑤ 바로누운자세(앙와위)

**090** 환자가 "오늘 병실 복도를 30바퀴 걸었어요. 생수통을 아령 삼아 운동도 했고요."라고 했을 때 이 환자가 한 운동은 무엇에 해당되는가?

① 수동 운동

② 무산소 운동

③ 등척성 운동

④ 등장성 운동

⑤ 능동적 보조운동

**091** 다음과 같은 휠체어 이동법은 어떤 상황에서 사용하는가?

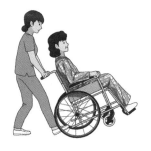

① 평지를 이동할 때

② 오르막길을 올라갈 때

③ 내리막길을 내려갈 때

④ 울퉁불퉁한 길을 갈 때

⑤ 엘리베이터를 타고 내릴 때

**092** 낙상 발생 위험이 가장 낮은 환자는?

① 시력장애 환자

② 파킨슨병 환자

③ 체위 저혈압 환자

④ 수면제 복용 환자

⑤ 제7 뇌신경 손상 환자

093 왼쪽 반신마비(편마비) 환자의 바지를 갈아입히는 방법으로 옳은 것은?

① 왼쪽 다리의 바지를 먼저 벗긴다.
② 왼쪽 다리에 바지를 먼저 입힌다.
③ 오른쪽 무릎이 구부러지지 않게 주의한다.
④ 간호조무사 쪽 침대 난간을 올린 상태로 갈아입힌다.
⑤ 오른쪽 다리는 바지의 발목에서 허리부분까지 모아 잡은 후 입힌다.

094 사지 보호대에 관한 설명으로 옳은 것은?

① 침대난간에 묶는다.
② 뼈 돌출부위에는 패드 없이 보호대를 적용한다.
③ 움직이거나 당길수록 조여지는 방법으로 묶는다.
④ 보호대는 누구나 잘 볼 수 있는 곳에 노출시킨다.
⑤ 손목과 보호대 사이에 손가락 두 개 정도가 들어갈 정도로 여유를 두고 적용한다.

095 환자의 전기패드 적용부위에 발적이 생긴 것을 발견했을 때 우선 해야 할 행동은?

① 온도를 조금 낮춘다.
② 즉시 전기패드를 제거한다.
③ 피부에 수건을 덧대고 계속 적용한다.
④ 붉게 변한 피부를 알코올로 마사지한다.
⑤ 전기패드를 중지하고 가열등을 적용한다.

096 수술 부위에 삽입된 배액관과 배액주머니 관리 방법으로 옳은 것은?

① 배액관 위쪽의 잠금장치를 잠가둔다.
② 배액주머니의 배출구 마개를 열어둔다.
③ 배액관이 팽팽하게 당겨진 상태로 고정한다.
④ 배액주머니는 배액관이 삽입된 부위보다 높게 위치시킨다.
⑤ 배액주머니가 음압상태를 유지하며 제대로 기능하는지 점검한다.

097 자기공명영상(MRI) 검사에 관한 설명으로 옳은 것은?

① 5분 이내에 검사가 끝난다.
② 한 자세로 움직이지 않아야 한다.
③ 검사 부위보다 넓게 제모를 실시한다.
④ 방사선을 이용한 컴퓨터 단층촬영이다.
⑤ 검사 전에 미리 광장공포증이 있는지 확인한다.

098 24시간 소변검사에 관한 설명으로 옳은 것은?

① 의사의 처방시간을 검사 시작시간으로 한다.
② 대변 볼 때 나오는 소변은 모으지 않아도 된다.
③ 24시간 소변을 모으는 동안 소변 수집용기는 실온보관한다.
④ 검사가 끝나는 시간의 마지막 소변은 소변 수집용기에 모은다.
⑤ 24시간 소변검사 도중 일반 소변검사를 위해 소변 수집용기에서 소변을 덜어낸다.

**099** 허리천자(요추천자) 시 간호보조활동으로 옳은 것은?

① 검사 전 금식한다.

② 검사 후 수분섭취를 제한한다.

③ 검사 시 내과적 무균술을 준수한다.

④ 검사 후 반좌위자세를 취하도록 한다.

⑤ 검사 시 옆누운 잭나이프자세를 취할 수 있게 돕는다.

**100** 먹던 음식이 목에 걸려 "도와주세요!"라며 작은 목소리로 구조를 요청하는 성인의 응급처치 방법로 옳은 것은?

① 등을 두드려준다.

② 가슴을 압박한다.

③ 인공호흡을 실시한다.

④ 사동심장충격기를 적용한다.

⑤ 머리 기울이고 턱들기 방법을 실시한다.

**101** 흉벽으로 전기를 방출시켜 비정상적인 심장리듬을 정상리듬으로 회복시킬 수 있는 응급처치 방법은?

① 인공호흡          ② 가슴압박

③ 기관내삽관        ④ 지혈대적용

⑤ 자동심장충격기

**102** 간호조무사가 환자나 보호자에게 이야기해줄 수 있는 내용은?

① 예후

② 진단명

③ 회진시간

④ 질병치료과정

⑤ 수술 방법과 위험성

**103** 퇴원하는 환자를 위한 간호보조활동으로 옳은 것은?

① 병원 시설을 안내한다.

② 질병의 예후를 설명해준다.

③ 다음 외래 방문일을 안내한다.

④ 화재 시 대피로에 대해 안내한다.

⑤ 키, 몸무게, 활력징후를 측정한다.

**104** 다음 중 치료적 의사소통에 해당하는 것은?

① 왜 그런 행동을 했는지 질문한다.

② 상황을 벗어나야 한다고 충고한다.

③ 환자에게 필요한 지식 및 정보를 제공한다.

④ 환자의 옳은 행동에 즉각적인 찬성을 한다.

⑤ 환자가 어색해하므로 침묵 시 재빨리 말을 건다.

**105** 임종 시 신체적 징후로 옳은 것은?

① 동공 확대

② 체온 상승

③ 반사 증가

④ 의식 명료

⑤ 피부색이 붉게 변함

# 4회

## 실전모의고사

**001** 환자의 사생활을 알게 되었을 때 직업윤리를 준수한 행동은?
① 친한 친구에게 공유한다.
② 의사와 간호사에게 보고한다.
③ 인수인계 시 동료에게 전달한다.
④ 혼자만 알고 비밀을 누설하지 않는다.
⑤ 자신이 알고 있다는 사실을 환자에게 알린다.

**002** 환자가 간호조무사에게 자신의 진단 결과를 알려달라고 할 때 간호조무사가 취해야 할 행동은?
① 모르겠다고 말한다.
② 간호사에게 보고한다.
③ 가족에게 대신 말해준다.
④ 환자의 권리이므로 알려준다.
⑤ 의무기록을 복사해서 진단명을 확인하는 방법을 알려준다.

**003** 병원의 물품관리 방법으로 옳은 것은?
① 물품보관장은 사람이 많이 다니는 곳에 위치시킨다.
② 병실과 화장실의 청소도구는 공용으로 사용해도 무방하다.
③ 파손된 물건은 처치실에 가져다 두고 새 물건을 꺼내 사용한다.
④ 멸균물품의 포장이 찢어져 있어도 유효기간이 남아있다면 사용이 가능하다.
⑤ 유효기간이 짧은 것은 앞쪽에, 유효기간이 많이 남은 물품은 뒤쪽에 배치한다.

**004** 병원 화재 발생 시 대응방법으로 옳은 것은?
① 엘리베이터로 신속하게 대피한다.
② 거동이 불편한 중증환자부터 대피시킨다.
③ 소화기 사용 시 바람을 마주보고 분사한다.
④ 젖은 수건으로 입과 코를 막고 낮은 자세로 대피한다.
⑤ 출입문의 손잡이를 만졌을 때 뜨거우면 수건으로 감싼 채 조심스럽게 문을 열고 밖으로 나간다.

**005** 교감신경이 흥분할 때 나타나는 신체 변화로 옳은 것은?
① 동공 확장
② 기관지 수축
③ 땀 분비 억제
④ 말초혈관 확장
⑤ 배뇨 및 연동운동 촉진

**006** 머리와 가슴, 상지에 있는 정맥혈을 모아 우심방으로 들어오는 혈관은?
① 폐정맥
② 간문맥
③ 관상정맥(심장정맥)
④ 위대정맥(상대정맥)
⑤ 아래대정맥(하대정맥)

**007** 처방전에 사용되는 약어가 옳게 해석된 것은?
① ac – 취침 시
② OS – 왼쪽 눈
③ qid – 4시간마다
④ stat – 필요시마다
⑤ NPO – ~을 제외하고

**008** 심한 호흡곤란을 호소하는 급성중증과민증 환자에게 가장 먼저 투여될 것으로 예상되는 약물은?

① 디곡신
② 에피네프린
③ 아세트아미노펜
④ 다이아제팜(발륨)
⑤ 나이트로글리세린

**009** 부종이 심한 환자에게 반드시 제한해야 하는 것은?

① 수분, 소듐　　　② 소듐, 칼슘
③ 지방, 포타슘　　④ 포타슘, 단백질
⑤ 탄수화물, 비타민

**010** 질병과 치료식이가 옳게 연결된 것은?

① 당뇨– 단당류 식이
② 심부전 – 고염식이
③ 변비– 저섬유질 식이
④ 골다공증– 고칼슘 식이
⑤ 고지혈증 – 고지방 식이

**011** 치주질환의 2차 예방에 해당하는 것은?

① 의치보철
② 치면 세마
③ 가벼운 잇몸염 치료
④ 전문 플루오린도포법
⑤ 치아홈메우기(치면열구전색)

**012** 방습법에 관한 설명으로 옳은 것은?

① 치아 치료 시 계속되는 침을 방지하고 배제시키는 방법이다.
② 고무댐 방습법은 호흡이 곤란한 환자에게 사용하기 적합하다.
③ 치료 시 시야를 방해하여 진료시간이 길어진다는 단점이 있다.
④ 고무댐 방습법은 고무포의 색깔로 인해 눈에 피로가 있을 수 있다.
⑤ 간이 방습법은 솜이나 거즈를 혀 위, 치열과 협벽 사이에 넣는 것이다.

**013** 감정에 영향을 받는 장기의 연결로 옳은 것은?

① 희(기쁨) – 간　　② 비(슬픔) – 폐
③ 노(성냄) – 비장　④ 사(생각) – 신장
⑤ 공(공포) – 심장

**014** 침요법을 적용할 수 있는 경우는?

① 뇌졸중　　　　② 급성 심장질환
③ 활동성 폐결핵　④ 고막 천공 부위
⑤ 갈증이 심한 경우

**015** 입인두, 코인두, 기관 및 기관지에서 분비되는 분비물을 제거하여 기도의 개방성을 유지하기 위한 방법은?

① 흡인　　　　② 산소요법
③ 분무요법　　④ 체위배액
⑤ 강화폐활량계

**016** 호흡이 감소되는 요인으로 옳은 것은?

① 불안　　　　② 발열
③ 급성 통증　④ 모르핀 투여
⑤ 혈색소 수치 감소

**017** 고름가슴증(농흉) 환자의 통증을 완화시키고 감염되지 않은 부위로 감염이 퍼지는 것을 막기 위해 취해주어야 할 자세는?

① 배횡와위
② 무릎가슴자세
③ 골반내진자세
④ 감염된 쪽으로 눕는 자세
⑤ 변형된 트렌델렌부르크 자세

**018** 간경화증으로 인해 피부 가려움을 호소하는 환자를 위한 간호보조활동으로 옳은 것은?

① 무거운 침구를 제공한다.
② 방안의 온도를 높게 유지한다.
③ 맵고 자극적인 음식을 제공한다.
④ 가려운 부분만 손톱으로 긁게 한다.
⑤ 피부가 건조하지 않도록 로션 등으로 보습한다.

**019** 부갑상샘절제 후 반드시 확인해야 할 혈액 검사로 옳은 것은?

① 철분                    ② 칼슘
③ 포타슘                  ④ 멜라토닌
⑤ 에스트로젠

**020** 당뇨병 환자의 간호보조활동으로 옳은 것은?

① 운동을 제한한다.
② 인슐린은 피내주사로 투여한다.
③ 저혈당 시 차가운 물을 마신다.
④ 혈당지수(GI)가 낮은 식품을 섭취한다.
⑤ 아침 식후 규칙적으로 혈당을 측정한다.

**021** 수근관 증후군에 관한 설명으로 옳은 것은?

① 티넬 검사에서 음성으로 나타난다.
② 엄지, 새끼손가락, 손바닥이 가렵다.
③ 수술 후 4~6주간 손가락을 움직여서는 안 된다.
④ 엄지손가락 운동기능 장애로 물건을 자주 떨어뜨린다.
⑤ 손목을 구부린 상태에서 양쪽 손바닥을 1분 간 맞대고 있으면 저린 증상이 심해진다.

**022** 철 결핍 빈혈로 철분제를 복용 중인 환자를 위한 간호보조활동으로 옳은 것은?

① 대변 색이 붉어질 수 있다고 미리 설명한다.
② 식사 도중 철분제를 복용하여 흡수율을 높인다.
③ 액체로 된 철분제는 입안에 머금고 있다가 삼킨다.
④ 철분 흡수를 돕기 위해 비타민 C와 함께 제공한다.
⑤ 정상적인 백혈구 생성을 위해 필요하다고 설명한다.

**023** 포상기태에 관한 설명으로 옳은 것은?

① 구역과 구토가 심하다.
② 정상 임부에 비해 자궁바닥이 낮다.
③ 분만 시까지 모르는 경우가 대부분이다.
④ 포상기태 수술 후 바로 임신을 시도하는 것이 좋다.
⑤ 융모생식샘자극호르몬(HCG) 수치가 정상 임신 시보다 낮다.

**024** 분만 시 태반이 만출되는 시기는?

① 산욕기                  ② 분만 제1기
③ 분만 제2기             ④ 분만 제3기
⑤ 분만 제4기

025 분만 후 산모를 위한 간호보조활동으롤 옳은 것은?

① 분만 직후 회음절개부위에 가열등을 적용한다.
② 모유 수유 시 유두를 비누로 씻어 유분을 제거한다.
③ 산후 자궁후굴을 예방하기 위해 반좌위자세를 취해준다.
④ 제왕절개 수술 후에는 산후질분비물이 배출되지 않는다.
⑤ 혈전색전증을 예방하기 위해 조기이상과 산후운동을 격려한다.

026 미숙아에게 보육기 적용 시 주의사항으로 옳은 것은?

① 보육기는 4시간마다 점검한다.
② 자주 보육기 문을 열어 환기시킨다.
③ 보육기를 사용하기 전에 미리 보온해 둔다.
④ 보육기 내의 온도는 22~26℃, 습도는 50~60%가 적합하다.
⑤ 체중 측정 시 미숙아를 보육기 밖으로 꺼낸 후 재빨리 측정한다.

027 모유 수유에 관한 설명으로 옳은 것은?

① 산모의 배란을 촉진시킨다.
⑤ 산모의 산후기가 길어진다.
③ 우유에 비해 단백질이 풍부하다.
④ 항상 일정한 온도로 제공할 수 있다.
⑤ 초유는 신생아의 태변 배설을 억제한다.

028 3세 아동에게 다음과 같은 증상이 나타났을 때 추측할 수 있는 증상 또는 질병은?

- 체온 38.5℃, 맥박 140회/분, 호흡 36회/분
- 소변 농축, 요비중 증가
- 건조한 피부와 구강점막
- 기운이 없고 축 늘어져 있음

① 황달
② 경련
③ 탈수
④ 중이염
⑤ 손발입병(수족구병)

029 천식 아동을 위한 간호보조활동으로 옳은 것은?

① 집안을 건조하게 유지한다.
② 심한 일교차에 노출되지 않도록 한다.
③ 집안을 자주 비질하여 먼지를 없앤다.
④ 천식발작 시 바로누운자세를 취해준다.
⑤ 공기정화를 위해 꽃이나 화초를 많이 키운다.

030 치매 노인 환자의 식사를 돕는 방법으로 옳은 것은?

① 작고 딱딱한 음식을 제공한다.
② 예쁜 유리그릇에 음식을 제공한다.
③ 환자가 원할 때마다 음식을 제공한다.
④ 사레가 자주 걸리면 조금 더 묽은 음식을 제공한다.
⑤ 음식 온도를 미리 확인한 후 치매 환자에게 제공한다.

031 노인의 음식 섭취에 영향을 주는 신체 변화로 옳은 것은?

① 침분비가 증가한다.
② 소화능력이 좋아진다.
③ 음식 냄새에 예민해진다.
④ 갈증에 대한 반응이 느리다.
⑤ 단맛에 대한 감각이 민감해진다.

032 학대가 의심되는 노인을 발견했을 때 대처방법은?

① 모른 체한다.
② 보건소에 신고한다.
③ 가족상담을 권유한다.
④ 노인보호전문기관에 신고한다.
⑤ 노인의 의사를 먼저 확인한다.

033 다음 중 가장 우선적으로 처치해야 할 환자는?

① 발목 염좌(삠) 환자
② 팔에 1도 화상을 입은 환자
③ 다리 골절로 출혈이 있는 환자
④ 흉부손상으로 호흡곤란이 있는 환자
⑤ 내부 장기가 돌출되고 청색증이 있는 환자

034 개에게 물린 후 사람과 개에 대한 처치로 옳은 것은?

① 개에게 공수병 예방접종을 실시한다.
② 즉시 물린 부위의 장신구를 제거한다.
③ 개에게 물린 윗부분을 지혈대로 묶는다.
④ 상처는 씻지 말고 그대로 병원으로 간다.
⑤ 7일 후 개가 죽었다면 사람은 아무 처치를 하지 않아도 된다.

035 상처(창상)에 관한 설명으로 옳은 것은?

① 열상 – 불규칙하게 찢어진 상처
② 좌상 – 날카로운 것에 베인 상처
③ 벤 상처 – 뾰족한 것에 찔린 상처
④ 자상 – 살이 찢겨져 떨어져 나간 상처
⑤ 박리 – 마찰에 의해 피부가 긁힌 상처

## 보건간호학 개요

036 보건교육 내용 선정 시 고려해야 할 사항으로 옳은 것은?

① 교육자 중심으로 내용을 선정한다.
② 실천할 수 있는 교육내용을 선정한다.
③ 전문적이고 광범위한 내용으로 선정한다.
④ 피교육자의 사전경험이나 교육수준은 중요하지 않다.
⑤ 교육내용의 진행방향은 복잡한 것에서 단순한 것으로 진행한다.

037 효과적인 상담을 위해 가장 중요한 것은?

① 적절한 충고를 해준다.
② 꼼꼼하게 기록하며 면접을 시행한다.
③ 사람을 다루는 기술과 유머가 필요하다.
④ 면접 전 안정된 분위기를 조성해야 한다.
⑤ 피면접자와 면접자의 신뢰감이 형성되어야 한다.

038 다음에서 설명하는 보건교육 평가도구는?

> - 검사도구가 측정하려는 내용을 얼마나 충실하게 측정하고 있는가의 정도
> - 교육 내용에 적합한 내용을 가지고 평가했는지를 보는 것

① 신뢰도    ② 타당도
③ 객관도    ④ 실용도
⑤ 정확도

039 특정 주제에 대해 2~5명의 전문가가 미리 준비된 내용을 발표한 후 청중과 질의응답을 통해 공개토론하는 형식의 보건교육 방법은?

① 세미나    ② 워크숍
③ 분단토의    ④ 심포지엄
⑤ 브레인스토밍

040 보건소에 관한 설명으로 옳은 것은?

① 지방보건행정조직이다.
② 보건소장은 보건복지부장관이 임명한다.
③ 취약계층만을 위한 지역보건사업을 수행한다.
④ 중앙정부조직의 일원화된 지도·감독을 받는다.
⑤ 1980년 「농어촌 등 보건의료를 위한 특별조치법」에 의해 1981년 처음으로 설치되었다.

041 보건의료체계의 구성요소 중 보건의료 자원에 속하는 것은?

① 지도력    ② 공공재원
③ 건강보험조직    ④ 보건의료 시설
⑤ 건강증진 서비스

042 「국민건강보험법」상 요양급여비용을 심사하고 요양급여의 적정성을 평가하는 기관은?

① 행정안전부
② 근로복지공단
③ 국민건강보험공단
④ 건강보험심사평가원
⑤ 건강보험정책심의위원회

043 의료보장에 관한 설명으로 옳은 것은?

① 국민건강보험은 강제적 가입방식이다.
② 고소득자는 민간보험에 가입해야 한다.
③ 저소득자는 직장건강보험에 가입해야 한다.
④ 직장근로자는 지역건강보험에 가입해야 한다.
⑤ 산업재해 보상은 국민건강보험공단에서 한다.

044 의사, 한의사 또는 치과의사의 지시에 따라 수급자의 가정 등을 방문하여 간호, 진료의 보조, 요양에 관한 상담 또는 구강위생 등을 제공하는 노인장기요양보험의 재가급여를 무엇이라고 하는가?

① 방문요양    ② 방문간호
③ 방문목욕    ④ 단기보호
⑤ 주·야간보호

045 진료비 지불제도 중 포괄수가제에 관한 설명으로 옳은 것은?

① 의사의 재량권이 확대된다.
② 신 의료기술 도입이 촉진된다.
③ 환자의 입원일수가 단축될 수 있다.
④ 진료비 청구에 대한 행정 업무 절차가 복잡하다.
⑤ 불필요한 검사나 처치 등을 통한 과잉진료 가능성이 있다.

**046** 도시 공기의 오염과 인공열로 인해 도심의 온도가 주변지역의 온도보다 높은 것을 무엇이라고 하는가?

① 군집중독     ② 기온역전
③ 열섬 현상     ④ 지구온난화
⑤ 엘니뇨 현상

**047** 대상 사업의 시행이 환경에 미치는 영향을 미리 조사, 예측, 평가하여 환경에 피해를 덜 줄 수 있는 방안을 강구하기 위해 수행되는 평가절차를 무엇이라고 하는가?

① 환경개선평가     ② 환경정화평가
③ 환경보호평가     ④ 환경영향평가
⑤ 환경성과평가

**048** 분변 오염의 지표로서 저항성이 병원균과 비슷하거나 강해서 다른 미생물의 오염을 추정할 수 있는 수질검사 항목은?

① 대장균     ② 사슬알균
③ 포도알균     ④ 일반세균
⑤ 혼탁도(탁도)

**049** 식품의 물리적 보존법 중 수분을 15% 이하로 유지하여 세균의 발육을 억제시키는 방법은?

① 염장법     ② 당장법
③ 밀봉법     ④ 건조법
⑤ 냉장법

**050** 레이노증후군을 예방하기 위한 대책으로 옳은 것은?

① 손과 발을 보온한다.
② 양말을 신지 않는다.
③ 개인위생을 철저히 한다.
④ 작업 시 비닐장갑을 착용한다.
⑤ 손과 발을 자주 움직이지 않는다.

 **공중보건학 개론**

**051** 감염자 중에서 증상 감염자가 차지하는 비율로, 병원체가 숙주에 침입하여 증상감염을 일으키는 능력을 무엇이라고 하는가?

① 독력     ② 감염력
③ 치명률     ④ 면역력
⑤ 병원력(병원성)

**052** 환자나 보균자의 대소변에 의해 오염된 물이나 음식물로 전파되는 소화계 감염병은?

① 홍역     ② 풍진
③ 성홍열     ④ 세균이질
⑤ 디프테리아

**053** 일반병실에서 치료받던 환자의 가래검사 결과 '활동성 결핵'으로 밝혀졌다. 즉시 취해야 할 조치는?

① 음압병실에 격리한다.
② 격리실 문을 열어둔다.
③ BCG 접종을 실시한다.
④ 가슴 X선 직접촬영을 실시한다.
⑤ 환자에게 N95마스크를 착용시킨다.

**054** 질병 발생의 요인 중 숙주 요인에 해당하는 것은?

① 온도     ② 기생충
③ 유해가스     ④ 면역상태
⑤ 박테리아(세균)

**055** 국가암검진의 종류별 검진대상과 검진주기가 옳게 나열된 것은?

① 위암 – 20세 이상의 남녀, 2년

② 대장암 – 40세 이상의 남녀, 2년

③ 유방암 – 50세 이상의 여성, 1년

④ 자궁경부암 – 40세 이상 여성, 2년

⑤ 간암 – 40세 이상의 남녀 중 고위험군, 6개월

**056** 우리나라 성비에 관한 설명으로 옳은 것은?

① 노년층은 3차 성비가 낮다.

② 연령별 인구구성을 나타낸 것이다.

③ 남자 100명에 대한 여자의 비율이다.

④ 출생 시에는 남자보다 여자의 수가 많다.

⑤ 1차 성비는 장래 인구를 추정할 수 있다.

**057** 「모자보건법」상 모자보건 사업의 대상자와 그 정의로 옳은 것은?

① 모성 : 임산부와 폐경기 여성

② 영유아 : 출생 후 10년 미만인 사람

③ 임산부 : 임신 중이거나 분만 후 1년까지의 여성

④ 신생아 : 신체의 발육이 미숙한 채로 출생한 영유아

⑤ 선천성 이상아 : 선천성 기형·변형 및 염색체 이상이 있는 영유아

**058** 모자보건사업의 주요 평가지표로 옳은 것은?

① $\dfrac{\text{남자의 수}}{\text{여자의 수}} \times 100$

② $\dfrac{\text{65세 이상 인구의 수}}{\text{0~14세 인구의 수}} \times 100$

③ $\dfrac{\text{특정 연도의 연간 사망자 수}}{\text{같은 해의 연 중앙인구}} \times 1,000$

④ $\dfrac{\text{같은 해의 50세 이상 사망자 수}}{\text{특정 연도의 총 사망자 수}} \times 100$

⑤ $\dfrac{\text{같은 해의 1세 미만 사망자 수}}{\text{특정 연도의 총 출생아 수}} \times 1,000$

**059** 생후 4개월 아이에게 이미 접종되었을 예방접종끼리 묶인 것은?

① 홍역, 볼거리, 풍진

② 폴리오, B형 간염, 결핵

③ 로타바이러스 감염증, 일본뇌염, 파상풍

④ 백일해, 수두, b형 헤모필루스 인플루엔자

⑤ 인플루엔자, 사람유두종바이러스 감염증, A형 간염

**060** 지역사회 가정방문 활동 시 가장 이상적인 시간은?

① 이른 아침

② 농촌의 농번기

③ 미리 약속된 시간

④ 가정방문 대상자만 집에 있는 시간

⑤ 방문간호조무사가 임의로 정한 시간

**061** 방문건강관리사업에 관한 내용으로 옳은 것은?

① 「의료법」에 근거한다.

② 비용은 방문당 정액제로 지불한다.

③ 질병 진단과 치료 서비스를 제공한다.

④ 보건소를 중심으로 서비스를 제공한다.

⑤ 장기요양등급을 받은 자를 대상으로 서비스를 제공한다.

**062** 스트레스가 없어지지 않고 지속될 때 나타나는 반응으로, 무기력감과 우울감을 느끼게 되는 일반 적응 증후군의 마지막 단계는?

① 대응기
② 적응기
③ 경고기
④ 저항기
⑤ 소모기

**063** 노인장기요양보험제도 중 다음에서 설명하는 시설급여 기관은?

> • 규모 : 입소 정원 10명 이상
> • 대상 : 치매·중풍 등 노인성질환 등으로 심신에 상당한 장애가 발생하여 도움이 필요한 자
> • 목적 : 입소시켜 급식·요양, 일상생활에 필요한 편의 제공

① 노인요양시설

② 노인복지주택

③ 단기보호시설

④ 노인보호전문기관

⑤ 노인요양공동생활가정

**064** 지역사회 간호수단 중 건강관리실 활동의 특징으로 옳은 것은?

① 대상자의 시간과 경비가 절약된다.

② 가족 단위로 보건교육을 하기가 쉽다.

③ 거동 불능자가 건강관리를 받기가 쉽다.

④ 다양한 물품이나 기구를 활용할 수 있다.

⑤ 가족의 상황에 맞는 상담을 제공할 수 있다.

**065** 「간호법」 및 「의료법」상 업무 범위를 벗어나거나 무면허 의료행위를 한 자는?

① 면허된 것 이외의 의료행위를 한 한의사

② 의사의 지도하에 의원급 의료기관에서 진료 보조를 수행한 간호조무사

③ 시노교수의 지노와 감독 하에 선공분야 관련 실습을 하는 간호학 전공 학생

④ 국가비상사태 시에 국가나 지방자체단체의 요청에 따라 의료인의 지도와 감독을 받아 의료행위를 한 의과대학생

⑤ 국제의료봉사단의 의료봉사 업무를 수행하기 위해 보건복지부장관의 승인을 받아 의료행위를 한 외국 의사 면허 소지자

**066** 「정신건강증진 및 정신질환자 복지서비스 지원에 관한 법률」상 정신의료기관의 장이 응급입원이 의뢰된 사람을 입원시킬 수 있는 기간은?

① 24시간 이내

② 48시간 이내

③ 3일 이내(공휴일 제외)

④ 1주일 이내(공휴일 제외)

⑤ 1개월 이내(공휴일 제외)

**067** 「결핵예방법」상 결핵환자 등을 진단 및 치료한 의료기관 등의 신고의무에 관한 내용은?

- 의사 및 그 밖의 의료기관 종사자는 지체없이 ( A )에게 보고하여야 한다.
- 보고를 받은 의료기관의 장은 24시간 이내에 ( B )에게 신고하여야 한다.
- 의료기관에 소속되지 아니한 의사는 그 사실을 ( C )에게 신고하여야 한다.

| | A | B | C |
|---|---|---|---|
| ① | 관할 보건소장 | 시·군·구청장 | 보건복지부장관 |
| ② | 소속 의료기관의 장 | 관할 보건소장 | 관할 보건소장 |
| ③ | 질병관리청장 | 관할 보건소장 | 시·군·구청장 |
| ④ | 보건복지부장관 | 보건복지부장관 | 질병관리청장 |
| ⑤ | 소속 의료기관의 장 | 관할 보건소장 | 시·도지사 |

**068** 「구강보건법」상 학교 구강보건사업에 해당하는 것은?

① 충치 치료
② 치아 교정
③ 구강보건교육
④ 치아 홈 메우기
⑤ 수돗물 불소농도조정사업

**069** 「혈액관리법」상 채혈금지대상자는?

① 체중 55kg 남성
② 체중 48kg 여성
③ 체온 38.2℃의 남성
④ 맥박이 분당 57회인 여성
⑤ 혈압이 130/80mmHg으로 측정된 남성

**070** 「감염병의 예방 및 관리에 관한 법률」상 감염병환자 등이 발생한 경우 실시되는 역학조사의 목적으로 옳은 것은?

① 환자 격리
② 원인 규명
③ 감염병 예방
④ 병원체 분류
⑤ 치료방법 개발

## 실기

**071** 맥박결손 측정에 관한 설명으로 옳은 것은?

① 1분간 측정한다.
② 측정을 위해 3명의 간호조무사가 필요하다.
③ 심첨맥박을 측정한 직후 요골맥박을 측정한다.
④ 병원에 입원한 모든 환자에게 반드시 측정해야 한다.
⑤ 심첨맥박과 요골맥박의 측정치가 1회라도 차이가 나면 맥박결손이라고 부른다.

**072** 혈압이 높게 측정되는 요인으로 옳은 것은?

① 측정띠가 느슨하게 감겼을 때
② 측정띠의 크기가 너무 넓을 때
③ 팔이 심장 높이보다 위에 있을 때
④ 공기를 충분히 주입하지 않았을 때
⑤ 측정띠의 공기를 너무 빨리 뺐을 때

**073** 역격리에 관한 설명으로 옳은 것은?

① 환자를 음압 격리실에 배치한다.
② 간호 전 손 위생을 철저히 한다.
③ 결핵 환자는 보호격리를 실시한다.
④ 정서적 안정을 위해 면회를 충분히 허용한다.
⑤ 감수성이 낮은 환자들이 역격리 대상이 된다.

**074** 자비소독 방법으로 옳은 내용은?

① 소독기 뚜껑을 열어놓고 끓인다.

② 물품이 반쯤 잠기게 하여 끓인다.

③ 감염병 환자의 식기 소독에 적합하다.

④ 유리제품은 끓기 시작할 때 소독기에 넣는다.

⑤ 포자를 형성하는 균과 일부 바이러스가 제거된다.

**075** 멸균물품을 다룰 때 주의사항으로 옳은 것은?

① 펼쳐놓은 멸균포 위로 물품을 전달한다.

② 멸균물품을 사용하기 30분 전에 미리 개봉해둔다.

③ 멸균포의 가상자리 2.5cm는 멸균영역으로 간주한다.

④ 유효일자가 가까운 멸균 물품은 보관장 뒤쪽에 배치한다.

⑤ 멸균포 개봉 시 시행자의 먼 쪽→옆쪽→가까운 쪽 순으로 펼친다.

**076** 단순 안면 마스크를 이용한 산소요법 중인 환자를 위한 간호보조활동으로 옳은 것은?

① 마스크를 턱에서 코 방향으로 씌운다.

② 눈 부분의 마스크를 헐렁하게 씌운다.

③ 하루 한 번 마스크의 습기를 제거해 준다.

④ 마스크에 습기가 찼을 때는 파우더를 뿌려준다.

⑤ 귀 뒤 등 마스크 끈이 닿는 부분에 거즈나 패드를 대어준다.

**077** 기관절개관 내관을 소독할 때 사용하는 소독제는?

① 알코올

② 과산화수소수

③ 포비돈 아이오딘

④ 겐티아나바이올렛

⑤ 글루타르알데하이드

**078** 다음 중 구강으로 수분 제공이 가능한 환자는?

① 고혈당 환자

② 위천공 환자

③ 무의식 환자

④ 급성뇌출혈 환자

⑤ 수술을 앞둔 충수염 환자

**079** 코위관의 위치를 확인할 수 있는 방법으로 옳은 것은?

① 가슴 X선 촬영을 하여 기관 내로 삽입되어 있으면 정상이다.

② 코위관 끝을 물그릇에 넣어 기포가 발생하면 정상적으로 들어간 것이다.

③ 주사기로 코위관에 공기를 주입할 때 소리가 나지 않으면 잘 들어간 것이다.

④ 코위관으로 흡인한 액체를 pH 시험지에 떨어뜨려 산성 반응이 나타나는지 확인한다.

⑤ 주사기로 위 내용물을 흡인했을 때 아무것도 나오지 않으면 코위관의 끝이 위 내에 위치한 것이다.

080 섭취량 및 배설량 측정 방법에 관한 설명으로 옳은 것은?

① 얼음은 섭취량에 포함되지 않는다.

② 영아는 기저귀의 개수로 배설량을 측정한다.

③ 섭취량에는 경구적, 비경구적 섭취량을 모두 기록한다.

④ 주입된 복막투석액은 곧 배출되므로 섭취량에 포함시키지 않는다.

⑤ 과다호흡은 측정하기 애매하기 때문에 배설량에 포함시키지 않는다.

081 우유와 당밀을 사용하여 장내 가스 배출을 목적으로 시행하는 관장을 무엇이라고 하는가?

① 구풍관장　　　② 청결관장
③ 바륨관장　　　④ 용수관장
⑤ 락툴로스 관장

082 유치도관 삽입 환자의 소변주머니 위치로 옳은 것은?

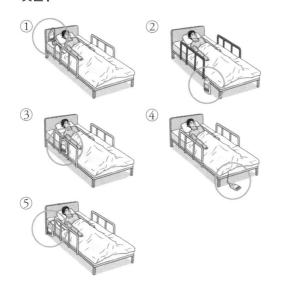

083 머리, 손끝, 발끝과 같은 신체의 말단부위 또는 절단된 사지에 적용할 수 있는 붕대법으로 옳은 것은?

① 나선붕대

② 8자붕대(8자대)

③ 돌림붕대(환행대)

④ 되돌이붕대(회귀대)

⑤ 나선역행붕대(나선절전대)

084 다음 중 욕창 발생이 우려되는 환자는?

① 체위를 자주 변경해준다.

② 침대 시트를 주름지지 않게 편다.

③ 딱딱한 침대 위에 오랫동안 누워 지낸다.

④ 단백질, 비타민, 수분을 충분히 섭취한다.

⑤ 옆으로 누울 경우 무릎 사이에 베개를 끼운다.

085 끈이나 무게장치 등을 신체 부위에 연결하여 골절이나 탈구된 뼈가 일직선이 되도록 하기 위한 장치는?

① 부목　　　　　② 정복
③ 견인　　　　　④ 내고정
⑤ 외고정

086 남성의 회음부 간호보조활동으로 옳은 것은?

① 무릎가슴자세를 취해준다.

② 요도구는 직선모양으로 닦는다.

③ 귀두, 음경, 치골, 항문 순으로 닦아준다.

④ 유치도관을 삽입한 남성은 글루타르알데이드를 적신 솜으로 닦아준다.

⑤ 포경수술을 하지 않은 남성의 경우 포피를 요도방향으로 모은 상태로 닦아준다.

**087** 통목욕 환자를 위한 간호보조활동으로 옳은 것은?

① 목욕 중에는 환기를 위해 창문을 열어둔다.
② 프라이버시를 위해 욕실 문을 안에서 잠그도록 한다.
③ 뜨거운 물은 환자가 목욕통 밖으로 나온 상태에서 보충한다.
④ 감각장애 환자의 경우 목욕물의 온도를 조금 더 높게 준비한다.
⑤ 목욕 중 환자가 어지럽다고 하면 최대한 서둘러 목욕을 마무리한다.

**088** 특수구강간호 대상자로 옳은 것은?

① 대장암 환자
② 충수절제 환자
③ 코위관 삽입 환자
④ 위궤양으로 연식을 섭취 중인 환자
⑤ 몸통부(체간부) 석고붕대 적용 환자

**089** 환자의 상황과 자세가 바르게 연결된 것은?

① 허리천자 시 골반내진자세를 취해준다.
② 폐 수술 후 환자에게는 엎드린 자세를 취해준다.
③ 가슴막천자를 위해 변형된 트렌델렌부르크 자세를 취해 준다.
④ 남성 환자에게 유치도뇨를 시행하기 위해 바로누운자세를 취해준다.
⑤ 무의식 환자의 구강분비물 배액을 촉진하고 흡인을 방지하기 위해 배횡와위를 취해준다.

**090** 발가락을 발바닥 방향으로 움츠리는 것은 능동적 관절가동범위 운동 중 무엇에 해당하는가?

① 굴곡　　　② 신전
③ 외전　　　④ 내전
⑤ 과신전

**091** 협조가 가능한 환자를 침상 발치 쪽에서 침상 머리 쪽으로 옮기고자 할 때 방법으로 옳은 것은?

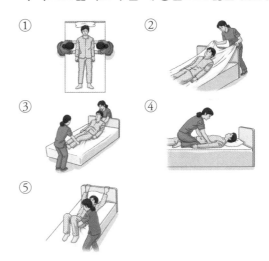

**092** 오른쪽 반신마비(편마비) 환자를 침대에서 일으켜 세울 때 앞에서 보조하는 방법으로 옳은 것은?

① 환자의 발을 무릎보다 살짝 앞으로 내민다.
② 간호조무사의 양손으로 환자의 바지를 잡는다.
③ 간호조무사의 무릎을 환자의 왼쪽 무릎에 댄다.
④ 환자의 상체를 뒤로 기울이면서 일어나게 한다.
⑤ 환자가 양 무릎을 펴고 선 자세로 균형을 잡을 때까지 잡아준다.

**093** 오른팔에 수액을 주입 중인 마비가 없는 환자에게 단추 있는 상의를 입히는 순서로 옳은 것은?

① 수액 → 오른팔 → 왼팔
② 수액 → 왼팔 → 오른팔
③ 왼팔 → 오른팔 → 수액
④ 오른팔 → 왼팔 → 수액
⑤ 왼팔 → 수액 → 오른팔

094 신체보호대 적용 시 주의사항으로 옳은 것은?

① 신체보호대는 침대 난간에 묶는다.

② 환자가 움직일 때마다 신체가 조여지게 묶는다.

③ 의사의 처방 없이도 신체보호대를 적용할 수 있다.

④ 보호대를 일시적으로 풀어줄 경우 환자 혼자 있게 한다.

⑤ 보호대를 2시간마다 풀고 적용부위의 피부와 순환상태를 확인한다.

095 얼음주머니 적용 목적으로 옳은 것은?

① 통증 완화

② 체온 상승

③ 혈관 확장

④ 근육 이완

⑤ 화농(고름형성) 촉진

096 전체 위절제 수술이 예정된 환자에게 수술 전날 시행하는 간호보조활동으로 옳은 것은?

① 바륨관장을 실시한다.

② 환자의 귀중품은 간호사실에 보관하도록 한다.

③ 기침과 심호흡, 조기이상 등 환자교육을 실시한다.

④ 수술실에 가기 전까지 물만 마실 수 있다고 설명한다.

⑤ 환자에게 수술에 대해 설명하고 수술 동의서를 받는다.

097 심전도 검사 시 간호보조활동으로 옳은 것은?

① 검사 시 왼쪽 옆으로 눕게 한다.

② 전극 부착부위에 오일을 바른다.

③ 검사 전날 저녁 10시부터 금식한다.

④ 검사실 온도는 최대한 낮게 유지한다.

⑤ 검사 도중 말을 하거나 움직이지 않게 한다.

098 가래 검사에 관한 설명으로 옳은 것은?

① 침이 많이 섞인 가래를 수집한다.

② 이른 아침에 기침을 한 후 가래를 뱉는다.

③ 클로르헥시딘 용액으로 가글 후 가래를 받게 한다.

④ 가래 배양검사 시 뚜껑이 있는 종이컵에 채취한다.

⑤ 농축된 가래를 수집하기 위해 전날 자정부터 금식한다.

099 바륨관장에 관한 설명으로 옳은 것은?

① 금식은 필요하지 않다.

② 검사 후 수분섭취를 제한한다.

③ 검사 후 흰색 변을 보게 됨을 미리 설명한다.

④ 바륨 주입으로 연동운동을 촉진시켜 배변을 유도한다.

⑤ 바륨을 삼키게 한 후 X선을 찍어 하부위장관의 병변을 확인하는 검사이다.

100 자동심장충격기 적용 중 가슴압박을 멈추는 시기로 옳은 것은?

① 전원 켤 때

② 세동제거 시행 후

③ 전극 패드 부착할 때

④ 세동제거 버튼을 누를 때

⑤ 자동심장충격기가 스스로 에너지를 충전할 때

**101** 영아 심폐소생술 방법으로 옳은 것은?

① 복부를 두드려 의식을 확인한다.

② 손바닥 뒤꿈치로 가슴을 압박한다.

③ 목을 과신전하여 기도를 열어준다.

④ 목동맥을 촉지하여 맥박을 확인한다.

⑤ 의료제공자가 2인이 영아에게 심폐소생술 시 가슴압박 대 인공호흡의 비율은 15 대 2 이다.

**102** 다른 병동에서 전입한 환자를 확인하는 방법은?

① 이송요원에게 환자의 이름을 물어본다.

② 환자의 이름을 불러보아 맞는지 확인한다.

③ 보호자에게 환자의 생년월일을 말하게 하여 맞는지 확인한다.

④ 전출병동에서 가지고 온 약봉투와 의무기록을 보고 확인한다.

⑤ 의식이 없는 환자는 보호자에게 환자의 이름을 개방형으로 질문한 후 입원 팔찌와 의무기록을 대조한다.

**103** 입원 예정인 환자를 위한 빈 침상 만들기 방법으로 옳은 것은?

① 방수포 위에 밑홑이불을 깔아준다.

② 윗홑이불의 솔기는 아래로 향하게 깐다.

③ 방수포는 어깨부터 무릎까지 오도록 편다.

④ 척추골절 환자는 요람(크래들) 침상을 준비한다.

⑤ 밑홑이불은 중간중간 주름을 잡아 욕창을 예방한다.

**104** 환자의 감정이나 느낌을 이해하고 있는 그대로 인정하여, 간호조무사 자신의 감정을 환자에게 솔직하게 전달하는 의사소통 방법을 무엇이라고 하는가?

① 요약

② 침묵

③ 경청

④ 공감

⑤ 명료화

**105** 호스피스 환자를 위한 간호보조활동으로 옳은 것은?

① 질병 치료에 초점을 둔다.

② 환자와 가족을 단위로 간호한다.

③ 환자의 생명을 연장시키기 위해 노력한다.

④ 환자를 찾는 방문객에게 면회가 불가능함을 알려준다.

⑤ 병이 완치될 수 있다고 말해주고 희망적인 대화를 한다.

# 5회

## 실전모의고사

**001** 다음에 해당하는 윤리강령은 무엇인가?

> 간호 대상자의 국적, 인종, 종교, 사상, 연령, 성별, 정치적·사회적·경제적 지위, 성적 지향, 질병과 장애의 종류와 정도, 문화적 차이를 불문하고 차별 없는 간호를 제공한다.

① 교육과 연구
② 간호 표준 준수
③ 평등한 간호 제공
④ 취약한 대상자 보호
⑤ 사생활 보호 및 비밀 유지

**002** 환자의 활력징후를 측정하던 중 혈압계가 떨어져 파손되었을 때 직업윤리를 준수한 행동으로 옳은 것은?

① 새 혈압계를 구입해온다.
② 속히 원래 장소에 가져다 놓는다.
③ 즉시 간호사에게 사실대로 보고한다.
④ 아무도 모르게 수리하는 곳에 맡긴다.
⑤ 같이 근무한 직원들이 돈을 모아 새 혈압계를 구입한다.

**003** 환자의 수술 부위 드레싱 후 나온 거즈와 붕대는 어떤 폐기물에 해당하는가?

① 손상성 폐기물
② 병리계 폐기물
③ 일반의료 폐기물
④ 조직물류 폐기물
⑤ 생물·화학 폐기물

**004** 병원의 환경 관리 방법으로 옳은 것은?

① 병실 바닥 청소 시 비질을 한다.
② 사용한 침구는 털어서 보관한다.
③ 창문은 위에서 아래 방향으로 청소한다.
④ 사용한 후두내시경날은 흐르는 물에 씻어 재사용한다.
⑤ 입원실 청소는 오염이 심한 구역에서 덜 심한 구역으로 한다.

**005** 고환에서 분비되고 남성의 2차 성징을 나타내는 호르몬은?

① 멜라토닌
② 타이록신
③ 알도스테론
④ 프로제스테론
⑤ 테스토스테론

**006** 비뇨계에 관한 설명으로 옳은 것은?

① 신장은 레닌을 분비하여 혈당을 조절한다.
② 남성의 요도는 여성보다 짧아 요로감염에 걸리기 쉽다.
③ 정상적인 소변에서는 적혈구와 단백질이 검출되지 않는다.
④ 방광 → 요관 → 신장 → 요도로 순서로 소변이 생성되고 배설된다.
⑤ 신장기능이 저하되면 혈액검사 상 혈액요소질소와 크레아티닌비가 낮아진다.

**007** 약물을 빛으로부터 차단하기 위한 목적의 갈색 또는 청색의 약물 보관 용기는?

① 밀봉 용기
② 기밀 용기
③ 밀폐 용기
④ 차광 용기
⑤ 폐쇄 용기

**008** 천식 환자에게 투여하는 기관지확장제는?

① 모르핀　　　　② 페니실린

③ 에탐부톨　　　④ 아미노필린

⑤ 프로프라놀롤

**009** 단백질의 기능으로 옳은 것은?

① 1g당 9kcal의 에너지가 발생한다.

② 파괴된 조직을 재생하여 새로운 조직을 형성한다.

③ 고혈압, 동맥경화증 및 각종 심장질환과 관계가 있다.

④ 외부와의 절연체 역할을 하여 신체 온도를 유지시켜준다.

⑤ 뼈와 치아의 구성 성분으로 부족 시 골다공증이 유발된다.

**010** 충수염으로 수술을 받고 장운동이 회복되어 금식이 해제된 환자에게 가장 먼저 제공할 수 있는 음식은?

① 전복죽

② 일반식

③ 보리차

④ 순두부찌개

⑤ 반찬이 다져진 경식

**011** 다음에서 설명하는 치아조직은?

- 치아에서 가장 많이 차지하는 조직
- 충격을 흡수하여 신경을 보호하는 완충지대
- 경도가 약해 충치 발생 시 충치가 빠른 속도로 확산

① 치수　　　　　② 상아질

③ 사기질　　　　④ 치주인대

⑤ 시멘트질(백악질)

**012** 치과에서 근무하는 간호조무사의 기본 업무로 옳은 것은?

① 구강 치료

② 간단한 마취

③ 진료 시 기구 교환

④ 치석 제거(스케일링)

⑤ 치아 표준 X선 촬영

**013** 침을 맞고 있는 환자가 갑자기 가슴이 답답하고 어지럽다고 호소할 경우 가장 우선적으로 해야 할 간호로 옳은 것은?

① 침을 뺀다.

② 똑바로 눕힌다.

③ 인중을 눌러준다.

④ 한의사에게 보고한다.

⑤ 따뜻한 물을 제공한다.

**014** 수치료법에 관한 설명으로 옳은 것은?

① 면역작용과 지혈작용을 한다.

② 비누를 자주 사용하지 않는다.

③ 온탕부터 입욕해서 온탕으로 끝낸다.

④ 냉탕 10℃ 전후, 온탕 50℃ 전후의 물을 사용한다.

⑤ 비만 환자, 만성 소화기 질환을 가진 환자는 금기이다.

**015** 교통사고로 왼쪽 무릎 아래를 절단한 환자가 "왼쪽 엄지발가락이 저리고 아파요."라고 호소한다. 이 환자가 호소하는 통증의 종류는?

① 시상통　　　　② 암통증

③ 환상통　　　　④ 표재 통증

⑤ 삼차신경통

**016** 맥박의 정의로 옳은 것은?

① 생산열과 상실열의 차이이다.

② 정맥에서 느낄 수 있는 박동이다.

③ 우심방이 가장 이완되어 있을 때의 압력이다.

④ 좌심실이 수축할 때 대동맥에 가해지는 압력이다.

⑤ 심장 박동에 따라 일어나는 동맥의 주기적인 파동이다.

**017** 폐렴 환자를 위한 간호보조활동으로 옳은 것은?

① 수분을 제한한다.

② 저열량, 저단백식이를 제공한다.

③ 호흡곤란 시 엎드린자세를 취해준다.

④ 충분한 휴식과 수면을 취할 수 있도록 돕는다.

⑤ 가슴막천자를 통해 약물을 주입하여 치료한다.

**018** 직장과 구불결장에 주로 발생하며 혈변, 변비와 설사의 교대, 체중 감소 등의 증상이 나타나는 질환은 무엇인가?

① 치핵　　　　　② 크론병

③ 충수염　　　　④ 대장암

⑤ 복막염

**019** 백혈병에 관한 설명으로 옳은 것은?

① 비타민 K를 투여하여 치료한다.

② 다른 사람에게 전파시키는 것을 막기 위해 격리시킨다.

③ 미성숙 백혈구가 비정상적으로 감소하는 혈액의 양성종양이다.

④ 혈액 내의 응고인자가 부족하게 되어 발생하는 출혈성 질환이다.

⑤ 의료인이나 방문객은 환자와 접촉하기 전에 반드시 손을 씻어 감염을 예방한다.

**020** 류마티스관절염 환자를 위한 간호보조활동으로 옳은 것은?

① 칼슘 섭취를 제한한다.

② 햇빛이 있는 곳에서 운동을 금한다.

③ 앉았다 일어나는 운동을 수시로 하게 한다.

④ 움직이기 전에 강직 부위에 온열요법을 적용한다.

⑤ 칼질과 같은 반복적인 움직임을 장시간 하도록 권장한다.

**021** 급성 뇌출혈 환자를 위한 간호보조활동으로 옳은 것은?

① 1~3일 정도 금식시킨다.

② 규칙적으로 운동하도록 한다.

③ 변형된 트렌델렌부르크 자세를 취해준다.

④ 대변을 볼 때는 짧은 시간 동안 강하게 복압을 주도록 한다.

⑤ 체위 변경 시 바로누운자세 → 옆누운자세 → 엎드린자세 → 바로누운자세 순서로 변경한다.

**022** 유방 절제 수술 후 재활운동으로 옳은 것은?

① 테니스

② 머리 빗기

③ 팔굽혀 펴기

④ 무거운 물건 들기

⑤ 허벅지에 힘주었다가 빼기

**023** 수정과 착상에 관한 설명으로 옳은 것은?

① 태아의 성별은 난자에 의해 결정된다.

② 수정란은 자궁에 착상한 후 분열을 시작한다.

③ 주로 자궁관의 팽대부에서 수정이 이루어진다.

④ 수정란이 자궁에 착상하기까지 7주 정도 걸린다.

⑤ 수정란은 23쌍의 보통염색체와 1쌍의 성염색체로 구성된다.

**024** 분만 1기 임부를 위한 간호보조활동으로 옳은 것은?

① 자궁바닥을 마사지한다.

② 침대에서 절대안정을 취한다.

③ 진통 시 배에 힘을 주게 한다.

④ 청결과 근육이완을 위해 통목욕을 하게 한다.

⑤ 태아 순환을 증진하기 위해 왼쪽 옆으로 눕게 한다.

**025** 분만 후 유방울혈이 시작되는 시기와 발생 가능한 증상이 바르게 연결된 것은?

① 분만 직후, 약간의 체온 상승

② 분만 후 2~3일, 유방 냉감

③ 분만 후 2~3일, 유방 단단해짐

④ 분만 14일 이후, 유방 열감

⑤ 분만 14일 이후, 유방 통증

**026** 신생아 목욕에 관한 내용으로 옳은 것은?

① 수유 후에 목욕한다.

② 태지는 벗겨내지 않는다.

③ 알칼리성 비누를 사용한다.

④ 목욕시간은 30분이 적당하다.

⑤ 다리에서 머리방향으로 씻긴다.

**027** 에릭슨의 심리사회 발달이론에서 영아기에 달성해야 하는 발달 과제는?

① 신뢰감      ② 자율성

③ 주도성      ④ 근면성

⑤ 자아정체감

**028** 생후 12개월 이후에 시작하는 예방접종은?

① 결핵      ② 풍진

③ 폴리오      ④ B형 간염

⑤ 디프테리아

**029** 파상풍 아동을 위한 간호보조활동으로 옳은 것은?

① 병실을 밝게 해준다.

② 아동의 호흡상태를 주의 깊게 관찰한다.

③ 경련 시 억지로라도 설압자를 입에 끼운다.

④ 2시간마다 체위 변경을 하며 말을 걸어준다.

⑤ 경련 시 팔과 다리를 압박하여 신체 손상을 예방한다.

**030** 노년 난청에 관한 설명으로 옳은 것은?

① 몸짓 사용을 자제한다.

② 미주신경의 퇴행으로 발생한다.

③ 천천히, 또박또박, 분명하게 발음한다.

④ 환자 옆에 서서 귀를 바라보며 대화한다.

⑤ 주로 낮은 음을 감지하는 데 장애가 있다.

**031** 노인의 영양관리 방법으로 옳은 것은?

① 칼슘 섭취 권장

② 카페인 섭취 권장

③ 단당류 섭취 권장

④ 포화지방 섭취 권장

⑤ 고지방, 고열량 음식 섭취 권장

**032** 치매환자를 위한 일반적인 간호보조활동으로 옳은 것은?

① 운동을 제한한다.

② 병실 내에 라디오를 크게 틀어놓는다.

③ 앞뒤가 분명히 구분되는 옷을 입게 한다.

④ 시간이 걸려도 가능한 한 스스로 양치하도록 한다.

⑤ 식탁 위에 소금과 후추 등을 올려두어 스스로 음식 간을 맞출 수 있도록 한다.

**033** 길거리에 쓰러져 움직이지 않는 사람을 발견했을 때 가장 먼저 해야 할 행동은?

① 도움 요청　　② 반응 확인

③ 호흡 확인　　④ 가슴 압박

⑤ 기도 개방

**034** 대퇴부에 개방성 골절이 발생하여 다량의 출혈이 있는 환자에게 발생할 수 있는 쇼크는?

① 패혈 쇼크

② 저혈량 쇼크

③ 심장성 쇼크

④ 신경성 쇼크

⑤ 급성중증과민반응쇼크

**035** 요골(노뼈)의 일부가 피부 바깥으로 돌출되어 있는 골절환자의 응급처치로 옳은 것은?

① 골절부위를 마사지한다.

② 골절부위를 심장보다 아래로 내린다.

③ 튀어나온 뼈를 원래대로 밀어 넣는다.

④ 골절된 팔의 수동적 관절운동을 돕는다.

⑤ 멸균거즈로 상처를 덮어준 후 골절부위의 위아래 관절을 함께 고정한다.

---

 **보건간호학 개요**

**036** 보건교육의 원칙 및 특성에 관한 설명으로 옳은 것은?

① 교육대상은 저소득 취약계층으로 제한한다.

② 보건교육을 실시할 수 있는 장소는 한정되어 있다.

③ 교육내용 선정 시 교육자의 흥미와 요구를 우선 고려한다.

④ 교육내용은 추상적인 것에서 구체적인 것으로 실시해야 한다.

⑤ 보건교육은 지역사회 간호업무 중 가장 포괄적이고 중요한 업무이다.

**037** 보건교육 실시 단계 중 전개에 관한 설명으로 옳은 것은?

① 교육이 본격적으로 실시되기 전 단계

② 실질적인 교육활동이 이루어지는 단계

③ 피교육자들이 이해했는지를 점검하는 단계

④ 교육에 들어가기 전 관계를 형성하고 주의를 집중시키는 단계

⑤ 이전 시간에 배운 것과 오늘 배울 내용의 관계를 알려주는 단계

**038** 비만 청소년에게 운동교육 후 해야 할 성과평가(결과평가) 항목으로 옳은 것은?

① 교육 참여율

② 체중 감소율

③ 교육 실시 횟수

④ 교육내용의 적정성

⑤ 교육 인력의 전문성

039 브레인스토밍의 장점으로 옳은 것은?

① 민주적인 회의능력을 기를 수 있다.

② 창의적인 아이디어를 도출할 수 있다.

③ 구성원들의 비판능력을 기를 수 있다.

④ 짧은 시간에 많은 내용을 전달할 수 있다.

⑤ 토의 초점의 흔들림 없이 문제를 해결할 수 있다.


040 방역·검역 등 감염병에 관한 사무 및 각종 질병의 조사·시험·연구에 관한 사무를 관장하는 중앙행정기관은?

① 환경부　　　　　② 질병관리청

③ 행정안전부　　　④ 고용노동부

⑤ 여성가족부


041 세계보건기구에서 제시한 일차보건의료의 필수요소 중 다음에 해당하는 것은?

- 일차보건의료가 성공하기 위한 가장 중요한 요건이다.
- 운영위원회와 마을건강원을 모집하고 운영한다.

① 지속성　　　　　② 접근성

③ 수용가능성　　　④ 주민의 참여

⑤ 지불부담능력


042 우리나라 국민건강보험의 특징은?

① 공공부조에 속하며 현금급여가 원칙이다.

② 보험료는 소득에 따라 차등하게 부과한다.

③ 개인의 선택에 따라 임의가입할 수 있다.

④ 모든 보건의료서비스에 보험급여가 적용된다.

⑤ 보험료 납부 금액 한도 내에서 보장받을 수 있다.


043 사업장에 고용되어 근무하던 근로자가 업무상의 산업재해로 부상, 질병, 신체장애 또는 사망 시 그 근로자와 가족이 신속하고 공정하게 보상을 받을 수 있도록 하기 위한 사회보험은?

① 국민연금

② 고용보험

③ 국민건강보험

④ 산업재해보상보험

⑤ 노인장기요양보험


044 파킨슨병을 진단받고 일상생활이 어려운 55세 여성이 가정에서 장기요양서비스를 제공받고자 할 때 신청할 수 있는 보험제도와 보험급여는?

① 국민건강보험, 재가급여

② 국민건강보험, 특별현금급여

③ 노인장기요양보험, 재가급여

④ 노인장기요양보험, 시설급여

⑤ 국민건강보험, 요양병원간병비


045 진료비 지불제도 중 사후보상 결정방식에 관한 설명으로 옳은 것은?

① 예방중심 서비스에 치중하게 된다.

② 과잉진료 억제로 의료비가 절감된다.

③ 진료비 청구 및 심사업무 등의 행정절차가 간단하다.

④ 의료인의 재량권이 확대되어 의료서비스의 질이 높아진다.

⑤ 환자에게 제공된 서비스 중 일부는 진료비 청구의 근거가 된다.


046 실내 공기오염의 판정지표로 옳은 것은?

① 매연　　　　　　② 오존

③ 아황산가스　　　④ 일산화탄소

⑤ 이산화탄소

**047** 인체에서 비타민 D가 합성되도록 작용하고 살균에 관여하는 광선을 무엇이라고 하는가?

① X선  ② 적외선

③ 자외선  ④ 가시광선

⑤ 전리방사선

**048** 우리나라에서도 시행되고 있는 제도로 경유를 연료로 사용하는 자동차 소유자에게 부담시키는 금액을 무엇이라고 하는가?

① 탄소세

② 환경개선부담금

③ 공해배출부과금

④ 안전관리예치금

⑤ 환경영향평가금

**049** 음식과 식중독이 바르게 연결된 것은?

① 굴 – 베네루핀

② 맥각 – 솔라닌

③ 복어 – 머스카린

④ 청매 – 미틸로톡신

⑤ 감자 – 아미그달린

**050** 작업환경의 유해 요인 중 물리적 요인은?

① 소음  ② 분진

③ 곰팡이  ④ 유해가스

⑤ 바이러스

---

**공중보건학 개론**

**051** 지역의 특수성으로 인해 그 지역에 환자가 지속적으로 존재하여 감염 수준과 환자 발생 수준이 일정하게 유지되는 감염병 발생 양상은?

① 주기성(periodic)

② 유행성(epidemic)

③ 산발성(sporadic)

④ 토착성(endemic)

⑤ 범유행성(pandemic)

**052** 모유 수유를 통해 아이에게 형성되는 면역은?

① 선천면역  ② 자연능동면역

③ 인공능동면역  ④ 자연수동면역

⑤ 인공수동면역

**053** B형 간염에 관한 설명으로 옳은 것은?

① 성교는 절대 금한다.

② 일회용 주사기 사용을 자제한다.

③ 오염된 물이나 음식물로 감염된다.

④ B형 간염을 예방할 수 있는 예방백신은 없다.

⑤ B형 간염 환자에게 사용한 주삿바늘에 뚜껑을 다시 씌우지 않는다.

**054** 디프테리아에 관한 설명으로 옳은 것은?

① DTaP 백신 접종으로 예방한다.

② 인두와 편도 부위에만 발생한다.

③ 병원체는 디프테리아 바이러스이다.

④ 3급 감염병이며 격리는 필요하지 않다.

⑤ 오염된 식수와 음식물에 의해 감염된다.

**055** 다음의 예방관리가 필요한 감염병은 무엇인가?

> • 들이나 풀밭에 눕거나 옷을 벗어두지 말
>   것
> • 설치류의 배설물에 접촉되지 않도록 주의
>   할 것
> • 특히 10~12월에 유행 지역의 산이나 풀밭
>   에 가는 것을 피할 것

① 매독　　　　　　② 성홍열
③ 레지오넬라증　　④ 신증후출혈열
⑤ 수막알균감염증

**056** 출생률과 사망률이 낮은 선진국 형태로 0~14
세 인구가 65세 이상 인구의 2배가 되는 가장 이
상적인 정지형 인구 유형을 무엇이라고 하는가?

① 별형　　　　　　② 종형
③ 호로형　　　　　④ 항아리형
⑤ 피라미드형

**057** 임신 32주에 받은 산전검사에서 특별한 이상이
없는 정상 임부의 다음 정기검진 일정으로 옳은
것은?

① 임신 33주　　　　② 임신 34주
③ 임신 36주　　　　④ 임신 38주
⑤ 가진통이 느껴질 때

**058** 신생아 선천대사이상 검사에 관한 설명으로 옳
은 것은?

① 금식 후 시행한다.
② 출생 직후에 검사한다.
③ 모든 신생아에게 실시한다.
④ 신생아의 신체기형을 확인하는 검사이다.
⑤ 신생아 두피 정맥에서 채혈하여 검사한다.

**059** 12개월 된 영아의 부모가 MMR예방접종에 대해
질문할 때 이에 대한 대답으로 옳은 것은?

① "접종하는 아이의 형제자매와 함께 오세요."
② "접종 후 고열과 경련이 발생하면 계속 관찰
   하세요."
③ "예방접종 후 집에 도착하자마자 바로 목욕
   시키세요."
④ "아이가 제일 잘 따르는 사람이 데리고 오는
   것이 좋습니다."
⑤ "집에서 체온을 측정해보고 열이 있으면 접
   종을 미루어야 합니다."

**060** 지역사회 가족간호의 목적은?

① 가족의 건강문제를 해결해준다.
② 가족의 질병을 조기에 치료한다.
③ 경제적으로 윤택한 삶을 보장한다.
④ 가족의 최저 생활을 보장하고 자립을 지원
   한다.
⑤ 가족 스스로 건강문제를 해결하는 능력을
   갖게 한다.

**061** 우리나라의 노인인구 현황에 관한 설명으로 옳
은 것은?

① 노년 부양비가 감소하고 있다.
② 노인인구 비율이 증가하고 있다.
③ 기대수명과 건강수명이 일치한다.
④ 노인 치매 유병률은 감소하고 있다.
⑤ 나이가 들수록 일상활동(ADL, 일상생활수
   행능력)이 향상된다.

**062** 만성질환에 관한 설명으로 옳은 것은?

① 질병의 경과가 길다.

② 질병의 원인이 명확하다.

③ 질병의 발생 시점이 분명하다.

④ 연령 증가에 따라 유병률이 감소한다.

⑤ 집단감염의 우려가 커서 발생 즉시 격리해야 한다.

**063** 노인장기요양보험제도에 관한 설명으로 옳은 것은?

① 재원은 국가에서 전액 부담한다.

② 장기요양보험사업의 보험자는 근로복지공단이다.

③ 대상자의 건강 수준에 따라 장기요양보험료가 결정된다.

④ 노인장기요양보험의 가입 여부는 대상자 스스로 선택할 수 있다.

⑤ 장기요양보험료와 국민건강보험료는 별도의 독립회계로 관리된다.

**064** 가정방문 전 활동으로 옳은 것은?

① 계획, 진행, 성과를 보고한다.

② 주의 깊은 관찰로 대상자의 요구를 파악한다.

③ 필요한 물품을 확인한 후 방문가방을 준비한다.

④ 대상자 및 가족에게 계속적인 간호를 제공하기 위해 기록을 남긴다.

⑤ 문제를 해결하기 위한 방법과 계획을 스스로 수립하도록 대상자를 참여시킨다.

**065** 「간호법」상 간호조무사의 자격을 인정하는 자는?

① 시·도지사

② 질병관리청장

③ 보건복지부장관

④ 시장·군수·구청장

⑤ 한국보건의료인국가시험원

**066** 「정신건강증진 및 정신질환자 복지서비스 지원에 관한 법률」상 알코올, 마약, 도박, 인터넷 등의 중독 문제와 관련한 종합적인 지원을 위해 설치·운영되는 것은?

① 중독자재활시설

② 정신건강복지센터

③ 국가트라우마센터

④ 국립·공립정신병원

⑤ 중독관리통합지원센터

**067** 「결핵예방법」상 결핵관리업무에 종사하는 자 또는 종사하였던 자가 업무상 알게 된 환자의 비밀을 정당한 사유 없이 누설한 경우 벌칙은?

① 1천만 원 이하의 벌금

② 1년 이하의 징역 또는 1천만 원 이하의 벌금

③ 2년 이하의 징역 또는 2천만 원 이하의 벌금

④ 3년 이하의 징역 또는 3천만 원 이하의 벌금

⑤ 5년 이하의 징역 또는 5천만 원 이하의 벌금

**068** 「구강보건법」상 구강건강실태조사에 관한 내용으로 옳은 것은?

|   | 구강건강 상태조사 | 구강건강 의식조사 |
|---|---|---|
| ① | 구강보건에 대한 지식 | 틀니보철상태 |
| ② | 치주조직건강상태 | 구강보건에 대한 태도 |
| ③ | 구강보건에 대한 행동 | 구강보건에 대한 지식 |
| ④ | 치아건강상태 | 치주조직건강상태 |
| ⑤ | 치아반점도 등 구강건강상태에 관한 사항 | 치아건강상태 |

**069** 「혈액관리법」상 허용되는 행위는?

① 대가를 받고 혈액을 제공하는 행위

② 대가를 주고 헌혈증서를 제공받는 행위

③ 혈액 매매행위를 교사·방조 또는 알선하는 행위

④ 혈액 매매행위가 있음을 알면서 혈액을 채혈하는 행위

⑤ 양도받은 헌혈증을 의료기관에 제출하고 무상으로 혈액제제를 수혈받는 행위

**070** 「감염병의 예방 및 관리에 관한 법률」상 유행 여부를 조사하기 위하여 표본감시 활동이 필요한 감염병에 해당하는 것은?

① 탄저　　　　　　② 매독

③ A형간염　　　　④ 인플루엔자

⑤ 쓰쓰가무시병

# 실기

**071** 측정 전에 환자에게 설명하지 않고 측정해야 하는 항목은?

① 혈압　　　　　　② 체온

③ 맥박　　　　　　④ 호흡

⑤ 맥박산소측정

**072** 소아의 고막체온을 측정할 때 귓바퀴를 당기는 방향은?

① 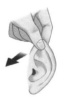 　　②

③  　　④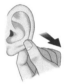

⑤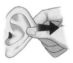

**073** 비말주의 지침에 관한 내용으로 옳은 것은?

① 코호트 격리는 불가능하다.

② 비말주의 질환으로는 MRSA, VRE, 옴 등이 있다.

③ 검사를 위해 병실 밖으로 이동 시 환자는 수술용 마스크를 착용한다.

④ 격리실에 들어가는 의료종사자는 반드시 N95 마스크를 착용해야 한다.

⑤ 접촉에 의해 미생물이 전파되는 것을 예방하기 위해 적용하는 방법이다.

**074** 가압증기멸균법에 관한 설명으로 옳은 것은?

① 무거운 물품은 가장 윗 선반에 넣는다.

② 160℃의 뜨거운 공기로 2시간가량 멸균한다.

③ 멸균물품이 건조되기 전에 멸균기에서 꺼낸다.

④ 물이 고일 수 있는 물품은 똑바로 세워서 멸균기 안으로 넣는다.

⑤ 멸균 후 노란 바탕의 멸균표시지에 검은색 선이 뚜렷이 보여야 한다.

**075** 외과적 손 씻기에 관한 설명으로 옳은 것은?

① 격리병실에서의 손 씻기 방법이다.

② 팔꿈치에서 손가락 끝 방향으로 씻는다.

③ 깨끗이 씻은 손으로 수도꼭지를 잠근다.

④ 흐르는 물로 헹구고 멸균타월로 손을 닦는다.

⑤ 물과 비누를 이용하여 15초 이상 문지르고 총 40~60초간 씻는다.

**076** 흉부물리요법에 관한 설명으로 옳은 것은?

① 숨을 들이쉴 때 진동법을 적용한다.

② 식사 직후에 흉부물리요법을 적용한다.

③ 손바닥을 납작하게 펴서 타진법을 시행한다.

④ 타진법 및 진동법 후 기침을 하도록 격려한다.

⑤ 체위배액은 식사 1시간 이내에 시행해야 효과적이다.

**077** 기도 흡인 간호보조활동에 관한 설명으로 옳은 것은?

① 1회 흡인 시간은 5분 이내로 한다.

② 흡인관은 수돗물에 담가 윤활시킨다.

③ 의식이 있는 환자는 옆누운자세를 취한다.

④ 흡인관과 멸균 용액은 24시간마다 교환한다.

⑤ 흡인관 삽입 시에는 압력이 걸리지 않은 상태로 삽입한다.

**078** 반신마비(편마비) 환자의 식사를 보조하는 방법으로 옳은 것은?

① 음식을 입안에 한 번에 가득 넣어준다.

② 건강한 쪽으로 음식을 넣어주어 씹게 한다.

③ 국물을 마실 때는 가느다란 빨대를 제공한다.

④ 반신마비 환자는 반드시 보조자가 식사를 먹여준다.

⑤ 먼저 환자에게 음식을 조금 먹어보게 해서 음식의 온도를 확인한다.

**079** 코위관 영양액 주입 후 미온수 30~60mL를 주입하는 이유는?

① 변비 예방

② 기도 유지

③ 흡인 예방

④ 코위관 개방상태 유지

⑤ 수분과 전해질 균형 유지

**080** 섭취량과 배설량 측정이 필요한 경우는?

① 모든 입원 환자

② 골관절염 노인 환자

③ 구토와 설사가 심한 환자

④ 5일 후 수술 예정인 환자

⑤ 인슐린을 맞는 당뇨병 환자

**081** 성인 환자에게 글리세린 관장 시 간호보조활동으로 옳은 것은?

① 윤활제는 필요하지 않다.

② 우측 반엎드린자세를 취하게 한다.

③ 관장용액 주입 시 배에 힘을 주지 않도록 한다.

④ 배꼽 방향으로 직장관을 2~3cm가량 삽입한다.

⑤ 주사기와 직장관에 약간의 공기를 채운 후 주입한다.

**082** 단순도뇨의 목적으로 옳은 것은?

① 시간당 소변량을 측정하기 위해

② 방광을 지속적으로 세척하기 위해

③ 배뇨 직후 잔뇨량을 측정하기 위해

④ 의식이 없는 요실금 환자의 피부 손상을 예방하기 위해

⑤ 전신마취 후 장시간 수술을 받는 동안 방광 팽만을 예방하기 위해

**083** 상처 소독 시 주의사항으로 옳은 것은?

① 상처 세척 용액은 차갑게 준비한다.

② 상처 세척 시 등장성 용액을 사용한다.

③ 드레싱 세트는 병실마다 따로 사용한다.

④ 멸균 전달집게의 끝을 위로 향하게 유지한다.

⑤ 제거한 드레싱은 손상성 폐기물 용기에 버린다.

**084** 욕창 예방 간호로 옳은 것은?

① 활동을 자제한다.

② 침대 밑홑이불은 주름을 잡아가며 깐다.

③ 평소에 고단백, 고비타민 음식을 섭취한다.

④ 욕창 호발부위는 알코올을 사용하여 건조시킨다.

⑤ 피부 밀림을 예방하기 위해 자세를 바꾸지 않는다.

**085** 석고붕대를 적용한 환자를 위한 간호보조활동으로 옳은 것은?

① 모든 일상생활을 간호조무사가 도와주어야 한다.

② 젖어도 금방 건조되기 때문에 자주 통목욕을 한다.

③ 석고붕대는 드라이기나 강한 햇빛에 노출시켜 건조시킨다.

④ 석고붕대를 적용하지 않은 부위는 담요를 덮어주어 보온한다.

⑤ 석고붕대 적용 부위가 가렵다고 하면 긴 막대기를 안으로 넣어 긁도록 한다.

**086** 등마사지에 관한 설명으로 옳은 것은?

① 마사지는 1시간 정도가 적당하다.

② 엉치뼈에 발적이 생긴 경우 더 자주 마사지한다.

③ 피부가 건조한 환자는 20~50% 알코올을 사용한다.

④ 경찰법, 유날법, 지압법, 경타법 중 한 가지 방법으로 시행한다.

⑤ 혈전 정맥염 환자, 심하게 허약한 말기암 환자에게는 시행하지 않는다.

**087** 회음부와 항문을 따뜻한 물에 담가 염증을 감소시키고 혈액순환을 돕기 위한 방법을 무엇이라고 하는가?

① 좌욕
② 냉목욕
③ 침상 목욕
④ 오일 목욕
⑤ 중조 목욕

**088** 구강간호를 돕는 방법으로 옳은 것은?

① 바로누운자세로 실시한다.
② 치실은 구강간호 후에 사용한다.
③ 곡반의 볼록한 부분이 환자의 턱 밑으로 가도록 놓는다.
④ 잇몸이 손상되었을 경우 칫솔로 잇몸 마사지를 실시한다.
⑤ 구강간호 후 입가의 물기를 닦고 입술에 바셀린을 발라준다.

**089** 자궁경부암 검진을 위해 내원한 환자에게 취해 주어야 할 자세는?

① 옆누운자세
② 엎드린자세
③ 무릎가슴자세
④ 골반내진자세
⑤ 변형된 트렌델렌부르크 자세

**090** 석고붕대나 견인을 적용한 환자가 근육을 몇 초간 조였다가 이완함으로써 손상된 부위의 근력을 유지하는 운동을 무엇이라고 하는가?

① 스트레칭
② 수동 운동
③ 등척성 운동
④ 등장성 운동
⑤ 능동적 보조운동

**091** 오른쪽 반신마비(편마비) 환자를 침대에서 일으켜 앉히는 방법으로 옳은 것은?

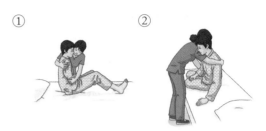
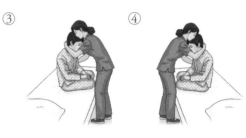
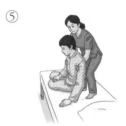

**092** 입원환자의 낙상을 예방하기 위한 방법으로 옳은 것은?

① 바닥의 물기는 천천히 마르도록 둔다.
② 신고 벗기 편한 슬리퍼를 신도록 한다.
③ 야간에는 보조등이나 간접조명을 켜둔다.
④ 취침 전에 수분을 충분히 섭취하도록 한다.
⑤ 다리의 힘을 키우기 위해 보조기구 없이 걷는다.

093 왼쪽 반신마비(편마비) 환자에게 단추나 지퍼와 같은 여밈 수단이 없는 윗옷을 입히는 순서로 옳은 것은?

① 머리 → 오른쪽 팔 → 왼쪽 팔
② 왼쪽 팔 → 머리 → 오른쪽 팔
③ 오른쪽 팔 → 머리 → 왼쪽 팔
④ 왼쪽 팔 → 오른쪽 팔 → 머리
⑤ 오른쪽 팔 → 왼쪽 팔 → 머리

094 검사나 치료하는 동안 영아나 유아의 움직임을 억제하기 위한 보호대는?

① 사지 보호대
② 장갑 보호대
③ 전신 보호대
④ 벨트 보호대
⑤ 재킷 보호대

095 온습포(더운물 찜질) 적용에 관한 설명으로 옳은 것은?

① 1시간 이상 적용한다.
② 개방상처 부위에 적용한다.
③ 100℃의 끓는 물을 사용한다.
④ 온습포 제거 후 피부를 건조시킨다.
⑤ 발적이 생기면 전기패드로 교체해서 적용한다.

096 무릎 인공관절 수술을 한 환자에게 압박스타킹을 적용하는 방법으로 옳은 것은?

① 다리를 침대 아래로 내린 상태로 신는다.
② 압박스타킹을 신기기 쉽도록 말아서 준비한다.
③ 부종이나 정맥순환에 장애가 있는 환자는 금기이다.
④ 발목부터 신기고 중간에 주름을 잡아가며 끝까지 올린다.
⑤ 착용 전후 현저한 둘레차이는 정상이므로 보고하지 않는다.

097 매독을 선별하기 위한 검사방법은?

① 소변검사
② PPD test
③ VDRL test
④ 객담도말검사
⑤ 매독균배양검사

098 대변 잠혈검사 시 주의사항으로 옳은 것은?

① 검사 전날 밤 12시부터 금식한다.
② 검체 채취 시 외과적 무균술을 적용한다.
③ 검체 운반이 지연될 경우 실온에 보관한다.
④ 소변이나 생리혈은 검사결과에 영향을 주지 않는다.
⑤ 대변 잠혈검사 시 3일 전부터 육류 섭취를 제한한다.

099 위내시경 검사에 관한 설명으로 옳은 것은?

① 8시간 이상 금식이 필요하다.
② 오른쪽 옆으로 누워 검사한다.
③ 틀니를 착용한 상태로 검사한다.
④ 검사 다음 날부터 식사가 가능하다.
⑤ 수면내시경 후 바로 운전이 가능하다.

100 기침과 등 두드리기로도 효과가 없는 기도폐쇄성인 환자의 응급처치로 옳은 것은?

① 물을 마시게 한다.
② 심호흡을 하게 한다.
③ 엎드린자세를 취해준다.
④ 머리를 옆으로 돌려 기도를 개방한다.
⑤ 5회의 복부 밀어내기(하임리히법)를 실시한다.

101 심폐소생술 시행 중 순환상태를 확인하기에 적합한 맥박 측정 부위는?

| | 영아 | 성인 |
|---|---|---|
| ① | 목동맥<br>(경동맥) | 노뼈동맥<br>(요골동맥) |
| ② | 위팔동맥<br>(상완동맥) | 발등동맥<br>(족배동맥) |
| ③ | 넓적다리동맥<br>(대퇴동맥) | 목동맥<br>(경동맥) |
| ④ | 관상동맥<br>(심장동맥) | 위팔동맥<br>(상완동맥) |
| ⑤ | 위팔동맥<br>(상완동맥) | 목동맥<br>(경동맥) |

102 의식이 명료한 성인 환자를 확인하는 방법으로 옳은 것은?

① 침대에 부착된 이름표를 보고 확인한다.

② 환자의 생년월일을 불러보아 맞는지 확인한다.

③ 환자의 얼굴을 기억한 후 병실 호수와 침대 위치로 확인한다.

④ 보호자에게 개방형으로 이름을 질문한 후 입원 팔찌를 확인한다.

⑤ 환자에게 이름이나 생년월일을 개방형으로 질문하고 입원 팔찌와 환자리스트를 대조하여 확인한다.

103 퇴원 안내문에 포함되어야 할 교육내용으로 옳은 것은?

① 질병의 예후

② 자의퇴원 방법

③ 면회시간 안내

④ 퇴원약 복용방법

⑤ 간호사 호출 방법

104 치료적 의사소통의 방해요인은?

① 경청　　　　　② 충고

③ 반영　　　　　④ 침묵

⑤ 공감

105 임종을 앞둔 환자가 "우리 아이 결혼할 때까지만 살게 해주세요."라고 말하는 것은 임종의 어느 단계에 속하는가?

① 부정단계　　　② 분노단계

③ 협상단계　　　④ 우울단계

⑤ 수용단계

# 6회

실전모의고사

**기초간호학 개요**

**001** 간호조무사가 간호윤리를 실천했을 때 얻을 수 있는 유익한 점은 무엇인가?

① 보수교육 시간을 줄일 수 있다.

② 환자의 예후를 예측할 수 있다.

③ 출퇴근 시간을 임의로 조정할 수 있다.

④ 환자의 개인정보를 가족과 공유할 수 있다.

⑤ 환자에게 안전한 방향으로 행동할 수 있다.

**002** 간호조무사의 업무로 옳은 것은?

① 상처 드레싱

② 검사물 수거 및 운반

③ 환자에게 검사 결과 설명

④ 독자적인 업무 수행과 환자 진료

⑤ 치과에서 스켈링 및 젖니(유치) 발치

**003** 위해의료폐기물 중 생물·화학 폐기물에 해당되는 것은?

① 혈액투석 폐기물

② 체액이 묻은 탈지면

③ 사용한 항암제 용기

④ 검사에 사용한 배양용기

⑤ VRE 환자 간호 시 사용한 장갑

**004** 간호기록을 작성하는 방법으로 옳은 것은?

① 간호행위 후 즉시 내용을 기록한다.

② 쉽게 수정이 가능하도록 연필을 사용한다.

③ 임의의 약어를 사용하여 간단하게 기록한다.

④ 기록이 잘못된 경우 수정액을 사용하여 수정한다.

⑤ 하루에 한 번 미래시제를 사용하여 환자 예후에 대한 예측내용을 기록한다.

**005** 심장 근육에 산소와 영양을 공급하는 혈관으로 심장을 둘러싸고 있는 동맥은?

① 대동맥

② 폐동맥

③ 오금동맥(슬와동맥)

④ 관상동맥(심장동맥)

⑤ 발등동맥(족배동맥)

**006** 췌장 랑게르한스섬의 β세포에서 분비되는 인슐린의 기능으로 옳은 것은?

① 혈당을 감소시킨다.

② 혈압을 상승시킨다.

③ 지방 소화를 돕는다.

④ 소변량을 증가시킨다.

⑤ 소화효소 분비를 자극한다.

**007** 간호조무사가 A환자에게 주어야 할 혈압약을 B환자에게 잘못 투약하였을 때 가장 우선 취해야 할 행동은?

① 토하게 한다.

② 혈압을 측정한다.

③ 환자에게 사실대로 말한다.

④ 즉시 간호사에게 보고한다.

⑤ 혈압이 떨어지는 증상이 나타나는지 살핀다.

**008** 혈전을 예방하기 위해 처방되는 약물은?

① 디곡신　　　　② 인슐린

③ 헤파린　　　　④ 코데인

⑤ 캡토프릴

**009** 무기질과 기능이 바르게 연결된 것은?

① 철분 – 타이록신 생성

② 칼슘 – 체내 수분함량 조절

③ 포타슘 – 근육의 수축과 이완

④ 아이오딘 – 혈색소의 구성성분

⑤ 소듐 – 뼈와 치아의 구성성분

**010** 간염 환자의 식이로 옳은 것은?

① 고탄수화물, 고단백, 고비타민, 저지방

② 저탄수화물, 고단백, 고비타민, 저지방

③ 고탄수화물, 고단백, 저비타민, 저지방

④ 저탄수화물, 고단백, 저비타민, 고지방

⑤ 고탄수화물, 저단백, 고비타민, 고지방

**011** 치과 진료기구 중 천공기(excavator)의 주된 용도는?

① 상아질의 충치부분을 제거할 때 사용

② 발치 전에 치아를 잇몸 밖으로 밀어 올릴 때 사용

③ 구강의 어둡고 보이지 않는 부분을 관찰할 때 사용

④ 충치의 깊이나 치아의 흔들리는 정도를 검사할 때 사용

⑤ 구강내의 이물질을 빼거나, 치료에 필요한 재료를 구강내로 넣을 때 사용

**012** 올바른 양치질 방법으로 옳은 것은?

① 치아에서 잇몸 방향으로 닦는다.

② 칫솔을 90° 각도로 세워서 닦는다.

③ 치아의 안쪽을 먼저 닦고 바깥쪽을 닦는다.

④ 앞니의 안쪽 면은 좌우로 강하게 힘주어 닦는다.

⑤ 구역질이 유발되므로 혀는 너무 안쪽 깊숙이 닦지 않도록 한다.

**013** 오장 중 심(心)에서 생긴 피를 저장하는 곳으로 여성의 생식기와 관련 있는 것은?

① 간(肝)　　　　② 심(心)

③ 비(脾)　　　　④ 폐(肺)

⑤ 신(腎)

**014** 구법(뜸)에 관한 설명으로 옳은 것은?

① 임부는 하복부에 뜸을 뜬다.

② 안면마비 시 얼굴에 뜸을 뜬다.

③ 구법은 실증 질환과 고열환자에게 효과적이다.

④ 뜸을 뜨고 난 후 재는 바로 폐기물 통에 버린다.

⑤ 뜸을 뜬 후 생긴 큰 수포는 멸균 주사기로 제거한 후 소독한다.

**015** 배뇨량을 증가시키는 약의 효과와 체액 균형 상태를 사정할 수 있는 방법은?

① 활력징후 측정

② 소변 배양검사

③ 정맥신우조영 검사

④ 전혈구계산(CBC) 검사

⑤ 섭취량과 배설량 측정

**016** 정상이던 환자의 체온이 갑자기 높게 측정되었을 때 간호조무사가 가장 먼저 해야 할 일은?

① 미온수로 목욕시킨다.

② 창문을 열어 환기시킨다.

③ 혈압과 맥박을 측정해본다.

④ 겨드랑에 얼음주머니를 대준다.

⑤ 다른 체온계로 다시 측정 후 보고한다.

**017** 호흡곤란이 있는 천식환자를 위한 간호보조활동으로 옳은 것은?

① 수분섭취를 제한한다.

② 수액 주입량을 늘린다.

③ 엎드린자세를 취해준다.

④ 살부타몰(상품명:벤토린)을 투여한다.

⑤ 즉시 창문을 열어 찬 공기를 마시게 한다.

**018** 저혈당에 관한 설명으로 옳은 것은?

① 속히 인슐린을 투여한다.

② 포도당 주사 주입은 금기이다.

③ 혈당이 낮게 측정되면 운동을 격려한다.

④ 어지러움, 발한, 고열, 혈변 등의 증상이 발생한다.

⑤ 의식이 있다면 속히 오렌지주스, 설탕물 등을 먹인다.

**019** 역류 식도염 환자의 간호보조활동으로 옳은 것은?

① 고지방 음식을 섭취한다.

② 수면 시 침상머리를 낮춘다.

③ 허리가 조이는 옷을 입는다.

④ 취침 전 부드러운 음식을 충분히 섭취한다.

⑤ 식후 몸을 앞으로 구부리거나 무거운 물건을 들지 않는다.

**020** 협심증 환자를 위한 간호보조활동으로 옳은 것은?

① 물 대신 녹차를 자주 마신다.

② 스트레스나 육체적 피로를 예방한다.

③ 흡연은 하루에 한 갑 이하로 제한한다.

④ 한 번에 다량의 음식을 섭취하도록 한다.

⑤ 흉통 발생 시 나이트로글리세린을 많은 양의 물과 함께 삼키도록 한다.

**021** 대장암 수술 후 인공항문(장루)을 가진 환자를 위한 간호보조활동으로 옳은 것은?

① 수분과 섬유질 섭취를 제한한다.

② 인공항문이 적갈색, 보라색을 띠는 것은 정상이다.

③ 껌을 자주 씹거나 빨대로 음료를 섭취하는 행동을 자제한다.

④ 무, 마늘, 양파, 생선, 콩, 달걀 등의 음식을 매일 충분히 섭취한다.

⑤ 인공항문주머니 교환은 혼자서 할 수 없으므로 매달 병원에 방문한다.

**022** 뇌종양으로 수술을 받은 환자의 두개내압 상승을 예방하기 위한 간호보조활동으로 옳은 것은?

① 복부마사지를 해준다.

② 조기이상과 활동을 격려한다.

③ 침상머리를 15~30° 정도 상승시켜준다.

④ 동공의 색깔과 의식수준을 자주 관찰한다.

⑤ 마니톨은 뇌압을 상승시키는 대표적인 약물이므로 사용을 금한다.

**023** 전치태반에 관한 설명으로 옳은 것은?

① 내진하지 않는다.

② 초임부에게 흔하다.

③ 태반이 자궁저부에 위치한 것이다.

④ 임신 주수와 상관없이 즉시 제왕절개로 분만을 유도한다.

⑤ 복부통증을 특징으로 하는 임신 초반기 출혈성 합병증이다.

**024** 배림과 발로에 관한 설명으로 옳은 것은?

① 분만 3기 때 나타나는 현상이다.

② 배림 시 회음보호와 회음절개를 실시한다.

③ 발로 시 산모는 복압을 멈추고 이완해야 한다.

④ 발로란 진통 시 태아머리의 일부가 음문 밖으로 보이다가 진통 소실 시 보이지 않는 현상을 말한다.

⑤ 배림이란 자궁수축 시 밀려나온 태아머리가 수축이 없을 때에도 음문 안으로 들어가지 않고 계속 보이는 현상을 말한다.

**025** 산후기 임부의 신체변화에 관한 설명으로 옳은 것은?

① 수유부가 비수유부에 비해 산후기가 길다.

② 후진통은 초산부보다 경산부가 더 심하다.

③ 자궁은 초산부보다 경산부가 더 빨리 회복된다.

④ 초산부가 경산부보다 산후질분비물이 더 많이 나온다.

⑤ 초산부와 경산부 모두 산후 3주 동안 적색산후질분비물이 배출된다.

**026** 다음에서 설명하는 신생아의 반사반응은?

> 신생아가 누워있는 상태에서 큰소리를 내거나 강한 자극을 주었을 때 팔과 다리를 벌리고 손가락을 쫙 펼쳤다가 무엇을 껴안듯이 다시 오므린다.

① 빨기 반사　　　② 모로 반사

③ 눈깜박 반사　　④ 바뱅스키 반사

⑤ 먹이찾기 반사

**027** 영아의 성장과 발달에 관한 설명으로 옳은 것은?

① 3개월경 혼자 앉을 수 있다.

② 첫 맹출 젖니는 아래 작은 어금니이다.

③ 영아기는 일반적으로 단체놀이를 한다.

④ 생후 9~10개월이 되면 옹알이를 시작한다.

⑤ 생후 1년이 되면 출생 시 신장의 1.5배가 증가한다.

**028** 인형에게 다음과 같이 말하는 인지 발달 특성이 나타나는 시기는?

> "너 그렇게 밥 안 먹으면 엄마가 속상해 하잖아. 이거 다 먹으면 언니가 미끄럼틀 태워 줄게."

① 신생아기　　　② 영아기

③ 유아기　　　　④ 청소년기

⑤ 노년기

**029** 감기로 기침이 심한 아동을 위한 간호보조활동으로 옳은 것은?

① 수분 섭취를 제한한다.

② 병실의 습도를 높여준다.

③ 병실의 온도를 낮게 유지한다.

④ 수시로 먼지를 털고 바닥을 비질한다.

⑤ 창문과 병실 문을 모두 열어 맞바람을 쐬게 해준다.

**030** 노인 우울증에 관한 설명으로 옳은 것은?

① 진단과 치료가 쉽다.

② 남성 노인에게 더 흔하다.

③ 치료보다는 예방이 우선이다.

④ 정상 노화 현상과 뚜렷하게 구분된다.

⑤ 우울증 노인은 알츠하이머 치매에 걸릴 가능성이 낮다.

**031** 노인에게 수면 장애를 유발할 수 있는 경우는?

① 침실을 어둡게 해준다.

② 알코올 섭취를 제한한다.

③ 매일 같은 시간에 일어난다.

④ 취침 전에 소변을 보게 한다.

⑤ 취침 시 TV나 음악을 틀어둔다.

**032** 노화로 인한 신체 변화로 옳은 것은?

① 심박출량이 증가한다.

② 수정체 탄력이 증가한다.

③ 손톱과 발톱이 얇아져서 부서지기 쉽다.

④ 뼈의 광물질이 소실되고 질량이 감소한다.

⑤ 장의 연동운동이 항진되어 설사가 유발된다.

**033** 안구에 심한 타박상을 입은 경우 응급처치로 옳은 것은?

① 눈동자를 굴린다.

② 절대안정을 취한다.

③ 즉시 더운물찜질을 해준다.

④ 머리를 낮추고 다리를 올린다.

⑤ 눈을 압박하는 드레싱을 해준다.

**034** 넘어지거나 긁히는 등의 마찰에 의해 피부나 점막 표면의 세포층 손상이 발생한 상처는?

① 열상          ② 자상

③ 찰과상        ④ 박리(결출)

⑤ 벤상처(절상)

**035** 뱀에게 물렸을 때 응급처치로 옳은 것은?

① 온찜질을 적용한다.

② 수분 섭취를 격려한다.

③ 물린 곳 아래를 압박대로 묶는다.

④ 부목으로 고정하고 움직이지 않는다.

⑤ 물린 곳을 심장보다 높게 위치시킨다.

---

### 보건간호학 개요

**036** 보건교육의 계획단계에서 학습목표 설정 시 고려해야 할 사항은 무엇인가?

① 목표는 구체적으로 설정한다.

② 학습과정을 목표로 서술한다.

③ 추상적인 행동 용어로 서술한다.

④ 교육자 중심의 학습목표를 설정한다.

⑤ 하나의 목표에 두 개 이상의 학습결과를 포함한다.

**037** 가정에서 스스로 복막투석하는 방법을 교육하기에 적합한 방법과 교육 후 평가방법이 바르게 연결된 것은?

① 시범 – 관찰법

② 토의 – 평정척도법

③ 강의 – 구두질문법

④ 사례연구 – 지필검사

⑤ 세미나 – 질문지법(설문지)

**038** 고등학생을 대상으로 금연교육 계획 시 해야 할 진단평가 항목은?

① 교육 만족도

② 교육 참여율

③ 목표달성여부

④ 학습자의 흥미

⑤ 금연에 대한 태도 변화

**039** 교육장소를 실제 환경으로 옮겨 실물이나 실제 상황을 직접 관찰하고 경험함으로써 학습 목표를 효율적으로 달성하려는 목적의 보건교육방법은?

① 패널토의        ② 분단토의

③ 집단토의        ④ 현장학습

⑤ 시범교육

040 「농어촌 등 보건의료를 위한 특별조치법」에 따라 보건의료 취약지역에 설치된 기관은?

① 의원　　　　　② 보건소
③ 보건지소　　　④ 보건의료원
⑤ 보건진료소

041 공공재원이나 외국의 원조 등을 통해 재원을 조달하는 것은 보건의료체계의 구성요소 중 무엇에 해당하는 것인가?

① 경제적 지원
② 자원의 조직화
③ 보건의료자원의 개발
④ 보건의료정책과 관리
⑤ 보건의료서비스의 제공

042 근로자가 실업한 경우 생활에 필요한 급여를 실시하여 근로자의 생활안정과 구직활동을 촉진함으로써 실업 예방, 고용 촉진 및 근로자 직업능력의 개발과 향상을 목적으로 하는 사회보험 제도는?

① 고용보험　　　　② 의료급여
③ 국민연금　　　　④ 국민건강보험
⑤ 산업재해보상보험

043 우리나라 사회보장제도 중 의료를 보장하는 공공부조는?

① 의료급여
② 국민연금
③ 기초생활보장
④ 국민건강보험
⑤ 산업재해보상보험

044 다음 중 노인장기요양보험 수급자가 될 수 있는 사람은?

① 결핵으로 6개월 이상 일상생활 수행이 어려운 20세
② 조현병으로 6개월 이상 일상생활 수행이 어려운 30세
③ 고혈압으로 6개월 이상 일상생활 수행이 어려운 40세
④ 혈관 치매로 6개월 이상 일상생활 수행이 어려운 50세
⑤ 퇴행 관절염으로 6개월 이상 일상생활 수행이 어려운 60세

045 의사에게 등록된 환자 또는 주민의 수에 따라 진료비를 지급하는 진료비 지불제도는?

① 인두제　　　　　② 봉급제
③ 총액예산제　　　④ 포괄수가제
⑤ 행위별수가제

046 남미 해안부터 중태평양에 이르는 넓은 범위에서 해수면의 온도가 상승하는 현상은?

① 황사현상　　　　② 엘니뇨현상
③ 산성비현상　　　④ 라니냐현상
⑤ 지구온난화

047 깨끗한 물과 비교했을 때 오염된 물에서 나타나는 수질검사 결과는?

① 대장균군 감소
② 부유물질 감소
③ 용존 산소(DO) 감소
④ 화학적 산소요구량(COD) 감소
⑤ 생화학적 산소요구량(BOD) 감소

**048** 유통기한이 지난 빵이나 케이크를 먹은 후 발생할 수 있는 식중독으로, 장독소가 원인인 독소형 식중독은?

① 살모넬라 식중독

② 보툴리누스 중독

③ 포도알균 식중독

④ 노로바이러스 식중독

⑤ 장염비브리오균 식중독

**049** 폐기물을 모아 지표면 아래에 묻는 방법으로 토양 및 지하수 오염을 일으킬 수 있는 생활 폐기물 처리방법은?

① 적재법 　　　② 소각법

③ 퇴비법 　　　④ 매립법

⑤ 해양투기법

**050** 방사선 동위원소 취급 시 원격조정 장치를 사용하는 것은 작업환경 유해인자 관리방법 중 무엇에 해당하는가?

① 교육 　　　② 격리

③ 환기 　　　④ 대체(대치)

⑤ 개인보호구 사용

### 🧑‍⚕️ 공중보건학 개론

**051** 감염병의 잠복기에 해당되는 시기로, 검진과 조기진단이 중요한 질병의 자연사 단계는?

① 회복기

② 비병원성기

③ 초기 병원성기

④ 증상(발현성) 감염기

⑤ 무증상(불현성) 감염기

**052** 민물에 사는 참게와 참가재 등을 날것으로 먹거나 덜 익은 상태로 먹은 경우 감염될 수 있는 기생충은?

① 무구조충(민조충)

② 유구조충(갈고리조충)

③ 간흡충증(간디스토마)

④ 폐흡충증(폐디스토마)

⑤ 톡소포자충증(톡소플라스마증)

**053** 바이러스성 감염병은?

① 결핵 　　　② 콜레라

③ 일본뇌염 　　　④ 발진티푸스

⑤ 쓰쓰가무시병

**054** 의료인이 전염성 결핵환자 병실에 들어갈 때 N95 마스크를 착용한 것은 감염병의 어떤 경로를 차단한 것인가?

① 침입 　　　② 전파

③ 탈출 　　　④ 병원소

⑤ 병원체

**055** 「암관리법」상 45세 부부가 함께 받을 수 있는 국가 암 검진의 종류는?

① 폐암 　　　② 위암

③ 유방암 　　　④ 대장암

⑤ 자궁경부암

**056** 인구조사 시점에 특정한 지역에 주소를 둔 인구집단을 의미하며 일시적 현재자를 제외하고, 일시적 부재자를 포함하는 인구집단을 무엇이라고 하는가?

① 현재인구 　　　② 상주인구

③ 법적인구 　　　④ 주간인구

⑤ 종업지인구

**057** 모성사망률 지표의 분모에 해당하는 것은?

① 당해 연도 전체 분만 건수

② 당해 연도 연간 총 출생아 수

③ 당해 연도 40세 이상 사망자 수

④ 당해 연도 15~49세 가임기 여성 수

⑤ 당해 연도 임신, 분만, 산욕으로 인한 모성사망자 수

**058** 「모자보건법」에 규정된 항목 내에서 인공임신중절수술이 가능한 시기는?

① 임신 24주 이내

② 임신 28주 이내

③ 임신 32주 이내

④ 임신 36주 이내

⑤ 임신기간 내에 언제든 가능

**059** 아동이 DTaP 백신 접종을 통해 예방할 수 있는 질병은?

① 폴리오, 결핵, 수두

② 홍역, 볼거리, 풍진

③ 볼거리, 파상풍, 백일해

④ 디프테리아, 홍역, 수두

⑤ 디프테리아, 파상풍, 백일해

**060** 지역사회간호사업의 기본 원리에 관한 내용으로 옳은 것은?

① 정부가 사업을 주도한다.

② 지역개발사업과는 무관하다.

③ 가족보다는 개인이 사업단위가 된다.

④ 주민과는 수직적인 관계를 유지해야 한다.

⑤ 지역사회 주민의 적극적인 참여가 중요하다.

**061** 지역사회 보건의료자원 중 인적자원에 해당하는 것은?

① 기술            ② 지식

③ 의사            ④ 장비

⑤ 시설

**062** 노인장기요양급여 중 재가급여에 해당하는 것은?

① 주·야간보호

② 노인요양시설

③ 정신재활시설

④ 특별현금급여

⑤ 노인요양공동생활가정

**063** 방문간호지시서에 따라 수급자의 가정에 방문하여 영양관리 등을 제공하는 장기요양급여는?

① 방문요양            ② 방문간호

③ 방문목욕            ④ 단기보호

⑤ 주·야간보호

**064** 하루 동안 방문보건활동을 할 때 가장 먼저 방문해야 할 대상자는?

① 매독 성인

② 폐결핵 중학생

③ 임신고혈압 임부

④ 1형 당뇨병 초등학생

⑤ 후천면역결핍증후군 노인

065 「간호법」상 간호조무사는 최초로 자격인정을 받은 후부터 (A)마다 그 실태와 취업상황 등을 (B)에게 신고하여야 한다. (A)와 (B)에 들어갈 것은?

| | (A) | (B) |
|---|---|---|
| ① | 1년 | 시·도지사 |
| ② | 1년 | 환경부장관 |
| ③ | 3년 | 질병관리청장 |
| ④ | 3년 | 보건복지부장관 |
| ⑤ | 5년 | 시장·군수·구청장 |

066 「정신건강증진 및 정신질환자 복지서비스 지원에 관한 법률」상 정신질환자를 유기한 자에 대한 벌칙은?

① 1년 이하의 징역 또는 1천만 원 이하의 벌금
② 3년 이하의 징역 또는 3천만 원 이하의 벌금
③ 5년 이하의 징역 또는 3천만 원 이하의 벌금
④ 5년 이하의 징역 또는 5천만 원 이하의 벌금
⑤ 7년 이하의 징역 또는 5천만 원 이하의 벌금

067 「결핵예방법」상 임상적, 방사선학적 또는 조직학적 소견 상 결핵에 해당하지만 결핵균검사에서 양성으로 확인되지 아니한 자는?

① 결핵
② 결핵환자
③ 결핵의사환자
④ 전염성결핵환자
⑤ 잠복결핵감염자

068 「구강보건법」상 특별자치시장, 특별자치도지사 및 시장·군수·구청장은 임산부 및 영유아에 대하여 구강보건교육계획을 수립하여 몇 년마다 실시하여야 하는가?

① 매년
② 2년
③ 3년
④ 4년
⑤ 5년

069 「혈액관리법」상 채혈한 혈액의 적격 여부를 판정하기 위한 혈액선별검사 항목은?

① 빈혈검사
② 신장기능검사
③ A형 간염검사
④ 혈소판계수검사
⑤ 후천성면역결핍증검사

070 「감염병의 예방 및 관리에 관한 법률」상 감염병의 진단 및 학술 연구 등을 목적으로 고위험병원체를 국내로 반입하려는 자는 누구에게 허가를 받아야 하는가?

① 시·도지사
② 국방부장관
③ 질병관리청장
④ 관할 보건소장
⑤ 보건복지부장관

 실기

071 맥박산소측정 방법에 관한 설명으로 옳은 것은?

① 감지기를 강하게 조인다.
② 주로 새끼손가락에서 측정한다.
③ 감지기가 손톱 맞은편에 오도록 부착한다.
④ 간접적으로 동맥혈 내 헤모글로빈의 산소포화도를 측정한다.
⑤ 맥박산소측정기로 산소포화도와 함께 호흡수도 측정할 수 있다.

**072** 자동전자혈압계로 성인의 위팔에서 혈압을 측정하는 방법으로 옳은 것은?

① 혈압 측정 시 청진기가 필요하다.
② 팔을 심장 위치보다 높게 위치시킨다.
③ 시작버튼을 눌러 측정을 시작한 후에는 혈압 측정을 중단할 수 없다.
④ 같은 부위에서 혈압측정을 반복하는 경우 2~5분 정도 휴식 후 측정한다.
⑤ 측정띠(커프)와 연결된 고무관 부분이 팔꿈치 쪽에 오게 위치시킨 후 측정띠를 감는다.

**073** 표준주의에 관한 설명으로 옳은 것은?

① 분비물이 없어도 보안경을 착용한다.
② 장갑 착용으로 손위생을 대체할 수 있다.
③ 재채기를 할 때 입과 코를 손바닥으로 가린다.
④ 환자의 체액으로 더러워진 리넨류는 탈탈 털어 세탁물 용기에 넣는다.
⑤ 환자의 접촉이 많은 침상이나 침상난간 등은 소독제를 사용하여 소독한다.

**074** 에틸렌옥시드(EO) 가스멸균법에 관한 내용으로 옳은 것은?

① 가장 쉽고 안전하며 경제적이다.
② 멸균 즉시 물품을 사용할 수 있다.
③ 멸균물품이 부식될 가능성이 높다.
④ 가압증기멸균법에 비해 유효기간이 길다.
⑤ 에틸렌옥시드 가스를 이용하여 높은 온도에서 멸균하는 고온멸균이다.

**075** 멸균용액을 다루는 방법으로 옳은 것은?

① 사용할 용액은 미리 뚜껑을 열어둔다.
② 용액병의 입구를 용기에 닿게 하여 따른다.
③ 용액병의 뚜껑은 내면이 아래로 향하게 놓는다.
④ 용액병의 뚜껑을 열자마자 용기에 따라서 사용한다.
⑤ 용액을 필요 이상 많이 따랐을 경우 다시 병에 붓지 말고 버린다.

**076** 비재호흡 마스크에 관한 설명으로 옳은 것은?

① 가장 흔히 사용하는 산소 투여 방법이다.
② 저장백은 항상 부푼 상태를 유지해야 한다.
③ 낮은 농도의 산소를 장기간 투여할 때 사용된다.
④ 특정 용량의 산소를 제공할 수 있다는 장점이 있다.
⑤ 내뱉은 공기 중 일부를 산소와 함께 재호흡하게 된다.

**077** 기관내삽관을 하고 있는 환자에게 흡인을 하는 방법으로 옳은 것은?

① 일회용 비닐장갑을 착용한다.
② 사용한 흡인관과 장갑은 병실 내 쓰레기통에 폐기한다.
③ 흡인관을 기관내관에 삽입할 때는 흡인조절구를 막아 흡인을 하면서 넣는다.
④ 흡인 전에 흡인관의 끝부분으로 멸균 생리식염수를 빨아들여 흡인이 되는지 확인하고 윤활시킨다.
⑤ 흡인조절구를 열고 손가락으로 부드럽게 회전시키며 흡인관을 제거하여 기도점막 손상을 최소화 한다.

**078** 환자의 식사를 보조하는 방법으로 옳은 것은?

① 모든 음식은 가능하면 차갑게 제공한다.

② 통증이 유발되는 처치는 식사 도중에 시행한다.

③ 식사 직후 30분간 근력운동을 하도록 권장한다.

④ 환자의 식욕을 촉진하기 위해 물로 입안을 헹구어준다.

⑤ 음식물이 입 안에 있는 상태에서 계속 음식물을 제공하여 식사를 빨리 할 수 있도록 돕는다.

**079** 코위관으로 간헐적 영양 시 주의사항으로 옳은 것은?

① 흡인한 위 내용물은 버린다.

② 상체를 일으킬 수 없을 경우 오른쪽으로 눕힌다.

③ 영양액 주입 시 청색증이 나타나면 영양액 주입 속도를 줄인다.

④ 영양액 주입용기를 코위관 삽입 지점에서 약 80cm 높이의 걸대에 건다.

⑤ 코위관 영양 시행 전 흡인한 위 내용물이 30mL일 경우 간호사에게 보고한다.

**080** 배설량이 섭취량보다 지속적으로 많을 경우 예상되는 간호보조활동은?

① 수분을 제한한다.

② 저염식이를 제공한다.

③ 구강섭취를 증가시킨다.

④ 수액주입 속도를 줄인다.

⑤ 처방된 이뇨제를 투여한다.

**081** 관장용액 주입 도중 복통과 복부팽만을 호소하는 환자를 위한 간호보조활동은?

① 즉시 직장관을 세서한다.

② 관장통을 더 높이 올린다.

③ 화장실에 가서 대변을 보도록 한다.

④ 관장용액 주입을 잠시 멈추었다가 천천히 다시 주입한다.

⑤ 복부를 시계방향으로 마사지하면서 남은 관장용액을 더 빠른 속도로 주입한다.

**082** 자연배뇨를 촉진하는 방법으로 옳은 것은?

① 손을 차가운 물에 담가준다.

② 발바닥을 가볍게 문질러준다.

③ 남성은 바로누운자세를 취해준다.

④ 하복부에 따뜻한 물주머니를 대준다.

⑤ 아무 소리도 들리지 않는 조용한 환경에서 소변을 보도록 한다.

**083** 붕대를 감을 때 주의사항으로 옳은 것은?

① 말단부위를 노출시킨다.

② 상처 위에 매듭을 짓는다.

③ 체간부에서 말단부를 향해 감는다.

④ 관절은 완전히 편 신전 상태에서 감는다.

⑤ 뼈 돌출 부위에는 면 패드나 솜 등을 대지 않고 감는다.

**084** 바로누운자세로 오랫동안 누워있을 때 욕창이 생기기 쉬운 부위는?

① 엉치뼈(천골)

② 빗장뼈(쇄골)

③ 복장뼈(흉골)

④ 아래턱뼈(하악골)

⑤ 넓적다리큰돌기(대전자)

085 몸통부(체간부)에 석고붕대를 한 환자에게 주의 깊게 관찰하여야 하는 증상은?

① 두통
② 재채기
③ 가려움증
④ 피부건조
⑤ 지속적인 구역·구토

086 침상목욕 간호보조활동으로 옳은 것은?

① 목욕시간은 5~10분 정도가 적당하다.
② 비누를 묻힌 물수건으로 눈을 닦는다.
③ 목욕 중에 병실의 창문을 열고 환기시킨다.
④ 목욕물의 온도는 52~62℃ 정도의 따뜻한 물을 준비한다.
⑤ 오른팔에 정맥주사를 맞고 있을 경우 오른 쪽 환의부터 벗긴다.

087 환자의 손발톱 관리 방법으로 옳은 것은?

① 손발톱의 측면은 가위로 자른다.
② 손발톱의 가장자리는 날카롭게 관리한다.
③ 손발톱은 최대한 남기지 않고 바짝 자른다.
④ 다듬기용 줄로 문질러 다듬은 후 손발톱을 깎는다.
⑤ 손발톱은 샤워 후 수분을 머금고 있는 상태에서 깎는 것이 좋다.

088 틀니 관리 방법으로 옳은 것은?

① 칫솔보다는 거즈나 솜을 이용하여 닦는다.
② 틀니는 물기가 없는 건조한 상태로 끼운다.
③ 세척한 틀니는 잠시 직사광선에 일광소독한다.
④ 싱크대에 물을 받아 틀니를 담근 상태로 닦는다.
⑤ 찬물이나 미온수에 틀니가 완전히 잠긴 상태로 뚜껑을 닫아 보관한다.

089 체위변경 방법으로 옳은 것은?

① 관절은 완전히 편 상태를 유지한다.
② 발받침대를 사용하여 낙상을 예방한다.
③ 손 두루마리를 사용하여 손가락의 폄(신전) 상태를 유지한다.
④ 대전자 두루마리를 넓적다리 안쪽에 대주어 대퇴의 바깥돌림을 방지한다.
⑤ 체위 변경 시마다 이전 체위로 인해 압력받은 부위에 대한 피부간호를 시행한다.

090 무거운 물건을 옮길 때 신체역학의 원리를 올바르게 적용한 자세는?

①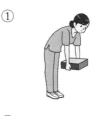
②
③
④
⑤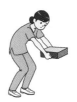

091 목발보행을 돕는 방법으로 옳은 것은?

① 머리를 숙이고 바닥을 보면서 걷는다.
② 손목이나 손바닥으로 몸무게를 지탱한다.
③ 목발은 발끝에서 앞으로 15cm, 옆으로 30cm 위치에 놓는다.
④ 목발보행 연습을 처음 시작할 때는 보폭을 넓게 하도록 한다.
⑤ 팔꿈치를 일직선으로 완전히 편 상태로 목발의 손잡이를 잡도록 한다.

**092** 오른쪽 반신마비(편마비) 환자가 지팡이를 사용하여 계단을 내려갈 때 보행 순서로 옳은 것은?

① 왼쪽 다리 → 지팡이 → 오른쪽 다리

② 지팡이 → 오른쪽 다리 → 왼쪽 다리

③ 오른쪽 다리 → 지팡이 → 왼쪽 다리

④ 지팡이 → 왼쪽 다리 → 오른쪽 다리

⑤ 왼쪽 다리 → 오른쪽 다리 → 지팡이

**093** 오른쪽 반신마비(편마비) 환자에게 단추가 없는 상의를 입힐 때 가장 먼저 해야 할 순서는?

①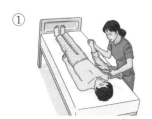

②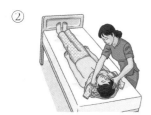

③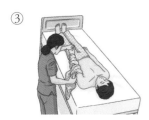

④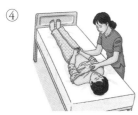

⑤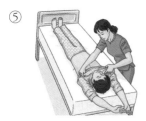

**094** 다음 중 신체 보호대를 적용해야 하는 환자로 옳은 것은?

① 자간증 산모

② 경련 중인 환자

③ 배회 중인 노인 환자

④ 휴식 중인 정신질환자

⑤ 기관내삽관을 제거하려고 하는 혼돈 환자

**095** 얼음주머니 적용에 관한 설명으로 옳은 것은?

① 1시간 이상 적용한다.

② 얼음주머니에 얼음을 가득 채운다.

③ 각이 진 큰 덩어리의 얼음을 사용한다.

④ 천으로 만든 커버나 수건으로 감싼 후 적용한다.

⑤ 사용 도중 물집이나 무감각 등의 증상이 나타나면 피부에 수건을 대고 적용한다.

**096** 충수절제 수술이 예정된 환자의 수술 전 피부준비에 관한 설명으로 옳은 것은?

① 제모 후 로션을 발라준다.

② 털이 난 반대 방향으로 제모한다.

③ 손톱과 발톱에 매니큐어를 지운다.

④ 수술 부위 크기와 동일하게 제모한다.

⑤ 수술 부위에 제모제를 바르면서 손목 안쪽에도 소량의 제모제를 발라 피부 민감성 반응검사를 실시한다.

**097** 다음 중 조영제를 사용하는 검사로 옳은 것은?

① 복수천자

② 심전도 검사

③ 위내시경 검사

④ 복부초음파 검사

⑤ 컴퓨터 단층촬영(CT)

**098** 일반 소변검사용 소변을 채취하는 방법으로 옳은 것은?

① 단순도뇨를 시행하여 소변을 채취한다.

② 일정 시간 동안의 모든 소변을 소변 수집용기에 모은다.

③ 뚜껑이 있는 소변검체용기에 중간뇨를 30~50mL 정도 받는다.

④ 유치도관을 삽입하고 있는 환자는 일반 소변검사를 시행할 수 없다.

⑤ 요도를 소독한 후 요도를 노출시킨 상태로 멸균 소변검체용기에 받는다.

**099** 가슴막천자(흉강천자) 시 간호보조활동으로 옳은 것은?

① 검사 전 관장을 실시한다.

② 검사 전후 환자의 복부둘레를 측정한다.

③ 검사 후 천자부위는 멸균드레싱을 실시한다.

④ 검사 후 두통을 예방하기 위해 바로누운자세를 취해준다.

⑤ 바늘이 삽입된 후 테이블 위에 베개를 올려 놓고 그 위로 팔짱을 낀 채 엎드린 자세를 취한다.

**100** 자동심장충격기 사용 시 패드를 부착하는 위치는?

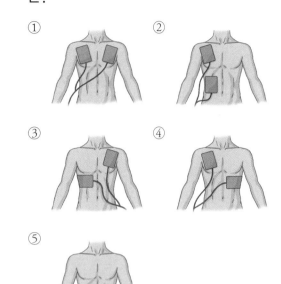

**101** 성인의 심폐소생술 방법으로 옳은 것은?

① 약 4cm의 깊이로 가슴을 압박한다.

② 인공호흡 시 1초에 2회 호흡을 불어넣는다.

③ 가슴압박 대 인공호흡의 비율은 30 대 2이다.

④ 자동심장충격기 도착 시 패드를 가슴에 부착한 후 전원을 켠다.

⑤ 손가락 끝이 가슴에 닿도록 하여 팔꿈치를 30° 정도 구부린 상태로 압박한다.

**102** 병원에 입원 후 불안해하는 환자를 위한 간호보조활동으로 옳은 것은?

① 1인실에 배치한다.

② 환자 이름 대신 침상 번호로 부른다.

③ 간호처치에 대해 최소한의 설명을 한다.

④ 전문 용어를 사용하여 자세히 설명해준다.

⑤ 최대한 소음을 제거하여 조용한 환경을 조성한다.

**103** 입원한 환자가 검사를 위해 자리를 비웠을 때 침상 만드는 방법을 무엇이라고 하는가?

① 빈 침상

② 개방 침상

③ 요람 침상

④ 사용 중 침상

⑤ 골절 환자 침상

**104** 다음 중 치료적 의사소통으로 옳은 것은?

① "오늘은 기분이 어떠세요?"

② "걱정 마세요, 다 잘될 거예요."

③ "그게 말이 된다고 생각하세요?"

④ "많이 아프세요? 네, 아니요로만 대답해 주세요."

⑤ "운동을 해야 숙면할 수 있으니 지금 운동하세요."

**105** 호흡 리듬이 불규칙하며 무호흡과 과다호흡이 교대로 나타나는 임종 시 호흡을 무엇이라고 하는가?

① 빠른호흡              ② 호흡항진

③ 호흡곤란              ④ 쿠스마울 호흡

⑤ 체인-스톡스 호흡

**7**회

실전모의고사

기초간호학 개요

**001** 병원에서 일하는 간호조무사가 직업윤리를 준수한 행동은?

① 동료와 의견 충돌이 있으면 대화를 회피한다.
② 환자에게 개인적 친근감으로 동정과 인정을 표현한다.
③ 업무상 알게 된 환자의 비밀은 누구에게도 누설하지 않는다.
④ 보호자에게 환자의 진단명과 예후에 대해 아는 대로 설명해준다.
⑤ 의사가 부도덕한 행위를 요청하더라도 환자에게 도움이 되는 일이라면 협조한다.

**002** 환자 상태에 이상이 발견되었을 경우 간호조무사가 가장 우선적으로 취해야 할 행동은?

① 기록한다.
② 계속 관찰한다.
③ 간호사에게 보고한다.
④ 즉시 보호자에게 알린다.
⑤ 응급약물을 사용하여 응급처치를 한다.

**003** 환자에게 사용한 주삿바늘을 처리하는 방법으로 옳은 것은?

① 바늘을 구부려서 폐기한다.
② 손상성 폐기물 용기에 버린다.
③ 양 손을 사용하여 주삿바늘에 뚜껑을 씌워서 버린다.
④ 주삿바늘을 모아 적어도 2개월마다 한 번씩 폐기한다.
⑤ 주사기와 주삿바늘을 함께 붉은색 도형이 그려진 폐기물 용기에 버린다.

**004** 안전한 병원환경을 조성하는 방법으로 옳은 것은?

① 소독약과 내복약을 같은 서랍에 보관한다.
② 손상된 전선은 반창고를 감아 계속 사용한다.
③ 산소요법 시 정전기를 일으킬 수 있는 물건을 치운다.
④ 휠체어를 사용하지 않을 때는 바퀴 잠금장치를 풀어둔다.
⑤ 병실 바닥은 젖은 걸레로 닦고 물기가 마를 때까지 그대로 둔다.

**005** 소화기관과 주기능이 옳게 연결된 것은?

① 위 : 단백질 분해
② 소장 : 수분 흡수
③ 구강 : 호르몬 분비
④ 대장 : 영양분 흡수
⑤ 식도 : 음식과 공기의 공동 통로

**006** 체액(body fluid)에 관한 설명으로 옳은 것은?

① 총체액량의 2/3가 세포외액이다.
② 체액은 체중의 약 60~70%를 차지한다.
③ 총체액량 비율은 유아보다 성인이 더 높다.
④ 세포내액의 주성분은 혈장과 사이질액으로 구성된다.
⑤ 비만인 사람들이 마른 사람에 비해 총체액량 비율이 높다.

**007** 항생제, 항고혈압제 등의 약을 일정한 시간에, 일정한 간격으로 복용하는 이유는?

① 쓴맛을 감추기 위해
② 부작용을 줄이기 위해
③ 치료기간을 단축하기 위해
④ 소화계 자극을 줄이기 위해
⑤ 혈중 농도를 일정하게 유지하기 위해

008 소변 배설량을 증가시키는 이뇨제에 해당하는
것은?

① 데메롤
② 젠타마이신
③ 퓨로세마이드
④ 아이소나이아지드
⑤ 나이트로글리세린

009 임신 초기에 태아가 급속하게 성장할 때 반드시
필요한 영양소이며, 부족 시 태아의 신경계에 악
영향을 미치는 것으로 옳은 것은?

① 칼슘　　　　　② 엽산
③ 철분　　　　　④ 비타민 A
⑤ 비타민 D

010 편도 수술 후 통증 완화, 부종 억제를 위해 제공
할 수 있는 음식은?

① 경식　　　　　② 저염식
③ 찬 유동식　　　④ 뜨거운 물
⑤ 고단백 식이

011 치아에 관한 설명으로 옳은 것은?

① 젖니는 총 20개, 간니는 총 32개이다.
② 젖니와 간니가 섞여 있는 시기를 부정교합
시기라고 한다.
③ 젖니는 생후 6개월부터 나오기 시작하여 20
개월에 완성된다.
④ 간니는 생후 15~16년경 사랑니를 포함한
모든 치아의 석회화가 종료된다.
⑤ 젖니 중 간니로 교환되는 시기가 가장 빠른
것은 상악중심앞니(상악중절치)이다.

012 치과에서 근무하는 간호조무사의 진공흡인장치
사용에 관한 설명으로 옳은 것은?

① 하루에 한 번 진공흡입기의 팁을 교체한다.
② 진공흡인장치 내로 연조직이 빨려 들어가면
흡인력을 높인다.
③ 진공흡인장치 사용은 진료를 방해하므로 진
료 중에는 절대 사용하지 않는다.
④ 치과의사가 오른손으로 기구를 사용하면 간
호조무사는 왼손으로 진공흡인장치를 작동
시킨다.
⑤ 진공흡인장치의 팁을 치아 가까이에 대어주
고 의사가 사용하는 기구나 이거울(치경)을
가리지 않도록 한다.

013 피부에 음압을 작용시켜 어혈을 제거하고 체질
을 정화하는 요법은?

① 구법　　　　　② 침법
③ 수치료법　　　④ 추나요법
⑤ 부항요법

014 침을 놓은 후 침이 절단되는 부작용을 무엇이라
고 하는가?

① 훈침　　　　　② 체침
③ 만침　　　　　④ 절침
⑤ 혈종

015 제5 뇌신경의 손상으로 얼굴에 발생하는 날카로
운 통증은?

① 환상통　　　　② 가진통
③ 방사통　　　　④ 심부통증
⑤ 삼차신경통

**016** 성인의 이상호흡에 관한 설명으로 옳은 것은?

① 호흡곤란 : 분당 호흡수가 12~20회인 경우

② 느린 호흡(서호흡) : 분당 호흡수가 16회 이하인 경우

③ 빠른 호흡(빈호흡) : 분당 호흡수가 20회 이상인 경우

④ 체인-스톡스 호흡 : 당뇨병 케토산증이나 혼수 시 나타나는 호흡

⑤ 쿠스마울 호흡 : 무호흡과 과다호흡이 교대로 나타나는 임종 시 호흡

**017** 결핵 환자의 자가 관리 방법으로 옳은 것은?

① 수분과 과일 섭취량을 줄인다.

② 햇빛에 노출되지 않도록 주의한다.

③ 수시로 투베르쿨린 검사를 받는다.

④ 고칼로리 음식을 조금씩 자주 먹는다.

⑤ 결핵 증상이 줄어들면 항결핵제 복용을 중단한다.

**018** 갑상샘저하증 환자를 위한 간호보조활동으로 옳은 것은?

① 고열량 식이를 제공한다.

② 병실을 따뜻하게 해준다.

③ 섬유질이 많은 음식을 제한한다.

④ 방문객과 활동을 제한하고 안정을 취하게 한다.

⑤ 땀이 많이 나므로 하루 한 번 반드시 목욕하도록 한다.

**019** 간염에 관한 내용으로 옳은 것은?

① A형, B형 간염은 주로 수혈로 감염된다.

② 전염 간염은 만성 간염의 가능성이 크다.

③ 고단백, 고탄수화물, 고비타민, 고지방 식이를 제공한다.

④ 혈청 간염은 대소변에 오염된 음식물이나 물에 의해 감염된다.

⑤ C형 간염은 일회용 주사기를 재사용하거나 수혈로 인해 감염된다.

**020** 요붕증 환자에게 가장 주의 깊게 관찰해야 하는 것은?

① 혈당

② 소변색

③ 급성중증과민증

④ 뇌압 상승 증상

⑤ 전해질 불균형 및 탈수 증상

**021** 만성신부전으로 동정맥샛길(동정맥루)을 가진 환자를 위한 간호보조활동으로 옳은 것은?

① 동정맥샛길 시술 후 바로 투석이 가능하다.

② 동정맥샛길이 있는 팔에서 혈압을 측정한다.

③ 투석 시 저혈압 증상을 주의 깊게 관찰한다.

④ 동정맥샛길이 있는 팔은 평소에 움직이지 않도록 한다.

⑤ 동정맥샛길에 진동감이 강하면 병원을 방문하여 의사의 진료를 받는다.

**022** 백내장 수술 후 주의사항으로 옳은 것은?

① 실내를 최대한 밝게 한다.

② 기침과 코풀기를 격려한다.

③ 수술한 눈에 안대를 적용한다.

④ 수술한 쪽을 아래로 하여 눕도록 한다.

⑤ 수술 직후 보호자 없이 혼자 걷는 연습을 한다.

**023** 태반조기박리에 관한 설명으로 옳은 것은?

① 주요 원인은 고혈당이다.

② 임신 초반기 출혈성 합병증에 속한다.

③ 태아가 만출되기 전에 태반이 떨어지는 것을 말한다.

④ 임부는 임신 7개월 이후 무통성 질 출혈을 경험한다.

⑤ 태아에게 허친슨 치아, 안장코, 코카타르(스누플즈) 증상이 나타난다.

**024** 분만 제3기에 관한 설명으로 옳은 것은?

① 태반 만출 직후 좌욕을 한다.

② 태아 만출 시 태반이 함께 배출된다.

③ 태반이 박리될 때 산모는 통증을 느끼지 못한다.

④ 태반 박리 징후가 보이면 제대를 잡아당겨 태반 만출을 돕는다.

⑤ 태반 잔여물이 자궁 내에 남아있는지 알아보기 위해 태반의 결손 여부를 확인한다.

**025** 모유 수유 중인 산모의 유방울혈을 완화하기 위한 간호보조활동으로 옳은 것은?

① 유두를 비누로 씻어준다.

② 유방을 압박붕대로 감아준다.

③ 유방통증이 심하면 마사지를 금한다.

④ 아이에게 자주 젖을 물려 빨게 한다.

⑤ 24~48시간 동안 모유 수유를 중단한다.

**026** 신생아 아프가 점수 항목으로 옳은 것은?

① 혈압　　　　　② 체온

③ 맥박　　　　　④ 체중

⑤ 혈당

**027** 인공영양 방법으로 옳은 것은?

① 젖꼭지 구멍은 크게 뚫는다.

② 기저귀를 갈아준 후 수유한다.

③ 침대에 똑바로 눕힌 자세로 수유한다.

④ 모유 수유가 아니므로 트림은 필요하지 않다.

⑤ 남은 우유는 냉장보관하였다가 데워서 수유한다.

**028** 유아의 놀이 특성으로 옳은 것은?

① 까꿍놀이를 즐긴다.

② 규칙을 정해서 논다.

③ 동성 친구랑만 논다.

④ 자신의 신체를 가지고 논다.

⑤ 상상력을 발휘하는 가상놀이를 즐긴다.

**029** 볼거리를 진단받은 6세 아동을 위한 간호보조활동으로 옳은 것은?

① 유동식을 제공한다.

② 신맛이 강한 과일로 입맛을 돋운다.

③ 코플릭 반점이 보이면 즉시 보고한다.

④ 타인에게 전염되지 않으므로 격리는 필요하지 않다.

⑤ 부기(종창)부위 피부 당김을 완화시켜 주기 위해 칼라민로션을 도포한다.

**030** 자살 징후를 보이는 노인을 위한 간호보조활동으로 옳은 것은?

① 가족에게는 알리지 않는다.

② 조용한 방에 혼자 있도록 한다.

③ 노인의 말을 귀 기울여 경청한다.

④ 잘못된 생각임을 단호하게 훈계한다.

⑤ 자살 의도에 대해 구체적으로 질문하지 않는다.

**031** 폐경기 이후 여성 노인에게 골다공증 위험이 높아지는 주된 원인은?

① 칼슘 부족
② 운동 부족
③ 체중 증가
④ 비타민 부족
⑤ 에스트로젠 부족

**032** 노인의 운동에 관한 설명으로 옳은 것은?

① 골관절염 노인은 수영을 금한다.
② 수시로 스트레칭을 하도록 한다.
③ 주 5일 이상, 1회 1시간 이상 운동한다.
④ 걷기나 계단 오르기 등의 체중부하운동을 금한다.
⑤ 빠르게 방향을 바꾸는 운동이나 동작을 연습한다.

**033** 발가락에 동상을 입은 환자를 위한 간호보조활동으로 옳은 것은?

① 동상 부위를 상승시킨다.
② 혈액순환을 위해 걷게 한다.
③ 동상 부위를 부드럽게 마사지 한다.
④ 젖은 거즈를 발가락 사이에 끼워준다.
⑤ 뜨거운 난로 옆에서 동상 부위를 녹인다.

**034** 열피로(열탈진) 환자를 위한 응급처치로 옳은 것은?

① 상체를 높여준다.
② 담요를 덮어 보온해준다.
③ 얼음찜질과 찬 식염수 관장을 실시한다.
④ 짠 음식을 제공하고 경련부위를 지압한다.
⑤ 수분과 염분을 공급하고 쇼크 증상에 대한 대처를 한다.

**035** 심한 출혈 시 지혈대 적용 방법으로 옳은 것은?

① 정맥만 묶는다.
② 상처로부터 먼 곳에 지혈대를 맨다.
③ 지혈대 적용 부위를 심장보다 아래로 낮춘다.
④ 20분마다 풀어주고 2~3분 후에 다시 묶는다.
⑤ 출혈이 멈추지 않을 때 가장 먼저 사용하는 방법이다.

---

## 🩺 보건간호학 개요

**036** 보건교육의 필요성이 대두되는 이유로 옳은 것은?

① 만성질환 유병률이 감소해서
② 치료중심 보건의료정책이 증가해서
③ 노인인구 증가로 의료비가 감소해서
④ 질병 예방에 대한 필요성이 감소해서
⑤ 단순한 수명연장보다는 건강수명에 대한 관심이 증가되어서

**037** 보건교육 시 주요 개념을 요약해주고 교육의 성과를 평가하는 단계는?

① 도입
② 전개
③ 종결
④ 계획
⑤ 평가

**038** 흡연 청소년을 대상으로 금연교육 전에 금연을 시도해본 적이 있는지 또는 금연 시도율 등을 확인하였다면 이는 학습자의 어떤 영역의 준비상태를 사정한 것인가?

① 경험적 준비
② 내면적 준비
③ 정서적 준비
④ 지식적 준비
⑤ 신체적 준비

**039** 보건교육 매체 중 소책자(팸플릿)에 관한 설명으로 옳은 것은?

① 대상자의 이해 정도를 파악할 수 있다.
② 대상자에게 즉각적인 피드백이 가능하다.
③ 휴대가 가능하고 스스로 학습할 수 있다.
④ 개별적인 상황에 맞는 정보제공이 가능하다.
⑤ 관심도가 낮은 경우에도 효과적으로 교육할 수 있다.

**040** 보건소의 하부조직으로 읍, 면마다 1개씩 설치할 수 있는 지방보건조직은?

① 보건소          ② 보건지소
③ 보건진료소      ④ 보건의료원
⑤ 여성가족부

**041** 지역 주민들이 다음과 같이 말했다면 일차보건의료의 특성 중 무엇이 결여된 것인가?

> "한 시간 동안 배를 타고 육지로 나가야 한 의원에 갈 수 있으니 불편해요."
> "새터민은 오후에만 진료를 받을 수 있다니요!"

① 접근성          ② 지속성
③ 수용가능성      ④ 주민의 참여
⑤ 지불부담능력

**042** 우리나라 사회보험에 관한 설명으로 옳은 것은?

① 대상은 국가가 임의로 선택한 일부 국민이다.
② 사회보험으로는 기초생활보장과 의료급여가 있다.
③ 생활이 어려운 저소득 국민에게 질병, 부상, 출산 등에 대한 의료를 보장한다.
④ 국민에게 발생하는 사회적 위험을 보험 방식으로 대처함으로써 국민의 건강과 소득을 보장한다.
⑤ 복지·보건의료·교육·고용·주거·문화·환경 등의 분야에서 상담, 재활, 돌봄, 정보제공, 관련 시설의 이용, 역량 개발, 사회참여 지원 등을 통해 국민의 삶의 질이 향상되도록 지원한다.

**043** 국민건강보험제도에 따라 보험급여를 받을 수 있는 경우는?

① 20세 군인의 이 임플란트
② 30세 대학생의 미용 성형
③ 40세 직장인의 허리 도수치료
④ 50세 가정주부의 내과 외래 진료
⑤ 60세 자영업자의 진단서 발급 비용

**044** 중풍후유증으로 일상생활이 어려워진 사람이 장기요양급여를 받고자 할 때 장기요양인정신청서를 제출해야 하는 기관은?

① 보건복지부
② 관할 보건소
③ 국민연금공단
④ 국민건강보험공단
⑤ 건강보험심사평가원

**045** 국민건강보험 직장가입자인 남성이 충수절제 후 합병증 없이 퇴원하는 경우 적용되는 진료비 지불보상 방식은?

① 봉급제  ② 인두제
③ 포괄수가제  ④ 총액예산제
⑤ 행위별수가제

**046** 새집증후군을 일으키는 대표적인 실내오염물질로 옳은 것은?

① 석면  ② 오존
③ 미세먼지  ④ 일산화탄소
⑤ 폼알데하이드

**047** 호기성균을 활용하여 생물학적으로 하수를 처리하는 방법이 순서대로 나열된 것은?

① 스크린 → 침사지 → 침전지 → 활성오니법
② 침사지 → 침전지 → 활성오니법 → 스크린
③ 침전지 → 스크린 → 활성오니법 → 침사지
④ 침사지 → 임호프 탱크법 → 스크린 → 침전지
⑤ 스크린 → 침전지 → 침사지 → 임호프 탱크법

**048** 영양염류가 과다하게 유입되어 물의 가치가 상실되는 현상을 무엇이라고 하는가?

① 부활 현상
② 적조 현상
③ 엘니뇨 현상
④ 밀스 – 라인케 현상
⑤ 과잉영양화(부영양화)

**049** 식품의 화학적 보존법에 관한 설명으로 옳은 것은?

① 방부제법은 식품에 방부제를 넣어 미생물을 사멸시키는 방법이다.
② 훈증법은 끓이거나 삶는 방법으로 식품의 보존기간을 연장하는 방법이다.
③ 산저장법은 염산과 빙초산을 이용하여 미생물의 번식을 억제하는 방법이다.
④ 당장법은 식품에 당의 농도를 15% 이상 유지하여 세균의 발육을 억제하는 방법이다.
⑤ 염장법은 식품에 식염을 넣어 식품 내의 수분을 제거하는 방법으로 미생물의 발육을 억제하는 방법이다.

**050** 산업장의 근로자 건강관리구분 판정 결과 'A'는?

① 미정
② 요관찰자
③ 유소견자
④ 건강한 근로자
⑤ 2차 건강진단 대상자

## 🩺 공중보건학 개론

**051** 역학에 관한 설명으로 옳은 것은?

① 환자 개개인을 대상으로 한다.
② 질병의 치료를 목적으로 한다.
③ 비감염성 질환은 포함되지 않는다.
④ 건강문제의 원인을 분석하고 규명한다.
⑤ 질병의 자연사는 역학의 범위에서 제외된다.

**052** 감마글로불린 또는 항독소를 주입하여 얻게 되는 면역은?

① 선천면역
② 자연능동면역
③ 인공능동면역
④ 자연수동면역
⑤ 인공수동면역

**053** 구강 점막에 붉은 테두리를 두른 작은 흰색 반점인 코플릭 반점이 나타나는 감염병은?

① 수두
② 홍역
③ 백일해
④ 볼거리
⑤ 디프테리아

**054** 발생률과 유병률에 관한 설명으로 옳은 것은?

① 발생률은 만성질환 시에 증가한다.
② 발생률이 크면 유병률은 감소한다.
③ 이환기간이 긴 질병일수록 유병률이 감소한다.
④ 급성질환의 경우 발생률은 높고 유병률은 낮다.
⑤ 유병률이 높은 질병은 치명률이 높거나 잘 낫는 질병이다.

**055** 다음에서 설명하는 감염병은?

> • 항문 주위 가려움증, 발적과 종창이 나타남
> • 기상 직후, 아침 배변 전에 스카치테이프를 이용한 항문 주위 도말법으로 진단

① 회충증
② 구충증
③ 요충증
④ 편충증
⑤ 간흡충증

**056** A지역의 인구 분포가 다음과 같을 때 총부양비는?

| 연령 | 인구 수(명) |
| --- | --- |
| 0~14세 | 50 |
| 15~64세 | 300 |
| 65세 이상 | 100 |

① 5
② 16.6
③ 33.3
④ 50
⑤ 200

**057** 「모자보건법」상 영유아의 정의로 옳은 것은?

① 출생 후 28일 이내
② 출생 후 1년 미만
③ 출생 후 3년 미만
④ 출생 후 6년 미만
⑤ 출생 후 8년 미만

**058** 「모자보건법」상 3개월 남자 아이의 정기 건강진단 실시 주기와 횟수로 옳은 것은?

① 수시
② 2주마다 1회
③ 1개월마다 1회
④ 3개월마다 1회
⑤ 6개월마다 1회

**059** 생후 6개월 된 영아에게 예방접종을 해야 하는 감염성 질환은?

① 결핵
② 홍역
③ 수두
④ A형간염
⑤ 폐렴알균 감염증

**060** 노인복지시설 중 재가노인복지시설에 해당되는 것은?

① 양로시설

② 노인복지관

③ 노인요양시설

④ 방문목욕서비스

⑤ 학대피해노인 전용쉼터

**061** 가정방문 활동 시 주의사항으로 옳은 것은?

① 반드시 혼자 방문한다.

② 방문 요원의 스케줄에 맞추어 방문한다.

③ 안전이 취약한 지역은 방문하지 않는다.

④ 대상자의 가족이 없는 시간에 방문한다.

⑤ 개인이나 가족의 상황을 충분히 고려하여 방문한다.

**062** 만성질환을 관리하기 위한 2차 예방활동은?

① 성인 대상 건강검진

② 암 환자 대상 자조모임

③ 주민 대상 운동 프로그램

④ 반신마비 환자 대상 물리치료

⑤ 노인 대상 폐렴알균 예방접종

**063** 노인장기요양 3등급 판정을 받은 대상자의 가족이 부득이한 사유로 5일간 집을 비워야 할 때 수급자에게 우선적으로 제공할 수 있는 재가급여 서비스는?

① 방문간호　　② 방문목욕

③ 단기보호　　④ 방문요양

⑤ 주·야간보호

**064** 가정방문 활동과 비교했을 때 건강관리실 활동의 특징으로 옳은 것은?

① 거동이 불편한 사람들이 쉽게 접할 수 있다.

② 특수한 상담 및 의뢰를 즉각적으로 실시할 수 있다.

③ 가족의 상황에 맞는 간호와 교육, 상담을 제공할 수 있다.

④ 동일한 문제가 있는 대상자들끼리 경험을 공유할 기회가 없다.

⑤ 간호 제공자의 비용과 시간이 많이 소요되고 많은 인력이 요구된다.

**065** 「의료법」상 요양병원을 개설할 수 있는 의료인은?

① 한의사　　　② 간호사

③ 조산사　　　④ 치과의사

⑤ 요양보호사

**066** 「정신건강증진 및 정신질환자 복지서비스 지원에 관한 법률」상 정신건강증진시설의 장과 종사자가 받아야 하는 교육과 시간은?

① 성교육 – 매년 4시간

② 인권교육 – 매년 4시간

③ 보수교육 – 매년 4시간

④ 위생교육 – 매년 8시간

⑤ 안전교육 – 매년 12시간

**067** 「결핵예방법」상 결핵의 집단발생이 의심되는 경우 시·도지사 또는 시장·군수·구청장이 해야 할 일은?

① 사례관리 실시

② 역학조사 실시

③ 결핵통계사업 실시

④ 결핵예방접종 실시

⑤ 결핵관리종합계획 수립

**068** 「구강보건법」상 학교 구강보건사업 중 불소도포사업을 할 때 필요한 불소도포의 횟수는?

① 1개월에 1회　　② 3개월에 1회

③ 6개월에 1회　　④ 9개월에 1회

⑤ 12개월에 1회

**069** 「혈액관리법」상 혈액 매매행위를 한 자에 대한 벌칙은?

① 1천만 원 이하의 벌금

② 1년 이하의 징역 또는 1천만 원 이하의 벌금

③ 2년 이하의 징역 또는 2천만 원 이하의 벌금

④ 3년 이하의 징역 또는 3천만 원 이하의 벌금

⑤ 5년 이하의 징역 또는 5천만 원 이하의 벌금

**070** 「감염병의 예방 및 관리에 관한 법률」상 전파 가능성을 고려하여 발생 또는 유행 시 24시간 이내에 신고하여야 하고, 격리가 필요한 감염병에 해당하는 것은?

① 페스트　　　　② 콜레라

③ 수족구병　　　④ B형 간염

⑤ 신종인플루엔자

---

### 👩‍⚕️ 실기

**071** 맥박 측정 방법으로 옳은 것은?

① 손떨림이 있는 환자는 목동맥에서 측정할 수 있다.

② 측정 전에 맥박 측정에 대해 환자에게 설명하지 않는다.

③ 부정맥이 있는 경우 30초간 맥박을 측정한 후 2를 곱한다.

④ 심첨맥박 측정 시 청진기의 판막형을 차갑게 하여 측정부위에 댄다.

⑤ 요골맥박 측정 시 환자의 손목 안쪽에서 새끼손가락을 연결하는 선 위에 손끝을 댄다.

**072** 겨드랑 체온 측정에 관한 설명으로 옳은 것은?

① 무의식 환자에게는 금기이다.

② 사용한 체온계는 일광소독 후 보관한다.

③ 심부체온을 측정하기에 가장 적절한 방법이다.

④ 체온계의 탐색자가 겨드랑 중앙에 놓이지 않도록 주의한다.

⑤ 겨드랑에 땀이 있을 경우 가볍게 두드려 닦아 건조시킨 후 측정한다.

**073** 환자 간호 도중 혈액이 손에 묻었을 경우 적절한 손 위생 방법은?

① 일회용 비닐장갑을 착용한다.

② 비누를 사용하여 흐르는 물에 손을 씻는다.

③ 혈액이 묻은 부분만 알코올 솜으로 닦아낸다.

④ 알코올이 함유된 손소독제를 사용하여 2~5분 동안 씻는다.

⑤ 소독수가 담긴 대야의 물에 손을 씻은 후 흐르는 물로 세척한다.

**074** 낮은 수준의 약한 소독이 가능한 물품은?

① 청진기　　　　② 수술기구

③ 전달집게　　　④ 후두내시경날

⑤ 위·대장 내시경류

**075** 내과적 손씻기에 관한 설명으로 옳은 것은?

① 물을 받아놓고 고여있는 물에 손을 헹군다.

② 5초간 손을 마찰하고 총 15초 이내로 마친다.

③ 손을 씻은 후 말린 손으로 수도꼭지를 잠근다.

④ 물이 손가락 끝에서 팔꿈치 방향으로 흐르도록 씻는다.

⑤ 물과 비누로 씻은 후 일회용 종이타월로 완전히 건조시킨다.

**076** 산소 투여 방법에 관한 설명으로 옳은 것은?

① 코삽입관 : 심한 저산소증을 겪는 환자에게 적용한다.

② 단순안면 마스크 : 입을 다물고 코로 숨을 쉬어야 효과적이다.

③ 벤츄리 마스크 : 가장 높은 농도의 산소를 투여할 수 있는 방법이다.

④ 비재호흡 마스크 : 산소 농도를 정확하게 조절하여 제공할 수 있는 산소 공급 장치이다.

⑤ 부분재호흡 마스크 : 날숨으로 내뱉은 공기 중 일부 이산화탄소를 산소와 함께 재호흡하게 된다.

**077** 기도 흡인 방법으로 옳은 것은?

① 흡인관 끝에 지용성 윤활제를 바른다.

② 총 흡인시간은 10분을 넘기지 않는다.

③ 흡인관은 하루에 한 번 반드시 교환한다.

④ 휴식 없이 연속해서 흡인해야 효과적이다.

⑤ 흡인관 삽입 후 부드럽게 회전시키며 흡인한다.

**078** 병원에 입원한 환자의 식욕을 자극하는 방법으로 옳은 것은?

① 모든 음식을 차갑게 제공한다.

② 즐거운 식사 환경을 제공한다.

③ 식사 직전에 상처 소독을 실시한다.

④ 향이 강한 향수를 뿌려 식욕을 촉진한다.

⑤ 통증이나 구역이 있더라도 참고 음식을 섭취하도록 격려한다.

**079** 다음 중 코위관을 통한 영양공급이 요구되는 환자는?

① 구토 환자

② 무의식 환자

③ 급성 뇌출혈 환자

④ 설사가 심한 환자

⑤ 엉덩관절(고관절) 골절로 누워서 지내는 환자

**080** 섭취량과 배설량에 관한 설명으로 옳은 것은?

① 정상대변은 배설량으로 포함한다.

② 구토물은 배설량에 포함시키지 않는다.

③ 코위관 영양액은 섭취량으로 포함시키지 않는다.

④ 혈관을 통해 주입된 수액은 섭취량에 포함시킨다.

⑤ 약과 함께 마신 물은 섭취량에 포함시키지 않는다.

**081** 성인 환자에게 청결관장 시 간호보조활동으로 옳은 것은?

① 직장관을 7~10cm 정도 삽입한다.

② 관장용액의 온도는 46~52℃로 맞춘다.

③ 관장통의 높이는 항문으로부터 80cm 위에 위치하도록 한다.

④ 1,000mL의 관장액을 1시간 동안 들어가도록 속도를 조절한다.

⑤ 관장용액 주입 도중 복통을 호소하면 즉시 직장관을 제거한다.

**082** 남성의 유치도관 삽입방법에 관한 설명으로 옳은 것은?

① 도뇨관을 요도구로 5~6cm정도 삽입한다.

② 유치도관 삽입 후 풍선주입구에 공기를 주입한다.

③ 요도 부위가 따끔거린다고 하면 잘 삽입된 것이다.

④ 알코올 솜을 사용하여 요도구 바깥쪽에서 안쪽으로 소독한다.

⑤ 도뇨관을 살짝 잡아당겨 풍선이 방광 안에 있는지 확인한 후 도뇨관을 소변수집주머니에 연결한다.

**083** 드레싱의 종류 중 흡수력이 없어 표재성 상처나 정맥 주사 부위에 사용 할 수 있는 드레싱은?

① 투명 드레싱

② 폴리우레탄 폼 드레싱

③ 칼슘 알지네이트 드레싱

④ 수화젤(친수성 젤) 드레싱

⑤ 수성교질(친수성 콜로이드) 드레싱

**084** 스스로 움직일 수 없는 환자의 욕창 예방법으로 옳은 것은?

① 침상목욕이나 등마사지를 금한다.

② 수동 관절가동범위 운동을 실시한다.

③ 앉아있는 시간을 6시간으로 제한한다.

④ 체위변경을 할 때 환자를 끌어당긴다.

⑤ 발적이 있는 피부는 부드럽게 마사지한다.

**085** 석고붕대 적용 시 주의사항으로 옳은 것은?

① 석고붕대 적용 초기에는 온찜질을 적용한다.

② 석고붕대 적용 직후 석고붕대 위에 담요나 수건을 덮어준다.

③ 석고붕대 적용부위를 심장보다 아래로 내린 상태로 건조시킨다.

④ 석고붕대 제거 후에는 때타월을 사용하여 각질을 모두 제거한다.

⑤ 뼈 돌출 부위는 솜이나 스펀지 등으로 감싼 후 석고붕대를 감는다.

**086** 여성의 회음부 간호보조활동으로 옳은 것은?

① 항문에서 치골 방향으로 닦는다.

② 생리 중일 때는 시행하지 않는다.

③ 소음순을 닦은 후 대음순을 닦는다.

④ 회음부 간호 후 물기를 닦고 건조시킨다.

⑤ 분비물이 많고 냄새가 심할 경우 70% 알코올을 묻힌 솜을 사용하여 닦는다.

**087** 침상 세발 시 간호보조활동으로 옳은 것은?

① 찬물을 사용하여 헹군다.

② 환자의 눈을 수건으로 덮지 않는다.

③ 젖은 모발은 드라이기로 말려 오한을 예방한다.

④ 머리카락이 엉켰을 경우 촘촘한 빗으로 강하게 빗어 내린다.

⑤ 목 뒤에 두꺼운 수건을 넣어주어 머리가 과다폄(과신전) 될 수 있도록 돕는다.

**088** 미온수 스펀지 목욕 시 주의사항으로 옳은 것은?

① 목욕 중 오한이 발생하더라도 계속한다.

② 서혜부, 겨드랑, 목 등 큰 혈관을 피해서 닦는다.

③ 말초에서 중심으로 닦되 복부는 제외하고 닦는다.

④ 미온수 스펀지 목욕 직후 체온을 측정하여 비교한다.

⑤ 건조하거나 습진이 있는 피부, 조산아 목욕에 적합한 방법이다.

**089** 수술 후 혈압이 70/40mmHg인 저혈량 쇼크가 의심되는 환자에게 취해주어야 할 자세는?

① 반좌위자세

② 옆누운자세

③ 배횡와위자세

④ 골반내진자세

⑤ 변형된 트렌델렌부르크 자세

**090** 관절가동범위 운동 중 어깨의 신전에 해당하는 것은?

①

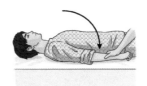

②

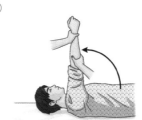

③

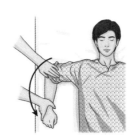

④

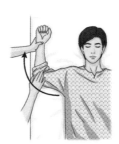

⑤

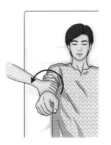

091 똑바로 누워있는 환자를 오른쪽 옆으로 돌려 눕히는 방법으로 옳은 것은?

① 환자의 머리를 오른쪽으로 돌린다.
② 간호조무사는 환자의 왼쪽에 선다.
③ 오른쪽 다리를 왼쪽 다리 위로 올린다.
④ 오른손은 가슴 위에, 왼손은 침대 위에 직각 모양으로 놓는다.
⑤ 돌려 눕히려는 방향의 반대쪽 머리와 팔꿈치에 손을 대고 옆으로 돌려 눕힌다.

092 기립 저혈압이 있는 환자의 낙상 예방을 위한 간호보조활동으로 옳은 것은?

① 침대 옆에 서자마자 바로 걷게 한다.
② 신체 보호대를 지속적으로 적용한다.
③ 침대의 높이는 최대한 높게 유지한다.
④ 기상 시 갑자기 일어나지 말고 천천히 일어난다.
⑤ 보행 도중 어지럼이나 창백 등의 증상이 보이면 빨리 걷게 한다.

093 오른팔에 수액을 주입 중인 마비가 없는 환자에게 상의를 갈아입히는 방법으로 옳은 것은?

① 왼팔 먼저 입는다.
② 오른팔 먼저 벗긴다.
③ 왼팔을 입힌 후 오른쪽 어깨에 상의를 걸쳐준다.
④ 수액을 오른팔보다 위로 올린 상태로 갈아입힌다.
⑤ 수액백과 수액세트를 분리한 후 상의를 갈아입힌다.

094 침대나 운반차로 이동 시 환의 위에 적용하여 환자의 낙상을 예방하기 위한 보호대는?

① 장갑 보호대        ② 전신 보호대
③ 사지 보호대        ④ 벨트 보호대
⑤ 팔꿈치 보호대

095 다음 중 온요법을 적용할 수 있는 경우는?

① 원인 모를 복통
② 치아 발치 직후
③ 출혈이 있는 개방상처
④ 10분 전에 발목을 삔 경우
⑤ 근육경련으로 인한 통증 부위

096 수술 후 합병증인 혈전정맥염을 예방할 수 있는 방법은?

① 절대 안정
② 기침과 심호흡
③ 강화폐활량계 사용
④ 다리를 심장보다 아래로 내리는 자세
⑤ 침대에 걸터앉아서 다리를 흔드는 운동

097 채혈 시 간호보조활동으로 옳은 것은?

① 채혈 후 충분히 문지른다.
② 과산화수소수를 묻힌 솜으로 소독 후 채혈한다.
③ 채혈 전 팔을 심장 위치보다 높이고 냉찜질을 적용한다.
④ 채혈량이 부족하면 한 번 더 채혈하여 처음 혈액검체용기에 추가한다.
⑤ 채혈 후 검체용기를 부드럽게 흔들어 혈액이 시약과 골고루 섞이도록 한다.

098 검사 전 관장이 필요한 검사는?

① 바륨관장        ② 위내시경
③ 허리천자        ④ 상부위장조영
⑤ 파파니콜로검사

**099** 정맥신우조영 검사에 관한 설명으로 옳은 것은?

① 관장은 필요하지 않다.

② 자기장과 고주파를 이용한 검사이다.

③ 검사 전 조영제 알레르기가 있는지 확인한다.

④ 검사 당일 아침은 죽이나 미음 등으로 가볍게 식사한다.

⑤ 뇌졸중이나 심근경색증 등의 혈관질환을 검사하는 방법이다.


**100** 목에 걸린 음식 때문에 의식을 잃고 쓰러진 성인을 위한 응급처치로 옳은 것은?

① 손가락을 넣어 토하게 한다.

② 즉시 심폐소생술을 실시한다.

③ 입을 벌려 물을 천천히 부어준다.

④ 엎드린자세를 취해준 후 등을 두드려준다.

⑤ 환자 뒤에 서서 주먹을 쥐고 복부를 후상방으로 힘차게 밀어올린다.


**101** 일반인이 길을 걷다가 쓰러진 성인을 발견하여 의식 확인 후 119 구급상황상담요원의 조언에 따라 호흡을 확인하였다. 그 다음 취해야 할 행동은?

① ②

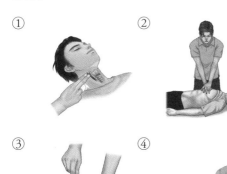

③ ④

⑤

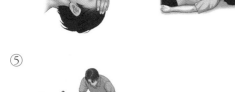


**102** 신생아에 대한 환자 확인 방법은?

① 신생아의 얼굴로 확인한다.

② 신생아의 침대 위치로 확인한다.

③ 신생아는 환자 확인을 생략한다.

④ 침대에 부착된 이름표로 확인한다.

⑤ 입원 팔찌와 환자 리스트를 대조한다.


**103** 전동 시 간호보조활동으로 옳은 것은?

① 외래 방문 일자를 알려준다.

② 전출병동에서 복용 중이던 약물은 폐기한다.

③ 환자의 의무기록을 정리하여 원무과로 보낸다.

④ 환자가 영양실로 전화하여 병실이 변경되었음을 알리도록 한다.

⑤ 운반차나 휠체어 등 적절한 이동 보조기구를 사용하여 전입병동으로 함께 이동한다.


**104** 치매환자와 의사소통하는 방법으로 옳은 것은?

① 긴 문장으로 대화한다.

② 어린아이 대하듯이 말한다.

③ 높은 음조로 빠르게 말한다.

④ 여러 가지 내용을 한 번에 설명한다.

⑤ 질문에 반응할 수 있는 충분한 시간을 준다.


**105** 임종을 앞둔 환자를 위한 간호보조활동으로 옳은 것은?

① 병실을 어둡게 한다.

② 독방에 두고 혼자 있게 한다.

③ 환자의 말을 경청하고 공감해준다.

④ 환자의 요구사항을 무조건 들어준다.

⑤ 청각이 가장 먼저 소실되므로 목소리를 크게 한다.

# 8회

## 실전모의고사

**기초간호학 개요**

**001** 다음에 해당하는 윤리강령은 무엇인가?

> 간호의 전 과정에 간호 대상자를 참여시키며, 충분한 정보 제공과 설명으로 간호 대상자가 스스로 의사결정을 하도록 돕는다.

① 평등한 간호제공
② 개별적 요구 존중
③ 취약한 간호 대상자 보호
④ 사생활 보호 및 비밀 유지
⑤ 알 권리 및 자기결정권 존중

**002** 간호조무사가 더운물 주머니의 온도를 확인하지 않고 제공하여 환자에게 2도 화상이 발생하였을 때 이 간호조무사가 위반한 의무는 무엇인가?

① 주의의무
② 집중의무
③ 확인의무
④ 비밀유지의무
⑤ 설명 및 동의의무

**003** 병원 물품관리의 원칙으로 옳은 것은?

① 물품을 최대량으로 유지한다.
② 물품이 부족할 때 재고 조사를 한다.
③ 전기제품 고장 시에는 즉시 폐기한다.
④ 물품 파손이나 분실 시 따로 보고는 하지 않아도 된다.
⑤ 환자 수, 진료과별 특성 등을 고려하여 기준량의 물품을 청구한다.

**004** 간호조무사의 직업적 태도로 옳은 것은?

① 쉬운 일이라도 정해진 순서와 절차를 따른다.
② 동료와 의견충돌이 생기면 즉시 상사에게 보고한다.
③ 환자 상태에 이상을 발견했을 때는 신속히 치료해준다.
④ 언론기관에서 인터뷰 요청 시 알고 있는 대로 성실히 대답한다.
⑤ 자신의 직무범위 외의 일이라 하더라도 자신이 할 수 있는 일은 한다.

**005** 척주에 관한 설명으로 옳은 것은?

① 목뼈(경추)와 허리뼈(요추)는 뒤로 휘어진 만곡을 보인다.
② 등뼈(흉추)와 엉치뼈(천추)는 앞으로 휘어진 만곡을 보인다.
③ 척추뼈 사이의 추간판이 탈출한 경우를 압박골절이라고 한다.
④ 척추사이구멍(추간공)을 통해 척수에서 나오는 말초신경들이 지나간다.
⑤ 성인의 경우 목뼈(경추) 5개, 등뼈(흉추) 12개, 허리뼈(요추) 7개, 엉치뼈(천추) 1개, 꼬리뼈(미추) 1개로 구성되어 있다.

**006** 승모판의 위치로 옳은 것은?

① 좌심방과 좌심실 사이
② 우심방과 우심실 사이
③ 좌심실과 대동맥 사이
④ 우심실과 폐동맥 사이
⑤ 좌심방과 우심방 사이

**007** 신체에서 배설이 늦게 되는 약물을 사용할 때 주의해야 할 사항은?

① 내성

② 약물남용

③ 금단증상

④ 축적작용

⑤ 대항작용

**008** 약물의 관리방법으로 옳은 것은?

① 백신은 실온보관한다.

② 인슐린은 냉동보관한다.

③ 마약류는 일반약과 함께 보관한다.

④ 내복약과 외용약은 구분하여 보관한다.

⑤ 나이트로글리세린은 햇빛이 잘 드는 곳에 보관한다.

**009** 다음에서 설명하는 무기질은?

- 체액과 전해질 균형, 체내 수분함량 조절
- 고혈압이나 부종이 심한 환자는 제한해야 함
- 부족 시 구역, 구토, 설사, 저혈압, 심한 피로감 등의 증상을 보임

① 철

② 소듐

③ 칼슘

④ 마그네슘

⑤ 아이오딘

**010** 수술 후 회복기 환자나 삼킴곤란(연하곤란)이 있는 환자, 소화기능이 좋지 못한 환자에게 제공할 수 있는 음식은?

① 경식

② 연식

③ 이유식

④ 일반식

⑤ 맑은 유동식

**011** 다음 그림에서 인터내셔널 시스템의 치식으로 옳은 것은?

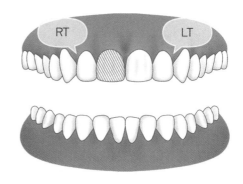

① #10

② #11

③ #21

④ #51

⑤ #61

**012** 치과 기구와 장비에 관한 설명으로 옳은 것은?

① 필요한 기구는 타구에 우측에서 좌측으로 배열시킨다.

② 진료 도중에 환자가 구강을 헹구었을 경우 세면대로 가서 뱉도록 한다.

③ 탐침은 구강 내의 이물질을 제거하거나 치료에 필요한 재료를 넣을 때 사용한다.

④ 라이트는 환자의 눈에 직접 비추지 않도록 해야 하고 60~90cm가량 떨어지게 위치시킨다.

⑤ 손잡이기구는 치아를 삭제할 때 사용하는 기구로 고속용과 저속용으로 구분되고 저속용에서는 물이 함께 분사된다.

**013** 한방 처치를 위한 간호보조활동으로 옳은 것은?

① 구법을 위해 호침을 준비한다.

② 부항시간은 1시간 이상이 좋다.

③ 추나요법을 위해 쑥뜸을 준비한다.

④ 유침 시간 동안 환자의 체위를 일정하게 유지한다.

⑤ 일회용으로 사용한 침은 일반의료폐기물 용기에, 사용한 알코올 솜이나 붕산솜은 손상성폐기물 용기에 버린다.

**014** 오장육부의 표리관계가 옳게 연결된 것은?

① 폐 – 위　　　　② 간 – 소장
③ 비장 – 담낭　　④ 심장 – 대장
⑤ 신장 – 방광

**015** 질병의 종류나 감염성 질환의 유무와 관계없이 의료기관에 입원한 모든 환자를 대상으로 의료 관련 감염을 예방하고 관리하기 위한 지침은?

① 보호격리　　　② 표준주의
③ 접촉주의　　　④ 비말주의
⑤ 공기주의

**016** 활력징후를 반드시 측정해야 하는 경우는?

① 전동 시
② 심전도 검사 전
③ 보호자의 요청 시
④ 의료기관에 입원 시
⑤ 낮잠을 자고 있을 때

**017** 만성폐쇄폐질환(COPD) 환자의 간호보조활동으로 옳은 것은?

① 금연을 교육한다.
② 고농도의 산소를 투여한다.
③ 호흡곤란 시 엎드린자세를 취해준다.
④ 입을 동그랗게 모아 숨을 들이마신 후 코로 천천히 내쉰다.
⑤ 가래가 많이 분비될 경우 식사 직후에 체위 배액을 시행한다.

**018** 무릎에 퇴행 골관절염이 있는 환자의 간호로 옳은 것은?

① 무릎을 꿇거나 쑤그려 앉는다.
② 자세를 자주 변경하지 않는다.
③ 계단 오르내리기 운동을 수시로 한다.
④ 되도록 걷지 않고 침상안정 하는 것이 바람직하다.
⑤ 심폐기능과 근력 강화를 위해 권장되는 운동은 수중운동이다.

**019** 빠른비움증후군(덤핑증후군)을 예방하기 위한 간호로 옳은 것은?

① 옆으로 누운 상태로 식사한다.
② 식사 직후 30분 정도 걷게 한다.
③ 한 번에 많은 양의 음식을 섭취한다.
④ 저지방, 고탄수화물 식이를 섭취한다.
⑤ 국물이 많은 음식을 먹고, 식사 중 수시로 물을 마신다.

**020** 당뇨 환자의 발 관리에 관한 설명으로 옳은 것은?

① 티눈은 발견 즉시 손톱깎이로 잘라준다.
② 혈액순환을 위해 발에 난로를 쬐어준다.
③ 여름에는 통풍이 잘 되는 샌들을 신는다.
④ 발을 매일 씻고 발가락 사이를 잘 건조시킨다.
⑤ 되도록 손가락 끝보다 발가락 끝에서 혈당 검사를 시행한다.

**021** 충수염을 빨리 치료하지 않을 때 발생할 수 있는 합병증은?

① 치핵　　　　　② 내장암
③ 복막염　　　　④ 소화 궤양
⑤ 역류 식도염

022 남성에게만 발생하는 증상으로 배뇨 시작의 지연, 배뇨 후 잔뇨감, 소변 볼 때 힘을 주어야 나오는 증상 등이 나타나는 질환은?

① 방광염      ② 요실금
③ 신우신염      ④ 요로결석
⑤ 전립샘 비대

023 자간증 임부를 위한 간호보조활동으로 옳은 것은?

① 실내를 밝게 해준다.
② 가벼운 보행을 권장한다.
③ 경련 시 머리를 옆으로 돌려준다.
④ 저단백, 저지방, 저염 식이를 제공한다.
⑤ 경련이 시작되면 신체보호대를 적용한다.

024 다음의 특성을 보이는 임부에게 해줄 수 있는 말로 옳은 것은?

> • 자궁경관개대 6cm
> • 3~5분 간격의 자궁 수축

① "진통이 오면 호흡을 참으세요."
② "진통이 오면 배에 힘을 주세요."
③ "통증이 심하면 엎드려 누우세요."
④ "분만을 촉진하기 위해 소변을 참으세요."
⑤ "진통과 진통 사이에 긴장을 풀고 잠시 쉬세요."

025 분만 후 산모로부터 발견 즉시 간호사에게 보고해야 할 증상은?

① 분만 당일 후진통(산후통)
② 분만 2일째 회음부 통증
③ 분만 3일째 단단한 자궁바닥
④ 분만 4일째 산후질분비물 배출
⑤ 분만 5일째 38℃ 이상의 고열 지속

026 신생아의 제대 간호보조활동으로 옳은 것은?

① 항생제 연고를 바른다.
② 75% 알코올로 매일 닦아준다.
③ 거즈를 덮어 삼출물을 흡수시킨다.
④ 투명 드레싱을 한 후 제대를 관찰한다.
⑤ 매일 통목욕으로 제대를 불린 후 가볍게 마사지한다.

027 설사로 인해 탈수가 심한 영아를 위한 간호로 옳은 것은?

① 체위 변경을 삼간다.
② 직장 체온을 측정한다.
③ 매일 체중을 측정한다.
④ 경구로만 수분을 공급한다.
⑤ 앞숫구멍(대천문)이 팽창되는지 확인한다.

028 다음 중 방임에 해당하는 것은?

① 아동을 시설에 버리는 행위
② 아동을 꼬집고 발로 차는 행위
③ 아동을 성적으로 추행하는 행위
④ 아동에게 언어폭력을 가하는 행위
⑤ 아동에게 음식을 주지 않고 불결한 환경에 방치하는 행위

029 급성사구체신염으로 입원한 아동을 위한 간호보조활동으로 옳은 것은?

① 염분섭취를 제한한다.
② 혈당을 자주 측정한다.
③ 고단백 음식을 제공한다.
④ 비뇨계 감염 환자와의 접촉을 금한다.
⑤ 부종이 있더라도 수분 섭취를 격려한다.

8회

030 일몰반응이 있는 치매 환자를 위한 간호보조활동으로 옳은 것은?

① 낮잠을 충분히 자게 한다.

② 따뜻한 커피를 마시게 한다.

③ 왜 이런 행동을 하냐고 물어본다.

④ 신체보호대를 사용하여 움직임을 제한한다.

⑤ 저녁시간에 환자가 좋아하는 소일거리를 제공한다.


031 와상 노인 환자의 욕창을 예방하기 위한 간호보조활동으로 옳은 것은?

① 등마사지를 실시한다.

② 뜨거운 물로 목욕시킨다.

③ 저단백 식사를 제공한다.

④ 뼈 돌출 부위가 딱딱한 바닥에 닿게 한다.

⑤ 기저귀는 하루 한 번 정해진 시간에 갈아 준다.


032 낙상 발생 위험이 가장 낮은 노인은?

① 파킨슨병 노인

② 체위 저혈압 노인

③ 낙상 경험이 있는 노인

④ 수면제를 복용 중인 노인

⑤ 뒷굽이 낮고 폭이 넓은 신발을 신고 걷는 노인


033 다량의 구토와 설사 후 다음과 같은 증상이 있는 환자에게 가장 먼저 해야 할 응급처치는?

- 혈압 : 70/50mmHg
- 차고 축축한 피부
- 호흡과 맥박 증가

① 다리를 올려준다.

② 인슐린을 투여한다.

③ 위세척을 준비한다.

④ 일어나서 걷게 한다.

⑤ 주입 중인 수액을 즉시 중지한다.


034 30분 전에 발목을 삔 환자를 위한 응급처치 방법으로 옳은 것은?

① 온찜질을 적용한다.

② 관절운동을 시행한다.

③ 손상 부위를 마사지한다.

④ 손상 부위를 심장보다 아래로 낮춘다.

⑤ 손상 부위에 체중을 실어 걷지 않도록 주의한다.


035 무의식 환자가 똑바로 누운 상태에서 구토를 할 때 우선적인 간호보조활동으로 옳은 것은?

① 옆으로 눕힌다.

② 혈압을 측정한다.

③ 산소를 투여한다.

④ 찬물을 입안으로 넣어준다.

⑤ 복부를 시계방향으로 마사지한다.

 **보건간호학 개요**

036 보건교육을 실시한 후 평가의 최종 단계로 옳은 것은?

① 평가계획을 세운다.

② 평가 기준을 확인한다.

③ 목표 달성 여부를 확인한다.

④ 평가에 대한 재계획을 수립한다.

⑤ 평가대상과 관련된 자료를 수집한다.


037 보건교육 내용 선정 시 우선 고려해야 할 요소는?

① 교육 장소

② 교육 시설

③ 교육 날짜

④ 피교육자의 수

⑤ 피교육자의 흥미와 관심

038 보건교육 진행 중 교육의 문제점을 파악하여 교육방법이나 내용을 개선하기 위해 실시하는 평가는?

① 진단평가
② 형성평가
③ 총괄평가
④ 투입평가(구조평가)
⑤ 성과평가(결과평가)

039 다음에서 설명하는 보건교육 방법은?

> • 특정 상황이나 주제를 실제처럼 재현하여 학습하는 방법이다.
> 예 한 참가자는 환자 역할을 맡고, 다른 참가자는 응급처치 과정을 연기하며 환자를 안전하게 돕는 방법을 배운다.

① 역할극 　　　 ② 세미나
③ 패널토의 　　 ④ 시범교육
⑤ 브레인스토밍

040 보건소에 관한 설명으로 옳은 것은?

① 중앙보건행정조직이다.
②「의료법」에 근거하여 설치한다.
③ 질병예방사업을 중점으로 한다.
④ 매년 지역보건의료계획을 수립한다.
⑤ 읍·면·동 단위의 보건소 설치로 지역 주민의 접근이 용이하다.

041 자유방임형 보건의료체계에 관한 설명으로 옳은 것은?

① 행정적으로 간단하다.
② 의료자원의 중복을 피할 수 있다.
③ 보건의료자원의 효율적 활용으로 의료비가 감소된다.
④ 정부 주도로 운영되므로 예방중심의 질병관리가 가능하다.
⑤ 국민의 의료기관 선택이 자유롭고, 의료인에게 재량권이 부여되어 있다.

042 사회보장에 관한 설명으로 옳은 것은?

① 국민연금은 소득보장에 속한다.
② 의료급여는 소득보장에 속한다.
③ 기초생활보장은 의료보장에 속한다.
④ 국민건강보험은 소득보장에 속한다.
⑤ 노인장기요양보험은 소득보장과 의료보장 모두에 속한다.

043 의료급여 수급권자에 관한 설명으로 옳은 것은?

① 성별로 의료급여 1종과 2종을 구분한다.
② 의료급여 1종 수급권자의 경우 의료비의 일부가 지원된다.
③ 의료급여 2종 수급권자의 경우 입원 시 본인부담금이 없다.
④ 의료급여 2종 수급권자로는 국가유공자와 북한이탈주민 등이 있다.
⑤ 근로능력이 없다고 판정받은 기초생활수급자는 의료급여 1종 수급권자가 된다.

**044** 다음은 장기요양급여의 종류 중 무엇에 해당하는가?

> 도서·벽지 등 장기요양기관이 현저히 부족한 지역, 천재지변, 수급자의 신체·정신 또는 성격상의 사유 등으로 인해 가족 등으로부터 방문요양에 상당한 장기요양급여를 받은 경우 지급되는 것

① 방문요양
② 특례요양비
③ 가족요양비
④ 주·야간보호
⑤ 요양병원간병비

**045** 행위별수가제의 장점은?

① 과잉진료 예방
② 의료비 억제 효과
③ 입원 재원일 수 단축
④ 진료비 청구 및 심사업무 간소화
⑤ 신 의료기술 도입과 연구개발 촉진

**046** 중태평양에서 동태평양에 이르는 지역의 해수면 온도가 비정상적으로 낮아지는 현상을 무엇이라고 하는가?

① 적조현상
② 열섬현상
③ 엘니뇨현상
④ 라니냐현상
⑤ 기온역전현상

**047** 환경오염으로 인해 발생하는 현상은?

① 오존층 회복
② 빙하의 감소
③ 산성비의 감소
④ 이상기후의 감소
⑤ 해수면의 높이 하강

**048** 상수도 정화 시 염소를 넣은 후 일시적으로 세균이 증가하는 현상을 무엇이라고 하는가?

① 열섬현상
② 부활현상
③ 녹조현상
④ 적조현상
⑤ 과잉영양화(부영양화)

**049** 복어에 들어있는 자연독은?

① 솔라닌
② 머스카린
③ 베네루핀
④ 어고톡신
⑤ 테트로도톡신

**050** 다음에서 설명하는 건강진단의 종류는?

> • 대상 : 유해인자에 노출되는 업무에 종사하는 근로자 등
> • 목적 : 해당 근로자의 건강상태 평가, 직업병 예방 및 조기발견

① 특수건강진단
② 일반건강진단
③ 수시건강진단
④ 임시건강진단
⑤ 배치전건강진단

## 공중보건학 개론

**051** 질병의 자연사 단계에서 병원체의 자극이 시작되는 시기로 영양 관리, 환경 개선, 특수 예방접종 등의 예방조치를 취해야 하는 단계는?

① 회복기
② 비병원성기
③ 초기 병원성기
④ 증상(발현성) 감염기
⑤ 무증상(불현성) 감염기

**052** 비말로 전파되는 감염병은?

① 콜레라 　　　　② 백일해

③ 세균이질 　　　④ 장티푸스

⑤ A형 간염

**053** 태반을 통해 모체로부터 태아에게 수직감염을 일으킬 수 있는 감염병은?

① 매독

② 성홍열

③ 세균이질

④ 특발호흡곤란증후군(초자양막증)

⑤ 수정체뒤 섬유증식(미숙아 망막증)

**054** 기생충 질환의 예방에 관한 설명으로 옳은 것은?

① 간흡충증 : 게와 가재의 생식을 금한다.

② 아메바 이질 : 외출 시 마스크를 착용한다.

③ 말라리아 : 오염된 흙 위를 맨발로 걷지 않는다.

④ 회충증: 채소는 흐르는 물에 여러 번 세척 후 섭취한다.

⑤ 유구조충(갈고리조충) : 소고기는 충분히 익혀서 섭취한다.

**055** 국가암검진사업 항목 중 고위험군을 대상으로 실시하는 암 검진은?

① 위암 　　　　② 폐암

③ 대장암 　　　④ 유방암

⑤ 자궁경부암

**056** 노령화 지수가 증가한다는 것은 무엇을 의미하는가?

① 부양비가 감소한다.

② 노인 인구가 증가한다.

③ 평균 수명이 감소한다.

④ 청소년 인구가 증가한다.

⑤ 생산 연령 인구가 증가한다.

**057** 연간 출생아 10만 명당 모성사망자 수의 비율에 해당하는 모자보건 지표는?

① 사산율

② 모성사망률

③ 비례사망률

④ 모성사망비

⑤ 주산기사망률

**058** 모자보건사업의 중요성이 강조되는 이유는?

① 질병에 의한 후유증은 거의 없다.

② 다른 연령층에 비해 감수성이 높다.

③ 다음 세대의 인구자질에 영향을 주지 않는다.

④ 모자보건 대상이 전체 인구의 10%를 차지한다.

⑤ 모자보건과 관련된 질병은 대부분 예방이 어렵다.

**059** 결핵 예방을 위한 백신으로 옳은 것은?

① IPV 　　　　② PCV

③ BCG 　　　　④ MMR

⑤ DTaP

**060 지역사회 간호의 목표로 가장 옳은 것은?**

① 지역사회 대상자가 질병 없이 건강하게 사는 것이다.

② 지역사회가 가지고 있는 건강문제를 해결해 주는 것이다.

③ 지역사회 대상자가 건강에 관한 올바른 지식을 습득하는 것이다.

④ 지역사회 대상자가 신체적, 정신적, 사회적으로 안녕상태를 유지하는 것이다.

⑤ 지역사회 대상자가 스스로 건강문제를 해결할 수 있는 힘을 길러주는 것이다.

**061 보건소의 지역보건사업 내용으로 옳은 것은?**

① 치매치료

② 희귀질환 치료

③ 만성질환 관리

④ 급성질환자 입원

⑤ 감염성 질환자 격리

**062 가족의 특징에 관한 설명으로 옳은 것은?**

① 가족은 개방적 집단이다.

② 가족은 이차적인 집단이다.

③ 가족은 사회 환경에 영향을 받지 않는다.

④ 가족은 공동체로서 고유의 생활방식을 가지고 있다.

⑤ 함께 거주하고 있지 않으면 가족으로 인정하지 않는다.

**063 노인장기요양보험의 방문간호에 관한 설명으로 옳은 것은?**

① 간호조무사는 직접 방문간호지시서를 발급할 수 있다.

② 방문간호는 장기요양보험의 재가급여 서비스에 해당한다.

③ 간호조무사는 장기요양 방문간호기관의 시설장이 될 수 있다.

④ 간호조무사는 2년의 간호보조업무 경력이 있어야 방문간호를 할 수 있다.

⑤ 당뇨병으로 신체활동이 어려운 62세 환자는 장기요양급여의 수급자로 방문간호서비스를 받을 수 있다.

**064 가정방문 활동의 우선순위 원칙으로 옳은 것은?**

① 개인보다 집단을 먼저 방문한다.

② 감수성이 낮은 대상자를 먼저 방문한다.

③ 신규 환자보다 기존 환자를 먼저 방문한다.

④ 급성질환보다 만성질환을 먼저 방문한다.

⑤ 집합되어 있는 곳보다 산재되어 있는 곳을 먼저 방문한다.

**065 「의료법」상 의료인의 결격사유에 해당하는 사람은?**

① 감염병 환자

② 면허 취득 후 2년이 경과한 자

③ 국가시험에서 부정행위를 한 자

④ 마약·대마·향정신성의약품 중독자

⑤ 금고 이상의 형의 선고유예를 받고 그 유예기간이 지난 자

**066** 「정신건강증진 및 정신질환자 복지서비스 지원에 관한 법률」상 정신질환자의 권익보호 및 지원 등에 관한 설명으로 옳은 것은?

① 정신질환자에게 교육, 고용, 시설이용의 기회를 제한한다.

② 동의 없이 정신질환자에 대하여 녹음·녹화 또는 촬영이 가능하다.

③ 어떠한 상황에서도 격리시키거나 묶는 등의 신체적 제한을 할 수 없다.

④ 정신질환자에게 치료 또는 재활의 목적이 아닌 노동을 강요하여서는 안 된다.

⑤ 치료, 재활 및 사회적응에 도움이 된다고 인정되는 경우 정신질환자의 동의 여부와 상관없이 작업을 시킬 수 있다.

**067** 「결핵예방법」상 다음에 해당하는 사람은?

> • 결핵환자가 동거자에게 결핵을 전염시킬 가능성이 있다고 인정될 때 일정 기간 동안 보건복지부령으로 정하는 의료기관에 입원할 것을 명령할 수 있는 사람
> • 입원명령 또는 격리치료명령을 받은 결핵환자의 입원으로 인해 생계가 곤란해지는 경우 부양가족에 대한 비용 지원 등 생활보호에 필요한 조치를 해야 하는 사람

① 의료기관의 장

② 관할 경찰서장

③ 행정안전부장관

④ 대한결핵협회장

⑤ 시·도지사 또는 시장·군수·구청장

**068** 「구강보건법」상 시·도지사, 시장·군수·구청장 또는 한국수자원공사사장이 유지하려는 수돗물 불소농도는 얼마인가?

① 0.2ppm   ② 0.8ppm

③ 2.0ppm   ④ 0.02ppm

⑤ 0.05ppm

**069** 「혈액관리법」상 특정 수혈부작용에 관한 설명은?

① 발열, 오한 등의 부작용을 특정 수혈부작용이라고 한다.

② 특정 수혈부작용으로 인해 사망한 경우 즉시 신고해야 한다.

③ 혈액원은 특정 수혈부작용의 발생원인을 파악하기 위해 실태조사를 실시한다.

④ 특정 수혈부작용이란 채혈한 후에 헌혈자에게 나타날 수 있는 부작용을 말한다.

⑤ 의료기관의 장은 30일 이내에 시·도지사에게 특정 수혈부작용이 발생한 사실을 신고해야 한다.

**070** 「감염병의 예방 및 관리에 관한 법률」에서 사용하는 용어의 정의로 옳은 것은?

① 감염병의심자 : 감염병병원체가 인체에 침입한 것으로 의심이 되나 감염병환자로 확인되기 전 단계에 있는 사람

② 예방접종 후 이상반응 : 예방접종 후 그 접종으로 인하여 발생할 수 있는 모든 증상 또는 질병으로서 해당 예방접종과 시간적 관련성이 있는 것

③ 관리대상 해외 신종감염병 : 고의 또는 테러 등을 목적으로 이용된 병원체에 의하여 발생된 감염병

④ 병원체보유자 : 감염병의 병원체가 인체에 침입하여 증상을 나타내는 사람으로서 의사, 치과의사 또는 한의사의 진단이나 감염병병원체 확인기관의 실험실 검사를 통하여 확인된 사람

⑤ 역학조사 : 감염병 발생과 관련된 자료, 감염병병원체·매개체에 대한 자료를 체계적이고 지속적으로 수집, 분석 및 해석하고 그 결과를 제때에 필요한 사람에게 배포하여 감염병 예방 및 관리에 사용하도록 하는 일체의 과정

**실기**

**071** 호흡 측정에 관한 설명으로 옳은 것은?

① 운동 직후에 측정한다.

② 신생아의 경우 울고 있을 때 측정한다.

③ 불안을 줄여주기 위해 호흡 측정 도중 대화를 시도한다.

④ 진정제나 마약 진통제를 투여한 환자는 호흡수가 증가한다.

⑤ 영아는 복부 움직임을, 성인은 가슴우리(흉곽) 움직임을 관찰한다.

**072** 아네로이드 혈압계로 성인의 위팔에서 혈압을 측정하는 방법으로 옳은 것은?

① 팔꿈치에 측정띠를 감는다.

② 측정띠 안에 청진기를 넣고 측정한다.

③ 측정띠와 팔 사이에 여유 없이 단단히 감는다.

④ 측정할 팔을 심장과 같은 높이에 두고 손등이 위로 오게 한다.

⑤ 제일 먼저 들리는 소리가 수축기압, 계속 들리다가 갑자기 약해지거나 소리가 사라지는 지점이 확장기압이다.

**073** 접촉주의 지침을 적용하는 환자관리에 관한 내용으로 옳은 것은?

① 격리실을 나오기 전에 가운을 벗고 나온다.

② 혈압계와 체온계 등은 다른 환자와 함께 사용해도 된다.

③ 실금이나 설사 환자를 간호할 때는 N95 마스크를 착용한다.

④ 접촉주의 환자들은 일반 환자들과 병실을 함께 사용할 수 있다.

⑤ 환자 간호 시 나온 폐기물은 일반의료폐기물 전용용기에 버린다.

**074** 병원 물품과 멸균 방법이 바르게 연결된 것은?

① 도뇨세트 – 건열멸균

② 파우더, 오일 – 건열멸균

③ 플라스틱 – 가압증기멸균

④ 바셀린 거즈 – EO가스 멸균

⑤ 방포, 가운 – 에틸렌옥시드 가스멸균

**075** 멸균 물품을 다룰 때 주의사항으로 옳은 것은?

① 시야에서 잠시 벗어난 물품은 사용해도 된다.

② 멸균 통에서 재료를 꺼낼 때 뚜껑의 내면이 위로 향하게 들고 있는다.

③ 멸균표시지의 색깔이 불분명해도 멸균 시간을 지켰다면 멸균으로 간주한다.

④ 멸균가운을 입었을 때 허리 아래와 가슴 위쪽 부분은 멸균부위로 간주한다.

⑤ 멸균 통에서 거즈를 꺼낼 때는 멸균 전달집게를 이용하거나 멸균장갑을 착용한다.

**076** 네뷸라이저(nebulizer)를 사용하여 액체 상태의 약물을 공기입자(에어로졸, aerosol)의 형태로 만들어 흡입을 통해 호흡기질환을 치료하는 방법은?

① 흡인　　　　　② 분무요법

③ 산소요법　　　④ 가습요법

⑤ 흉부물리요법

**077** 기관절개관을 가진 환자를 위한 간호보조활동으로 옳은 것은?

① 실내를 건조하게 유지한다.

② 기침이나 재채기 시 기관절개관을 가리도록 한다.

③ 목소리가 명확하므로 별도의 필기도구는 필요하지 않다.

④ 기관절개관 내관 소독 시 뜨거운 물을 사용하여 점액을 제거한다.

⑤ 기관절개관이 빠진 경우 의사가 올 때까지 기관절개 부위를 손으로 막고 있는다.

**078** 뇌졸중으로 삼킴곤란(연하곤란)이 있는 환자의 식사를 돕는 방법으로 옳은 것은?

① 한 번에 많은 양을 삼키도록 한다.

② 삼키기 쉬운 액체 음식을 제공한다.

③ 음식의 크기를 크게 하여 씹는 느낌이 나게 한다.

④ 금기가 아니라면 침대머리를 높여주어 흡인을 예방한다.

⑤ 식사 중 질문을 많이 하여 유쾌한 식사 분위기를 조성한다.

**079** 영양액 주입용기로 간헐적 위관영양을 할 때 주의사항으로 옳은 것은?

① 1분에 70mL 이상의 속도로 영양액을 주입한다.

② 최대한 높은 위치에 영양백을 걸고 빠르게 주입한다.

③ 영양백에 연결된 관에 공기를 채운 후 코위관에 연결한다.

④ 위관영양 후 입으로 30~60mL 정도의 물을 마시도록 한다.

⑤ 영양액 주입 전에 주사기를 이용하여 코위관으로 물 15~30mL 정도를 넣어 준다.

**080** 섭취량을 계산하는 방법으로 옳은 것은?

① 수혈은 포함하지 않는다.

② 상처배액은 섭취량에 포함한다.

③ 약 복용 시 마신 물은 제외한다.

④ 코위관으로 주입된 물은 제외한다.

⑤ 식후에 마신 커피는 섭취량에 포함한다.

**081** 침상변기를 이용하여 배변을 돕는 방법으로 옳은 것은?

① 침상변기의 안쪽 면만 만진다.

② 배변 후 항문에서 회음부 쪽으로 닦아준다.

③ 침상변기를 대어준 후 침대머리를 낮추어준다.

④ 사용 후 침상변기에 물을 가득 담아 보관한다.

⑤ 침상변기의 높은 부분이 허벅지 쪽(침대의 발치 쪽)으로 향하게 대어준다.

**082** 여성 환자의 단순도뇨 방법으로 옳은 것은?

① 바로누운자세를 취해준다.

② 도뇨관 끝에 지용성 윤활제를 바른다.

③ 도뇨관 삽입 시 복부에 힘을 주게 한다.

④ 도뇨관을 18~20cm 정도 요도구로 삽입한다.

⑤ 대음순 → 소음순 → 요도 순서로 소독 후 도뇨관을 삽입한다.

**083** 환자에게 붕대 적용 시 말단에서 몸통을 향해 감는 이유는?

① 감염 예방

② 상처 보호

③ 정맥혈 귀환 증진

④ 균일한 압박을 위해

⑤ 순환과 감각을 확인하기 위해

**084** 욕창 발생 기전에 관한 설명으로 옳은 것은?

① 피부 압박으로 동맥이 폐쇄되어 발생한다.

② 영양부족과 탈수는 욕창 발생을 촉진하게 된다.

③ 좁은 부위 압력보다 넓은 부위 압력으로 인한 욕창 위험이 더 크다.

④ 짧은 시간 강한 압박이 장시간 낮은 압박보다 욕창 위험이 더 크다.

⑤ 피부의 표면에 가해지는 마찰력에 의해서는 욕창이 발생하지 않는다.

**085 내고정에 관한 설명으로 옳은 것은?**

① 흔히 단순골절 시 시행한다.

② 내고정 후 석고붕대를 적용해야 한다.

③ 석고붕대나 견인에 비해 치료기간이 길어진다.

④ 수술용 금속판이나 핀을 이용하여 고정하는 것이다.

⑤ 모든 골절 처치의 가장 기본이며 우선시 되어야 하는 처치이다.


**086 등마사지 방법으로 옳은 것은?**

① 바로누운자세를 취해준다.

② 윤활제나 로션은 따뜻하게 준비한다.

③ 발적이나 개방상처 부위는 조심해서 마사지한다.

④ 피부에 남아있는 로션과 윤활제는 흡수되도록 그대로 둔다.

⑤ 갈비뼈 골절 환자나, 등에 화농성 피부염이 있는 환자는 5분 이내로 마사지 한다.


**087 통목욕에 관한 설명으로 옳은 것은?**

① 목욕통에 43℃ 정도의 물을 가득 채운다.

② 목욕 중에는 욕실 문을 안에서 잠그도록 한다.

③ 목욕 중 어지러움을 호소하면 즉시 목욕통 밖으로 환자를 옮긴다.

④ 반신마비 환자가 목욕통으로 들어갈 때는 마비된 쪽부터 움직인다.

⑤ 목욕통 바닥에 미끄럼방지용 매트를 깔고 벽에는 손잡이를 설치한다.


**088 무의식 환자에게 특수구강간호 시 간호보조활동으로 옳은 것은?**

① 치아 바깥 면과 혀만 닦는다.

② 혀의 백태는 알코올을 사용하여 닦는다.

③ 침상머리를 내리고 고개를 뒤로 젖힌다.

④ 겸자가 환자의 치아에 직접 닿지 않도록 주의한다.

⑤ 입 안을 헹굴 때는 많은 양의 용액을 한 번에 사용한다.


**089 복수천자 시 자세로 옳은 것은?**

①
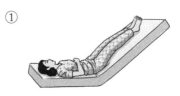

②
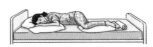

③
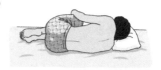

④
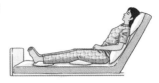

⑤
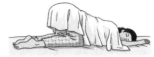

090 스스로 관절을 움직여 근육의 길이가 변하면서 근력이 생기는 형태의 운동을 무엇이라고 하는가?

① 수동 운동
② 등장성 운동
③ 등척성 운동
④ 무산소 운동
⑤ 능동적 보조운동

091 다음 중 지팡이를 바르게 잡고 있는 환자는?

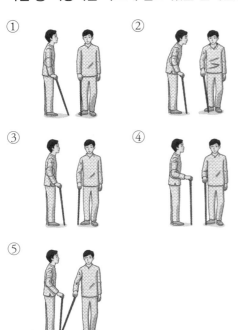

092 휠체어를 이용하여 이동 시 간호보조활동으로 옳은 것은?

① 울퉁불퉁한 길 : 지그재그로 이동한다.
② 엘리베이터 타고 내릴 때 : 앞으로 들어가서 뒤로 나온다.
③ 오르막길을 올라갈 때 : 휠체어를 뒤로 기울인 채 직선 방향으로 이동한다.
④ 문턱을 오를 때 : 휠체어를 앞으로 기울여 뒷바퀴를 들어 올린 상태로 문턱을 오른다.
⑤ 내리막길을 내려갈 때 : 휠체어를 뒤로 돌려 이동방향을 바라보며 뒷걸음으로 내려간다.

093 오른쪽 반신마비(편마비) 환자의 바지를 갈아입힐 때 간호보조활동으로 옳은 것은?

① 환자의 왼쪽에서 보조한다.
② 양쪽 침대난간을 모두 내린다.
③ 왼쪽 다리의 바지를 먼저 벗긴다.
④ 양쪽 다리의 바지를 동시에 입힌다.
⑤ 오른쪽 무릎을 세워 엉덩이를 들게 한다.

094 신체보호대 적용 방법으로 옳은 것은?

① 환자의 움직임을 최대한 제한한다.
② 사지보호대 적용 시 여유 없이 강하게 조인다.
③ 보호대 매듭 부위는 환자의 손이 쉽게 닿는 곳에 위치시킨다.
④ 보호대 적용 전에 환자 또는 보호자에게 동의서를 받아야 한다.
⑤ 보호대 적용 환자에게 가장 주의해서 관찰해야 하는 것은 불안 정도이다.

095 얼음 칼라에 관한 설명으로 옳은 것은?

① 얼음의 크기는 클수록 좋다.
② 커버 없이 피부에 직접 적용한다.
③ 얼음 칼라에 얼음과 공기를 절반씩 채운다.
④ 편도 절제 후 인두통이 심한 환자에게 제공할 수 있다.
⑤ 얼음 칼라를 적용할 피부에 물기가 있는 상태에서 대준다.

**096** 전신마취 하에 수술이 예정된 환자를 수술실로 보내기 직전에 해야 할 간호보조활동으로 옳은 것은?

① 틀니를 끼워준다.
② 활력징후를 측정한다.
③ 수술 전 투약을 한 후 침대 난간을 내려둔다.
④ 깨끗한 속옷으로 갈아입고 수술용 환의를 입도록 한다.
⑤ 긴 머리는 양쪽으로 단정하게 갈라 묶고 머리핀으로 고정한다.


**097** 검사물 수집과 관리방법으로 옳은 것은?

① 24시간 소변검사 시 마지막 소변은 버린다.
② 가래 검체 운반이 지연될 경우 냉장보관한다.
③ 소변검사 후 운반이 지연될 때는 실온보관한다.
④ 혈액검사 시 채혈량이 모자라면 다시 채혈하여 처음 혈액검체용기에 채워 넣는다.
⑤ 대변 검사물은 얼음이 담긴 아이스박스에 담아 검사실로 속히 검사실로 운반한다.


**098** 성인 여성의 소변배양검사에 관한 설명으로 옳은 것은?

① 단순도뇨를 시행하여 소변을 채취한다.
② 검사실로 운반이 지연될 경우 검체를 냉동보관한다.
③ 요도를 소독한 후 음순을 벌린 상태로 종이컵에 받는다.
④ 뚜껑이 있는 소변검체용기에 중간뇨를 30~50mL 정도 받는다.
⑤ 처음에 나오는 30mL 가량의 소변을 멸균 소변검체용기에 받는다.


**099** 대장내시경 검사 시 간호보조활동으로 옳은 것은?

① 검사 72시간 전부터 금식한다.
② 검사 시 오른쪽 옆으로 누워 검사한다.
③ 처방된 관장약을 복용하여 장을 깨끗하게 비운다.
④ 검사 후 복부에 가스가 차고 불편감이 있으면 바로 보고한다.
⑤ 검사 3일 전부터는 씨 있는 과일, 잡곡, 섬유질이 많은 채소 위주로 섭취한다.


**100** 성인 심정지 환자에게 자동심장충격기를 적용하는 방법으로 옳은 것은?

① 옷 위에 패드를 붙인다.
② 패드 부착 부위에 약물 패치는 그대로 둔다.
③ 자동심장충격기는 5분마다 한 번씩 심장리듬을 분석한다.
④ 심장충격 버튼을 눌러 세동제거를 시행한 후 즉시 가슴압박을 실시한다.
⑤ 세동제거가 필요하다는 음성지시 후 바로 버튼을 눌러 세동제거를 시행한다.


**101** 성인 심폐소생술 시 가슴압박 방법에 관한 설명으로 옳은 것은?

① 환자 등에 푹신한 베개를 대준다.
② 가슴을 분당 30회의 속도로 압박한다.
③ 가슴압박 중단 시간은 30초를 넘기지 않는다.
④ 칼돌기(검상돌기)를 손바닥 전체로 강하게 압박한다.
⑤ 정맥환류량을 증가시키기 위해 가슴압박을 할 때마다 완전하게 가슴을 이완시킨다.

**102** 입원 환자를 위한 병원 생활 안내로 옳은 것은?

① 귀중품은 간호사실에 맡긴다.

② 필요 시 가정간호서비스를 연결해 준다.

③ 화재 발생 시 엘리베이터로 이동하라고 설명한다.

④ 감염병 환자의 소지품은 그대로 봉투에 넣어 보관하도록 한다.

⑤ 환자가 가지고 온 약은 복용하지 않도록 안내한 후 간호사에게 보고한다.

**103** 입원 예정인 광범위 화상 환자를 위한 요람 침상 만들기 방법으로 옳은 것은?

① 방수포는 밑홑이불 아래에 깐다.

② 반홑이불과 윗홑이불 사이에 요람을 위치시킨다.

③ 반홑이불은 수평방향으로 주름을 만들어가며 깐다.

④ 베개는 베갯잇의 트인 쪽이 출입문을 향하게 놓는다.

⑤ 담요는 병실 바닥에 닿을 수 있을 정도로 큰 것이 좋다.

**104** 치료적 의사소통에 해당하는 것은?

① 경청                ② 충고

③ 지시                ④ 비난

⑤ 안심

**105** 임종 시 신체 증상으로 옳은 것은?

① 동공 축소

② 혈압 하강

③ 쿠스마울 호흡

④ 근육 긴장도 증가

⑤ 연동운동 증가로 인한 설사

# 9회

## 실전모의고사

**기초간호학 개요**

**001** 간호조무사가 직업윤리를 배우는 이유로 옳은 것은?

① 신체적으로 건강해진다.

② 동료와의 관계가 좋아진다.

③ 법적인 책임 한계를 알게 해준다.

④ 업무 수행시간을 단축시킬 수 있다.

⑤ 간호 지식 습득 및 기술 향상에 도움이 된다.

**002** 간호조무사가 근무 중 사고나 과실을 방지하기 위한 방법으로 옳은 것은?

① 간호사가 지시하는 것만 수행한다.

② 환자가 원하는 것을 모두 들어준다.

③ 쉬운 일은 절차를 간소화하거나 생략한다.

④ 자신의 직무한계를 정확히 알고 업무에 임한다.

⑤ 의문이 있을 때는 인터넷 검색을 통해 해결한다.

**003** 다음 의료폐기물 중에서 최대 보관기간이 다른 하나는?

① 한방 침

② 수액세트

③ 사용한 혈액백

④ 혈액이 묻은 거즈

⑤ 검사에 사용한 슬라이드

**004** 병원의 환경관리 방법으로 옳은 것은?

① 병실의 소음은 100dB 정도로 유지한다.

② 바닥을 먼저 닦고 창문은 마지막에 닦는다.

③ 운반차에 고무바퀴를 달아 소리가 나지 않게 한다.

④ 야간에는 숙면을 돕기 위해 모든 조명을 소등한다.

⑤ 낮에는 직사광선이 비치도록 하여 병실을 밝게 유지한다.

**005** 호흡계에 관한 설명으로 옳은 것은?

① 오른쪽 폐는 3엽, 왼쪽 폐는 2엽으로 나뉜다.

② 호흡에 관여하는 주호흡근은 목빗근(흉쇄유돌근)이다.

③ 폐호흡에서 산소와 이산화탄소의 교환이 이루어지는 곳은 후두이다.

④ 음식물을 삼킬 때 후두 입구를 막아 음식물이 기도로 들어가지 못하게 하는 것은 인두이다.

⑤ 다리뇌(교뇌)와 척수 사이에 위치하며 생명유지와 직결되는 호흡중추가 있는 곳은 시상하부이다.

**006** 뇌의 구조와 기능이 옳게 연결된 것은?

① 소뇌 : 감각정보를 대뇌로 전달

② 시상 : 평형 유지와 골격근 운동 조절

③ 중간뇌(중뇌) : 눈의 움직임과 홍채 조절, 청각에 관여

④ 숨뇌(연수) : 항이뇨호르몬 생산, 인체의 항상성 유지에 관여

⑤ 시상하부 : 호흡, 맥박, 혈압 등을 조절하는 중추로 생명 유지와 직결

**007** 모르핀 투약 전과 후에 반드시 확인해야 하는 것은?

① 혈압
② 체온
③ 혈당
④ 호흡수
⑤ 맥박수

**008** 항결핵제 중 말초신경염의 부작용이 있어 피리독신(VitB₆)과 함께 복용해야 하는 약물은?

① 리팜피신
② 에탐부톨
③ 피라진아마이드
④ 스트렙토마이신
⑤ 아이소나이아지드

**009** 몸에 쉽게 멍이 들고 잇몸 출혈, 상처 치유 지연 등의 증상이 있을 때 보충해야 할 비타민은?

① 비타민 A
② 비타민 C
③ 비타민 D
④ 비타민 E
⑤ 비타민 K

**010** 장염으로 심한 설사를 하는 환자를 위한 식이요법으로 옳은 것은?

① 차가운 음식을 제공한다.
② 고섬유질 식사를 제공한다.
③ 신맛이 강한 음식을 제공한다.
④ 싱싱한 과일과 야채 위주의 식단을 제공한다.
⑤ 식사를 제한하고 끓인 보리차를 조금씩 자주 마시도록 한다.

**011** 상악의 치아가 심하게 돌출된 부정교합을 무엇이라고 하는가?

① 1급 부정교합
② 2급 부정교합
③ 3급 부정교합
④ 4급 부정교합
⑤ 5급 부정교합

**012** 치과 진료 시 간호조무사의 의자 높이와 진료 보조 위치로 옳은 것은?

① 진료의사의 의자와 같게, 환자 머리를 기준으로 12~6시 방향
② 진료의사의 의자보다 조금 낮게, 환자 머리를 기준으로 2~4시 방향
③ 진료의사의 의자보다 조금 높게, 환자 머리를 기준으로 2~5시 방향
④ 진료의사의 의자보다 조금 낮게, 환자 머리를 기준으로 4~7시 방향
⑤ 진료의사의 의자보다 조금 높게, 환자 머리를 기준으로 7~12시 방향

**013** 한방에서 질병을 예방하고 건강하게 오래 살기 위해 몸을 다스리는 방법을 무엇이라고 하는가?

① 칠정
② 양생
③ 명현
④ 현훈
⑤ 육음

**014** 침요법 환자 간호보조활동으로 옳은 것은?

① 발침 시 침자루를 빠르고 강하게 뽑는다.
② 사용한 침은 알코올로 닦아 재사용한다.
③ 발침 후 신체에 남은 침이 없는지 확인한다.
④ 유침시간 동안 환자 체위를 자주 변경해준다.
⑤ 발침 후 출혈이 있는 부위는 5분 이상 문질러 준다.

**015** 페니실린 투여 5분 후 갑작스런 호흡곤란, 혈압 저하, 창백함 등의 증상이 나타났다면 무엇을 예상할 수 있는가?

① 저혈당
② 명현반응
③ 메니에르병
④ 치료적 작용
⑤ 급성중증과민증

**016** 체온 상승 요인으로 옳은 것은?

① 수면

② 기아

③ 월경 시

④ 배란 시

⑤ 추운 환경에 노출 시

**017** 수축기 135mmHg, 이완기 85mmHg인 혈압이 해당하는 고혈압 분류 단계는?

① 정상 혈압　　② 주의 혈압

③ 고혈압 전 단계　　④ 고혈압 1기

⑤ 고혈압 2기

**018** 호르몬 분비 이상과 질병이 바르게 연결된 것은?

① 항이뇨호르몬 증가 – 요붕증

② 부신피질 항진 – 쿠싱 증후군

③ 갑상샘호르몬 증가 – 점액부종

④ 성장호르몬 감소 – 말단비대증

⑤ 인슐린 분비 감소 – 저혈당 쇼크

**019** 수혈 시 주의사항으로 옳은 것은?

① 혈액은 차가운 상태 그대로 주입한다.

② 적혈구 용혈을 방지하기 위해 20G 이상의 바늘을 사용한다.

③ 수혈 중 발열과 빠른호흡이 나타나면 즉시 수혈을 중단한다.

④ 수혈 후 헌혈자와 수혈자의 혈액형 검사 (ABO식, Rh인자)를 반드시 확인한다.

⑤ 수혈 부작용은 흔히 24시간 이후에 나타나므로 수혈 다음날 부작용을 주의 깊게 관찰한다.

**020** 유방 자가 검진의 유의사항으로 옳은 것은?

① 검진 전 소변을 보도록 한다.

② 생리 시작 5일 전에 시행한다.

③ 폐경 여성은 하지 않아도 된다.

④ 겨드랑 림프절은 만지지 않도록 주의한다.

⑤ 매월 생리가 끝나고 2~7일 이후 유방이 제일 부드러울 때 시행한다.

**021** 빈혈 환자에게 철분제제를 투여하는 이유로 옳은 것은?

① 식욕 촉진　　② 생명 연장

③ 통증 감소　　④ 감염 예방

⑤ 적혈구 생성 촉진

**022** 대상포진에 관한 설명으로 옳은 것은?

① 대부분 2~3일이면 완치된다.

② 원인은 단순 포진 바이러스이다.

③ 항히스타민제와 항생제로 치료한다.

④ 신경을 따라 수포성 발진과 통증이 나타난다.

⑤ 소아에게는 대상포진을, 성인에게는 수두를 일으킨다.

**023** 임부의 빈혈에 관한 설명으로 옳은 것은?

① 주기적으로 수혈을 받는다.

② 재생불량 빈혈이 가장 흔하다.

③ 철분이 풍부한 음식을 섭취한다.

④ 임부의 혈액량 감소로 인해 발생한다.

⑤ 임신 말기에 혈색소 11g/dl 미만, 적혈구용적률 37% 미만일 경우 빈혈로 진단한다.

**024** 분만 예정일 계산 시 반드시 알아야 할 사항은?

① 마지막 월경 시작일

② 마지막 월경 중간일

③ 마지막 월경 종료일

④ 마지막 월경 기간(일수)

⑤ 처음 산전 진찰을 받은 날

**025** 분만 후 1시간이 경과한 산모의 얼굴이 창백하고 자궁이 물렁거리며 과다한 질출혈을 보일 때 가장 우선적인 간호보조활동은?

① 활력징후를 측정한다.

② 자궁바닥을 마사지한다.

③ 자궁수축제를 준비한다.

④ 수액을 빠르게 주입한다.

⑤ 하지를 올리고 간호사에게 보고한다.

**026** 고빌리루빈혈증으로 광선요법을 받고 있는 신생아를 위한 간호보조활동으로 옳은 것은?

① 체위변경을 금한다.

② 눈을 보호하기 위해 안대를 해준다.

③ 치료가 끝날 때까지 수분공급을 제한한다.

④ 피부를 보호하기 위해 옷을 입히고 시행한다.

⑤ 빌리루빈 수치가 정상이 될 때까지 신생아를 보육기 밖으로 꺼내지 않는다.

**027** 생후 2개월 된 영아가 예방접종을 하러 왔을 때 이미 접종 되었어야 할 예방접종은?

① 수두          ② MMR

③ DTaP          ④ B형간염

⑤ 일본뇌염

**028** 정상적으로 성장 중인 아동의 대변 훈련시기로 적합한 것은?

① 6~8주          ② 6~12개월

③ 12~18개월          ④ 18~24개월

⑤ 24~36개월

**029** 변비가 있는 아동을 위한 간호보조활동으로 옳은 것은?

① 수분을 제한한다.

② 섬유질이 풍부한 음식을 섭취한다.

③ 활동을 제한하고 침상에서 안정을 취한다.

④ 자극적인 음식이 변비 해소에 도움이 된다.

⑤ 3일 이상 변을 보지 못하면 집에서 용수관장(손가락 관장)을 시행한다.

**030** 파킨슨병이 있는 노인을 위한 간호보조활동으로 옳은 것은?

① 활동을 자제한다.

② 단추가 많은 옷을 입게 한다.

③ 과일이나 채소를 충분히 섭취한다.

④ 발 사이즈보다 큰 신발을 신게 한다.

⑤ 손잡이가 작고 얇은 숟가락을 사용하게 한다.

**031** 다음 노인 대상자 중 골절 위험이 높은 경우는?

① 흡연력이 없다.

② 골밀도가 낮다.

③ 규칙적으로 햇빛을 쬔다.

④ 매일 30분 이상 걷기 운동을 한다.

⑤ 규칙적으로 칼슘과 비타민 D를 복용한다.

032 치매 노인 환자의 문제행동에 대한 대처로 옳은 것은?

① 배회하는 치매 노인에게는 복잡한 일거리를 제공한다.

② 같은 질문을 반복할 경우 치매 노인이 좋아하는 노래를 함께 부른다.

③ 다른 사람이 물건을 훔쳐갔다고 의심할 경우 아니라고 단호하게 말한다.

④ 계속해서 밥을 달라고 요구하는 경우 가볍게 웃어넘기며 대답을 피한다.

⑤ 치매환자가 파괴적인 행동(난폭한 행동)을 하면 즉시 신체보호대를 적용한다.

033 코피 환자를 위한 간호보조활동으로 옳은 것은?

① 코를 세게 풀게 한다.

② 코로 숨을 쉬도록 한다.

③ 앉아서 고개를 뒤로 젖힌다.

④ 콧등에 더운물찜질을 해준다.

⑤ 입으로 넘어온 코피는 뱉는다.

034 기계에 손가락이 절단되었을 때 응급처치로 옳은 것은?

① 절단 부위에 지혈제를 뿌린다.

② 출혈부위를 최대한 아래로 내린다.

③ 절단부위에 이물질이 있어도 세척하지 않는다.

④ 상처는 거즈로 감싸고 수시로 알코올을 부어준다.

⑤ 절단된 손가락이 직접 얼음에 닿지 않도록 주의한다.

035 3도 화상 환자의 응급처치 방법으로 옳은 것은?

① 즉시 손상된 피부조직을 제거한다.

② 화상부위에 얼음을 직접 대어준다.

③ 젖은 멸균거즈로 화상부위를 덮어준다.

④ 화상부위에 붙어있는 옷은 잡아당겨서 벗긴다.

⑤ 얼굴과 가슴부위 화상일 경우 기도를 유지하고 호흡곤란 유무를 관찰한다.

 보건간호학 개요

036 유치원생들에게 올바른 양치질에 관한 보건교육을 실시하는 방법으로 옳은 것은?

① 강의 방법이 적합하다.

② 전문용어를 사용하여 교육한다.

③ 한 번에 여러 가지 질문을 한다.

④ 질문지법(설문지)을 통해 성취 수준을 확인한다.

⑤ 대상자들이 능동적으로 참여할 수 있는 방법을 적용한다.

037 다음에 해당하는 평가 유형은?

- 미리 만들어 놓은 기준에 비추어 보아 그것이 기준보다 높은지 낮은지를 평가하는 방법이다.
- 개인의 위치와 우열의 파악이 가능하여 경쟁을 통한 학습동기를 유발한다.
- 점수보다는 몇 등인지가 중요하다.

① 절대평가
② 상대평가
③ 투입평가
④ 과정평가
⑤ 성과평가

**038** 매독 환자에게 가장 적합한 보건교육 방법은?

① 강의        ② 심포지엄

③ 개별상담      ④ 집단토의

⑤ 브레인스토밍

**039** 보건교육 방법 및 매체에 관한 설명으로 옳은 것은?

① 역할극 : 교육자가 실제 물건이나 자료, 기술을 보여주고 학습자는 관찰과 모방을 통해 이를 습득하는 교육 방법

② 시뮬레이션 : 박물관이나 공장 등 실제 현장으로 장소를 옮겨서 직접 관찰을 통해 목표한 학습을 유도하는 교육 방법

③ 모형 : 실제와 가까운 묘사로 인해 역동적인 학습이 가능하고, 반복적으로 시행과 관찰을 할 수 있는 장점을 가진 매체

④ 투시환등기(OHP) : 사진과 동영상 삽입이 가능하고 쉽게 수정과 보완이 가능하며 한 번 제작하면 반복해서 사용이 가능한 매체

⑤ 견학 : 실제와 유사한 상황을 인위적으로 만들어 제공함으로써 실제로는 있을 수 있는 위험부담에 대한 걱정 없이 학습자를 학습활동에 참여하게 하는 교육 방법

**040** 국민의 건강과 보건, 복지, 사회보장 등 삶의 질 제고를 위한 정책 및 사무를 관장하며 방역과 위생 등을 실시하는 중앙행정기관은?

① 행정안전부      ② 고용노동부

③ 기획재정부      ④ 보건복지부

⑤ 문화체육관광부

**041** 보건의료체계의 구성요소 중 자원의 조직화에 해당하는 것은?

① 지도력, 의사결정, 규제

② 건강증진, 예방, 치료, 재활

③ 국가보건조직, 건강보험조직

④ 공공재원, 기업, 조직화된 민간기관

⑤ 보건의료 인력, 시설, 장비, 지식 및 기술

**042** 우리나라 국민건강보험의 특징은?

① 사적 계약에 의해 징수된다.

② 의료비 심사업무는 국민보험공단이 담당한다.

③ 직장가입자의 보험료는 본인이 전액 부담한다.

④ 우리나라의 모든 국민은 국민건강보험의 혜택을 받는다.

⑤ 보험료 부과수준에 관계없이 균등한 보험급여를 제공받는다.

**043** 업무상 재해를 입은 근로자를 치료해주고 근로자와 가족의 생활을 보장해주는 기관은?

① 근로복지공단

② 국민연금공단

③ 국민건강보험공단

④ 한국산업인력공단

⑤ 건강보험심사평가원

**044** 수급자를 하루 중 일정한 시간 동안 장기요양기관에 보호하여 신체활동 지원 및 심신기능의 유지·향상을 위한 교육·훈련 등을 제공하는 장기요양급여는?

① 방문요양      ② 방문간호

③ 단기보호      ④ 주·야간보호

⑤ 기타재가급여

**045** 진료비 지불제도와 이와 관한 설명이 바르게 연결된 것은?

① 총액예산제 – 질병군별로 미리 책정된 진료비 지급
② 인두제 – 진찰료, 처치비 등 서비스의 내용에 따라 진료비 지급
③ 포괄수가제 – 의사에게 등록된 환자 또는 주민의 수에 따라 지급
④ 봉급제 – 병원급 의료기관에서 근무하는 의사에게 경력과 직책에 따라 지급
⑤ 행위별 수가제 – 지불자 측과 진료자 측이 진료비 총액을 사전에 정해 예산에 대한 계약을 체결하여 지급

**046** 오존층 파괴로 인한 영향에 관한 설명으로 옳은 것은?

① 면역이 증가된다.
② 강우량이 일정해진다.
③ 지구의 기온이 안정된다.
④ 피부암 발생률이 높아진다.
⑤ 자외선 중 인간에게 해로운 파장이 제거된다.

**047** 다음의 내용이 설명하는 온열지수는 무엇인가?

> • 공기의 냉각력을 측정하여 쾌적도를 평가한다.
> • 기류 측정 시에도 사용한다.
> • 단위시간에 인체의 단위 면적에서 손실되는 열량을 의미한다.

① 최적온도
② 감각온도
③ 불쾌지수
④ 카타냉각력
⑤ 습구흑구 온도지수

**048** 신경계 급성 중독증상을 일으키며 사망률이 가장 높은 식중독으로, 통조림이나 소시지 등이 원인인 식중독은?

① 웰치균 식중독
② 살모넬라 식중독
③ 보툴리누스 중독
④ 포도알균 식중독
⑤ 장염비브리오균 식중독

**049** 가연성 쓰레기에 분뇨를 혼합하고 방선균 및 곰팡이 등을 추가하여 비료를 만드는 생활 폐기물 처리 방법은?

① 매립법
② 소각법
③ 퇴비법
④ 투기법
⑤ 적환장

**050** 발생원인에 따른 직업병이 바르게 연결된 것은?

① 진동 – 잠함병
② 소음 – 직업 난청
③ 분진 – VDT증후군
④ 고온 – 레이노 증후군
⑤ 낮은 조도– 미나마타병

**공중보건학 개론**

**051** 한 지역에 국한되지 않고 두 대륙 이상 또는 전 세계적으로 발생하는 감염병 발생 양상은?

① 주기성(periodic)
② 유행성(epidemic)
③ 산발성(sporadic)
④ 토착성(endemic)
⑤ 범유행성(pandemic)

052 **능동면역과 수동면역에 관한 설명으로 옳은 것은?**

① 인공수동면역의 목적은 질병예방이다.

② 수동면역은 접종 즉시 효력이 생긴다.

③ 인공능동면역의 목적은 질병치료이다.

④ 능동면역은 수동면역에 비해 지속시간이 짧다.

⑤ 면역글로불린과 항독소 주사는 능동면역에 해당된다.

053 **바이러스성 감염병은?**

① 풍진　　　　　② 성홍열

③ 파상풍　　　　④ 백일해

⑤ 디프테리아

054 **질병 발생의 요인에 관한 설명으로 옳은 것은?**

① 병원체에 대한 숙주의 반응은 동일하다.

② 환경요인은 숙주와 병원체에 영향을 미친다.

③ 저항력이 높은 숙주는 질병이 쉽게 발생한다.

④ 숙주의 감수성이 높으면 질병이 발생하지 않는다.

⑤ 숙주의 특성은 질병의 결과에 영향을 미치지 않는다.

055 **병원체를 몸에 지니고 있으나 감염에 의한 증상이 나타나지 않는 사람은?**

① 건강 보균자　　② 증상 감염자

③ 잠복기 보균자　④ 회복기 보균자

⑤ 일시적 보균자

056 **인구 통계 중 인구동태에 해당되는 것은?**

① 출생률　　　　② 인구 밀도

③ 인구 크기　　　④ 성별 인구

⑤ 연령별 인구

057 **임신 37주인 임부의 정기진단 횟수는?**

① 매일　　　　　② 2일에 1회

③ 3일에 1회　　　④ 1주에 1회

⑤ 2주에 1회

058 **모성클리닉을 처음 방문한 초임부에게 반드시 실시해야 할 검사로 옳은 것은?**

① 체중, 소변 검사, 혈액 검사, 혈압 측정

② X선 검사, 혈압 검사, 매독 검사, 위 내시경

③ 신장과 체중, 복부 초음파, 복부둘레, 양수 검사

④ 질 검사, 소변 검사, 혈압 측정, 융모막융모 생검

⑤ 소변 검사, 대변 검사, 가래 검사, 자궁경부암 검사

059 **영유아 예방접종 시 주의사항으로 옳은 것은?**

① 접종 전날은 금식한다.

② 접종 당일 목욕시킨다.

③ 되도록 오전에 접종한다.

④ 접종 직후 바로 귀가하여 이상반응을 관찰한다.

⑤ 접종 당일에는 약물 흡수를 위해 격렬한 신체활동을 하도록 권장한다.

060 **지역사회 간호조무사의 역할로 옳은 것은?**

① 역학조사를 실시한다.

② 독자적으로 업무를 수행한다.

③ 건강문제를 사정하고 치료한다.

④ 가족의 상태를 진단하고 계획한다.

⑤ 간호사의 지시·감독 하에 업무를 수행한다.

**061** 지역사회의 가족에게 제공되어야 하는 간호서비스는 누구에 의해 결정되는가?

① 전문가 자문에 의한다.
② 정부의 시책에 따른다.
③ 간호조무사의 판단에 의한다.
④ 지역 지도자들의 요구에 따른다.
⑤ 개인이나 가족의 필요에 기초를 둔다.

**062** 만성질환을 관리하기 위한 3차 예방활동은?

① 재활
② 조기치료
③ 예방접종
④ 건강검진
⑤ 고위험군 대상 보건교육

**063** 노인장기요양보험에 관한 설명으로 옳은 것은?

① 방문요양은 주로 간호사가 제공한다.
② 장기요양인정의 유효기간은 최소 3개월이다.
③ 노인장기요양보험 가입자는 국민건강보험 가입자와 동일하다.
④ 장기요양 1등급 또는 2등급인 수급자는 재가급여만 이용할 수 있다.
⑤ 60세 이상이면 별도의 신청 없이 누구나 장기요양급여를 받을 수 있다.

**064** 가정방문 후 활동으로 옳은 것은?

① 방문대상에 대한 기록을 찾아 읽어본다.
② 방문할 곳의 위치와 교통편을 확인한다.
③ 대상자에게 필요한 간호서비스 제공한다.
④ 방문 계획을 짜고 필요한 물품을 준비한다.
⑤ 가정방문 결과를 서면이나 구두로 보고한다.

**065** 「의료법」상 의료인이나 의료기관 종사자가 업무를 하면서 알게 된 다른 사람의 정보를 누설하였을 경우 벌칙은?

① 1년 이하의 징역이나 500만 원 이하의 벌금
② 1년 이하의 징역이나 1천만 원 이하의 벌금
③ 2년 이하의 징역이나 3천만 원 이하의 벌금
④ 3년 이하의 징역이나 3천만 원 이하의 벌금
⑤ 5년 이하의 징역이나 5천만 원 이하의 벌금

**066** 「정신건강증진 및 정신질환자 복지서비스 지원에 관한 법률」상 다음에 해당하는 입원은?

- 정신질환자가 보호의무자의 동의를 받아 입원 신청서를 정신의료기관장에게 제출함으로써 그 정신의료기관에 입원하는 것
- 입원을 한 날부터 2개월마다 퇴원을 할 의사가 있는지를 확인하여야 함

① 자의입원
② 동의입원
③ 응급입원
④ 보호의무자에 의한 입원
⑤ 시장·군수·구청장에 의한 입원

**067** 「결핵예방법」상 전염성 결핵환자와 접촉한 동거가족에게 우선적으로 실시하여야 할 조치는?

① 결핵치료　　　　② 결핵검진
③ 결핵예방접종　　④ 의료기관 입원
⑤ 전염성 소실 판정

**068** 「구강보건법」에 관한 내용으로 옳은 것은?

① 보건복지부장관은 3년마다 구강보건사업에 관한 기본계획을 수립하여야 한다.

② 수돗물불소농도조정사업을 시행하는 사업관리자는 상수도사업소장과 보건소장이다.

③ 구강보건사업 기본계획에는 학교, 사업장, 노인·장애인, 임산부·영유아의 구강보건사업이 포함된다.

④ 시장·군수·구청장은 국민의 구강건강상태와 구강건강의식 등 구강건강실태를 3년마다 조사하고 그 결과를 공표하여야 한다.

⑤ "구강보건사업"이란 초등학생의 구강건강관리를 위하여 구강검사, 구강질환 예방진료, 구강보건교육 등을 지원하는 사업을 말한다.

**069** 「혈액관리법」상 수혈이나 혈액제제의 제조에 필요한 혈액을 채혈·검사·제조·보존·공급·품질관리하는 혈액관리업무가 가능한 자는?

① 조산원

② 보건소

③ 학교 보건실

④ 대한혈액학회

⑤ 대한적십자사 소속 혈액원

**070** 「감염병의 예방 및 관리에 관한 법률」상 동물과 사람 간에 서로 전파되는 병원체에 의하여 발생되는 감염병 중 질병관리청장이 고시하는 감염병에 해당하는 것은?

① 수두

② 홍역

③ 임질

④ 일본뇌염

⑤ 후천성면역결핍증(AIDS)

 **실기**

**071** 성인환자의 심첨맥박 측정에 관한 설명으로 옳은 것은?

① 옷 위에서 측정한다.

② 두 명의 간호조무사가 동시에 측정한다.

③ 부정맥이 있을 경우 1분간 심첨맥박을 측정한다.

④ 환자에게 왼쪽 옆누운자세를 취해준 후 측정한다.

⑤ 우측중앙빗장뼈선과 5번째 갈비사이가 만나는 지점에 청진기의 종형을 대고 청진한다.

**072** 혈압에 영향을 주는 요인에 관한 설명으로 옳은 것은?

① 출혈 시 혈압이 높아진다.

② 급성통증 발생 시 혈압이 낮아진다.

③ 장시간 금식할 경우 혈압이 높아진다.

④ 극심한 스트레스를 받으면 혈압이 높아진다.

⑤ 일반적으로 연령이 증가할수록 혈압이 낮아진다.

**073** 공기주의 감염관리 지침에 관한 설명으로 옳은 것은?

① 코호트 격리는 불가능하다.

② 환자를 음압격리실에 배치한다.

③ 수시로 병실 문을 열어 환기시킨다.

④ 환자는 병실 내에서 항상 N95 마스크를 착용해야 한다.

⑤ 감염예방을 위해 병실 밖으로 나가야 하는 검사는 할 수 없다.

**074** 소독제에 관한 설명으로 옳은 것은?

① 포비돈 아이오딘(베타딘) : 세균, 진균, 바이러스에는 살균 효과가 거의 없다.

② 4급 암모늄제제 : 바닥이나 가구 등의 청소를 위한 환경 소독제로 사용한다.

③ 클로르헥시딘 : 활성산소를 이용해 소독효과를 발휘하므로 큰 상처에 주로 사용한다.

④ 글루타르알데하이드 : 수술 전 수술 부위 소독, 손 소독, 구강 함수, 개방 상처에 사용한다.

⑤ 과산화수소($H_2O_2$) : 열에 약한 기구, 플라스틱 기구, 내시경 기구, B형 간염환자가 사용한 기구의 소독에 적합하다.

**075** 외과적 무균술이 요구되는 상황으로 옳은 것은?

① 관장 시

② 코위관 삽입 시

③ 경구약 준비 시

④ 수술 부위 드레싱 시

⑤ 역격리 환자 간호 시

**076** 흉부물리요법에 관한 설명으로 옳은 것은?

① 진동법 : 흉부진동기계 사용을 금한다.

② 체위배액 : 식사 직후에 1분간 짧게 시행한다.

③ 타진법 : 식사 직후 갈비뼈나 척추 위를 강하게 두드린다.

④ 타진법 : 개방상처 위를 두드려 효과적으로 분비물을 떨어뜨린다.

⑤ 타진법 : 손을 컵 모양으로 만든 상태로 등이나 가슴을 두드린다.

**077** 입인두 및 코인두 흡인에 관한 설명으로 옳은 것은?

① 반복 흡인 시 같은 콧구멍에서 흡인한다.

② 입인두 흡인 후 코인두 흡인을 실시한다.

③ 흡인과 흡인 사이에 20~30초 동안 호흡을 참도록 한다.

④ 흡인관을 회전시키며 제거하는 이유는 저산소혈증을 예방하기 위해서이다.

⑤ 반복 흡인 전에 멸균 생리식염수를 통과시키는 것은 흡인관의 분비물을 제거하고 다음 삽입을 위해 흡인관에 윤활 역할을 하기 위함이다.

**078** 환자의 식사를 돕기 위한 간호보조활동으로 옳은 것은?

① 식사 구역에서 불쾌한 냄새가 나지 않도록 한다.

② 식욕을 감퇴시키는 처치는 식사 전에 끝내도록 한다.

③ 식사 중 환자에게 말을 걸어 유쾌한 분위기를 조성한다.

④ 식사 때마다 방문객이 찾아오게 해서 분위기를 밝게 해준다.

⑤ 식탁 높이는 의자에 앉았을 때 식탁 윗부분이 환자의 가슴 높이에 오도록 위치시킨다.

**079** 코위관을 삽입하는 방법에 관한 설명으로 옳은 것은?

① 바로누운자세를 취해준다.

② 코위관 끝부분에 수용성 윤활제를 바르고 삽입한다.

③ 코끝에서 귓불, 귓불에서 배꼽까지의 길이만큼 삽입한다.

④ 기침이나 구역질은 정상이므로 멈추지 말고 강하게 밀어 넣는다.

⑤ 코위관이 비인두에 도달하면 환자에게 머리를 뒤로 젖히고 코로 숨을 쉬도록 교육한다.

080 섭취량과 배설량 측정 시 배설량에 포함되는 것은?

① 발한
② 대변
③ 출혈량
④ 양치 시 사용한 가글액
⑤ 정상 호흡 시 소실된 수분량

081 인공항문(장루) 세척에 관한 설명으로 옳은 것은?

① 외과적 무균술을 적용한다.
② 차가운 세척용액을 사용한다.
③ 세척통은 50cm 이상 높이 올린다.
④ 주로 장에 약물을 주입하기 위해 시행한다.
⑤ 일정한 시간에 스스로 세척할 수 있도록 격려한다.

082 유치도관 제거 후 자연배뇨가 어려운 환자의 배뇨를 증진하기 위한 간호보조활동으로 옳은 것은?

① 즉시 유치도관을 재삽입한다.
② 소변 볼 시간을 짧게 제공한다.
③ 회음부에 차가운 물을 부어준다.
④ 배뇨를 할 때까지 간호조무사가 옆에 있어준다.
⑤ 금기가 아니라면 정상배뇨 할 때와 같은 체위를 취해준다.

083 상처 소독의 원칙으로 옳은 것은?

① 아래에서 위로 소독한다.
② 배액관에서 절개부위로 소독한다.
③ 주변 피부에서 수술 부위 쪽으로 닦아낸다.
④ 깨끗한 피부는 상처 안에서 밖으로 원을 그리듯 닦는다.
⑤ 오염이 심한 쪽에서 가장 오염이 안 된 쪽으로 소독한다.

084 욕창을 예방하기 위한 간호보조활동으로 옳은 것은?

① 저단백 식사를 제공한다.
② 뜨거운 물로 목욕하게 한다.
③ 피부에 보습제를 충분히 발라준다.
④ 뼈 돌출 부위가 딱딱한 바닥에 닿게 한다.
⑤ 기저귀는 하루 한 번 정해진 시간에만 갈아준다.

085 견인장치를 한 환자를 위한 간호보조활동으로 옳은 것은?

① 수면 중에는 추의 무게를 가볍게 한다.
② 끈과 추는 항상 바닥에 닿아 있어야 한다.
③ 상대적 견인이 잘 유지되고 있는지 수시로 확인한다.
④ 피부견인의 경우 핀이 꽂혀 있는 부위를 관찰하고 소독한다.
⑤ 부동으로 인해 욕창이 발생할 수 있으므로 수시로 복도를 걷도록 격려한다.

086 침상목욕 시 신체를 닦는 방법으로 옳은 것은?

① 눈은 안쪽에서 바깥쪽으로 닦는다.
② 회음부는 항문에서 요도 방향으로 닦는다.
③ 다리는 넓적다리에서 발목 방향으로 닦는다.
④ 복부는 시계 반대 방향으로 원을 그리며 닦는다.
⑤ 얼굴은 목 → 귀 → 턱 → 이마 → 입 → 볼 → 코 → 눈 순서로 닦는다.

**087** 좌욕의 방법으로 옳은 것은?

① 1시간 정도 실시한다.

② 대야에 쪼그려 앉도록 한다.

③ 50℃ 이상의 물을 대야에 가득 담는다.

④ 좌욕물이 식어도 뜨거운 물은 첨가하지 않는다.

⑤ 어지러움이나 전신 허약감을 호소하면 즉시 좌욕을 중단한다.

**088** 구강 간호보조활동으로 옳은 것은?

① 치아에서 잇몸 방향으로 닦는다.

② 혀는 너무 안쪽 깊숙이 닦지 않는다.

③ 장기간 금식 환자는 구강간호를 금한다.

④ 구강간호 용액을 입안에 조금 남겨 국소적 효과를 기대한다.

⑤ 혀에 백태가 있을 경우 과산화수소수로 닦고 헹구어 내지 않는다.

**089** 성인 환자에게 관장을 실시할 때 취해야 할 자세로 옳은 것은?

① "천장을 보고 똑바로 누워주세요."

② "배를 침대에 대고 엎드려 누워주세요."

③ "상체를 45° 정도 올린 상태로 앉아주세요."

④ "무릎과 가슴을 바닥에 붙이고 엉덩이를 높게 올려주세요."

⑤ "왼쪽 옆으로 돌아누운 후 위쪽에 있는 다리를 구부려주세요."

**090** 수동적 관절가동범위 운동을 돕는 방법으로 옳은 것은?

① 스스로 운동하도록 격려한다.

② 각 관절마다 10회 이상 반복한다.

③ 발끝에서 머리 방향으로 운동한다.

④ 가능하면 관절가동범위를 초과하여 운동한다.

⑤ 운동하고자 하는 관절에 근골격계 손상이 있는 경우에는 시행하지 않는다.

**091** 오른쪽 반신마비(편마비) 환자를 침대에서 휠체어로 이동시키는 방법으로 옳은 것은?

①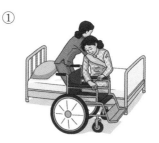

②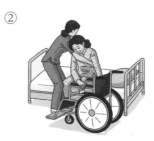

③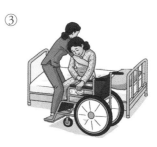

④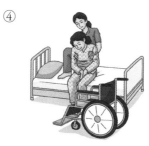

⑤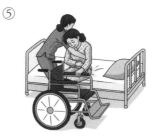

**092** 낙상 발생 시 대처로 옳은 것은?

① 심폐소생술을 실시한다.

② 골절이 의심되는 경우 신속하게 침대로 옮긴다.

③ 의식이 없는 경우 환자를 업고 간호사실로 뛰어간다.

④ 낙상 장소에서 환자의 의식과 손상 정도를 정확히 사정한다.

⑤ 겉으로 드러난 외상이 있을 때만 의사나 간호사에게 보고한다.

**093** 왼팔에 수액을 주입 중인 마비가 없는 환자에게 단추 없는 상의를 벗길 때 가장 먼저 해야 할 순서는?

① 왼팔을 먼저 벗긴다.

② 주삿바늘을 제거한다.

③ 오른팔을 먼저 벗긴다.

④ 머리 쪽을 먼저 벗긴다.

⑤ 왼팔 소매로 수액을 먼저 빼낸다.

**094** 혼돈 환자나 진정제를 사용한 환자의 낙상을 예방하기 위한 신체보호대로 옳은 것은?

①
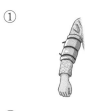
②

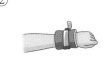

③

④

⑤
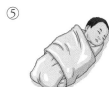

**095** 가열등 적용 시 간호보조활동으로 옳은 것은?

① 적용 시간은 20분 정도가 적당하다.

② 커튼이나 스크린은 적용하지 않는다.

③ 40watt의 가열등은 10cm 거리에 둔다.

④ 적용 부위에 젖은 수건을 올려놓고 가열등을 적용한다.

⑤ 피부 발적이나 불편감이 있으면 조금 더 거리를 두고 적용한다.

**096** 수술 후 병실로 돌아온 환자를 위한 간호보조활동으로 옳은 것은?

① 의식이 없으면 반좌위자세를 취해준다.

② 입술을 오므려 천천히 숨을 내쉬게 한다.

③ 수술 부위에 통증을 호소하면 기침과 심호흡을 금한다.

④ 수술 후 1시간 이내에 배뇨를 못할 경우 간호사에게 보고한다.

⑤ 전신마취 수술을 한 환자가 갈증을 호소하면 물을 한 모금만 마시게 한다.

**097** 동맥혈기체분석(ABGA) 검사에 관한 설명으로 옳은 것은?

① 채혈부위는 많이 문질러준다.

② 검사 전 8시간 이상 금식한다.

③ 손가락 끝의 측면에서 채혈한다.

④ 채혈 후 약간의 공기를 넣고 뚜껑을 닫는다.

⑤ 얼음이 담긴 아이스박스에 담아 검사실로 속히 운반한다.

**098** 대변검사에 관한 설명으로 옳은 것은?

① 대변에 점액이 섞여 나올 경우 검사를 미룬다.

② 대변 채취 시 소변이나 월경혈이 섞이지 않도록 한다.

③ 세균 배양검사의 경우 뚜껑이 있는 종이컵에 채취한다.

④ 기생충 검사의 경우 눈에 보이는 기생충은 검체용기에 담지 않는다.

⑤ 아메바 검사의 검체운반이 지연되는 경우 얼음이 담긴 아이스박스에 담아둔다.

**099** 복수천자 시 간호보조활동으로 옳은 것은?

① 천자 전 소변을 보도록 한다.

② 천자 전후 가슴둘레를 측정한다.

③ 배액병은 천자 부위보다 높게 위치시킨다.

④ 고혈압 증상이 나타나는지 수시로 관찰한다.

⑤ 복수를 빠르게 제거하기 위해 복부를 가볍게 눌러준다.

**100** 음식물로 기도가 폐쇄된 성인 환자에게 복부 밀어내기(하임리히법)를 시행하는 방법으로 옳은 것은?

① 명치에 주먹을 위치시킨다.

② 복부를 후상방으로 압박한다.

③ 천천히 부드럽게 복부를 압박한다.

④ 5회 실시 후 119가 올 때까지 환자를 관찰한다.

⑤ 임산부나 고도 비만 환자에게 효과적인 이물질 제거방법이다.

**101** 심폐소생술 방법으로 옳은 것은?

① 분당 100~120회 속도로 가슴을 압박한다.

② 성인 가슴압박 시 체중을 싣지 않도록 주의한다.

③ 영아의 가슴압박 위치는 검상돌기 아랫부분이다.

④ 척추를 다치지 않도록 푹신한 매트리스 위에서 시행한다.

⑤ 효과적인 가슴압박을 위해 침대에 누워있는 환자를 바닥으로 옮긴다.

**102** 심전도를 위해 검사실에 온 의식이 명료한 성인 환자를 확인하는 방법으로 옳은 것은?

① "○○○님이시죠?"

② "심전도 검사하러 오셨나요?"

③ "생년월일이 어떻게 되십니까?"

④ "등록번호가 ○○○○○○○○ 맞나요?"

⑤ "입원병실 호수가 어떻게 되십니까?"

**103** 전동 시 간호보조활동으로 옳은 것은?

① 약 복용방법과 주의사항을 설명한다.

② 환자에게 전동 이유를 알리지 않는다.

③ 원무과에서 중간진료비 계산을 하도록 한다.

④ 전동 시 사용한 전출병동의 물건을 다시 가지고 온다.

⑤ 환자에게 남은 약과 의무기록을 주고 혼자서 전입병동으로 가도록 한다.

**104** 치료적 의사소통 방법 중 '반영'을 사용한 대화는?

① "그다음은 무슨 일이 있었나요?"

② "다시 이야기해 줄 수 있으세요?"

③ "그런 일이 현실에서 가능할까요?"

④ "걱정 마세요, 모든 일이 잘될 거예요."

⑤ "다시 말해 딸이 면회를 오지 않아 속상하시 군요."

**105** 호스피스 환자를 위한 간호보조활동으로 옳은 것은?

① 종교활동은 허용되지 않는다.

② 통증간호는 포함되지 않는다.

③ 환자가 원하면 가족과 함께 있을 수 있도록 해준다.

④ 죽음을 앞둔 환자의 생명을 연장하기 위해 노력한다.

⑤ 말기환자, 임종을 앞둔 환자를 대상으로 하 며 가족은 포함되지 않는다.

# 실전모의고사

**기초간호학 개요**

**001** 간호조무사가 직업윤리를 실천하는 목적은?

① 도덕적 비난을 피하기 위해

② 법적인 책임을 면하기 위해

③ 업무수행 시간을 단축시키기 위해

④ 인간의 인격과 존엄성을 존중하기 위해

⑤ 직면한 윤리적 딜레마를 회피하기 위해

**002** 투약 실수 후 사실을 숨기는 것은 어떤 윤리강령을 위배한 것인가?

① 헌신      ② 사명감

③ 봉사정신      ④ 정직한 행동

⑤ 최선의 노력

**003** 환자에게 사용한 주삿바늘, 소독솜, 주사기의 처리 방법으로 옳은 것은?

| | 주삿바늘 | 소독솜 | 주사기 |
|---|---|---|---|
| ① | 조직물류 폐기물 용기 | 격리의료 폐기물 용기 | 생물·화학 폐기물 용기 |
| ② | 병리계 폐기물 용기 | 혈액오염 폐기물 용기 | 손상성 폐기물 용기 |
| ③ | 손상성 폐기물 용기 | 일반의료 폐기물 용기 | 일반의료 폐기물 용기 |
| ④ | 생물·화학 폐기물 용기 | 병리계 폐기물 용기 | 혈액오염 폐기물 용기 |
| ⑤ | 혈액오염 폐기물 용기 | 손상성 폐기물 용기 | 병리계 폐기물 용기 |

**004** 간호기록 시 '물을 반 컵 정도 섭취했음'에서 '물 100cc 섭취함'으로 고쳐 썼을 때 준수한 의무기록의 원칙은?

① 사실성      ② 간결성

③ 완결성      ④ 적시성

⑤ 정확성

**005** 환자가 간호조무사에게 "백혈구가 뭔가요?"라고 물었을 때 적절한 대답은?

① "포식작용을 해요."

② "혈액 응고 작용을 해요."

③ "혈색소가 있는 혈구에요."

④ "산소를 운반하는 역할을 해요."

⑤ "혈액 안에 있는 액체 성분이에요."

**006** 다음에 해당하는 부분의 명칭으로 옳은 것은?

> 구불 결장 아래로 이어져 있으며, 이 부분에 변이 축적되어 팽대되면 항문근을 자극하여 변의를 일으키게 된다.

① 직장(곧창자)

② 공장(빈창자)

③ 회장(돌창자)

④ 맹장(막창자)

⑤ 십이지장(샘창자)

**007** 경구약 복용 방법에 관한 설명으로 옳은 것은?

① 함당정제는 씹어서 삼킨다.

② 장용피복정은 쪼개거나 부수어 복용한다.

③ 설하투여 약물은 물과 함께 약을 삼키게 한다.

④ 액체로 된 철분제는 입안에 머금고 있다가 삼킨다.

⑤ 강심제는 맥박을 측정하여 분당 60회 이하일 경우 투여하지 않는다.

**008** 전신마취 수술 환자의 수술 전 처치 시 흔히 사용되는 약물은?

① 옥시토신      ② 아트로핀

③ 살부타몰      ④ 아세트아미노펜

⑤ 클로르페니라민

**009** 지방에 관한 설명으로 옳은 것은?

① 1g당 4kcal의 열량이 발생한다.

② 체온을 유지시켜주고 장기를 보호한다.

③ 수용성 비타민의 장내 흡수를 돕는 역할을 한다.

④ 소비되고 남은 에너지는 소변을 통해 즉시 배출된다.

⑤ 빠른비움 증후군(덤핑 증후군) 환자에게 금기인 영양소이다.

**010** 질병과 치료식이가 바르게 연결된 것은?

① 통풍 – 고퓨린 식이

② 폐결핵 – 고단백 식이

③ 고혈압 – 고지방 식이

④ 만성 신부전 – 고염 식이

⑤ 당뇨 – 혈당지수(GI)가 높은 식이

**011** 6~7세경에 맹출되므로 젖니와 혼동하여 충치 예방을 위한 노력을 소홀히 하게 될 수도 있는 간니는?

① 측절치

② 사랑니

③ 송곳니(견치)

④ 하악 제1 큰어금니

⑤ 상악 제2 작은어금니

**012** 충치를 예방하기 위한 방법으로 옳은 것은?

① 치실 사용을 자제한다.

② 고탄수화물 식사를 한다.

③ 학교에서 치면열구전색을 시행한다.

④ 3년마다 정기적인 구강검진을 실시한다.

⑤ 고단백 식이, 섬유질이 풍부한 제철 과일과 채소를 섭취한다.

**013** 어혈에 관한 설명으로 옳은 것은?

① 어혈은 기혈의 운행을 촉진시킨다.

② 외상 어혈은 붉은 혈종이 나타난다.

③ 한열이 지나치게 왕성해도 어혈이 생긴다.

④ 어혈이 생긴 부위와 상관없이 증상은 동일하다.

⑤ 전신의 혈액순환이 순조로울 때 어혈이 발생한다.

**014** 추나요법에 관한 설명으로 옳은 것은?

① 관절 주위 조직을 수축시키는 효과가 있다.

② 관절의 염증성 질환이나 골절 시 효과적이다.

③ 혈액순환을 촉진하기 위해 운동을 한 후 시행한다.

④ 강한 자극으로 시작해서 약한 자극으로 마무리한다.

⑤ 치료 중 구역 증상 등의 부작용이 나타나면 즉시 치료를 중지한다.

**015** 통증에 관한 설명으로 옳은 것은?

① 불안과 공포는 통증을 감소시킨다.

② 만성 통증은 우울감을 감소시킨다.

③ 급성 통증 시 동공이 확대되고 혈압이 상승한다.

④ 관심 있는 행동으로 주의를 돌렸을 때 통증은 더 심해진다.

⑤ 통증은 실제적 또는 잠재적 조직손상에 대한 객관적인 감각이다.

10회

**016** 성인의 맥박에 관한 설명으로 옳은 것은?

① 맥박결손은 불규칙한 맥박을 말한다.

② 맥박의 정상 범위는 80~120회/분이다.

③ 부정맥은 심첨맥박과 말초맥박의 차이를 의미한다.

④ 1분에 80회 이상인 맥박을 빠른맥박(빈맥)이라고 한다.

⑤ 1분에 60회 이하인 맥박을 느린맥박(서맥)이라고 한다.

**017** 객혈에 관한 설명으로 옳은 것은?

① 객혈 시 등을 두드려 준다.

② 암적색이며 음식물이 섞여 있다.

③ 객혈 시 절대안정을 취하게 한다.

④ 흉부에 온찜질을 하면 효과적이다.

⑤ 토혈에 비해 양이 많으며 산성이다.

**018** 갑상샘 절제 후 병실로 올라온 환자에게 말을 시켜 목소리를 내보게 함으로써 확인할 수 있는 합병증은?

① 쇼크                    ② 출혈

③ 염증                    ④ 삼킴곤란

⑤ 후두신경 손상

**019** 간성혼수에 관한 설명으로 옳은 것은?

① 고단백 식사를 제공한다.

② 서서히 진행되며 예후가 좋은 편이다.

③ 대부분의 간염 환자에게 흔하게 발생한다.

④ 성격 변화, 떨림(진전), 혼수상태 등의 증상이 나타난다.

⑤ 호흡할 때 단 냄새가 나고 혈액 중에 백혈구가 증가한다.

**020** 소화궤양 환자를 위한 간호보조활동으로 옳은 것은?

① 금연하도록 한다.

② 통증 호소 시 아스피린을 제공한다.

③ 소화가 안 되면 탄산음료를 마시도록 한다.

④ 잠자기 전에 따뜻하게 데운 우유를 제공한다.

⑤ 섬유질이 많은 음식을 한 번에 다량 섭취하도록 한다.

**021** 뇌졸중 환자를 위한 간호보조활동으로 옳은 것은?

① 마비가 있는 쪽에 온찜질을 해준다.

② 사지에 마비가 있는 경우 재활운동을 금한다.

③ 삼킴곤란이 있는 경우 고개를 뒤로 젖혀 물을 삼키게 한다.

④ 증상이 호전되면 복용 중인 항응고제를 임의로 중단하게 한다.

⑤ 편측 시야 장애가 있는 경우 환자가 볼 수 있는 쪽에 물건을 배치한다.

**022** 방광염에 관한 설명으로 옳은 것은?

① 바이러스가 주된 원인이다.

② 재발은 거의 일어나지 않는다.

③ 요도 길이가 짧은 남성에게 흔하다.

④ 빈뇨, 절박뇨, 두통, 의식저하, 경련 등이 나타난다.

⑤ 소변을 희석하고 혈류량을 증가시키기 위해 수분 섭취를 권장한다.

**023** 임부의 정맥류에 관한 설명으로 옳은 것은?

① 절대안정한다.

② 엽산이 부족해서 생기는 증상이다.

③ 압박스타킹은 순환을 방해하므로 금한다.

④ 휴식 시나 취침 시 다리를 심장보다 높게 올려준다.

⑤ 수시로 다리 꼬는 자세를 취하고 발에 꽉 끼는 신발을 신는다.

**024** 임산부를 위한 간호보조활동으로 옳은 것은?

① 조기양막파열된 임부는 운반차에 눕혀서 이동한다.

② 자궁수축 시 임부의 복통과 요통이 심하면 즉시 제왕절개를 실시한다.

③ 자간전증 산모에게 나타나는 심한 두통, 계속적인 구토, 명치부위 통증은 정상이다.

④ 분만 2기 태아 심음이 분당 140회인 것은 제대 압박으로 인한 태아의 위험증상이다.

⑤ 유도분만을 위해 자궁수축제를 투여한 후 태아의 맥박이 70회로 감소한 경우 즉시 똑바로 누워 다리를 심장보다 위로 올려준다.

**025** 정상분만을 한 산모의 간호보조활동으로 옳은 것은?

① 분만 후 장운동이 회복될 때까지 금식한다.

② 휴식과 수면을 위해 자궁 마사지를 금한다.

③ 분만 당일 발한은 비정상이므로 즉시 보고한다.

④ 분만 직후 수시로 병실 복도를 걸으며 운동하도록 한다.

⑤ 분만 직후 회음부에 냉찜질을 적용하여 부종과 통증을 감소시킨다.

**026** 미숙아의 신체적 특징으로 옳은 것은?

① 솜털이 많다.

② 피하지방이 많다.

③ 키가 크고 야윈 모습이다.

④ 머리카락과 손발톱이 길다.

⑤ 손바닥과 발바닥에 주름이 많다.

**027** 경련을 하고 있는 영아를 위한 간호보조활동으로 옳은 것은?

① 상체를 일으켜 앉힌다.

② 병실 조명을 환하게 켜준다.

③ 주변에 위험한 물건을 치운다.

④ 허리띠나 단추 등을 잠가준다.

⑤ 사지에 신체보호대를 적용한다.

**028** 아토피 피부염을 진단받은 유아를 위한 간호보조활동으로 옳은 것은?

① 면으로 된 옷을 입힌다.

② 뜨거운 물로 목욕시킨다.

③ 알칼리성의 비누를 사용한다.

④ 피부에 보습제 사용을 금한다.

⑤ 염증이 심한 피부는 알코올로 소독한다.

**029** 고열 아동을 위한 간호보조활동으로 옳은 것은?

① 옷을 두껍게 입힌다.

② 수분 섭취를 제한한다.

③ 구강으로 체온을 측정한다.

④ 미온수 목욕 직후에 체온을 재측정한다.

⑤ 얼음주머니를 적용하고 손과 발은 따뜻하게 해준다.

**030** 다음 증상이 있는 노인을 위한 간호보조활동으로 옳은 것은?

> - 여성 노인에게 호발함
> - 뼈조직에서 뼈세포가 상실되어 골밀도가 낮아짐
> - 전체 골량의 감소로 골절의 원인이 됨

① 칼슘 섭취를 금한다.
② 햇빛에 노출되지 않도록 주의한다.
③ 걷기 등의 체중부하운동을 권장한다.
④ 부신피질호르몬제를 장기간 복용하도록 한다.
⑤ 골절 예방을 위해 평소에는 부동자세로 절대안정한다.

**031** 치매 증상이 있는 노인에게 약물을 투여하는 방법으로 옳은 것은?

① 잠자기 전에 이뇨제를 투여한다.
② 가족에게 투약 방법을 설명해준다.
③ 반드시 환자 스스로 복용하게 한다.
④ 취침 전 수면제 복용 시 물을 많이 마시게 한다.
⑤ 통증을 호소하는 노인에게는 주로 모르핀을 사용한다.

**032** 요실금이 있는 노인을 위한 간호보조활동으로 옳은 것은?

① 카페인 섭취를 권장한다.
② 즉시 유치도뇨를 실시한다.
③ 낮 동안 수분섭취를 권장한다.
④ 소변을 참았다가 한 번에 보도록 한다.
⑤ 엉치뼈(천골) 발적 노인에게는 기저귀를 채워준다.

**033** 환자 운반법에 관한 설명으로 옳은 것은?

① 리더는 환자의 머리 쪽에 선다.
② 평지를 갈 때는 환자의 머리를 앞으로 한다.
③ 구급차에 들어갈 때는 환자의 다리가 먼저 들어간다.
④ 경사진 곳을 올라갈 때는 환자의 다리를 앞으로 한다.
⑤ 언덕을 내려갈 때는 환자의 머리를 앞으로 하여 운반한다.

**034** 중독 환자의 응급처치 방법으로 옳은 것은?

① 쥐약 중독 시 고농도의 산소를 투여한다.
② 유기인제 농약 중독 시 비타민 K를 투여한다.
③ 일산화탄소 중독 시 밖으로 옮겨 신선한 공기를 마시게 한다.
④ 강산이나 강알칼리에 중독되었을 경우 속히 중화제를 사용한다.
⑤ 다량의 바비튜르산염을 복용하여 의식이 혼미한 환자에게 구토를 유도한다.

**035** 심정지가 발생한 성인 환자에게 자동심장충격기를 적용하는 방법으로 옳은 것은?

① 세동제거 버튼을 누른 후 바로 전원을 끈다.
② 심장리듬분석 중에도 가슴압박을 계속해야 한다.
③ 세동제거 버튼을 누를 때 패드를 누르고 있어야 한다.
④ 패드 부착부위에 물기는 그대로 두고 패드를 부착한다.
⑤ 세동제거 버튼을 누르기 전에 모든 사람이 환자에게서 떨어져 있는지 확인한다.

**보건간호학 개요**

036 흡연 학생에게 금연교육 실시 후 궁극적으로 요구되는 것은 무엇인가?

① 금연 의지
② 금연 실천
③ 흡연의 위험성 인지
④ 금단증상 관리 방법
⑤ 흡연 유혹에 대한 대처법

037 보건교육 시 고려해야 할 요소 중 가장 중요한 것은?

① 학습자의 나이
② 학습자의 경제력
③ 학습자의 건강상태
④ 학습자의 지식 정도
⑤ 학습자의 요구 파악

038 보건교육 종료 후 대상자의 성취수준 달성 여부를 측정하기 위한 평가유형은?

① 형성평가
② 진단평가
③ 총괄평가
④ 상대평가
⑤ 절대평가

039 보건교육 방법 중 강의의 장점으로 옳은 것은?

① 문제 해결능력을 길러준다.
② 대상자의 자발적 참여를 유도하기가 쉽다.
③ 짧은 시간에 방대한 지식을 전달할 수 있다.
④ 질적으로 높은 수준의 교육을 실시할 수 있다.
⑤ 대상자들의 개인차를 고려하며 교육할 수 있다.

040 보건진료소에 관한 설명으로 옳은 것은?

① 시·군·구에 설치된다.
② 근로자의 특수건강진단을 실시한다.
③ 「지역보건법」에 근거하여 설치되었다.
④ 보건진료소의 보건의료 인력을 보건의료원장이라고 부른다.
⑤ 보건의료 취약지역 주민에게 일차보건의료 서비스를 제공하기 위해 설치되었다.

041 일차보건의료에 관한 설명으로 옳은 것은?

① 예방보다는 치료에 치중한다.
② 주민의 적극적인 참여가 필수적이다.
③ 지역사회 주민들의 특수건강문제를 관리한다.
④ 지역사회 개발사업과는 별개로 이루어져야 한다.
⑤ 일차보건의료를 행하는 기관으로는 종합병원이 대표적이다.

042 소득활동을 할 때 납부한 보험료를 기반으로 장애, 노령, 퇴직 및 부양자의 사망 등으로 인해 소득이 상실되는 경우 제공되는 현금급여는?

① 국민연금
② 고용보험
③ 국민건강보험
④ 기초생활보장
⑤ 산업재해보상보험

043 의료급여에 관한 설명으로 옳은 것은?

① 노인성 질병을 가진 자를 대상으로 한다.
② 공공부조에 속하며 1종과 2종으로 구분한다.
③ 근로자에게 신속하고 공정한 재해보상을 하는 것이다.
④ 근로자가 실업한 경우 생활에 필요한 급여를 지급하는 것이다.
⑤ 소득능력 상실 시에 최저생활을 할 수 있도록 소득을 보장하는 것이다.

10회

**044** 치매·중풍 등 노인성 질환 등으로 심신에 상당한 장애가 발생하여 도움이 필요한 노인에게 가정과 같은 주거여건과 급식·요양, 그밖에 일상생활에 필요한 편의를 제공하는 시설을 무엇이라고 하는가?

① 노인요양시설
② 노인복지주택
③ 단기보호시설
④ 노인보호전문기관
⑤ 노인요양공동생활가정

**045** 사후보상방식으로 진료비를 결정하는 진료비 지불제도는?

① 봉급제　　　② 인두제
③ 총액예산제　④ 포괄수가제
⑤ 행위별수가제

**046** 다음에 해당하는 국제환경협약은?

• 유해 폐기물 수출입과 처리를 규제
• 특히 선진국에서 개발도상국으로의 유해 폐기물 수출을 규제하여 환경을 보호하고, 각국이 자국 내에서 안전하게 폐기물을 관리하도록 촉구

① 런던협약　　② 바젤협약
③ 파리협정　　④ 람사르협약
⑤ 몬트리올의정서

**047** 수질오염 지표에 관한 설명으로 옳은 것은?

① 오염도가 높을수록 용존산소가 증가한다.
② DO가 높으면 BOD와 COD도 함께 높아진다.
③ 화학적 산소요구량(COD)이 높으면 수질이 좋다는 것을 의미한다.
④ 용존산소(DO)가 높아지면 생화학적 산소요구량(BOD)이 낮아진다.
⑤ 하천으로 유기물질이 과다 유입되면 생화학적 산소요구량(BOD)이 감소한다.

**048** 포화습도와 정지공기 상태에서 느끼는 온감과 같은 동일한 온감을 주는 것으로 기온, 기습, 기류의 요소를 종합한 체감온도는?

① 감각온도
② 불쾌지수
③ 최직온도
④ 카타냉각력
⑤ 습구흑구온도지수

**049** 덜 익힌 소고기 패티를 넣은 햄버거를 먹고 경련성 복통, 설사, 용혈요독증후군 증상을 보이는 사람에게 예상할 수 있는 식중독은?

① 보툴리누스 중독
② 포도알균 식중독
③ 살모넬라 식중독
④ 장출혈성대장균 식중독
⑤ 장염 비브리오균 식중독

**050** 작업환경의 유해요인 중 생물학적 요인에 속하는 것은?

① 고온　　　　② 분진
③ 방사선　　　④ 유해가스
⑤ 박테리아(세균)

**051** 질병의 자연사 단계 중 질병의 증상이 나타나는 시기로 악화를 방지하기 위해 적절하고 적극적인 치료가 필요한 시기는?

① 회복기
② 비병원성기
③ 초기 병원성기
④ 증상(발현성) 감염기
⑤ 무증상(불현성) 감염기

**052** 후천면역결핍증후군(AIDS)에 관한 설명으로 옳은 것은?

① 완치가 가능하다.
② 항생제로 치료한다.
③ 공기를 통해 전파된다.
④ VDRL test로 진단한다.
⑤ 악수나 포옹 등으로는 감염되지 않는다.

**053** 감염된 동물(주로 쥐)의 소변으로 오염된 물, 토양, 식물 등이 상처가 있는 피부나 점막 등에 접촉되어 감염되는 질환은?

① 말라리아
② 브루셀라증
③ 발진티푸스
④ 렙토스피라증
⑤ 쓰쓰가무시병

**054** 질병의 예방활동 중 3차 예방에 해당하는 것은?

① 자조모임
② 건강검진
③ 예방접종
④ 보건교육
⑤ 조기치료

**055** 국가 암 검진 항목 중 검진 주기가 나머지와 다른 하나는?

① 위암
② 폐암
③ 대장암
④ 유방암
⑤ 자궁경부암

**056** 15~64세 인구 100명에 대한 65세 이상 인구의 비를 나타내는 지표는?

① 총부양비
② 유년부양비
③ 노년부양비
④ 노령화지수
⑤ 알파 인덱스

**057** 정기적인 관찰과 교육이 필요한 고위험 모성보건 대상자는?

① 비염이 심한 임부
② 사산 경험이 있는 임부
③ 풍진 항체를 보유한 임부
④ 출산 경험이 없는 25세 임부
⑤ 입덧으로 식사를 거부하는 임부

**058** 모자보건사업을 평가할 수 있는 모자보건 지표는?

① 조사망률
② 모아비율
③ 영아사망률
④ 비례사망률
⑤ 노령화지수

**059** 12개월 이후에 첫 접종을 하게 되는 예방접종은?

① 수두
② 결핵
③ 폴리오
④ 폐렴알균 감염증
⑤ 로타바이러스 감염증

**060** 지역사회간호사업 계획 시 우선적으로 고려해야 할 사항은?

① 보건소장의 관심

② 정부의 보건 정책

③ 지역사회 사업 예산

④ 지역사회 보건의료 시설

⑤ 건강에 대한 지역주민의 요구

**061** 노인보건사업이 필요한 이유로 옳은 것은?

① 노인 인구 감소

② 노인 의료비 감소

③ 노년 부양비 감소

④ 노인의 평균 수명 증가

⑤ 노인의 일상생활수행능력 증가

**062** 우리나라의 가족 형태 변화에 관한 설명으로 옳은 것은?

① 1인 가구가 증가하고 있다.

② 초혼 연령이 낮아지고 있다.

③ 다문화 가족이 감소하고 있다.

④ 자발적 무자녀 가족이 감소하고 있다.

⑤ 핵가족에서 대가족으로 전환되고 있다.

**063** 노인장기요양보험에서 방문간호에 관한 설명으로 옳은 것은?

① 신체활동 및 가사활동을 지원한다.

② 방문간호지시서에 따라 서비스를 제공한다.

③ 목욕설비를 갖춘 장비를 이용하여 서비스를 제공한다.

④ 방문간호는 장기요양보험의 시설급여 서비스에 해당한다.

⑤ 간호조무사 자격 취득과 동시에 방문간호 서비스를 제공할 수 있다.

**064** 하루 동안 가정방문을 할 때 가장 마지막으로 방문해야 할 대상자는?

① 신생아 ② 6세 아동

③ 매독 환자 ④ 고혈압 환자

⑤ 임신 7개월 임부

**065** 「의료법」상 의료기관 개설자의 집단 휴업으로 인하여 환자 진료에 막대한 지장을 초래할 우려가 있다고 인정될 때 보건복지부장관, 시·도지사 또는 시장·군수·구청장이 취할 수 있는 조치는?

① 신상공개

② 폐업 명령

③ 업무개시 명령

④ 의료기재 압류

⑤ 1년 이하 징역 또는 1천만 원 이하의 벌금

**066** 「정신건강증진 및 정신질환자 복지서비스 지원에 관한 법률」상 정신질환자를 입소시켜 요양 서비스를 제공하는 시설을 무엇이라고 하는가?

① 사회복지시설

② 정신재활시설

③ 정신요양시설

④ 정신의료기관

⑤ 정신건강복지센터

**067** 「결핵예방법」상 업무종사의 일시 제한 및 전염성 소실과 재취업에 관한 설명으로 옳은 것은?

① 사업주 또는 고용주는 비전염성결핵환자의 취업을 거부할 수 있다.

② 사업주 또는 고용주는 전염성결핵환자가 항결핵제 복용을 시작하면 종전의 업무에 복직시켜야 한다.

③ 사업주 또는 고용주는 전염성결핵으로 업무종사 정지 또는 금지 명령을 받은 환자의 업무종사에 관여할 수 없다.

④ 전염성결핵으로 업무종사 정지 또는 금지 명령을 받은 환자는 결핵으로 인한 증상이 없어질 때까지 업무에 종사할 수 없다.

⑤ 시장·군수·구청장은 전염성결핵환자가 사람들과 접촉이 많은 업무에 종사하는 것을 전염성 소실 판정을 받을 때까지 정지하거나 금지하여야 한다.

**068** 「구강보건법」상 시장·군수·구청장이 임산부에 대한 구강검진을 실시하는 경우 포함되어야 하는 사항은?

① 부정교합 상태

② 구강발육 상태

③ 틀니보철 상태

④ 치주질환(잇몸병) 상태

⑤ 구강암 조기진단에 관한 사항

**069** 「혈액관리법」에서 사용하는 용어의 정의로 옳은 것은?

① 혈액 : 인체에서 채혈한 적혈구 및 백혈구

② 공혈자 : 자기의 혈액을 혈액원에 무상으로 제공하는 사람

③ 채혈부작용 : 채혈한 후에 헌혈자에게 나타날 수 있는 혈관미주신경반응 또는 피하출혈 등 미리 예상하지 못한 부작용

④ 헌혈환급적립금 : 수혈비용을 보상하거나 헌혈사업에 사용할 목적으로 혈액원이 보건복지부장관에게 예치하는 금액

⑤ 특정수혈부작용 : 감염병 환자, 약물복용 환자 등 건강기준에 미달하는 사람으로서 헌혈을 하기에 부적합하다고 인정되는 사람

**070** 「감염병의 예방 및 관리에 관한 법률」상 감염병의 신고 및 보고에 관한 설명으로 옳은 것은?

① 감염병병원체 확인기관의 소속 직원은 보건복지부장관에게 보고하여야 한다.

② 의료기관에 소속된 의사, 치과의사 또는 한의사는 관할 보건소장에게 보고하여야 한다.

③ 보고를 받은 의료기관의 장 및 감염병병원체 확인기관의 장은 행정안전부장관에게 신고하여야 한다.

④ 의료기관에 소속되지 아니한 의사, 치과의사 또는 한의사는 그 사실을 감염병병원체 확인기관에 신고하여야 한다.

⑤ 제1급감염병의 경우에는 즉시, 제2급감염병 및 제3급감염병의 경우에는 24시간 이내에, 제4급감염병의 경우에는 7일 이내에 신고하여야 한다.

**071** 맥박산소측정에 관한 설명으로 옳은 것은?

① 주로 귓불에 부착한다.

② 저체온 시 측정의 정확도가 높아진다.

③ 황달은 측정기의 센서 투과를 방해한다.

④ 감지기를 부착할 부위에 로션이나 오일을 바른다.

⑤ 매니큐어나 인조손톱은 측정결과에 영향을 주지 않는다.

**072** 구강체온 측정 방법으로 옳은 것은?

① 흡연 직후에 측정해도 된다.

② 뜨거운 음식 섭취 3분 후에 측정한다.

③ 체온계의 탐색자를 볼 점막에 위치시킨다.

④ 무의식 환자에게 체온측정 시 적합한 방법이다.

⑤ 마스크로 산소를 투여받고 있는 환자에게는 구강체온 측정을 금한다.

**073** 감염 예방을 위한 손 위생 방법으로 옳은 것은?

① 물과 비누를 이용한 손 위생 시 마찰을 금한다.

② 물과 비누를 이용한 손 위생 후 일회용 종이 타월로 건조시킨다.

③ 눈에 보이는 오염이 없더라도 소독제를 묻힌 솔로 손을 문지른다.

④ 손에 혈액이나 체액이 묻은 경우 손 소독제를 사용하여 손 위생을 실시한다.

⑤ 외과적 손 위생은 항균비누나 알코올이 함유된 손 소독제로 10분 이상 실시한다.

**074** 가압증기멸균법을 적용할 수 있는 물품은?

① 오일  ② 파우더

③ 플라스틱  ④ 고무제품

⑤ 멸균 전달집게

**075** 멸균용액을 다루는 방법으로 옳은 것은?

① 사용 전에 유효기간을 확인한다.

② 드레싱 시작부터 끝날 때까지 뚜껑을 열어둔다.

③ 사용하지 않은 용액은 용액병에 다시 옮겨 담는다.

④ 라벨이 붙은 쪽을 아래로 향하게 하여 용액병을 잡는다.

⑤ 용액병의 뚜껑을 들고 있을 때는 내면이 위로 향하게 한다.

**076** 코삽입관(비강캐뉼라)을 이용하여 산소요법 중인 환자를 위한 간호보조활동으로 옳은 것은?

① 고농도의 산소를 적용할 때 사용한다.

② 취침 시에는 코삽입관을 제거해야 한다.

③ 폐소공포증이 있는 환자는 사용하기 어렵다.

④ 8시간마다 카테터를 반대쪽 콧구멍으로 다시 삽입한다.

⑤ 환자가 말하고 먹을 수 있어 편안해 하기 때문에 가장 많이 사용되는 방법이다.

**077** 기관절개관 내관의 관리 방법으로 옳은 것은?

① 내관의 안쪽 면은 닦을 수 없다.

② 일주일에 한 번 내관을 소독한다.

③ 제거한 내관을 알코올에 담가둔다.

④ 닦은 내관을 과산화수소수로 헹군다.

⑤ 내관 제거 전후에 기관절개관 흡인을 실시한다.

**078** 누워서 식사를 하는 반신마비(편마비) 환자의 식사를 돕는 방법으로 옳은 것은?

① 식사 전·후 수분 섭취를 삼간다.

② 마비된 쪽으로 음식을 넣어준다.

③ 건강한 쪽을 아래로 하여 옆으로 눕는다.

④ 반드시 스스로 먹도록 하고 자리를 비켜준다.

⑤ 환자의 마비된 손등에 음식을 조금 떨어뜨려 온도를 확인하게 한다.

**079** 주사기로 간헐적 영양 시 주의사항으로 옳은 것은?

① 위관영양 후 30분 이상 앉은자세를 유지한다.

② 영양액 주입 후 코위관 끝에 있는 마개를 열어둔다.

③ 환자의 위로부터 최대한 높게 주사기를 위로 들고 영양액을 주입한다.

④ 주입이 끝나면 주사기로 코위관에 30~60mL 정도의 공기를 넣어준다.

⑤ 경구약은 영양액 주입이 끝난 후 소량의 물과 함께 입안으로 넣어준다.

**080** 섭취량과 배설량 측정 방법으로 옳은 것은?

① 얼음은 섭취량에 포함되지 않는다.

② 밤번 간호사가 한꺼번에 측정한다.

③ 입원한 모든 환자에게 섭취량과 배설량을 측정한다.

④ 눈금이 있는 계측기구로 계량하여 배설량을 측정한다.

⑤ 코위관 영양액은 주입 용량의 절반만 섭취량으로 포함한다.

**081** 연동운동을 촉진하여 배변을 유도하기 위한 목적으로 시행하는 관장은?

① 청결 관장

② 수렴 관장

③ 투약 관장

④ 케이엑살레이트 관장

⑤ 기름-정체관장(윤활관장)

**082** 유치도뇨에 관한 설명으로 옳은 것은?

① 소변수집주머니를 병실 바닥에 눕혀둔다.

② 유치도관을 삽입 중인 환자는 수분섭취를 제한한다.

③ 시간당 소변량을 정확히 측정해야 하는 환자에게 시행한다.

④ 유치도관 제거 시 멸균 장갑, 멸균 가운, 멸균 증류수가 필요하다.

⑤ 유치도관 삽입 환자의 복부가 팽만되어 있는 경우 즉시 유치도관을 제거한다.

**083** 주로 굵기가 비슷한 손가락이나 위팔(상완)에 적용하는 붕대법은?

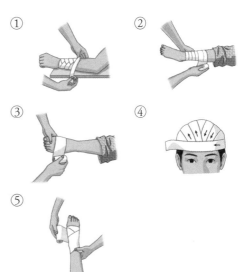

**084** 다음 중 욕창이 생기기 쉬운 환자는?

① 배회증상이 심한 치매 환자

② 수술 후 조기이상 중인 환자

③ 견인 치료 중인 척추손상 환자

④ 낮잠을 자고 있는 고혈압 환자

⑤ 건조한 침구를 사용 중인 노인 환자

**085** 석고붕대 적용에 관한 설명으로 옳은 것은?

① 몸의 중심에서 말초를 향해 감는다.

② 석고붕대를 감을 때 사지의 끝부분을 노출 시킨다.

③ 잘 건조된 석고붕대는 회색빛을 띠고 만졌을 때 차갑다.

④ 석고붕대를 적용할 피부에 오일을 발라 부드럽게 준비한다.

⑤ 석고붕대를 적용한 윗부분의 색깔, 온도, 운동, 감각상태를 관찰한다.

**086** 회음부 간호보조활동으로 옳은 것은?

① 찬물로 닦는다.

② 항문 주위를 제외하고 닦는다.

③ 과산화수소수를 사용하여 닦는다.

④ 수건의 한 면으로 여러 번 닦는다.

⑤ 여성은 배횡와위자세, 남성은 바로누운자세를 취해준다.

**087** 환자의 손발 관리를 돕는 방법으로 옳은 것은?

① 손발톱의 측면은 깊게 깎아준다.

② 발가락 사이에 로션을 듬뿍 발라준다.

③ 두꺼운 손발톱은 얼음물에 담갔다가 자른다.

④ 손톱 밑은 예리한 기구를 사용하여 다듬어준다.

⑤ 손발 관리 후 손가락과 발가락 사이에 물기를 모두 제거한다.

**088** 틀니 관리 방법으로 옳은 것은?

① 틀니는 24시간 착용한다.

② 수술실에 갈 때는 틀니를 제거한다.

③ 틀니는 소독을 위해 뜨거운 물에 보관한다.

④ 착색된 틀니는 연마제에 담가두었다가 강하게 힘을 주어 표면을 닦는다.

⑤ 틀니 세척 시 찬물이나 미온수를 사용하여 틀니 마모와 변색을 예방한다.

**089** 엉치뼈(천골)부위가 붉게 변한 환자에게 취해주어야 할 자세는?

① 반좌위자세

② 옆누운자세

③ 배횡와위자세

④ 골반내진자세

⑤ 변형된 트렌델렌부르크 자세

**090** 하지의 등척성 운동에 해당하는 것은?

① 목발로 버티고 서서 무릎을 굽혔다 폈다 한다.

② 관절은 움직이지 않고 다리에 힘을 주었다 뺐다 한다.

③ 환자가 힘들어 하면 간호조무사가 수동적 운동을 해준다.

④ 누운 자세에서 다리를 위로 올리고 아래로 내리기를 반복한다.

⑤ 침대 가장자리에 걸터앉아 다리를 침상 아래로 늘어뜨리고 앞뒤로 움직여준다.

**091** 휠체어를 이용하여 엘리베이터를 타고 내리는 방법으로 옳은 것은?

①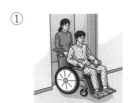

②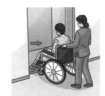

③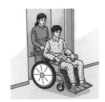

④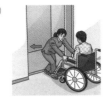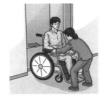

⑤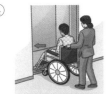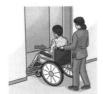

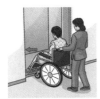 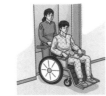

**092** 낙상 예방 활동으로 옳은 것은?

① 이동 시 반드시 혼자 걷도록 한다.

② 휠체어를 세워둘 때는 바퀴를 풀어둔다.

③ 기동성을 증가시키기 위하여 침상난간은 내려둔다.

④ 욕실 바닥이나 목욕통에 미끄럼방지 매트를 깔아준다.

⑤ 낙상주의 표시판은 수치심을 줄 수 있으므로 침대에 붙이지 않는다.

**093** 왼쪽 반신마비(편마비) 환자가 단추 있는 상의를 입을 때 돕는 방법으로 옳은 것은?

① 오른팔부터 입힌다.

② 환자의 오른쪽에서 보조한다.

③ 단추를 모두 채운 후 머리부터 입힌다.

④ 손을 위로 올린 상태로 양쪽 팔을 같이 입힌다.

⑤ 왼팔은 소매 끝에서 어깨, 목선까지 모아 잡은 후에 입힌다.

**094** 팔꿈치 보호대 적용에 관한 설명으로 옳은 것은?

① 침대틀에 매듭을 묶어준다.

② 면소재로 만들어져서 부드럽게 구부러진다.

③ 팔꿈치 신전(폄)을 방지하기 위해 적용한다.

④ 소아 환자의 낙상을 예방하기 위한 신체 보호대이다.

⑤ 보호대 중심에 팔꿈치를 대고 감싼 후 끈으로 묶는다.

**095** 냉습포(찬물 찜질) 적용 시 주의사항으로 옳은 것은?

① 냉습포 제거 후 피부 습기는 그대로 둔다.

② 적용 후 20분간 찜질수건을 교환하지 않는다.

③ 발적이나 물집이 발견되면 냉습포를 제거한다.

④ 찜질수건의 물기를 짜지 않고 피부에 적용한다.

⑤ 전신의 피부를 최대한 많이 노출시킨 상태로 적용한다.

**096** 수술 후 강화폐활량계 사용방법으로 옳은 것은?

① 누워서 사용한다.

② 식사 직후에 하는 것이 효과적이다.

③ 휴식 없이 연속해서 사용할 때 효과적이다.

④ 통증이 있어도 진통제를 투여하지 않고 사용한다.

⑤ 수술 전에 표시해둔 최대들숨용량까지 숨을 천천히 깊게 들이마신다.

**097** 컴퓨터 단층촬영(CT) 검사가 예정된 환자에게 검사 전 설명 내용으로 옳은 것은?

① "임신부에게도 안전한 검사예요."

② "조영제 주입 시 따뜻한 느낌이 들 거예요"

③ "검사하는 동안 자유롭게 움직이셔도 돼요."

④ "MRI 검사와는 달리 방사선 노출이 없는 검사예요."

⑤ "검사 후 두통 예방을 위해 1시간 이상 똑바로 누워 계셔야 해요."

**098** 다음 중 금식이 필요한 검사는?

① 복수천자　　　　② 유방촬영

③ 골밀도 검사　　　④ 위내시경 검사

⑤ 소변 배양검사

**099** 검사물 수집 및 관리방법으로 옳은 것은?

① 가래검사는 자기 전에 뱉는다.

② 아메바 검사를 위한 대변은 즉시 검사실로 보낸다.

③ 동맥혈기체분석(ABGA) 검사물은 2시간까지 실온보관이 가능하다.

④ 전혈구계산(CBC) 검사를 위한 채혈 후 세게 흔들어 항응고제와 잘 섞이게 한다.

⑤ 소변배양검사 시 소변수집주머니에 고여 있는 소변을 멸균 소변검체용기에 담는다.

**100** 이물질로 인해 기도폐쇄가 발생한 영아의 응급처치로 옳은 것은?

① 점도가 있는 음식을 먹여 삼키게 한다.

② 복부 밀어내기(하임리히법)를 30회 실시한다.

③ 이물질이 한 번에 제거되지 않으면 더 이상 시도하지 않는다.

④ 영아의 머리를 가슴보다 낮게 하고 손바닥으로 영아의 어깨뼈(견갑골) 사이를 5회 두드린다.

⑤ 영아의 젖꼭지 연결선 바로 아래의 복장뼈에 깍지를 낀 두 손의 손바닥 뒤꿈치를 대고 5회 압박한다.

**101** 성인 심정지 환자에게 심폐소생술 시 인공호흡 방법으로 옳은 것은?

① 한 번에 3초씩 2회의 숨을 불어넣는다.

② 최대 호흡량을 불어넣어 과환기를 유발한다.

③ 인공호흡 시 환자의 코를 막지 않도록 주의한다.

④ 숨을 불어 넣을 때 환자의 복부가 올라와야 한다.

⑤ 두경부손상이 없는 환자라면 '머리 기울이고 턱 들기' 방법으로 기도를 연 후 인공호흡을 실시한다.

**102** 환자를 다른 병동으로 전동시킨 후 다시 기존 병동으로 가져와야 할 물품으로 옳은 것은?

① 환자의 의무기록지

② 전출 병동에서 입었던 환자복

③ 환자 전동 시 사용한 전출 병동의 운반차

④ 전출병동에서 복용 중이던 약과 주입 중인 수액

⑤ 환자가 입원 시 가져온 타병원 방사선 사진 및 소견서

**103** 퇴원 환자를 위한 간호보조활동으로 옳은 것은?

① 퇴원 서류를 의무기록실로 보낸다.

② 퇴원에 대한 기록은 필요하지 않다.

③ 필요시 환자의 옷 입는 것을 보조한다.

④ 다음 외래 방문 시 퇴원 정산을 하도록 한다.

⑤ 퇴원 후 약물 복용 방법, 식이, 주의사항 등에 관한 설명은 의사만 가능하다.

**104** 시각장애 환자와 대화하는 방법으로 옳은 것은?

① 환자 옆에서 이야기한다.

② 최대한 큰 소리로 대화한다.

③ 여기, 이쪽 등의 지시대명사를 사용한다.

④ 병실에 들어갈 때 노크를 하고 자신을 소개한다.

⑤ 간호조무사를 중심으로 오른쪽, 왼쪽으로 나누어 설명한다.

**105** 임종 환자를 위한 간호보조활동으로 옳은 것은?

① 임종 즉시 틀니를 제거한다.

② 환자의 개인소지품은 폐기한다.

③ 눈을 감지 못한 채 사망한 경우 그대로 둔다.

④ 의식과 호흡이 없어지면 사후처치를 시작한다.

⑤ 머리와 어깨 밑에 베개를 받쳐 머리 부분을 올려준다.

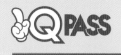

# 간호
# 조무사

## 모의고사
## 문제집

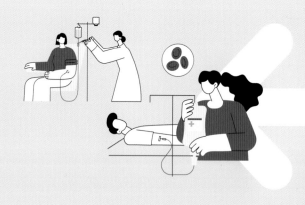

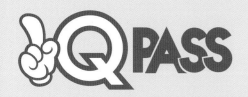

# 간호
# 조무사

백지운 저

# 모의고사
# 문제집

정답 및 해설

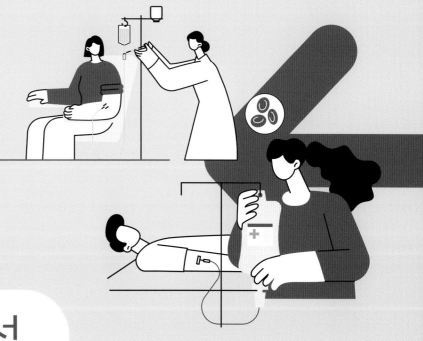

다락원

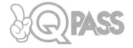

# 간호
# 조무사

## 모의고사
## 문제집

정답 및 해설

| | | | | |
|---|---|---|---|---|
| 001 ⑤ | 002 ① | 003 ① | 004 ③ | 005 ① |
| 006 ⑤ | 007 ① | 008 ③ | 009 ⑤ | 010 ④ |
| 011 ③ | 012 ① | 013 ③ | 014 ② | 015 ① |
| 016 ① | 017 ② | 018 ⑤ | 019 ① | 020 ⑤ |
| 021 ③ | 022 ② | 023 ② | 024 ⑤ | 025 ④ |
| 026 ① | 027 ③ | 028 ② | 029 ③ | 030 ⑤ |
| 031 ① | 032 ④ | 033 ① | 034 ⑤ | 035 ④ |
| 036 ③ | 037 ④ | 038 ③ | 039 ⑤ | 040 ② |
| 041 ④ | 042 ④ | 043 ⑤ | 044 ① | 045 ③ |
| 046 ① | 047 ④ | 048 ① | 049 ① | 050 ④ |
| 051 ② | 052 ③ | 053 ⑤ | 054 ④ | 055 ① |
| 056 ③ | 057 ⑤ | 058 ④ | 059 ⑤ | 060 ③ |
| 061 ② | 062 ④ | 063 ⑤ | 064 ② | 065 ② |
| 066 ③ | 067 ② | 068 ③ | 069 ① | 070 ③ |
| 071 ④ | 072 ④ | 073 ④ | 074 ② | 075 ⑤ |
| 076 ④ | 077 ② | 078 ③ | 079 ⑤ | 080 ② |
| 081 ③ | 082 ④ | 083 ② | 084 ⑤ | 085 ② |
| 086 ⑤ | 087 ① | 088 ① | 089 ④ | 090 ② |
| 091 ⑤ | 092 ⑤ | 093 ① | 094 ② | 095 ④ |
| 096 ③ | 097 ④ | 098 ③ | 099 ② | 100 ① |
| 101 ⑤ | 102 ② | 103 ④ | 104 ⑤ | 105 ② |

## 기초간호학 개요

**001 직업윤리를 이행함으로써 얻을 수 있는 이점**
- 법적인 책임한계를 식별하는 데 도움을 준다.
- 환자나 자신에게 유익한 행동방향을 제시해준다.
- 문제 해결 시 지혜롭고 양심적인 판단을 하는 데 도움이 된다.
- 업무 수행 시 있을 수 있는 어려움을 올바르게 극복할 수 있게 되므로 기쁨과 보람을 느끼게 해준다.

> **직업윤리**
> 직업적 양심, 사회적 규범과 관련된 것으로 해당 직업을 가진 사람에게 요구되는 행동규범

**002 간호조무사의 직업적 업무수행**
- 의문이 생기면 감독자와 상의한다.
- 의사의 구두지시는 24시간 이내에 서면으로 남긴다.
- 쉬운 업무라고 하더라도 임의로 간소화 하거나 생략해서는 안 되고 절차에 따라 행해야 한다.
- 의사가 부도덕하고 비윤리적인 행위를 요청할 때는 거부할 권리가 있다.
- 환자나 가족이 진단명, 진단 결과, 치료, 예후 등에 대해 궁금해 하면 간호사에게 보고하거나 의사에게 직접 문의하도록 설명한다.

**003 의료폐기물 처리**
- 사용한 주사기는 일반의료폐기물 용기에 버린다.
- 사용한 주삿바늘은 손상성폐기물 용기에 버린다.
- 폐백신, 폐항암제 등은 생물·화학폐기물 용기에 버린다.
- 인체에서 적출한 장기는 조직물류폐기물 용기에 버린다.
- 피가 묻은 알코올 솜은 일반의료폐기물 용기에 버린다.

의료폐기물의 종류

| 종류 | | 내용 | 전용용기 | 도형색상 | 보관 기간 |
|---|---|---|---|---|---|
| 격리의료 폐기물 | | 격리된 사람에게 의료행위 중 발생 한 일체의 폐기물 | 상자형 (합성수지) | 붉은색 | 7일 |
| 위해의료폐기물 | 조직물류 | 인체 또는 동물의 장기, 조직, 기관, 신체의 일부, 혈액, 고름 등 | 상자형 (합성수지) ※치아 제외 | 노란색 | 15일 ※치아: 60일 |
| | | 재활용하는 태반 (4℃ 이하의 전용 냉장시설) | 상자형 (합성수지) | 녹색 | 15일 |
| | 병리계 | 시험, 검사 등에 사용된 배양액, 배양용기, 슬라이드 등 | 봉투형 | 검정색 | 15일 |
| | | | 상자형 (골판지) | 노란색 | |
| | 손상성 | 주삿바늘, 수술용 칼날, 한방 침, 파손 된 유리재질의 시험 기구 | 상자형 (합성수지) | 노란색 | 30일 |
| | 생물·화학 | 폐백신, 폐항암제, 폐화학치료제 | 봉투형 | 검정색 | 15일 |
| | | | 상자형 (골판지) | 노란색 | |
| | 혈액오염 | 사용한 혈액백, 혈액투석 폐기물, 그밖에 혈액이 유출 될 정도로 포함되어 있는 폐기물 | 봉투형 | 검정색 | 15일 |
| | | | 상자형 (골판지) | 노란색 | |
| 일반의료 폐기물 | | 혈액·체액·분비물·배설물이 함유 되어 있는 탈지면, 붕대, 거즈, 기저귀, 생리대, 일회용 주사기, 수액세트 | 봉투형 | 검정색 | 15일 |
| | | | 상자형 (골판지) | 노란색 | |

## 004 병원의 물품관리

- 고무제품은 건조한 상태로 보관한다.
- 소변기와 대변기는 매일 솔로 닦고 소독약으로 소독한다.
- 소독할 기구는 깨끗이 세척하여 중앙공급실로 보낸다.
- 고무재질의 더운물 주머니는 공기를 약간 넣어 보관한다.
- 혈액이나 점액이 묻은 기구나 린넨류는 먼저 찬물로 헹구고 더운물과 비눗물로 씻는다.

## 005 관절 움직임

- 굽힘(굴곡) : 관절을 구부리는 동작으로 관절의 각도가 감소하는 운동
- 폄(신전) : 원래대로 펴는 동작으로 관절의 각도가 증가 하는 운동
- 과다폄(과신전) : 해부학적 정상범위를 벗어나 과도하게 신전시키는 동작

- 휘돌림(회선) : 한 부분을 중심으로 원을 그리는 운동으로 굽힘, 벌림, 폄, 모음의 연속동작
- 돌림(회전) : 뼈의 장축을 중심으로 도는 동작
- 뒤침(회외) : 아래팔의 돌림 동작으로 손바닥이 앞쪽 혹 은 위를 향하는 동작
- 엎침(회내) : 아래팔을 돌려 손바닥이 뒤쪽이나 아래로 향하는 동작

## 006 간

- 인체에서 가장 큰 장기로, 우상복부 가로막(횡격막) 아 래에 위치한다.
- 담즙 생산과 분비, 대사, 배설, 해독작용, 태생기 때 조혈 작용, 혈액응고인자 생산, 철분 저장 등의 기능을 한다.
- 간에서 형성된 담즙은 십이지장으로 보내진다.

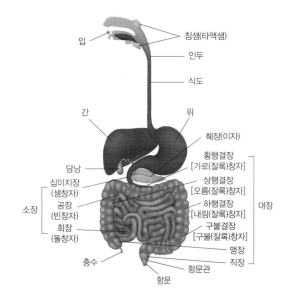

## 007 내성

- 약물을 반복적으로 사용한 후 어느 순간 그 약이 더 이 상 효과가 없거나 감소하게 되어 같은 효과를 얻기 위해 약의 용량을 증가해야 하는 현상을 말한다.
  - 예 생리통이 있을 때마다 타이레놀 1정을 먹었었는데 어느 순간 효과가 없어져서 2정을 먹어야 효과가 나 타나고, 그 이후에는 2정을 복용해도 효과가 없어진 경우

## 008 국소마취제

- 신체의 일부나 특정 부위의 통증을 없애기 위한 약물이다.
- 종류 : 리도케인, 코케인, 프로케인 등이 있으며 이 중 리도케인은 국소마취제로 가장 많이 사용되고 심실 부 정맥 치료제로도 사용된다.

- 와파린 : 항응고제
- 마니톨 : 삼투성 이뇨제, 뇌압하강제
- 아스피린 : 해열, 진통, 소염, 혈전 예방약
- 에피네프린 : 교감신경작용제(교감신경흥분제), 혈관수축제, 강심제

## 009 콜레스테롤
- 스테로이드 호르몬이나 담즙산염, 비타민 D의 합성 전단계 물질(콜레스테롤 + 자외선 → 비타민 D 생성)로 우리 몸이 유지되기 위해 꼭 필요한 성분이다.
- 주로 동물성 지방에 많이 함유되어 있다.
- 고밀도 지단백질 콜레스테롤(HDL, 혈관청소부)은 혈관 내막 속에 쌓인 지질을 간으로 돌려보내거나 몸 밖으로 배출하는 역할을 한다.
- 저밀도 지단백질 콜레스테롤(LDL)이 체내에 과할 경우 고혈압이나 동맥경화 등의 각종 심혈관계 질환이 유발되기도 한다.

## 010 고혈압 및 심부전 환자의 식이
저염, 저지방, 저칼로리 식이, 고섬유질 식품, 충분한 포타슘 섭취(포타슘은 소듐을 몸 바깥으로 배출시킴)

## 011 치아조직의 명칭과 기능

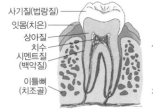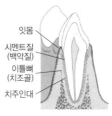

- 사기질(법랑질) : 치아의 맨 바깥층으로 인체조직에서 가장 단단한 부분이며, 플루오린(불소) 도포 시 플루오린이 침착되는 부분이다.
- 상아질 : 사기질의 충격을 흡수하여 신경을 보호하는 역할을 하며 경도가 약해 충치가 생기면 쉽게 썩는다.
- 시멘트질(백악질) : 이뿌리의 겉표면을 싸고 있으며 치아를 악골에 고정시키는 역할을 한다.
- 치수 : 이뿌리의 가장 가운데 있으며 신경과 혈관이 존재한다.
- 치주인대 : 치아를 이틀뼈에 붙이는 접착과 충격의 완충 역할, 치아가 부딪칠 때의 느낌을 신경에 전달하는 역할을 한다.
- 이머리(치관) : 잇몸 바깥으로 나와 있는 치아이다.
- 이뿌리(치근) : 잇몸 뼈 안에 있는 치아이다.
- 잇몸(치은) : 잇몸 뼈와 치아를 싸고 보호하는 역할을 한다.
- 이목부(치경부) : 이머리와 이뿌리의 경계를 말하며, 이 부분에 잇몸이 존재한다.

- 잇몸낭(치주낭) : 치아와 잇몸 틈새가 염증이나 치석 등으로 인해 벌어져서 주머니 형태의 V자형 고랑이 생기는 것을 말한다.

## 012 치아 임플란트
- 임플란트 주위에 치석과 치태(치면 세균막)가 생기면 임플란트 주위염이 될 수 있으므로 양치를 잘 해야 한다.
- 수술 후 5일 정도는 부드러운 음식 위주로 식사하고 자극적이거나 뜨거운 음식은 피해야 한다.
- 임플란트 치아의 저작력은 자연치아와 비슷하므로 틀니보다는 씹는 기능이 좋다.
- 수술 당일에는 수술 부위에 냉찜질을 적용하고, 수술 후 3일 정도는 운동과 사우나를 금한다.
- 임플란트 고정체가 이틀뼈(치조골)에 자리 잡기까지 6개월 정도 걸린다.

## 013 뜸의 작용
- 중혈(증혈)작용 : 적혈구 및 혈색소 증가
- 면역작용 : 항체가 만들어지므로 면역 증가
- 신진대사작용 : 신진대사 촉진
- 혈액순환작용 : 혈관을 확장시켜 순환 촉진
- 억제작용 : 진통, 진정 작용
- 항분작용 : 신경계를 가볍게 자극하여 지각, 운동, 자율신경의 기능 회복
- 유도작용 : 혈관의 확축을 통해 배설 촉진 및 소염작용 유도
- 반사작용 : 체표면에 뜸을 떠서 각종 장기에 반사적인 작용을 일으켜 치료

## 014 탕제
- 일반적으로 따뜻하게 복용하는 것이 좋고 횟수는 보통 1일 3회로 한다.
- 허약체질, 노인과 어린이, 구토하는 환자, 병이 중한 환자는 약의 분량은 적게 하되 복용횟수는 자주 한다.
- 위장에 자극을 주는 약은 식사 직후에 복용한다.
- 약성이 강하거나 독성이 있는 약을 사용할 때는 처음에는 조금씩 복용하다가 점차 용량을 늘려야 한다.
- 약을 처음 복용할 때 나타나는 거부반응으로 일시적으로 증상이 악화되거나 원치 않는 효과가 나타나는 것을 명현현상이라고 한다.

## 015 통증의 종류
- 방사통(연관통) : 통증 발생부위에서 떨어진 다른 부위에서 느껴지는 통증
  - 방사통 : 신경에서 시작하여 신경이 뻗은 곳으로 퍼지는 통증(예 추간판탈출(증)로 다리까지 뻗치는 통증)

– 연관통 : 장기에서 시작해 감각신경이 연결된 근육이나 피부 등으로 퍼지는 통증(예 협심증)
- 표재 통증 : 자극이 주어진 부분에 국소적으로 나타나는 예리하고 찌르는 듯한 통증
- 심부 통증 : 관절, 인대, 근육, 신경 등에서 발생하는 통증으로, 둔하고 넓게 퍼지는 양상이며 경계가 분명하지 않아 정확한 위치를 파악하기 어려운 통증
- 내장 통증 : 뇌, 흉강, 복강, 골반강 등 체강 내에 있는 장기에서 발생하는 통증
- 심인성 통증 : 심리적인 원인으로 발생되는 통증
- 환상통(환상지통) : 이미 절단해서 상실한 팔다리가 아직 있는 것처럼 느끼는 통증
- 작열통 : 말초신경 손상 후 발생하는 타는 듯한 심한 통증
- 시상통 : 뇌의 시상 손상으로 인해 반대편 사지나 몸통에 발생하는 통증
- 삼차신경통 : 5번 뇌신경인 삼차신경이 분포하는 안면 부위에 발생하는 반복적인 통증
- 대상포진 후 신경통 : 대상포진 감염 후 발진이 있었던 부위에 발생하는 통증
- 암 통증 : 암으로 인한 모든 통증

## 016 혈압(BP)

- 혈압은 혈액이 혈관벽을 지나가면서 생기는 압력을 말하며 수축기압/확장기압으로 표기한다.
- 성인의 평균혈압은 120/80mmHg 정도이다.
- 맥압 : 수축기압과 확장기압의 차이로 평균 40mmHg 전후이다.
- 수축기압(수축기 혈압) : 좌심실이 수축할 때 대동맥에 가해지는 압력이다.
- 확장기압(이완기 혈압) : 심장의 수축과 수축 사이에 존재하는 휴식기 혈압으로 우심방이 가장 이완되었을 때의 압력이다.

## 017 기관지 천식

- 정의 : 먼지(분진), 꽃가루, 약물, 스트레스, 음식 등에 의해 기관지가 좁아지는 알레르기성 질환이다.
- 증상 : 기관지 부종, 기침, 호흡곤란, 가래, 쌕쌕거림(천명) 등의 증상이 나타나는데 밤에 특히 증상이 심하다.
- 예방 : 알레르기 물질과 접촉 금지, 금연, 과로와 스트레스 주의, 갑자기 추운 환경에 노출되지 않도록 주의, 운동 전 기관지 확장제 사용을 권장한다.
- 치료 및 간호 : 충분한 영양분과 수분 공급, 적절한 습도 제공, 필요 시 산소나 기관지 확장제인 에피네프린, 살부타몰(벤토린) 등을 투여한다. 호흡곤란 시 반좌위자세를 취해준다.

## 018 암 환자 간호

- 감염 예방에 가장 신경 써야 한다.
- 감기나 감염이 있는 의료진은 환자와 직접적인 접촉을 피하는 것이 바람직하다.
- 처방된 진통제를 투여하거나 자가조절진통(PCA)을 이용하여 스스로 통증을 조절할 수 있게 해준다.
- 구토가 심하거나 경구 섭취가 불가능한 경우 항구토제를 투여하고 수액으로 수분을 공급하여 체액 균형을 유지한다.
- 모든 영양소를 골고루 섭취, 입맛에 맞는 음식을 소량씩 자주 섭취, 항암 치료로 구역이 심하면 차가운 음료나 짭짤한 크래커를 제공한다.
- 함암제 투여 시 약물이 혈관 밖으로 새어나오면 피부 괴사를 일으키므로 주의 깊게 관찰한다.

## 019 갑상샘 항진증과 저하증의 증상

| 갑상샘 항진증<br>(바제도병,<br>그레이브스병) | 체중감소, 발한, 안구돌출, 두근거림(심계항진), 빈맥, 설사, 신경과민, 손이나 눈꺼풀 등의 떨림, 월경불순 또는 중단, 정서적 불안정, 갑상샘 증대, 더위에 민감 |
|---|---|
| 갑상샘 저하증<br>(크레틴병,<br>점액부종) | • 어린이 : 크레틴병 – 신체, 정신적 발달 저하<br>• 성인 : 점액부종 – 빈혈, 부종, 체중증가, 거칠고 건조한 피부, 탈모, 서맥, 변비, 위산 분비 감소, 식욕감소, 무월경 또는 월경과다증, 성욕감퇴, 불임, 추위에 민감 |

## 020 협심증

- 정의 : 심근에 일시적으로 혈액공급이 부족해서 발생하는 관상동맥(심장동맥) 질환
- 증상 : 흉통(왼쪽팔로 방사통), 질식감, 조이는 느낌, 호흡곤란, 일반적으로 휴식 시 통증이 완화된다.
- 예방 : 갑작스럽게 찬 기운에 노출되는 것 방지, 한꺼번에 많은 양의 식사 금지, 카페인 섭취 금지, 스트레스와 피로 예방, 금연, 체중조절, 활동 전에 나이트로글리세린 패치형을 흉부나 위팔(상완)의 안쪽에 붙인다.
- 간호 및 처치 : 산소 투여, 나이트로글리세린을 혀밑(설하)으로 투여하는데 앉은 자세에서 5분 간격으로 3회까지 투약 가능하다. 물과 함께 삼키면 안 되고 혀 아래에 넣어 흡수시킨다.

## 021 파킨슨병

- 정의 : 신경전달물질인 도파민을 만들어내는 신경세포들이 파괴되는 것
- 증상 : 움직임이 느려짐(운동 완만, 서동), 무표정, 근육 경직(뻣뻣해짐), 편한 자세로 쉬고 있을 때 떨림(안정 시 진전)이 나타나고 목적이 있는 행동을 시작하면 떨림이 감소, 글씨가 점점 작아짐(작은 글씨증, 소서증), 자세 불안정 등

- 도파민제제 약물을 투여하여 치료한다.
- 하루 계획을 세우고, 관절과 근육이 경직되지 않도록 스트레칭과 운동을 격려한다.
- 떨림(진전)이 있으므로 단추가 많지 않거나, 접착천(벨크로)으로 된 옷을 입게 한다.
- 발에 잘 맞는 신발을 신어 낙상을 예방한다.
- 흡인과 낙상 위험이 높으므로 주의 깊게 살핀다.
- 손잡이가 큰 숟가락을 제공한다.
- 과일과 야채 등을 충분히 섭취하도록 한다.

## 022 수두증(hydrocephalus)

뇌척수액 순환 통로의 폐쇄 또는 뇌척수액의 생산과 흡수 기전의 불균형으로 인해 뇌척수액 흐름에 장애가 생겨 뇌실 내 또는 두개강 내에 뇌척수액이 과잉 축적되어 두개내압이 올라간 상태를 의미한다.

## 023 고혈압 임부가 정기적으로 받아야 할 검사

- 임신중독증을 조기 발견하기 위해 병원 방문 시마다 혈압, 체중, 소변검사를 실시한다.
- 혈압측정-고혈압, 체중측정-부종, 소변검사-단백뇨를 확인하기 위함이다.

## 024 가진통과 진진통의 구별

|  | 가진통 | 진진통 |
|---|---|---|
| 수축간격/규칙성 | 변화 없음/불규칙적 | 점점 짧아짐(자주 진통이 옴)/규칙적 |
| 강도 | 강도 변화가 없고 걸으면 완화됨 | 강도가 점점 세지고 걸으면 통증이 더 심해짐 |
| 자궁경부의 개대와 소실 | 변화 없음 | 진행됨 |
| 태아 하강 | 없음 | 계속 태아가 하강됨 |
| 통증 부위 | 주로 복부에 국한 | 허리에서 시작하여 복부로 방사 |

## 025 분만후 출혈(산후출혈)

- 분만 후 출혈이란 분만 후 24시간 이내에 500cc 이상의 출혈을 말한다.
- 활력징후와 출혈량을 측정한다.
- 즉시 하지를 올려주는 변형된 트렌델렌부르크 자세를 취하고 간호사나 의사에게 보고한다.
- 절대안정을 취하고 자궁저부(자궁바닥)를 마사지 한다.
- 자궁저부에 얼음주머니를 적용하여 지혈을 돕는다.

## 026 태변

- 출생 후 3일 정도 지속되는 끈적끈적하고 냄새가 없는 암녹색 또는 암갈색의 변으로, 1일 4~5회 정도 배출한다.
- 생후 24시간이 지나도 신생아가 태변을 보지 않으면 항문직장기형을 의심해볼 수 있다.
- 태변 → 이행변 → 정상변 순으로 변을 보게 된다.

## 027 이유식

- 이유식 시기는 치아가 나기 시작하고 머리에 균형을 잡을 수 있는 6~12개월 사이가 적당하다.
- 6~24개월경 철 결핍 빈혈이 잘 오는 시기이므로 이유식을 통해 빈혈을 예방한다.
- 씹는 동작으로 골격과 근육 발달을 촉진시킨다.
- 균형 잡힌 영양공급으로 면역력을 증진시킨다.
- 이유식을 먼저 주고 부족한 부분을 우유로 보충한다.
- 처음 먹이는 이유식은 한 가지 재료로 시작한다.
- 새로운 음식을 추가할 때는 알레르기를 확인하기 위해 4~7일 정도 간격을 둔다.
- 이유식을 젖병에 담아 주지 말고 숟가락으로 먹는 연습을 해야 한다.
- 싫어하는 음식을 억지로 먹이지 않는다.
- 곡물 → 고기 → 야채 → 과일 순으로 먹인다.
- 자극성이 있는 조미료 사용을 금한다.

## 028 에릭슨의 심리·사회적 발달이론

| 연령 | 발달과제 |
|---|---|
| 영아기(0~1세) | 신뢰감 대 불신감 |
| 유아기(1~3세) | 자율성 대 수치감 |
| 학령전기(3~6세) | 주도성(자발성) 대 죄책감(죄의식) |
| 학령기(6~12세) | 근면성 대 열등감 |
| 청소년기(12~18세) | 자아정체감 대 역할 혼돈 |
| 성인초기(18~40세) | 친밀감 대 고립감 |
| 중년기(40~65세) | 생산성 대 침체성 |
| 노년기(65세 이상) | 자아통합감 대 절망감 |

## 029 수두 아동 간호

- 헐렁한 옷을 입히고 손톱을 짧고 깨끗하게 유지한다.
- 직접접촉이나 공기를 통해 전파되므로 수포가 사라지고 딱지가 생길 때까지 환아를 격리한다.
- 2차 감염 예방을 위해 긁지 못하도록 팔꿈치 보호대나 장갑보호대를 적용한다.
- 가려움(소양감)이 있으면 처방에 따라 칼라민 로션을 도포 하거나 녹말(전분), 황산마그네슘(마그네슘황산염), 중조수 등으로 씻어준다.

### 수두
- 원인균 : 수두대상포진 바이러스(Varicellazoster virus)
- 전파경로 : 직접접촉, 공기
- 증상 : 미열, 가려움증, 발진성 수포가 생기며 일주일 이내에 가피(딱지)로 변하고 감염력도 없어진다.

### 030 노인의 피부 간호

- 가습기를 사용하여 피부 습도를 유지한다.
- 알코올은 피부를 건조하게 하므로 사용을 금한다.
- 목욕은 일주일에 한 번 정도가 적당하며 미지근한 물과 습윤성 중성비누를 사용한다.
- 피부에는 오일이나 로션 등의 보습제를 충분히 발라주고 자외선 차단제를 꼼꼼히 바르도록 한다.
- 목욕 후 손톱과 발톱이 부드러워졌을 때 손톱은 둥글게, 발톱은 일자로 잘라준다.

### 031 노인 수면을 돕는 방법

- 낮 동안 가벼운 운동을 권장하고, 잠자기 전에는 고강도 운동을 자제한다.
- 밤잠을 설치게 되므로 낮잠을 자제한다.
- 취침 전에 수분과 카페인 섭취를 제한한다.
- 취침시간과 기상시간을 규칙적으로 해야 한다.
- 배가 고파 잠이 안 올 경우 소화가 잘되는 간단한 간식(예 우유, 카스텔라)을 제공한다.
- 카페인, 알코올, 담배, 수면제의 과다한 사용을 자제한다.
- 침실조도를 낮추고 소음을 방지하여 환경자극을 최소화한다.
- 취침 전에 소변을 보게 한다.
- 15~20분간 등마사지를 시행한다.

### 032 노인의 낙상 예방 방법

- 너무 어둡거나 지나치게 밝지 않은 적당한 조도의 조명을 사용한다.
- 야간에는 바닥 등에 간접조명을 켜둔다.
- 신체보호대는 꼭 필요할 때만 의사의 처방 하에 사용하는 것이 바람직하다.
- 근력강화를 위해 규칙적으로 운동한다.
- 식사 시 팔걸이와 등받이가 있는 의자에 앉게 한다.
- 앉거나 일어날 때 천천히 움직이고, 이동 시 지팡이나 보행기 등의 보조기구를 사용한다.
- 바닥에 있는 전선이나 물건 등을 치운다.
- 카펫 가장자리는 테이프로 바닥에 붙여 고정한다.
- 옷을 입을 때는 앉아서 입게 한다.
- 폭이 넓고 뒷굽이 낮으며 미끄러지지 않는 재질의 편안한 신발을 신는다.
- 목욕통와 화장실 바닥에 미끄럼 방지용 매트나 깔판을 깐다.
- 병실 바닥에 물기가 없도록 관리하고 물기가 있으면 즉시 닦는다.
- 급하게 화장실에 가지 않기 위해 배뇨시간을 정해놓고 화장실에 간다.
- 무거운 물건을 무리해서 들지 않는다.
- 침대나 휠체어의 잠금장치를 잠근다.
- 침대에서 운반차로 옮길 때 둘의 높이를 같게 한다.
- 환자의 물품과 콜벨은 손이 닿는 곳에 배치한다.
- 침대는 최대한 낮게 유지하고, 침대 난간을 올려준다.
- 화장실, 욕실, 복도에 난간이나 손잡이를 설치한다.
- '낙상주의' 팻말을 붙여둔다.

### 033 염좌(삠) 환자 응급처치

체중부하 금지, 마사지 금지, 안정, 압박붕대 적용, 손상 부위 상승, 냉찜질 적용, 24시간 후 출혈과 부종이 없다면 온찜질 적용

### 034 외상성 손상 환자 간호

- 깊게 박힌 이물질은 빼지 말고 잘 고정한 채 병원으로 간다.
- 척추 손상 환자는 바로누운자세(앙와위)를 유지한다.
- 노출된 장기는 멸균 생리식염수에 적신 멸균거즈로 덮는다.
- 뱀에 물린 부위를 칼로 절개하거나 독을 입으로 빨아내는 행동을 금한다.
- 심한 출혈 시 직접압박법 및 거상법 → 지압 → 지혈대 사용으로 지혈을 시도한다.

### 035 쓰러져 있는 환자에게 접근 시 우선적인 행동

- 환자에게 접근하기 전에 구조자는 현장 상황이 안전한지, 감염의 가능성은 없는지를 우선 확인한다.
- 안전하다고 판단되면 환자에게 다가가 어깨를 가볍게 두드리며 "괜찮으세요?"라고 물어보아 반응을 확인한다.

---

## 보건간호학 개요

### 036 보건교육의 진행 방향

- 쉬운 것 → 어려운 것
- 친숙한 것 → 낯선 것
- 단순한 것 → 복잡한 것
- 직접적인 것 → 간접적인 것
- 구체적인 것 → 추상적인 것
- 과거의 내용(필요시) → 최신의 내용

### 037 상담(면접, 면담) 시 주의사항

- 면접에서 가장 중요한 것은 피면접자와의 신뢰감 형성이다.
- 면접자에게 가장 중요한 자세는 피면접자의 이야기를 잘 청취(경청)하는 태도이다.

- 피면접자가 스스로 말할 때까지 대답을 강요하지 않아야 한다.
- 비밀을 보장해주어야 한다.
- 전문용어를 지나치게 사용하지 않도록 주의한다.
- 부드럽고 조용한 면접 분위기 조성한다.
- 피면접자의 부정적인 감정표시도 잘 수용한다.
- 피면접자가 대화 도중에 잠깐씩 중지하는 부분에 관심을 기울인다.
- 지시, 명령, 설득, 훈계, 충고를 피한다.
- 현재의 문제에 초점을 맞추도록 하고 주제가 이탈하지 않도록 한다.
- 주로 듣는 위치에 있도록 하고 직접적이거나 자극적인 질문은 피한다.
- 효과적인 면접기술인 경청, 수용, 공감, 반복, 요약, 침묵, 질문, 청취, 관찰 등을 적절하게 사용한다.

### 038 보건교육 시 학습자의 준비상태
- 신체적 준비 : 학습자의 신체가 건강행위를 수행할 수 있는 상태인가?
  - **예** 인슐린 자가주사 교육 전에 손과 손가락의 움직임을 확인하는 것
- 정서적 준비 : 학습자의 불안 및 긴장수준, 동기부여 정도, 학습 의지, 감정 등이 교육을 하기에 적합한 상태인가?
  - **예** 교육 전 학습자의 불안 및 긴장수준이 어느 정도인지 확인하는 것
- 경험적 준비 : 교육에 참석하기 이전의 경험이나 훈련 중에서 이번 학습과 관련된 것이 있는가? 과거 건강문제에 대해 어떻게 대처하였는가?
  - **예** 비만 환자에게 운동요법 교육 전에 살을 빼기 위해 운동을 해본 적이 있는지, 어떤 운동을 시도했는지 확인하는 것
- 지식적 준비 : 교육 주제에 관한 기존 지식이 있는가?
  - **예** 개인위생에 관한 보건교육에서 위생에 대한 기본적인 개념을 알고 있는지 확인하는 것

### 039 시범교육
- 정의 : 교육자가 실제 물건이나 자료, 기술을 보여주고 학습자는 관찰과 모방을 통해 이를 습득하는 교육 방법이다.
- 장점 : 동기유발과 학습목표 도달이 용이하며 실생활에 바로 적용이 가능한 교육 방법이다.
- 단점 : 많은 인원은 참가할 수 없고 준비시간이 많이 소요된다.

### 040 보건의료원
- 보건소는 크게 보건의료원과 일반 보건소 또는 보건지소로 나뉘며, 의료기관으로서의 기능으로 보면 보건의료원은 2차급(병원급) 진료, 보건소 또는 보건지소는 1차급(의원급) 진료 정도를 담당하는 기관이다.
- 보건의료원은 병원의 요건을 갖춘 보건소를 말한다.
- 30병상 이상의 규모를 갖춘 채 진료 각 과를 두고 있다.

### 041 일차보건의료
- 일차보건의료 대두 배경 : 인간의 기본권 보장을 위해, 종합 병원 중심의 의료, 치료 중심의 의료, 의료자원과 인력의 불균형적 분포, 의료 인력의 전문화, 비전염성 질환의 증가 등
- 일차보건의료를 행하는 기관으로는 보건소, 보건지소, 보건진료소, 개인 의원 등이 있다.
- 지역사회가 중심이 되어 진행되어야 하고, 주민의 적극적인 참여가 가장 중요하다.
- 건강은 인간의 기본권이라는 개념을 기초로 하고 있다.
- 의사, 간호사만이 아닌 보건의료팀을 통한 접근이 바람직하다.

> **일차보건의료의 개념**
> - 일차보건의료는 모든 사람이 필요로 하는 기본적인 건강 서비스를 제공하는 접근 방식으로, 지역 주민들이 쉽게 이용하여 건강수준을 향상시키고 건강한 삶을 살 수 있도록 돕는 보건의료 활동이다.
> ※ 쉬운 이해!
> 일차보건의료 = 보건소나 의원에서 제공하는 기본적인 의료서비스

### 042 산업재해보상보험(산재보험)
- 근로자의 업무상 재해를 신속하고 공정하게 보상하며, 재해근로자의 재활 및 사회 복귀를 촉진하기 위한 보험시설을 설치·운영하고, 재해 예방과 그밖에 근로자의 복지 증진을 위한 사업을 시행하기 위한 사회보험이다.
- 근로복지공단은 고용노동부장관의 위탁을 받아 보험급여의 결정과 지급, 업무상 재해를 입은 근로자의 진료·요양 및 재활, 근로자의 복지 증진을 위한 사업을 수행한다.

### 043 의료급여
- 의료급여는 공공부조이다.
- 저소득층(빈곤층)을 대상으로 한다.
- 재원은 조세로 충당한다.
- 생활이 어려운 저소득 국민에게 질병, 부상, 출산 등에 대한 의료를 보장한다.
- 의료급여 수급권자는 원칙적으로 1차 의료급여기관(의원, 보건소 등)에서 진료를 받을 수 있으며 제2차(병원,

종합병원) 또는 제3차(대학병원) 의료급여기관 진료가 필요한 경우 '의료급여 의뢰서'를 발급받아 1차 → 2차 → 3차 단계적으로 진료를 받아야 한다.

## 044 시설급여

노인의료복지시설(노인요양시설, 노인요양공동생활가정) 등에 장기간 입소한 수급자에게 신체활동 지원 및 심신기능의 유지·향상을 위한 교육·훈련 등을 제공하는 장기요양급여이다.

| 노인요양시설 | 치매·중풍 등 노인성 질환 등으로 심신에 상당한 장애가 발생하여 도움이 필요한 노인을 입소시켜 급식·요양과 그 밖에 일상생활에 필요한 편의를 제공하는 시설(입소정원 : 10명 이상) |
|---|---|
| 노인요양 공동생활가정 | 치매·중풍 등 노인성 질환 등으로 심신에 상당한 장애가 발생하여 도움이 필요한 노인에게 가정과 같은 주거여건과 급식·요양, 그밖에 일상생활에 필요한 편의를 제공하는 시설(입소정원 : 5명 이상~9명 이하) |

## 045 포괄수가제

- 환자요양일수별 또는 질병군(진단명)에 따라 의료비가 결정되는 진료비 지불제도이다.
- 우리나라도 7개 질병군에 한해 포괄수가제를 적용하고 있다.
  백내장 수술(수정체 수술), 항문 수술(치핵 등), 편도 수술 및 아데노이드 수술, 탈장 수술(서혜 및 대퇴부), 맹장 수술(충수절제), 자궁 및 자궁부속기(난소, 난관)수술, 제왕절개 분만
- 진료비 예측 가능, 과잉진료 억제, 환자의 재원일수 단축, 진료비 청구 및 심사업무가 간소화된다는 장점이 있다.

## 046 산성비

- 자동차 배기가스나 화석연료(석탄, 석유 등)의 연소 시 발생하는 황산화물(SOx)과 질소산화물(NOx)이 대기 중에서 수증기와 결합하여 황산과 질산으로 변하면서 형성된다.
- 이러한 산성 물질이 구름 속에 섞여 비나 눈으로 내려오면 산성비가 되는 것이다.
- 주요 원인물질인 아황산가스($SO_2$, 이산화황)로 인해 pH 5.6 이하의 비가 내리는 것을 산성비라고 한다.
- 문화제 등의 건축물 부식, 산림이나 농작물에 피해, 수질 생태계 교란, 가시거리 좁아짐, 호흡기질병 등을 유발한다.

## 047 용존산소(DO)

- 탁도가 높아지면 용존산소가 감소한다.
- 물의 온도가 높아지면 용존산소는 감소한다.
- 하천수가 심하게 오염되면 용존산소가 감소한다.
- 염분이 낮고 깨끗한 물일수록 용존산소가 증가한다.
- 식물성 플랑크톤이 급격히 번식하면 용존산소가 감소한다.

## 048 기온역전

- 상층부로 올라갈수록 온도가 높아져서 공기 중에 대류가 일어나지 않아 대기오염이 증가하게 된다.
- 일산화탄소 중독증이 잘 발생한다.
- 바람 없이 맑게 갠 날, 겨울철, 눈이나 얼음이 땅에 덮여 있을 때 주로 발생한다.

## 049 절임법(화학적 보존법)

- 절임법은 식품에 소금, 설탕, 식초를 넣어 식품의 수분을 감소시키고, 미생물의 성장을 억제하여 식품의 부패를 방지하는 방법이다.
  - 염장법 : 소금으로 식품 내의 수분을 제거하여 부패를 억제하는 방법( 젓갈, 김치)
  - 당장법 : 설탕 등으로 식품에 당의 농도를 50% 이상 유지하여 세균의 발육을 억제하는 방법(예 잼)
  - 산저장법 : 산도가 낮은 초산(식초)을 넣어 미생물의 발육을 억제하는 방법(예 피클)

## 050 작업환경의 유해 요인

- 물리적 요인 : 소음, 진동, 광선, 조명, 방사선, 이상 기온, 이상 기압 등
- 화학적 요인 : 유기용제, 유해가스, 분진, 중금속, 살충제 등
- 생물학적 요인 : 박테리아(세균), 곰팡이, 바이러스, 기생충 등

---

### 공중보건학 개론

## 051 감염력

병원체가 숙주에 침입하여 알맞은 기관에 자리 잡고 증식하여 숙주에 면역반응을 일으키게 하는 능력을 말한다.

$$* \text{감염력} = \frac{\text{증상(현성) 감염자+무증상(불현성) 감염자 수}}{\text{접촉자 수(감수성자 총 수)}} \times 100$$

## 052 능동면역과 수동면역

| 능동 면역 | 자연능동 면역 | 질병에 이환된 후 획득된 면역 |
|---|---|---|
| | 인공능동 면역 | • 항원(균)을 체내에 투입하여 획득된 면역<br>• 예방접종, 톡소이드 |

| 수동면역 | 자연수동면역 | 태반 또는 모유수유를 통한 면역 |
|---|---|---|
| | 인공수동면역 | • 항체(면역)를 체내에 투입하여 형성된 면역<br>• 면역혈청, 감마글로불린, 항독소 투입으로 형성된 면역 |

### 053 결핵의 전파경로

• 결핵은 주로 기침이나 재채기를 통한 비말을 통해 전파된다.
• 공기감염, 결핵에 걸린 소의 우유나 분변을 통한 감염, 밀집환경에서 직접 감염, 결핵균에 오염된 식기나 식품에 의해 전파되기도 한다.

### 054 질병 발생 요인

**1. 병원체 요인**
• 물리적 요인 : 온도, 습도, 기압, 방사선 등
• 화학적 요인 : 화학물질, 중금속, 유해가스 등
• 생물학적 요인 : 세균(박테리아), 바이러스, 절지동물, 기생충, 곰팡이 등

**2. 환경 요인**
생물학적(매개 곤충, 매개 동물), 물리화학적(지형, 기후, 상하수도, 화학물질), 사회문화적(전쟁), 경제적(경제적 수준, 직업)

**3. 숙주 요인**
인종, 연령, 성별, 건강 상태, 면역상태, 영양상태, 생활습관, 개인위생, 성격 등

### 055 국가암검진의 종류별 검진 방법

• 유방암 : 유방촬영
• 폐암 : 저선량 흉부CT
• 자궁경부암 : 자궁경부질세포검사(Pap smear)
• 대장암 : 분변잠혈검사 후 이상소견 시 대장내시경
• 위암 : 위내시경검사(불가피한 경우 선택적으로 상부위장조영 시행)
• 간암 : 간초음파 검사와 혈액검사(혈청알파태아단백검사)

### 056 인구구조 유형

**1. 피라미드형(인구증가형, 저개발국가형)**
• 다산다사 : 출생률과 사망률이 모두 높지만, 사망보다는 출생률이 더 높아 인구가 증가
• 0~14세 인구가 65세 이상 인구의 2배 이상

**2. 종형(인구정지형, 선진국형)**
• 소산소사 : 출생률과 사망률이 모두 낮아 인구가 정체되는 이상적인 인구구조
• 0~14세 인구가 65세 이상 인구의 2배와 같음

• 인구의 노령화로 노인복지문제 대두

**3. 항아리형(인구감소형)**
• 출생률 감소 : 출생률과 사망률이 모두 낮지만, 출생률이 사망률보다 낮아 인구가 감소(프랑스, 한국, 일본 등)
• 0~14세 인구가 65세 이상 인구의 2배 이하

**4. 호로형(표주박형, 농촌형, 유출형)**
생산연령인구가 도시로 빠져나가 15~64세 인구가 전체 인구의 50% 미만

**5. 별형(도시형, 유입형)**
생산연령인구가 도시로 유입되어 15~64세 인구가 전체 인구의 50% 초과

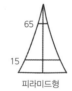
피라미드형

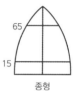
종형

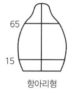
항아리형

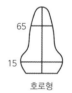
호로형

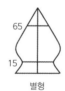
별형

인구구조의 유형

### 057 산전관리(분만전관리)

• 임신 중 발생 가능한 합병증을 최소화하여 조산, 사산, 신생아 사망률, 모성 사망률을 저하시키기 위해 중요하다.
• 가능한 한 빨리 산전관리를 받도록 하여 안전한 분만을 할 수 있도록 한다.

### 058 선천대사이상 검사 종류

페닐케톤뇨증, 단풍시럽뇨증, 갈락토스혈증, 갑상샘저하증, 고페닐알라닌혈증, 호모시스틴뇨증 등

## 059 표준예방접종

| 12개월 이전 (9개) | (1개) | 12개월 이후 (7개) |
|---|---|---|
| • B형간염 (0, 1, 6개월)<br>• 결핵 (4주 이내)<br>• 로타바이러스 감염증 (2, 4개월 또는 2, 4, 6개월)<br>• b형 헤모필루스 인플루엔자 (2, 4, 6개월, 12~15개월)<br>• 폐렴알균 감염증 (2, 4, 6개월, 12~15개월)<br>• 폴리오(2, 4, 6~18개월, 4~6세)<br>• 디프테리아, 파상풍, 백일해 [DTaP] (2, 4, 6, 15~18개월, 4~6세) | 인플루엔자 (6개월 이후 매년) | • 수두 (12~15개월)<br>• 홍역, 볼거리, 풍진 [MMR] (12~15개월, 4~6세)<br>• A형간염 (1, 2차 : 12~35개월)<br>• 일본뇌염 (생백신 1, 2차 : 12~35개월)<br>• 사람유두종바이러스 감염증 (1, 2차 : 11~12세) |

## 060 지역사회간호사업 시 가장 우선적인 요소

지역사회간호사업을 할 때 가장 먼저 실시해야 하며 사업을 성공시키기 위해 가장 중요한 것은 지역사회 진단에 의한 정확한 보건실태파악으로 건강문제를 확인하는 것이다.

## 061 치매검진사업

• 치매 위험이 높은 만 60세 이상 노인을 대상으로 치매 조기검진을 실시하여 치매환자를 조기에 발견·관리, 치매환자 및 그 가족들의 삶의 질을 제고하기 위한 사업이다.
• 보건소에서 1단계 치매선별검사를 실시하고, 그중 인지기능저하자를 대상으로 보건소와 지정·연계된 거점병원에서 진단검사 및 감별검사를 실시한다.

## 062 만성질환의 예방

• 1차 예방 : 건강증진행위의 실천(금연, 절주, 체중조절, 규칙적인 운동 등)
• 2차 예방 : 조기발견 및 조기치료(건강검진, 고위험군 대상 선별검사 및 보건교육 시행)
• 3차 예방 : 후유증과 장애발생률 최소화(재활, 자조집단 모임)

> * 1차 예방은 발생률 감소, 2차 예방은 유병률 감소, 3차 예방은 후유증 및 장애 발생률을 감소시킬 수 있다.

## 063 노인장기요양보험제도

• 장기요양등급은 1~5등급, 인지지원등급으로 판정한다.
• 국민건강보험공단에 장기요양인정 신청 후 등급판정을 받아야 서비스를 이용할 수 있다.
• 노인의 의료보장을 목적으로 한다.
• 노인장기요양급여 수급자
 − 65세 이상의 노인 : 6개월 이상 혼자 일상생활을 수행하기 어렵다고 인정되는 자
 − 65세 미만 : 노인성 질병을 가진 자 중 6개월 이상 혼자 일상생활을 수행하기 어렵다고 인정되는 자

> 노인성질병으로는 뇌졸중, 치매, 파킨슨병, 중풍후유증, 진전(떨림) 등이 있음

• 장기요양급여에는 재가급여, 시설급여, 특별현금급여가 있다.

## 064 가정방문의 장단점

| | |
|---|---|
| 장점 | • 거동 불능자가 건강관리를 받기가 쉽다.<br>• 대상자의 시간과 경비가 절약된다.<br>• 가족의 건강문제를 직접 관찰할 수 있어 문제파악이 용이하다.<br>• 가정에 있는 물품을 이용하여 가족의 실정에 맞는 교육이 가능하다. |
| 단점 | • 같은 문제를 가진 사람들과의 정보 나눔의 기회가 적다.<br>• 간호 제공자의 시간과 비용이 많이 소요된다.<br>• 가정방문에 대해 대상자가 부담을 느낄 수 있다.<br>• 교육과 상담 시 산만하거나 혼란스러운 분위기가 조성될 우려가 있다.<br>• 간호서비스 제공 시 건강관리실의 물품이나 기구를 충분히 활용하지 못한다. |

## 065 의료인(5종)

「의료법」상 의료인은 의사, 치과의사, 한의사, 간호사, 조산사이다.

## 066 「정신건강복지법」 제15조의2 (국가트라우마센터의 설치·운영)

보건복지부장관은 다음 각 호의 어느 하나에 해당하는 사람의 심리적 안정과 사회 적응을 지원하기 위하여 국가트라우마센터를 설치·운영할 수 있다.

• 재난이나 그 밖의 사고로 정신적 피해를 입은 사람과 그 가족
• 재난이나 사고 상황에서 구조, 복구, 치료 등 현장 대응 업무에 참여한 사람으로서 정신적 피해를 입은 사람

## 067 「결핵예방법」 용어 정의

• 결핵 : 결핵균으로 인하여 발생하는 질환
• 결핵환자 : 결핵균이 인체 내에 침입하여 임상적 특징이 나타나는 자로서 결핵균검사에서 양성으로 확인된 자
• 결핵의사환자 : 임상적, 방사선학적 또는 조직학적 소견상 결핵에 해당하지만 결핵균검사에서 양성으로 확인되지 아니한 자
• 전염성결핵환자 : 결핵환자 중 객담의 결핵균검사에서 양성으로 확인되어 타인에게 전염시킬 수 있는 환자
• 잠복결핵감염자 : 결핵에 감염되어 결핵감염검사에서 양성으로 확인되었으나 결핵에 해당하는 임상적, 방사선학적 또는 조직학적 소견이 없으며 결핵균검사에서 음성으로 확인된 자

**068** **「구강보건법」제9조(구강건강실태조사)**

질병관리청장은 보건복지부장관과 협의하여 국민의 구강건강상태와 구강건강의식 등 구강건강실태를 3년마다 조사하고 그 결과를 공표하여야 한다.

**069** **「혈액관리법 시행규칙」제6조(헌혈자의 건강진단 등)**

- 혈액원은 헌혈자로부터 채혈하기 전에 사진이 붙어 있어 본인임을 확인할 수 있는 주민등록증, 여권, 학생증, 그 밖의 신분증명서에 따라 그 신원을 확인하여야 한다.
- 신원확인 후에 혈액원은 헌혈자에 대하여 채혈을 실시하기 전에 건강진단을 실시하여야 한다.

**070** **제3급감염병**

- 정의 : 그 발생을 계속 감시할 필요가 있어 발생 또는 유행 시 24시간 이내에 신고하여야 하는 감염병을 말한다. 다만, 갑작스러운 국내 유입 또는 유행이 예견되어 긴급한 예방·관리가 필요하여 질병관리청장이 보건복지부장관과 협의하여 지정하는 감염병을 포함한다.
- 종류 : 파상풍, B형간염, 일본뇌염, C형간염, 말라리아, 레지오넬라증, 비브리오패혈증, 발진티푸스, 발진열, 쯔쯔가무시증, 렙토스피라증, 브루셀라증, 공수병, 신증후군출혈열, 후천성면역결핍증(AIDS), 크로이츠펠트-야콥병(CJD) 및 변종크로이츠펠트-야콥병(vCJD), 황열, 뎅기열, 큐열, 웨스트나일열, 라임병, 진드기매개뇌염, 유비저, 치쿤구니야열, 중증열성혈소판감소증후군(SFTS), 지카바이러스감염증, 매독

**071** **맥박 측정**

- 신생아나 영유아는 요골맥박이 약하므로 주로 심첨맥박을 1분간 측정한다.
- 손떨림이 있는 환자는 경동맥 등에서 측정할 수 있다.
- 환자 입원 시에는 1분간 측정한다.
- 요골맥박이 불규칙할 경우 심첨맥박을 1분간 측정하여 비교해본다.
- 말초맥박 측정 시 간호조무사의 2, 3번째 손가락 끝을 말초맥박 부위에 대고 측정하되, 엄지손가락은 사용하지 않는다.

**072** **고막체온 측정(적외선 체온계)**

- 측정버튼을 누르고 2~5초 후 신호음이 울리면 체온계를 빼서 화면에 나타난 숫자를 확인한다.
- 심부체온을 측정하기에 적합한 방법이다.
- 체온 측정 후에는 탐색자(탐침) 커버를 벗긴 후 보관한다.
- 환자마다 탐색자(탐침) 커버를 교체하여 교차감염을 예방한다.
- 보청기를 사용 중인 환자는 매번 보청기를 제거해야 하므로 불편하다.

- 귀 수술 후 회복중인 대상자, 장액 중이염 등 귀 감염으로 인한 분비물 배액이 있는 환자에게는 고막체온 측정을 금한다.
- 성인은 후상방으로, 소아는 후하방으로 귓바퀴를 당겨 외이도가 일직선이 되게 한 후 고막체온계의 적외선 센서가 고막을 향하도록 삽입한다.

**073** **표준주의(표준예방지침)**

- 오염된 세탁물은 털지 말고 차분히 접어 세탁물 용기에 넣는다.
- 손위생 시 흐르는 물과 비누를 사용하여 꼼꼼히 닦는다.
- 기침이나 재채기 시 휴지가 없다면 옷소매를 이용한다.
- 환자 간호 시 혈액, 체액, 분비물, 배설물 등이 튈 염려가 있다면 마스크, 보호안경, 안면 보호구 등의 개인보호구를 착용한다.
- 사용한 주삿바늘이나 뾰족한 기구는 뚜껑을 씌우지 말고 손상성 폐기물 용기에 버린다.
- 손을 씻을 때는 세면대로부터 약간 떨어진 자세를 유지하여 유니폼이나 가운에 물이나 비눗물이 덜 튀도록 한다.

**074** **에틸렌옥사이드(EO) 가스멸균법 적용 물품**

열과 습기에 약힌 물품, 날카롭고 예리한 기구, 내시경, 플라스틱, 고무제품 등에 적용한다.

**075** **멸균 전달집게(이동겸자) 사용 시 주의사항**

- 오염방지를 위해 겸자통에 겸자를 하나씩만 꽂는다.
- 겸자의 양쪽 면을 맞물린 상태로 꺼내거나 넣는다.
- 겸자통 가장자리는 오염된 것으로 간주하므로 겸자가 통의 가장자리에 닿지 않도록 하고 만약 오염되었을 경우 간호사에게 보고한 후 새로운 전달집게로 교체한다.
- 전달집게는 24시간마다 멸균한다.
- 겸자의 끝은 항상 아래로 향하게 하고 허리 아래로 내리지 않아야 한다.
- 소독물품을 전달할 때는 겸자끼리 닿지 않도록 주의한다.
- 멸균된 곳 위에 멸균 물품을 놓을 경우 겸자 끝이 멸균포에 닿지 않게 약간 위에서 떨어뜨린다.

**076** **코삽입관(비강캐뉼라)**

- 습윤병에 멸균증류수를 적정선까지 채운다.
- 환자에게 입을 다물고 코로 숨을 쉬도록 격려한다.
- 적어도 8시간마다 코삽입관을 제거하여 코에 자극증상이 없는지 살핀다.
- 비교적 낮은 농도의 산소를 주입할 때 사용한다.
- 코삽입관으로 산소를 투여 받고 있는 환자는 말하고 먹을 수 있어 편안해 한다.

## 077 1회 흡인 시간을 10초 이내로 해야 하는 이유

흡인 시간이 길어지면 저산소증이 발생할 수 있기 때문에 1회 흡인 시간을 10초 이내로 제한한다.

## 078 삼킴곤란(연하곤란) 환자의 식사 돕기

- 미음(유동식)보다 죽(연식)을 제공한다.
- 즉, 묽은 음식보다는 연두부 정도의 점도가 있는 음식이 흡인 위험을 낮출 수 있는 음식이다.
- 금기가 아니라면 바르게 앉은 자세로 식사하여 흡인을 예방한다.
- 신맛이 강한 음식은 흡인(사례)을 유발하므로 제한한다.
- 천천히 식사 할 수 있도록 충분한 식사시간을 제공한다.
- 음식물이 기도로 들어가지 않도록 머리를 약간 앞으로 숙이고 턱을 당긴 자세로 음식을 삼킨다.

## 079 위관 영양 보조

- 영양액 주입 전에 매번 잔류량을 확인하여 100mL 이상이 나오면 위 내용물을 다시 주입한 후 간호사에게 보고한다.
- 잔류량이 100mL 미만일 경우 내용물을 다시 주입하고 계획된 코위관 영양을 진행한다.
- 흡인한 위 내용물을 다시 넣는 이유는 수분과 전해질의 손실을 막기 위함이다.

## 080 섭취배설(I&O) 불균형

- 섭취량 > 배설량
  - 체액과다 : 부종, 체중 증가, 습한 점막, 빈맥, 혈압과 중심정맥압의 상승, 호흡곤란 등
  - 수분제한, 저염식이 제공, 이뇨제 투여 등
- 섭취량 < 배설량
  - 체액부족 : 탈수, 갈증 호소, 체중 감소, 피부긴장도 감소, 점막건조, 움푹 들어간 안구, 빠르고 약한 맥박, 혈압 감소, 소변량 감소, 요비중 증가, 적혈구용적률(헤마토크리트) 상승 등
  - 구강섭취 증가, 수액 주입, 코위관 영양을 통한 수분 보충 등

## 081 청결 관장 시 간호보조활동

- 내과적 무균술이 적용되므로 일회용 비닐장갑을 착용해도 무방하다.
- 관장용액 주입 후 적어도 10분 동안 참은 후에 배변 하도록 한다.
- 관장용액 주입이 용이하도록 환자를 왼쪽 반엎드린자세(심즈자세)로 눕게 한다.
- 직장관을 배꼽방향을 향해 부드럽고 천천히 삽입한다.

## 082 단순도뇨 방법

- 도뇨 시에는 외과적 무균술을 적용해야 하므로 도뇨 전 손을 씻고 멸균 장갑을 착용한다.
- 여성은 배횡와위를, 남성은 바로누운자세(앙와위)를 취할 수 있도록 돕는다.
- 단순도뇨관은 삽입 목적을 달성하면 바로 제거하는 것이므로 허벅지에 고정할 필요가 없다.
- 여성의 음순을 벌린 손과, 남성의 음경을 잡은 손은 도뇨관이 삽입될 때까지 그대로 유지한다.
- 단순도뇨 시에는 10cc 주사기와 멸균 증류수가 필요하지 않다.

## 083 상처 소독의 원칙

- 상처 소독 시 소독솜 한 개로 한 번만 사용한다.
- 수술 상처는 주변 피부보다 오염이 덜한 것으로 간주한다.
- 수술 24시간 이내에 출혈로 드레싱이 흠뻑 젖었다면 감염 예방을 위해 거즈를 추가로 덧대어준다.
- 배액관이 있을 경우 배액관 삽입 부위에서 밖을 향해 원을 그리며 소독한다.
- 수술 상처를 세척할 때에는 오염이 적은 쪽에서 오염이 많이 된 쪽으로 용액이 흐르도록 한다.

## 084 욕창 예방

- 움직일 수 없는 환자는 수동 관절가동범위 운동을 실시한다.
- 고단백, 고비타민 식사를 하고 수분을 충분히 섭취할 수 있도록 돕는다.
- 최소 2시간마다 자세를 변경한다.
- 침상머리를 30° 이상 높이지 않도록 하고, 자세를 자주 변경하여 한 곳에 2시간 이상 압박 받지 않도록 한다.
- 기저귀를 착용한 경우 수시로 기저귀를 확인하고 갈아주어야 한다.
- 침상이나 드레싱 부위가 젖지 않았는지 자주 확인한다.
- 피부를 깨끗하고 건조하게 유지시키고 압력을 주지 않아야 한다.
- 미지근한 물로 침상목욕 후 물기를 잘 닦고 로션 등의 보습제로 피부를 부드럽게 마사지한다.
- 등마사지를 실시한다.
- 뼈 돌출부위가 바닥에 닿지 않도록 변압매트리스, 진동매트리스, 공기매트리스나 물매트리스 등의 욕창 예방 매트리스를 사용한다.
- 밑홑이불에 주름진 곳이 없도록 팽팽하게 잡아당겨 압력과 마찰을 감소시킨다.

## 085 석고붕대 환자 간호

- 뼈 돌출 부위는 솜이나 스펀지를 대주어 환부의 압박을 예방한다.
- 석고붕대 적용부위를 심장보다 높게 올려주어 부종을 예방한다.
- 석고붕대 적용 시 손가락과 발가락 끝은 노출시켜 혈액순환과 감각상태를 확인한다.
- 석고붕대 적용 부위의 배액, 출혈, 냄새 등을 잘 살피고, 악취와 열감 등 이상 증상 발생 시 보고한다.
- 석고붕대가 건조되는 데는 24~72시간 정도 소요된다.

## 086 여성 회음부 간호

- 여성 회음부 간호 시에는 배횡와위 자세를 취해준다.
- 음순을 벌린 상태로 대음순 → 소음순 → 요도 → 질 → 항문 순서로 겹쳐진 부위를 세심하게 닦는다.
- 치골에서 항문 방향으로, 위에서 아래로 한쪽 방향으로만 닦고 매번 수건의 다른 면을 사용한다.

## 087 통목욕 시 주의사항

- 목욕 중에는 창문을 닫고, 목욕이 끝나면 창문을 열어 환기시킨다.
- 20분 이상 물속에 있지 않도록 주의한다.
- 목욕실의 실내온도는 24℃ 정도, 43℃ 정도의 물을 목욕통의 1/3~1/2 정도 받는다.
- 목욕 중 어지러움을 호소하거나 실신하면 가장 먼저 목욕통 속의 물을 빼고 다리를 올려준다.
- 뜨거운 물은 환자가 목욕통 밖으로 나온 상태에서 받아 화상을 예방한다.
- 감각장애 환자의 경우 목욕물의 온도를 조금 낮추어 준비한다.
- 문 밖에 '사용 중'이라는 팻말을 달고, 문은 안에서 잠그지 않아야 한다.
- 낙상을 예방하기 위해 목욕통 바닥에 미끄럼방지용 매트를 깔고 벽에는 손잡이를 설치한다.
- 반신마비(편마비) 환자가 목욕통에 들어가고 나올 때는 건강한 쪽부터 이동한다.

## 088 특수구강간호

- 멸균 생리식염수, 클로르헥시딘 희석액, 2~3% 붕산수나 중조수 등을 사용하여 특수구강간호를 제공한다.
- 치아의 바깥면 → 안쪽면 순서로 깨끗이 닦고 잇몸, 혀, 볼 안쪽도 닦아주는데 구토나 질식이 유발될 수 있으므로 혀는 너무 안쪽 깊숙이 닦지 않는다.
- 구강간호 후 입안과 입 주변의 물기를 닦고 입술에 글리세린이나 바셀린을 발라준다.
- 무의식 환자에게 특수구강간호 시 용액이 폐로 흡인되는 것을 예방하기 위해 상체를 약간 높인 상태로 고개를 옆으로 돌리거나, 옆누운자세(측와위)를 취해준다.
- 혀에 백태가 있을 경우 과산화수소수를 이용하여 혀를 닦아주되, 치아의 사기질을 손상시키므로 철저히 헹구어야 한다.
- 입 안을 헹굴 때 많은 양의 용액을 사용하면 기도로 넘어갈 수 있으므로 조금씩 사용한다.
- 환자의 상태에 따라 칫솔과 치약을 이용해 닦거나, 용액을 묻힌 솜을 이용하여 닦아주되, 겸자 끝부분이 치아에 닿지 않게 주의한다.

## 089 무릎가슴자세(슬흉위)

- 무릎과 가슴을 바닥에 붙이고 둔부를 높이 올린 자세
- 골반 내 장기를 이완시키고 산후 자궁후굴을 예방하는 자세, 자궁 내 태아위치 교정, 월경통 완화, 직장이나 대장검사 시 자세

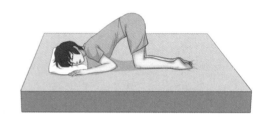

## 090 수동적 관절가동범위 운동

- 머리 → 발끝, 큰 근육 → 작은 근육으로 부드럽게 시행한다.
- 각 관절마다 3~5회 반복하되, 한쪽을 다 하고 반대쪽을 수행한다.
- 환자가 통증이나 불편감을 호소할 때는 운동을 멈추도록 한다.
- 관절에 부종, 염증, 손상이 있을 경우에는 시행하지 않는다.

## 091 지팡이 보행 돕기

- 환자는 지팡이를 건강한 쪽 손으로 잡는다.
- 간호조무사는 지팡이가 없는 쪽, 즉 환자의 마비된 쪽에서 보행을 보조한다.
- 지팡이의 끝부분을 환자의 발 앞 15cm, 옆 15cm 위치에 놓고, 팔꿈치가 약 30° 정도 구부러지게 섰을 때 지팡이의 손잡이가 환자의 둔부높이에 오는 정도, 평소 신는 신발을 신고 똑바로 섰을 때 손목높이 정도가 적당하다.

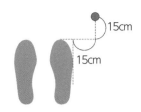

15cm

15cm

왼쪽 반신마비 환자의 지팡이 위치

## 092 목발을 이용한 계단 오르내리기

| 계단을<br>올라갈 때 | 건강한 다리 → 불편한 다리 + 목발<br>(건강한 다리 → 목발 → 불편한 다리도 가능) |
|---|---|
| 계단을<br>내려갈 때 | 불편한 다리 + 목발 → 건강한 다리<br>(목발 → 불편한 다리 → 건강한 다리도 가능) |

## 093 반신마비(편마비) 환자에게 옷 갈아입히기

- 반신마비 환자는 마비된 쪽부터 입고 건강한 쪽부터 벗는다.
- 오른쪽 반신마비 환자가 옷을 입을 때 : 오른팔 → 머리 → 왼팔 순서로 입는다.
- 오른쪽 반신마비 환자가 옷을 벗을 때 : 왼팔 → 머리 → 오른팔 순서로 벗는다.

## 094 장갑 보호대

손과 손가락의 움직임을 제한하여 환자가 자신의 피부를 손으로 긁거나 손상을 입히는 것을 방지하기 위한 것으로, 가려움증 환자가 피부를 긁지 못하도록 할 때 또는 혼돈환자가 코위관 등의 튜브를 제거하는 것을 방지하기 위해 적용한다.

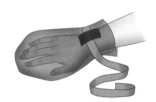

## 095 더운물 주머니(Hot bag)

- 46~52℃의 물을 더운물 주머니의 1/2~2/3 정도 담는다.
- 물주머니를 편평한 곳에 천천히 눕혀 물이 입구까지 올라오게 해서 공기를 빼고 클램프(마개)로 잠근다.
- 거꾸로 뒤집어 물이 새는지 확인한 후 천으로 만든 커버나 수건으로 감싼 후 적용한다.
- 환자 피부 상태를 확인한 후 적용하는데, 피부가 얇고 약한 경우라면 더운물 주머니 적용 전에 피부에 바셀린을 발라주거나 수건 또는 천을 덧대어 줄 수 있다.
- 보통 20~30분간 적용하며 필요시 2시간마다 물을 갈아준다.

- 5분마다 환자의 피부를 확인한다.
- 사용 후 물을 빼고 물기를 제거한 후 약간의 공기를 넣어 보관한다.

## 096 심호흡과 기침으로 예방할 수 있는 합병증

수술 후 흔하게 발생하는 호흡기 합병증은 무기폐와 폐렴이며 수술 후 효과적인 심호흡과 기침으로 예방할 수 있다.

## 097 혈당검사(BST)

- 사용 전 혈당측정기와 혈당검사지의 코드번호가 일치하는지 확인한다.
- 천자 전 손을 잡아주거나 온찜질을 통해 손을 따뜻하게 해준다.
- 뼈 돌출면이나 뼈에 천자하지 않도록 하고 통증이 덜하고 혈액량이 많은 손가락 끝의 측면을 선택하여 소독한다.
- 알코올이 완전히 마른 후 천자해야 정확한 검사결과를 얻을 수 있다.
- 손을 심장보다 아래로 내려서 중력에 의해 혈액이 흘러나오게 한다.
- 천자부위를 과도하게 압박해서 피를 짜면 검사결과가 부정확할 수 있으므로 자연스럽게 흘러나오게 하여 혈당검사지에 묻힌다.
- 채혈침은 손상성폐기물 용기에, 소독솜과 검사지는 일반의료폐기물 용기에 버린다.

## 098 유치도관을 삽입한 환자의 소변검사

소변수집주머니에 있는 특수포트를 소독솜으로 닦고 멸균 주삿바늘을 삽입하여 무균적 방법으로 소변을 채취한 후 멸균 소변검체용기에 담는다.

## 099 상부위장조영(UGI)

- 방사선을 통과하지 못하는 물질인 바륨을 삼키게 한 후 X선을 찍어 식도, 위, 십이지장(샘창자)의 병변을 확인하는 검사이다.
- 검사 전 8시간 동안 금식한다.
- 바륨을 삼킨 후 체위변경이 가능한 특수 테이블 위에 환자를 안전하게 고정시킨 뒤 여러 체위로 변경하며 X선 사진을 찍게 된다.
- 검사 후 흰색 변을 보게 됨을 미리 설명한다.
- 검사 후 수분섭취를 권장하여 변비를 예방한다.

## 100 의식이 '있는' 기도폐쇄 환자의 응급처치

- 가장 먼저 환자 스스로 기침하도록 한다.
- 효과적으로 기침을 하지 못할 경우 환자의 어깨뼈(견갑골) 사이를 5회 연속 두드려준다.
- 등 두드리기도 효과가 없다면 5회의 복부 밀어내기(하임리히법)를 시행한다.

- 기도폐쇄 징후가 해소되거나, 환자가 의식을 잃기 전까지 계속 등 두드리기와 복부 밀어내기를 5회씩 반복한다.

## 101 성인 심폐소생술

- 가슴은 5cm 깊이로 빠르고 강하게 압박한다.
- 압박 위치는 복장뼈(흉골) 아래쪽 절반 부위이다.
- 분당 100~120회의 속도로 가슴을 압박한다.
- 가슴압박 대 인공호흡의 비율은 30:2이다.
- 인공호흡 1회는 1초 동안 숨을 불어넣는 것이다.

| | | 성인 | 소아 | 영아 |
|---|---|---|---|---|
| 반응 확인 (심장정지 확인) | | • 무반응 • 무호흡 혹은 비정상 호흡 • 10초 이내 확인된 무맥박(의료종사자만 해당) | | |
| 심폐 소생술의 순서 | | 가슴압박 → 기도 유지 → 인공호흡 | | |
| 가슴압박 속도 | | 분당 100~120회 | | |
| 가슴압박 위치 | | 복장뼈(흉골) 아래쪽 1/2 부위 | | 젖꼭지 연결선 바로 아래의 복장뼈(흉골) |
| 가슴압박 깊이 | | 약 5cm | 가슴 두께의 최소 1/3 이상 (4~5cm) | 가슴 두께의 최소 1/3 이상 (4cm) |
| 가슴 이완 | | 가슴압박 사이에는 완전한 가슴 이완 | | |
| 가슴압박 중단 | | 가슴압박의 중단은 최소화 (불가피한 중단은 10초 이내) | | |
| 기도 유지 | | 머리기울이고 턱들기(Head tilt-chin lift) | | |
| 가슴 압박 대 인공호흡 비율 | 전문기도 확보 이전 | 30:2 | • 30:2 (1인 구조자) • 15:2 (2인 구조자, 의료종사자만 해당) | |
| | 전문기도 확보 이후 | 가슴압박과 상관없이 6초마다 인공호흡 (10회/분) | | |
| 일반인 구조자 | | 가슴압박소생술 | 심폐소생술 (불가피할 경우 가슴압박소생술) | |

## 102 입원 환자 간호

- 병실과 침상이 정리되어 있는지 확인한 후 병실로 안내한다.
- 개방형 질문으로 환자를 확인한 후 입원 팔찌를 채운다.
- 입원 시 키와 몸무게, 활력징후를 측정한다.
- 입원 후 환자복으로 갈아입도록 하고 필요 시 도와준다.
- 환자가 가지고 온 약은 복용하지 않도록 안내한 후 간호사에게 보고한다.
- 병원생활 안내 및 규칙을 자세히 설명해준다.
- 병원 전체가 금연구역임을 알린다.
- 콘센트 하나에 전기 코드 여러 개를 꽂아서 사용하지 않도록 교육한다.

## 103 전동 시 간호

- 전입병동의 병실 준비상태와 이동 가능 시간을 확인한다.
- 의사의 전동 처방을 확인한 후 환자에게 전동에 대해 알리고 설명한다.
- 운반차, 휠체어, 보행기 등의 적절한 이동 보조기구를 사용하여 전입병동으로 함께 이동한다.
- 전동 시 환자의 개인 물품, 남은 약, 의무기록 등을 정리하여 전입병동으로 보낸다.
- 전동 시 사용한 운반차·휠체어·보행기 등의 이동 보조기구, 수액걸대, 산소통과 산소유량계 등 전출병동의 물건을 다시 전출병동으로 가지고 온다.

## 104 명료화

환자가 말한 내용이 이해가 안 되거나 설명을 필요로 할 때 모호한 내용을 명백하게 정리하는 의사소통 기법

**예** "예를 들어 말씀해 주시겠어요?", "다시 설명해 주시겠어요?", "좀 더 자세히 말씀해 주시겠어요?"

## 105 임종을 앞둔 환자 간호

- 규칙적으로 체위변경을 실시한다.
- 가족의 면회를 허용한다.
- 실내온도는 22℃ 전후로 유지한다.
- 시각이 가장 먼저 소실되므로 병실을 밝게 유지한다.
- 청각은 가장 늦게까지 남아 있으므로 적당한 목소리로 말하고, 환자에 대해 함부로 말하지 않도록 주의한다.

| | | | | |
|---|---|---|---|---|
| 001 ① | 002 ① | 003 ⑤ | 004 ① | 005 ① |
| 006 ① | 007 ④ | 008 ⑤ | 009 ① | 010 ③ |
| 011 ② | 012 ④ | 013 ② | 014 ⑤ | 015 ⑤ |
| 016 ⑤ | 017 ⑤ | 018 ⑤ | 019 ⑤ | 020 ⑤ |
| 021 ③ | 022 ④ | 023 ④ | 024 ② | 025 ④ |
| 026 ① | 027 ④ | 028 ① | 029 ② | 030 ③ |
| 031 ④ | 032 ③ | 033 ② | 034 ③ | 035 ③ |
| 036 ⑤ | 037 ① | 038 ② | 039 ③ | 040 ① |
| 041 ② | 042 ⑤ | 043 ⑤ | 044 ② | 045 ⑤ |
| 046 ⑤ | 047 ③ | 048 ⑤ | 049 ⑤ | 050 ⑤ |
| 051 ① | 052 ③ | 053 ⑤ | 054 ⑤ | 055 ⑤ |
| 056 ③ | 057 ① | 058 ④ | 059 ③ | 060 ⑤ |
| 061 ⑤ | 062 ④ | 063 ④ | 064 ① | 065 ③ |
| 066 ② | 067 ③ | 068 ④ | 069 ① | 070 ② |
| 071 ① | 072 ② | 073 ④ | 074 ⑤ | 075 ③ |
| 076 ③ | 077 ② | 078 ⑤ | 079 ⑤ | 080 ⑤ |
| 081 ④ | 082 ④ | 083 ⑤ | 084 ② | 085 ④ |
| 086 ① | 087 ⑤ | 088 ② | 089 ③ | 090 ③ |
| 091 ④ | 092 ③ | 093 ① | 094 ⑤ | 095 ② |
| 096 ③ | 097 ④ | 098 ⑤ | 099 ④ | 100 ③ |
| 101 ③ | 102 ⑤ | 103 ⑤ | 104 ③ | 105 ⑤ |

## 기초간호학 개요

### 001 동료의 업무상 실수를 발견했을 때 적절한 행동

- 동료의 업무상 실수를 발견했을 때 간호조무사는 먼저 환자에게 위해가 있는지 확인해야 한다.
- 예 동료가 환자에게 간호행위를 한 후 깜빡하고 침상난간을 올리지 않고 이동하였는데 그 사이에 낙상 사고가 발생한 것을 발견한 경우 → 가장 먼저 환자에게 위험이나 해가 있는지 확인해야 한다.

### 002 간호조무사 윤리강령

- 간호조무사는 국민의 한 사람으로서 준법정신에 투철하여 국민보건향상을 위해 헌신한다.
- 간호조무사는 환자의 쾌유를 위하여 사명감에 충실하고 정신건강 향상을 위한 조언자가 된다.
- 간호조무사는 간호인으로서 자부심과 긍지를 갖고 우리 일터의 발전을 위해 최선의 노력을 다한다.
- 간호조무사는 보건의료인의 일원으로서 공익성을 중시하고 정직한 행동으로 동료 간 상호 협조한다.
- 간호조무사는 자기계발에 부단히 노력하고 나이팅게일의 숭고한 봉사정신을 실천한다.

### 003 격리의료폐기물

- 격리된 사람에게 의료행위 중 발생한 일체의 폐기물은 격리실 내부에 준비된 격리의료폐기물 용기에 버린다.
- 격리의료폐기물 용기는 7일간 보관이 가능하고 용기에 그려진 도형의 색상은 붉은색이다.

### 004 감염 예방 활동

- 기침할 때 코와 입을 휴지로 가린다.
- 알코올 소독제를 이용한 손위생은 20~30초 동안 적용하도록 권고하고 있다.
- 앰플 잔여량을 한 앰플에 모아서는 안 된다.
- 감염 예방을 위해 손씻기 후 일회용 종이타월로 손을 닦는다.
- 소변을 비울 때 장갑을 착용했더라도 손씻기를 한 후 식사를 보조한다.

## 005 심장순환

- 온몸순환(전신순환, 대순환, 체순환) : 좌심실 → 대동맥판막 → 대동맥 → 온몸 → 대정맥 → 우심방
- 폐순환(소순환) : 우심실 → 폐동맥판 → 폐동맥 →폐 → 폐정맥 → 좌심방

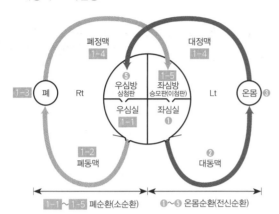

## 006 귀관(이관, 유스타키오관)

- 비인두 공간과 가운데귀(중이)를 이어주는 관으로, 대기압력과 가운데귀의 압력 차이를 완화하는 역할을 한다.
- 귀관은 평소에는 닫혀 있다가 삼키거나 하품을 할 때 열려 중이와 외부의 압력이 균형을 이루도록 하며 중이의 환기관 역할을 한다.

## 007 항결핵제 병용 이유(여러 가지 약을 한꺼번에 복용하는 이유)

- 치료 효과를 높이기 위해
- 내성이 생기는 것을 지연시키기 위해
- 부작용을 감소시키기 위해

## 008 아스피린

- 효능 : 해열, 진통, 소염, 혈전 예방
- 투여 전 확인사항 : 위장 출혈 경향이 있는지 확인
- 금기 : 위궤양 환자, 출혈성 질환, 혈우병, 살리실산 제제 과민증 환자
- 부작용 : 위장 출혈, 출혈자반, 두드러기, 두통, 어지럼, 이명, 과호흡, 라이증후군 등

## 009 비타민의 종류별 기능 및 결핍증

| 구분 | 종류 | 기능 | 결핍증 |
|---|---|---|---|
| 지용성 | 비타민 A | • 피부의 상피세포 보호<br>• 눈의 망막에 분포한 간상세포에 로돕신(시홍 : 광선을 흡수하는 물질) 형성<br>• 어두운 곳에서 시력 유지<br>• 성장 촉진과 생식 기능 유지 | 야맹, 안구건조증, 각막연화(증) |
| 지용성 | 비타민 D | 칼슘과 인의 대사에 관여, 자외선을 통해 비타민 D를 합성, 겨울철에 결핍되기 쉬움 | 구루병, 골연화증, 골다공증 |
| 지용성 | 비타민 E | 세포보호, 항산화작용 | 빈혈, 세포손상, 노화촉진 |
| 지용성 | 비타민 K | 혈액응고작용 | 출혈경향 높아짐 |
| 수용성 | 아스코브산 (비타민 C) | 상처치유 촉진, 철분 흡수를 도와줌, 감염에 대한 저항력 강화 | 괴혈병, 상처치유 지연, 감염에 대한 저항력 감소, 멍이 잘 생김 |
| 수용성 | 싸이아민 (비타민 B₁) | 신경계통을 원활하게 함 | 각기병 |
| 수용성 | 리보플라빈 (비타민 B₂) | 혈색소(헤모글로빈) 형성 | 구각염(입꼬리염), 빈혈 |
| 수용성 | 나이아신 (비타민 B₃) | 성장기 아이들·임산부·수유부들에게 필요, 에너지 생산에 필요 | 펠라그라 (설사, 피부염, 치매) |
| 수용성 | 피리독신 (비타민 B₆) | 혈색소(헤모글로빈)의 구성 성분인 헴의 합성에 관여, 단백질 대사에 중요한 효소의 구성 성분 | 빈혈, 피부염, 신경장애 |
| 수용성 | 코발라민 (비타민 B₁₂) | 조혈작용 | 악성빈혈 |

## 010 기초대사량

- 정의 : 혈액순환, 호흡, 체온유지 등 생명유지를 위해 필요한 최소한의 열량
- 남 > 여, 젊은 사람 > 노인, 근육이 많은 사람 > 지방이 많은 비만형이나 영양상태가 불량한 마른 사람, 겨울 > 여름
- 기초대사량 증가 : 월경 2~3일 전, 수유부, 갑상샘 호르몬(타이록신), 에피네프린, 성장호르몬, 감염, 고열, 스트레스 등 정서적 긴장 시, 흡연, 카페인
- 기초대사량 감소 : 수면 시, 월경 중, 기아, 금식
- 측정 시 주의사항 : 검사 전날 저녁식사 후부터(9시 이후) 다음날 아침 검사가 끝날 때까지 금식하고 안정상태로 누워서 측정한다.

## 011 충치 발생 요인

충치는 구강 내 세균이 증가할 때, 침의 당질과 점성이 증가할 때, 침 분비와 저작운동이 감소할 때, 불소농도가 감소할 때 잘 발생한다.

## 012 가압증기멸균법

- 압력과 증기를 이용하여 모든 미생물을 완전히 파괴하는 방법으로 이거울(치경) 등 치과기구 소독에 가장 많이 이용되는 멸균법이다.

- 보통 135℃에서 3~5분 정도 하거나 121℃에서 20분 정도 멸균한다.
- 사용하지 않을 때는 멸균기의 문을 열어놓아 내부가 녹슬지 않도록 해야 한다.
- 가압증기멸균기에서 꺼낸 치과 기구는 자외선소독기에 넣어 두었다가 사용한다.

| 장점 | 침투력이 좋아 짧은 시간에 많은 양의 기구를 정확한 온도 조절로 확실하게 멸균할 수 있다. |
|------|--------------------------------------------------------------------------------------------|
| 단점 | • 멸균 후에 증기가 남는다.<br>• 이용할 수 있는 기구나 재료가 한정적이다.<br>• 예리한 기구의 날을 상하게 할 수 있고 금속 기구가 부식될 수 있다. |

## 013 한방 제형의 종류
- 탕제 : 약물과 물을 넣고 가열하여 성분을 삼출시키는 방법으로, 주로 급성질환에 사용
- 환제 : 약물을 세말로 한 후 꿀, 물, 풀, 약즙 등의 결합제를 가하여 일정한 크기의 환약을 만드는 것으로, 주로 만성질환에 사용
- 산제 : 약물을 분쇄하여 세말로 하여 체로 친 후 고르게 혼합한 것
- 고제 : 약물을 달여서 찌꺼기를 제거한 후 다시 진하게 달여 꿀이나 설탕 등의 보조물을 넣고 농축시킨 반유동 상태의 제형으로 내복과 외용 두 종류가 있음
- 주제 : 약물을 알코올 용액이나 양조주 등에 담가 유효 성분을 삼출시킨 것
- 정제 : 약물을 세말로 하거나 유효 성분을 추출하여 농축시킨 후 부형제를 가하여 단단하게 굳힌 것
- 엑기스제 : 약물의 유효 성분을 전출한 약액을 농축시켜 약물의 가용 성분을 제품의 일정량에 일정하게 함유되도록 한 것
- 시럽제 : 약물을 끓여 찌꺼기를 제거시킨 후 백당의 농후 용액을 넣어 만든 것
- 주사제 : 약물을 삼출시켜 근육이나 경혈에 주사하는 약제
- 훈제 : 불 위에 놓고 태워 연기를 쐬는 방법을 화훈, 물에 넣고 끓여 김을 쐬게 하는 방법을 수훈, 이때 사용하는 약제를 훈제라고 함
- 좌제 : 질 또는 항문에 삽입하여 치료하기 위해 만든 환제나 정제

## 014 부항요법 주의사항
- 부항요법은 한의사가 직접 시행한다.
- 부위별로 적합한 사이즈의 부항컵을 선택하여 사용하고 근육이 많거나 비만 환자는 비교적 큰 부항컵을 선택한다.
- 부항컵 입구가 매끄러운지, 깨진 흔적이 없는지 확인하고, 부항컵 입구에 약간의 바셀린을 발라 피부 손상을 예방한다.
- 부항 후 피로감이 심하면 2~3일 정도 휴식기를 가져야 한다.
- 만성병 치료과정 중 명현반응이나 현기증(어지럼)이 심해지면 압력과 횟수를 감소시키거나 휴식이 필요하다.
- 성인의 방혈(사혈)량은 1회 10cc를 넘지 않도록 해야 한다.
- 자연식이를 섭취하고 육식 또는 산성식품을 제한한다.
- 부항 적용시간은 1개소 1~5분 정도 흡압시키며, 전체 5~15분 정도가 적당하다.
- 부항 치료 후 큰 수포가 생기면 멸균 주사기로 액체를 뽑아내거나 터뜨리고 드레싱한다.
- 출혈 증상이 심한 사람, 정맥류 부위, 식사나 운동 직후 등에는 금한다.
- 처음 압력은 30~40cmHg로 시작한다.
- 서서히 체력에 적응되도록 압력과 횟수를 조절한다.

## 015 혈액이 묻은 기구를 찬물로 먼저 씻는 이유
체액이나 혈액이 묻은 물품을 찬물에 먼저 헹군 다음 더운 물로 씻어야 하는 이유는 체액이나 혈액 내에 있는 단백질의 응고를 방지하기 위함이다.

## 016 활력징후
인체의 생명유지에 중요한 심폐기능의 상태를 반영하는 민감한 지표(체온, 맥박, 호흡, 혈압)로 인체의 생리적 변화를 알려주는 객관적인 자료가 된다.

## 017 투베르쿨린 검사(결핵감염 여부 판정 검사)
- PPD용액 0.1cc를 아래팔 내측에 피내주사하고 48~72 시간 후 판독하여 경화(경결)의 직경이 10mm 이상이면 양성, 9mm 이하이면 음성으로 판정한다.
- 투베르쿨린 검사 결과 양성 : 결핵균에 노출된 경험이 있는 것으로 보고 X선 직접촬영 → 가래 검사 시행
- 투베르쿨린 검사 결과 음성 : 결핵균에 노출된 경험이 없어 항체가 없는 것으로 보고 BCG예방접종(0.1cc, 피내주사) 시행

## 018 골관절염(퇴행관절염) 증상
- 아침에 일어나면 관절이 뻣뻣해지고 불편함이 있으나 일반적으로 30분 이내에 호전된다.
- 무릎을 꿇거나 쪼그리고 앉는 경우, 장시간 걷기, 계단 오르내리기 등 관절을 많이 사용할수록 통증이 심해진다.
- 운동장애와 관절 변형이 나타난다.

**골관절염과 류미타스 관절염의 비교**

| 골관절염(퇴행관절염) | 류마티스 관절염 |
|---|---|
| • 관절 연골의 마모<br>• 노인에게 호발<br>• 비대칭적으로 발생<br>• 30분 이내에 증상이 호전됨 | • 자가면역실환, 유전질환<br>• 30~50대 여성에게 호발<br>• 좌우 대칭적으로 발생<br>• 아침에 강직 증상이 심하고 몇 시간 동안 지속됨 |

## 019 위 절제 수술 후 간호

- 위 절제 수술 후 코위관은 장의 연동운동이 돌아오면 제거한다.
- 수술 후 의식이 돌아오면 반좌위자세를 취해준 후 수술 부위를 지지하고 기침과 심호흡을 하도록 한다.
- 수술 후 12시간 동안은 위액에 약간의 혈액이 섞여 나올 수 있다.
- 식사 후 어지러움, 발한, 구역, 구토 등의 증상이 나타나는 빠른 비움 증후군(덤핑증후군)이 발생할 수 있다.
- 위에서 분비되는 내적인자가 코발라민(비타민 $B_{12}$)의 흡수를 돕는 역할을 하는데 위 전체를 절제하게 되면 내적인자의 결핍으로 비타민 $B_{12}$를 흡수하지 못해 악성 빈혈이 발생한다. 따라서 위 절제 수술 후에는 비타민 $B_{12}$가 많은 간, 유세품, 육류, 어패류 등을 충분히 섭취하고 비타민 $B_{12}$를 근육주사로 투여 받는다.
- 수술 후 조기이상을 격려하여 회복을 돕는다.

## 020 고혈압

- 140/90mmHg 이상의 혈압이 지속되는 상태로, 특별한 원인 질환 없이 발생하는 본태 고혈압과 다른 질환으로 인해 발생하는 이차 고혈압이 있다.
- 무증상, 두통, 어지러움, 코피, 흐린 시야 등의 증상을 보인다.
- 저염·저칼로리·저지방·저콜레스테롤 식이를 섭취한다.
- 칼슘과 마그네슘 섭취를 권장하고, 포타슘은 체내의 소듐(나트륨)을 배출시키므로 바나나, 토마토, 감자 등 포타슘이 함유된 음식을 충분히 섭취한다.
- 금주와 금연, 스트레스 관리에 신경 쓴다.
- 규칙적인 운동으로 체중을 관리한다.
- 혈압강하제, 이뇨제 등의 약물을 복용하는 경우 약물 복용 후에 혈압이 정상으로 돌아오더라도 약을 꾸준히 복용해야 한다.

## 021 빈혈의 종류

| | 용혈 빈혈 | 철 결핍 빈혈 | 재생 불량 빈혈 | 악성 빈혈 |
|---|---|---|---|---|
| 원인 | 적혈구 파괴 | 철분 부족, 출혈, 영양 상태 불량 | 골수의 조혈기능 저하 | 비타민 $B_{12}$ 흡수 부족 |
| 증상 | 황달, 담석증, 진한 소변, 비장과 간 비대 | 창백, 윤기없는 피부와 머리털, 숟가락모양 손톱 | 창백, 구강괴사, 월경 과다, 혈뇨 | 식욕부진, 체중 감소, 구역과 구토, 미각과 후각 저하, 전신 쇠약, 창백, 호흡곤란 |
| 치료 | 용혈의 원인 제거, 수혈 | 철분제 투여, 철분이 많은 음식섭취와 철분의 흡수를 위해 비타민 C 보충 | 수혈, 골수이식 | 비타민 $B_{12}$ 근육주사, 수혈, 위암이 잘 발생하므로 조기발견을 위한 대변 잠혈검사 시행 |

## 022 귀 수술 환자 간호

- 24~48시간 침상안정한다.
- 고개 숙여 머리를 감거나, 머리를 갑자기 움직이지 않는다.
- 빨대 사용 등 음압이 발생하는 행동을 금한다.
- 재채기나 기침, 코풀기를 금하되 갑자기 나올 경우 입을 벌리도록 교육한다.
- 두통이나 귀울림(이명)이 있으면 간호사에게 보고한다.
- 보행 시 보호자와 동반한다.
- 침대난간을 올려준다.
- 귀나 드레싱에 압박을 금한다.
- 귀 자극을 줄이기 위해 식사는 미음으로 제공한다.
- 귀에 물이 들어가지 않도록 조심한다.
- 감기에 걸리지 않도록 주의한다.
- 변비가 발생하지 않도록 신경 쓴다.

## 023 속쓰림(가슴앓이) 임부 간호

\* 역류 식도염에 준해 간호한다.

- 식후 바로 눕지 않는다.
- 지나치게 뜨겁거나 찬 음식, 맵고 짠 음식, 탄산음료, 카페인 섭취를 자제하고 술과 담배를 금한다.
- 저지방, 저자극, 섬유질이 풍부한 음식을 소량씩 자주 섭취한다.
- 복부를 압박하지 않는 옷을 입는다.
- 복압이 상승되는 행동(예 쪼그리고 앉거나 허리를 굽히는 행동 등)을 자제한다.
- 고개를 숙이지 않고 서서 머리를 감는 것이 도움이 될 수 있다.
- 취침 전에 음식물 섭취를 금하고 취침 시 상체를 약간 상승시킨다.

## 024 분만 1기 초기 간호

- 자궁수축을 촉진하고 산도의 오염을 방지하기 위해 관장을 실시한다.
- 유동식을 섭취할 수도 있다.
- 보행을 권장하여 분만을 촉진한다.

## 025 산후질분비물(오로)

분만 후 질로 배출되는 월경혈과 비슷한 독특한 냄새를 가진 알칼리성 분비물로, 불쾌한 악취가 나는 것은 자궁 내 감염을 의미한다.

- 적색산후질분비물(적색오로) : 분만 후 3일까지 배출
- 갈색산후질분비물(장액성오로) : 분만 후 4일~9일까지 배출
- 백색산후질분비물(백색오로) : 분만 후 10일~3주간 배출 (길게는 8주까지도 배출)

## 026 신생아 간호

- 신생아 감염예방을 위해 가장 중요한 것은 손씻기이다.
- 매일 75% 알코올로 제대(탯줄)를 소독하면 6~10일경 떨어진다.
- 태아기름막(태지)은 제거하지 않는다.
- 임균눈염증(신생아 임균성 안염)을 예방하기 위해 1% 질산은, 1% 테트라사이클린, 0.5% 에리트로마이신 등의 안약이나 안연고를 눈에 넣어준다.
- 생후 3~4일경 출생 시 체중의 5~10%가량이 소실되는 것은 생리적 체중감소이므로 지켜본다.
- 신생아 황달(생리적 황달)은 신생아의 55~70%에서 발생하고 생후 2~3일경 나타나서 별다른 치료 없이 1주일이면 거의 사라진다.
- 출생 후 24시간 이내에는 신생아의 머리를 낮추고 고개를 옆으로 돌려 눕혀 분비물을 제거한다.
- 산모가 분만 전에 비타민 K 주사를 맞지 않았을 경우 분만 후 신생아에게 비타민 K를 근육주사 한다.

## 027 영아의 대근육/운동 발달

- 3개월 – 목을 가누게 된다.
- 4개월 – 뒤집고, 잡아주면 앉기 시작한다.
- 6개월 – 도움 없이 혼자 앉는다.
- 8개월 – 기기 시작한다. 손가락을 사용하여 숟가락이나 책 등의 물건을 집을 수 있다.
- 10개월 – 가구를 붙잡고 서거나 걷는다.
- 12개월 – 혼자서 걷기 시작한다.

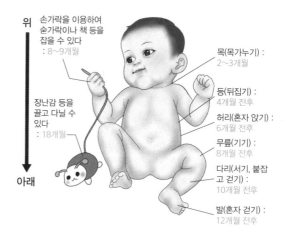

위 손가락을 이용하여 숟가락이나 책 등을 잡을 수 있다 : 8~9개월

장난감 등을 끌고 다닐 수 있다 : 18개월

아래

목(목가누기) : 2~3개월

등(뒤집기) : 4개월 전후

허리(혼자 앉기) : 6개월 전후

무릎(기기) : 8개월 전후

다리(서기, 붙잡고 걷기) : 10개월 전후

발(혼자 걷기) : 12개월 전후

## 028 유아의 특성

- 고집 : 항상 사용하던 물건만을 고집한다.
- 거절증 : 모든 요구에 '아니요'라고 대답하거나 반대로 행동한다.
- 분리불안 : 주 양육자(애착 대상)와 잠시도 떨어지지 않으려는 유아의 정서상태이다. 친구보다는 주 양육자와 함께 있는 것을 더 좋아한다.
- 사고와 낙상 : 유아기 사망의 주된 원인은 사고와 낙상이다. 호기심이 많지만 위험성을 인식하지 못해 사고 위험이 높고, 깊이에 대한 인식은 초기 아동기쯤 되어야 가능하기 때문에 낙상이 자주 발생한다.
- 야뇨증(야간 유뇨증) : 유아에게 자주 발생하는 야뇨증은 대부분 심리적 요인으로 인해 발생한다.
- 퇴행 : 현재의 성숙 수준이 과거 수준으로 후퇴하는 것으로, 스트레스 상황 시 발생한다. (예 배변을 잘 가리다가 동생이 생긴 이후 배변을 다시 가리지 못하는 행위)
- 분노발작 : 대부분 관심을 끌기 위한 행동으로, 자신의 요구가 충족되지 않을 때 표현하는 분노의 폭발적 반응을 말한다.
- 대소변 가리기 : 신체 기능 조절 능력이 향상하게 되어 대변과 소변을 가릴 수 있게 된다.
- 영양 : 영아보다 성장률이 감소하기 때문에 이 시기에는 열량, 단백질, 수분의 요구량이 감소하게 된다.

## 029 백혈병 아동 간호 시 주의점

백혈병은 정상적인 백혈구 수치의 감소로 면역이 떨어지므로 감염이 발생하지 않도록 신경 써야 한다.

> **백혈병**
> • 정의 : 정상적인 백혈구, 적혈구, 혈소판의 생성이 억제되고 미성숙한 백혈구가 비정상적으로 증식하는 혈액의 악성종양(혈액암)
> • 증상 : 창백, 발열, 잇몸출혈, 미성숙 백혈구 증가, 체중감소 등
> • 치료 및 간호 : 특히 감염방지에 신경 써야 함, 수혈, 화학요법, 방사선요법, 골수 이식, 필요시 역격리

## 030 변비 노인 간호

• 규칙적으로 운동하거나 활동하여 장의 연동운동을 촉진한다.
• 식사는 부족하지 않게 충분히, 골고루 섭취한다.
• 수분 섭취를 권장한다.
• 규칙적인 식사를 하되 매운 음식 등의 자극적인 음식은 금한다.
• 고섬유질 식이를 섭취한다.
• 복부를 시계방향으로 마사지한다.

## 031 노인의 일반적인 신체변화

폐활량 감소, 골밀도 감소, 혈관저항 증가, 심박출량 감소, 기초대사량 감소, 피부 탄력성 감소, 골격량과 근육량 감소 등

## 032 배회하는 치매환자 간호

• TV나 라디오를 크게 틀어놓지 않으며, 집 안을 어둡게 하지 않아야 한다.
• 금기가 아니라면 같이 가벼운 산책을 나갔다가 돌아온다.
• 낮 시간에 단순한 일거리를 제공한다.
• 집 안에 배회 코스를 만들어 준다.
• 낙상의 위험이 있어 주의 깊은 관찰과 관리가 필요하다.
• 고향이나 가족에 대한 대화를 나누거나, 환자가 좋아하는 노래를 함께 불러 정서적인 불안에 의한 배회의 관심을 다른 곳으로 돌린다.
• 현관에 음악이나 소리가 나는 센서를 달아둔다.
• 현실감을 유지할 수 있도록 규칙적으로 시간과 장소를 알려준다.
• 관련 기관(치매센터, 지구대 등)에 미리 협조를 구한다.
• 치매 환자가 신분증을 소지하도록 하고 옷에 연락처를 꿰매어둔다.
• 배회는 기억력 상실이나 시간·방향감각의 저하, 정서적인 불안, 배고픔 등이 원인이 되어 나타날 수 있다.
• 배고픔, 용변, 통증 등의 신체저 욕구를 확인하고 우선적으로 해결해 주어야 한다.

## 033 화상 환자 응급처치

• 흐르는 차가운 수돗물에 화상부위를 식힌다.
• 감염 예방을 위해 수포(물집)는 함부로 터트리지 않는다.
• 연고나 오일은 열의 방출을 막기 때문에 화상 초기에는 사용하지 않는다.
• 화상부위의 의복은 잡아당기지 말고 잘라낸다.
• 눈에 화학약품이 들어가면 20분간 낮은 수압으로 씻는다.
• 기름종류(예 페놀)는 알코올로 닦은 후 물로 세척한다.
• 석회는 가루를 먼저 털어내고 물로 세척한다.
• 화상은 깊이보다 범위가 사망에 더 큰 영향을 미친다.

**화상의 깊이에 따른 분류**

| 구분 | 화상범위 | 증상 | 악성 빈혈 |
|---|---|---|---|
| 1도 화상 (홍반) | 표피 | 부종, 발적, 통증 | • 화상부위 장신구 제거<br>• 흐르는 수돗물에 식히기 |
| 2도 화상 (물집) | 진피 | 물집(수포), 심한 통증 | • 화상부위 장신구 제거<br>• 흐르는 수돗물에 식히기<br>• 물집 터뜨리지 않기<br>• 멸균드레싱 |
| 3도 화상 (괴사) | 피하조직 | 괴사 | • 화상부위 장신구 제거<br>• 쇼크와 감염예방, 보온에 신경 쓰기 |
| 4도 화상 (심한 괴사) | 근육, 신경, 뼈 조직까지 손상 | 심한 괴사 | • 화상환자에게 가장 긴요한 액체인 혈장 수혈 필요<br>• 멸균드레싱 |

## 034 골절 환자 간호

• 부목 전(지혈, 드레싱, 감각과 순환 점검) → 부목적용 → 부목 후(거상, 냉찜질, 신경혈관계 재점검)
• 골절부위는 움직이지 말고 부목을 적용한 후 심장보다 높게 올린다.
• 골절부위의 옷은 잡아당겨서 벗기지 말고 잘라내야 한다.

## 035 경련 환자 간호

• 방을 어둡고 조용하게 유지한다.
• 구강 분비물이 기도로 흡인되는 것을 예방하기 위해 고개를 옆으로 돌리거나 옆누운자세(측와위)를 취해준다.
• 주위에 위험한 물건을 속히 치운다.
• 신체보호대를 사용하거나, 팔다리를 잡거나, 마사지하지 않도록 하고 경련 양상을 관찰한다.
• 의자에 앉은 채 경련을 하면 다치지 않게 환자를 바닥에 내려 눕혀야 한다.
• 경련 시 허리띠나 단추 등을 신속히 풀어준다.
• 경련 중에는 환자 입안에 아무것도 넣지 않는다.

**보건간호학 개요**

## 036 보건교육 계획 시 고려사항

- 목표는 구체적으로 설정한다.
- 보건교육의 계획단계에서 평가계획을 수립한다.
- 보건교육 후에는 반드시 수행에 대한 평가를 실시하고 그 평가를 토대로 재계획을 수립한다.
- 피교육자의 수준에 맞는 용어를 사용하여 교육한다.
- 피교육자들이 능동적으로 참여할 수 있는 방법으로 계획한다.
- 학습 목표의 난이도는 피교육자의 수준에 따라 계획한다.

## 037 관찰법

- 시범 후 평가로는 관찰법이 적합하다.
- **예** 임산부들에게 신생아 목욕법 교육 실시 후 평가, 당뇨병 환자를 대상으로 인슐린 자가주사 교육 시행 후, 양치질 교육 후, 복막투석 시범 후 평가 등

## 038 보건교육 평가 유형

- 투입평가(구조평가) : 장소, 도구, 인력, 예산 등 교육에 투입되는 자원의 적절성 확인
- 과정평가 : 보건교육 계획에 따라 제대로 진행이 되고 있는지 확인
- 성과평가(결과평가) : 교육의 실행 효과 확인
- 진단평가 : 교육시행 전 학습자의 요구도 및 특성 확인
- 형성평가 : 교육시행 중 학습자의 이해 정도 확인
- 총괄평가 : 교육시행 후 교육목표 달성 여부 확인

**교육과정별 평가의 분류**

| 교육과정 | | 평가기능 | 평가 시기 | 평가 내용 |
|---|---|---|---|---|
| 전 | 계획 | 진단평가 | 구조평가 (투입평가) | • 보건교육에 투입되는 자원의 적절성 평가<br>• 인적자원, 시설 및 장비의 적절성 평가 |
| 중 | 수행 | 형성평가 | 과정평가 | • 보건교육 진행일정 준수, 보건교육 대상자의 참여율, 보건교육 전략 및 활동의 적합성과 제공된 서비스의 질 평가 |
| 후 | 수행완료 | 총괄평가 | 영향평가 (성과평가, 단기) | • 보건교육의 단기적 결과에 대한 평가<br>• 즉각적으로 관찰 가능한 보건교육의 효과인 지식, 태도, 기술 및 행위, 인식의 변화 측정 |
| | | | 결과평가 (성과평가, 중장기) | • 보건교육의 궁극적 목표와 결과에 대한 평가<br>• 유병률, 사망률 등의 변화, 건강상태 증진 등 측정 |

## 039 급성 감염병 유행 시 효과적인 교육 매체

- 감염병 유행 시 대중에게 가장 신속히 알릴 수 있는 효과적인 방법은 TV, 라디오, 신문 등의 대중매체이다.
- 대중매체는 짧은 시간에 많은 사람에게 정보를 전달할 수 있다는 장점이 있지만, 다른 매체에 비해 값이 비싼 편이고 개인의 상황이 고려될 수 없다는 단점이 있다.

## 040 우리나라 보건행정조직

- 중앙보건조직에는 보건복지부가 있다.
- 보건소는 행정안전부로부터 인력과 예산을 지원받는다.
- 지방보건조직의 보건행정 체계는 행정안전부와 보건복지부로 이원화되어 있기 때문에 보건행정활동에 어려움이 있다.
- 지방보건조직으로서 보건사업 업무를 최말단에서 담당하고 있는 보건행정기관에는 보건소, 보건지소, 보건진료소가 있다.
- 보건소의 보건에 관한 기술지도 및 감독권은 보건복지부에서 담당한다.

> 지방보건조직을 관리·감독함에 있어서 보건복지부는 보건에 대한 기술지도와 감독만 하며, 실제적인 인사, 예산, 지도, 감독권은 행정안전부가 가지고 있어 보건의료행정의 이원화(다원화)로 인해 보건의료정책상 어려운 점이 많다.

## 041 세계보건기구 기준 일차보건의료 접근의 필수요소

- 접근성 : 지리적, 지역적, 경제적, 사회적 이유로 차별이 있어서는 안 된다.
- 수용가능성 : 지역사회 주민이 쉽게 받아들일 수 있는 방법으로 사업이 제공되어야 한다.
- 지불부담능력 : 주민의 지불능력에 맞는 보건의료수가로 제공되어야 한다.
- 주민의 참여 : 주민의 참여는 일차보건의료의 성공을 위한 가장 중요한 요소이다.
  **예** 보건진료소 운영위원회나 마을건강원 제도를 활용한 주민참여 유도

## 042 국민기초생활보장

가족이나 스스로의 힘으로 생계를 유지할 능력이 없는 최저 생계비 이하의 빈곤층 국민에게 생계, 교육, 의료, 주거 등의 급여를 통해 기본적 최저 생활을 보장하고 자활을 조성하기 위한 공공부조 제도

## 043 사회보험 중 의료보장

우리나라 사회보험 중 의료보장에 해당되는 것으로는 국민건강보험, 산업재해보상보험, 노인장기요양보험이 있다.

**2회** 실전모의고사 정답 및 해설 **23**

## 044 장기요양급여 중 재가급여

- **방문간호** : 장기요양원인 간호사 등이 의사, 한의사 또는 치과의사의 방문간호지시서에 따라 수급자의 가정 등을 방문하여 간호, 진료보조, 요양에 관한 상담 또는 구강위생 등을 제공하는 서비스
- **방문요양** : 장기요양요원이 수급자의 가정 등을 방문하여 신체활동 및 가사활동을 지원하는 서비스
- **방문목욕** : 장기요양요원이 목욕설비를 갖춘 장비를 이용하여 수급자의 가정 등을 방문하여 목욕을 제공하는 서비스
- **단기보호** : 수급자를 보건복지부령으로 정하는 범위 내에서 일정기간 동안 장기요양기관에 보호하여 신체활동 및 심신기능의 유지·향상을 위한 교육과 훈련 등을 제공하는 서비스
- **주·야간보호** : 수급자를 하루 중 일정시간 동안 장기요양기관에 보호하여 신체활동 지원 및 심신기능의 유지·향상을 위한 교육과 훈련 등을 제공하는 서비스

## 045 행위별수가제

의료인이 환자를 진료할 때 제공된 약품비, 재료비, 진찰료, 검사비, 처치비 등을 각각 산정하여 진료비를 사후에 청구하는 제도이다.

## 046 국제환경협약

- **기후변화협약(1994년 발효)** : 온실가스 배출 감축으로 온실가스 농도를 안정화하여 기후 변화를 방지하기 위한 협약
- **교토의정서(2005년 발효)** : 지구온난화를 일으키는 온실가스 배출 감축을 목표로 하는 협약
- **파리협정(2016년 발효)** : 모든 국가가 자발적으로 온실가스 감축 목표를 설정하고 이행하여 기온상승 폭을 줄이려는 기후 변화 협약
- **람사르협약** : 습지의 보호와 현명한 이용에 관한 협약
- **런던협약** : 해양환경 보호를 위한 국제 협약
- **바젤협약** : 유해 폐기물 수출입과 처리 규제
- **몬트리올의정서** : 오존층 파괴 물질인 프레온 가스(클로로플루오로카본) 사용 규제

## 047 먹는 물의 수질기준

- **대장균** : 물 100mL 중 검출되지 않아야 하며, 대장균은 분변 오염이 지표로서 저항성이 병원균과 비슷하거나 강해서 다른 미생물의 오염을 추정할 수 있다.(주 1회 이상 검사)
- **일반세균** : 물 1mL 중 100CFU 이하(주 1회 이상 검사)
- **수소이온농도(pH)** : 5.8~8.5

- 불소 1.5mg/L 이하, 암모니아성 질소 0.5mg/L 이하, 총트리할로메탄 0.1mg/L 이하, 과망간산포타슘 소비량 10mg/L 이하, 잔류염소(유리잔류염소) 4.0mg/L 이하 등
- 염소 맛과 냄새 이외의 다른 맛과 냄새가 있어서는 안 된다.

## 048 불쾌지수

- 기온과 기습의 영향으로 사람이 느끼는 불쾌감의 정도를 수치로 나타낸 것이다.
- 불쾌지수는 기류와 복사열이 고려되지 않아 실내에서만 적용된다.
- 우리나라에서는 7~8월 장마철에 불쾌지수가 가장 높다.
  - 불쾌지수 70 이상 : 10%의 사람이 불쾌감 호소
  - 불쾌지수 75 이상 : 50%의 사람이 불쾌감 호소
  - 불쾌지수 80 이상 : 거의 모든 사람이 불쾌감 호소
  - 불쾌지수 86 이상 : 견딜 수 없는 상태

## 049 식품의 보존법

- **물리적 보존법(첨가물 없이 보존)**

| 건조법 | 식품 내의 수분을 15% 이하로 제거하고 건조시켜 세균의 발육을 억제하는 방법 |
|---|---|
| 냉동·냉장법 | • 냉동은 0℃ 이하, 냉장은 0~4℃가 적당<br>• 세균번식 억제, 미생물의 발육 억제, 식품의 부패속도 억제, 식품 보존기간 연장 |
| 가열법 | 끓이거나 삶는 방법<br>**예** 우유 : 저온살균법으로 63℃에서 30분간 가열하여 우유의 영양 손실을 최소화 |
| 밀봉법 | 바깥 공기와의 접촉을 차단하는 방법 |
| 통조림법 | 캔 속의 가스제거 → 밀봉 → 가열처리를 통해 세균발육을 억제하는 방법 |

- **화학적 보존법(첨가물에 의한 보존)**

| 절임법 | 염장법 | 소금으로 식품 내의 수분을 제거하여 부패를 억제하는 방법 |
|---|---|---|
| | 당장법 | 설탕 등으로 식품에 당의 농도를 50% 이상 유지하여 세균의 발육을 억제하는 방법 |
| | 산저장법 | 초산과 같은 약산을 넣어 미생물의 발육을 억제하는 방법 |
| 훈연법 | | 연기를 이용하여 식품의 건조와 살균작용을 유도하는 방법 |
| 훈증법 | | 훈증가스를 곡류 등에 적용하여 곤충, 기생충 알, 미생물을 사멸시키는 방법 |
| 가스저장법 | | 이산화탄소나 질소가스를 이용하여 세균번식을 억제하는 방법 |
| 방부제법 | | 세균의 생활환경을 불리하게 만들어 미생물의 성장과 번식을 억제하는 방법 |

## 050 직업병의 특징

- 대부분 예방이 가능하다.
- 노출 시작과 첫 증상이 나타나기까지 긴 시간적 차이가 있다. 즉, 만성의 경과를 거친다.
- 특수건강진단으로 판정한다.
- 일반 질병과 구분하기 어렵다.
- 조기발견이 어렵다.
- 인체에 대한 영향이 확인되지 않은 신물질이 많아 직업병 판정이 어렵다.
- 직업병은 시대에 따라 변한다.
- 그 직업에 종사하는 사람이면 누구든지 이환될 수 있다.

 ## 공중보건학 개론

## 051 독력

- 발병된 증상의 심각한 정도를 나타내는 미생물의 능력으로 현성감염으로 인한 사망이나 후유증을 일으키는 정도를 의미한다.

- 독력 $= \dfrac{\text{중환자 수+사망자 수}}{\text{총 발병자 수(증상 감염자 수)}} \times 100$

**병원체와 숙주 상호작용 지표**
- 감염력 : 병원체가 숙주에 침입하여 알맞은 기관에 자리 잡고 증식하는 능력
- 병원력(병원성) : 병원체가 숙주에게 증상(현성)감염을 일으키는 능력
- 독력 : 병원체가 숙주에 대해 심각한 임상증상과 장애를 일으키는 능력
- 치명률 : 특정 질병에 이환된 사람들 중 그 질병에 의해 사망한 사람의 비율로, 독력을 평가하는 지표

## 052 모기 매개 감염병

일본뇌염, 말라리아, 황열, 뎅기열, 사상충증, 지카바이러스병 등

- 콜레라 – 파리
- 페스트 – 쥐벼룩
- 렙토스피라증 – 쥐
- 쓰쓰가무시병 – 진드기

## 053 A형 간염(유행 간염, 전염 간염)

- 병원체 : A형 간염 바이러스
- 전파경로 : A형 간염 바이러스에 오염된 물과 음식물, 환자의 대변, 주사기나 혈액제제
- 증상 : 발열, 구역 및 구토, 암갈색 소변, 복부 불편감, 식욕 감퇴, 황달, 쇠약감

- 예방 및 관리 : 손 씻기, A형 간염 예방접종(12~35개월 사이에 1·2차 모두 접종), 음식 같이 먹지 않기, 식기 구별 사용, 사용한 식기는 끓인 후 세척, 환자의 대·소변은 소독 후 버리기, 대증치료(침상안정, 고단백, 고탄수화물, 저지방식이)

## 054 유병률

- 치명률이 높으면 유병률은 낮다.
- 분모는 어느 시점의 전체 인구수이다.
- 발생률이 높으면 유병률은 높아진다.
- 질병 이환 기간이 길수록 유병률은 높아진다.

유병률 $= \dfrac{\text{현재 건강문제를 가지고 있는 환자 수}}{\text{어느 시점의 전체 인구수}} \times 1,000$

## 055 국가암검진사업의 목적

국가암검진사업은 우리나라 국민의 사망원인 1위인 암을 조기에 발견하여 암 치료율을 높이고 암으로 인한 사망을 줄이는 것을 목적으로 한다.

## 056 노령화 지수

- 14세 이하 인구 100명에 대한 65세 이상 인구의 비이다.
- 노령화 지수가 높다는 것은 노인 인구가 증가하여 노년 부양비가 증가됨을 의미한다.

## 057 고위험 모성보건 대상자

- 20세 미만 및 35세 이상의 임산부
- 유전질환 등 가족력이 있는 임산부
- 조산, 사산, 거대아를 출산한 경험이 있는 임산부
- 고혈압, 당뇨병, 갑상샘 질환, 심장병, 신장병, 자가면역 질환 등을 진단받은 임산부

## 058 「모자보건법」에 근거한 영유아 정기 건강진단

- 신생아 : 수시
- 출생 후 1년 이내 : 1개월마다 1회
- 출생 1년 초과 ~ 5년 이내 : 6개월마다 1회

## 059 예방접종 주의사항

| 예방접종 전 | • 모자보건수첩을 가지고 방문한다.<br>• 접종 전날 목욕시킨다.<br>• 집에서 체온을 측정해보고 열이 나면 접종을 미룬다.<br>• 아이의 건강상태를 잘 아는 보호자가 데리고 간다.<br>• 건강상태가 좋은 날 오전에 접종한다.<br>• 예방접종을 하지 않을 어린이는 함께 데려가지 않는다. |
|---|---|

| 예방접종 후 | • 접종 후 30분가량 접종기관에 머물며 아이 상태를 관찰한다.<br>• 귀가 후 적어도 3시간 이상 주의 깊게 관찰한다.<br>• 접종 후 3일은 아이에게 관심을 가지고 관찰한다.<br>• 접종 당일은 목욕시키지 않는다.<br>• 다음날까지 과격한 운동을 삼간다.<br>• 엎드려 재우지 말고 바로 눕혀 재운다.<br>• 심하게 보채거나 구토, 고열, 두드러기 등의 증상이 나타나면 즉시 의사 진료를 받는다. |
|---|---|

### 060 주민 참여 촉진을 위한 방법

지역사회간호사업 시 주민의 참여가 이루어지기 위해서는 주민들의 입장에서 생각하고 배려하는 세심함으로 주민들과 좋은 유대관계를 맺는 것이 중요하다.

### 061 방문보건사업 중 가정간호

| 법적 근거 | 「의료법」 |
|---|---|
| 제공 서비스 | 기본간호, 처치적 간호, 검체 채취, 투약, 주사, 상담 등 |
| 대상 | 수술 후 조기퇴원 환자, 만성질환자 등 개인 환자 중심 |
| 운영 주체 | 의료기관 |
| 제공인력 | 가정전문간호사 |
| 재원 | 국민건강보험 |
| 수가체계(비용) | 기본 방문료+진료행위별 수가(치료/재료비) |
| 제공 장소 | 가정 |
| 이용절차 | 가정간호의뢰서에 따라 |

### 062 65세 이상 노인에게 무료로 실시하는 국가예방접종

• 폐렴알균(1회 접종 지원)
• 인플루엔자(매년 접종)

### 063 방문간호가 가능한 장기요양요원의 자격

• 치과위생사
• 간호사로서 2년 이상의 간호업무 경력이 있는 자
• 간호조무사로서 3년 이상의 간호보조업무 경력이 있고, 보건복지부 장관이 지정한 교육기관에서 소정의 교육을 이수한 자

### 064 가정방문 순서

• 하루에 여러 대상자를 방문할 경우 비감염성 질환자 또는 감수성이 높고 면역력이 낮은 집단을 먼저 방문한다.
• 호흡계 감염성 질환자를 가장 마지막으로 방문한다.
• **데** 미숙아와 신생아 → 임산부 → 학령 전 아동 → 학령기 아동 → 성병환자 → 결핵환자

### 065 의료기관(10종)

의원, 치과의원, 한의원, 조산원, 병원, 치과병원, 한방병원, 요양병원, 정신병원, 종합병원

### 066 「정신건강복지법」 제39조 (보호의무자)

「민법」에 따른 후견인 또는 부양의무자는 정신질환자의 보호의무자가 된다.
〈보호의무자가 될 수 없는 사람〉
• 미성년자
• 행방불명자
• 피성년후견인 및 피한정후견인
• 파산선고를 받고 복권되지 아니한 사람
• 해당 정신질환자를 상대로 한 소송이 계속 중인 사람 또는 소송한 사실이 있었던 사람과 그 배우자
• 그 밖에 보건복지부령으로 정하는 부득이한 사유로 보호의무자로서의 의무를 이행할 수 없는 사람

### 067 「결핵예방법 시행규칙」 제6조(전염성 소실의 판정 절차)

전염성 소실 여부는 객담검사의 결과에 따라 의사가 판정한다.

### 068 수돗물불소농도조정사업

치아우식증(충치)의 발생을 예방하기 위하여 상수도 정수장 또는 수돗물 저장소에서 불소화합물 첨가시설을 이용히여 수돗물의 불소농도를 적정수준으로 유지·조정히는 사업 또는 이와 관련되는 사업

### 069 「혈액관리법 시행규칙」 제6조 (헌혈자의 건강진단 등)

신원확인 후에 혈액원은 헌혈자에 대하여 채혈을 실시하기 전에 다음 각 호에 해당하는 건강진단을 실시하여야 한다.
• 과거의 헌혈경력 및 혈액검사 결과와 채혈금지대상자 여부의 조회
• 문진·시진 및 촉진       • 체온 및 맥박 측정
• 체중 측정              • 혈압 측정
• 빈혈검사 : 황산구리법에 따른 혈액비중검사, 혈색소검사, 적혈구용적률검사
• 혈소판계수검사(혈소판성분채혈의 경우에만 해당)

### 070 「감염병의 예방 및 관리에 관한 법률」 제24조(필수 예방접종)

• 특별자치시장·특별자치도지사 또는 시장·군수·구청장은 다음 각 호의 질병에 대하여 관할 보건소를 통하여 필수 예방접종을 실시하여야 한다.
• 종류 : 디프테리아, 폴리오, 백일해, 홍역, 파상풍, 결핵, B형간염, 유행성이하선염, 풍진, 수두, 일본뇌염, b형헤모필루스인플루엔자, 폐렴구균, 인플루엔자, A형간염, 그룹 A형 로타바이러스 감염증, 사람유두종바이러스 감염증, 그 밖에 질병관리청장이 감염병의 예방을 위하여

필요하다고 인정하여 지정하는 감염병(장티푸스, 신증후군출혈열)

## 071 호흡 측정
- 영아의 호흡은 불규칙하므로 1분간 측정한다.
- 성인의 경우, 요골맥박을 측정한 후 환자의 손목을 그대로 잡은 채로 가슴우리(흉곽)의 움직임을 보며 호흡수와 규칙성 등을 측정한다.
- 호흡이 비정상이거나, 영아와 아동의 경우 최소 1분간 측정한다.
- 측정 전에 호흡 측정에 대해 환자에게 설명하지 않아야 한다.
- 들숨(흡기)과 날숨(호기)을 합한 것을 1회의 호흡수로 한다.

## 072 혈압 측정 방법
- 측정띠(커프)에 공기가 완전히 빠져있는지 확인한 후 감는다.
- 청진기의 판막형을 위팔동맥(상완동맥)에 대고 공기펌프의 조절기를 잠근 후 펌프질을 해서 측정띠를 팽창시킨다.
- 상완(위팔)의 약 2/3를 덮는 정도(성인 12~14cm)의 넓이를 가진 측정띠를 사용한다.
- 혈압계의 눈금을 초당 2mmHg의 속도로 내리면서 소리를 듣는다.
- 맥박이 촉지되지 않는 지점에서 혈압계의 눈금을 20~30mmHg 정도 더 올린다.

## 073 접촉주의
- 직접 또는 간접접촉에 의해 미생물이 전파되는 것을 예방하기 위해 적용하는 방법
- 접촉주의 질환 : 콜레라, 장티푸스, 세균이질, 옴, 이, MRSA, VRE, CRE 등
- 감염예방활동 : 가능하면 1인실 배치(코호트 격리 가능), 가운과 장갑 착용, 병실을 나오기 전에 가운과 장갑 벗고 나오기, 환자는 격리병실 외 이동을 제한하되 병실 밖으로 이동 시 시트로 감싼 후 가장 마지막 일정으로 접촉주의 지침을 준수하며 이동, 물품 및 기구의 개별 사용, 방문객 제한, 환자접촉 전후에 손 위생

## 074 아이소프로필 알코올
- 70~75%의 농도의 알코올에서 강한 살균작용이 나타난다.
- 세균, 결핵균, 일부 바이러스에는 효과가 있으나 포자(아포)에는 효과가 없다.
- 살균력이 강해 주사 부위 피부 소독에 가장 많이 사용한다.
- 날이 있는 예리한 기구를 응급으로 사용할 때 사용하거나, 체온계나 청진기 등의 물품 표면 소독에 주로 이용한다.
- 피부를 건조시키므로 개방상처에는 사용하지 않아야 한다.

## 075 내과적 무균술이 필요한 경우
코위관 삽입, 위내시경 삽입, 인공항문(장루)주머니 교환, 관장, 경구약 준비과정 등

> * 외과적 무균술(멸균) : 균이 절대 들어가면 안 되는 행위 시, 혈액과 닿을 가능성이 있는 행위 시
> * 내과적 무균술(소독) : 예외는 있지만, 소화계와 관련된 행위 시, 격리/역격리 환자 간호 시

## 076 산소요법 시 주의사항
- 정전기를 일으키는 모나 합성섬유로 된 담요 대신 면 담요를 사용한다.
- 병실 내에서 성냥이나 라이터 등을 사용하거나 휴대하지 않아야 하고 금연해야 한다.
- 고농도의 산소를 투여할 때 습윤병에 증류수를 넣어 기관점막 건조를 예방하고 습기를 제공한다.
- 접지된 전기제품을 사용하고, 불꽃이 발생하는 전기기구는 즉시 수리를 맡긴다.
- 유량계 내 작은 공(ball)의 중심이 처방된 산소 흡입량과 일치하는지 확인한다.
- 병실 문, 침대, 산소통에 '금연' 또는 '산소 사용 중'이라는 표시를 붙여둔다.
- 모든 인화성(가연성) 물질을 치우고 소화기를 비치한다.

## 077 기관절개관 관리
- 절개부위에서 바깥쪽으로 닦는다.
- 소독솜 한 개로 한 번씩만 사용한다.
- 기관절개관 주위 피부 소독은 매일 시행한다.
- 기관절개관 주위 피부를 과산화수소수와 생리식염수를 묻힌 솜으로 소독한다.
- 기관절개관의 목 끈이 너무 조이면 질식과 혈관 압박의 위험이 있고, 너무 느슨하면 기관절개관이 이탈될 우려가 있으므로 손가락 1개가 들어갈 정도로 적당히 조인다.

## 078 반신마비(편마비) 환자의 식사 보조
- 금기가 아니라면 상체를 상승시킨다.
- 액체 음식보다 연두부 정도의 점도가 있는 음식을 제공한다(미음보다는 죽!).
- 건강한 쪽으로 음식을 넣어주어 씹게 한다.
- 앉지 못할 경우 건강한 쪽을 아래로 하여 옆으로 누운 자세로 식사한다.

- 머리를 앞쪽으로 약간 숙이고 턱을 당긴 채 식사하여 흡인을 예방한다.
- 식사가 끝난 후 입안에 음식물이 남아있는지 확인한다.

### 079 코위관 영양의 방법 및 주의점
- 앉은자세(좌위) 또는 반좌위자세를 취해준다.
- 영양액은 체온 또는 실온 정도로 차갑지 않게 준비한다.
- 처방된 유동식이 너무 빠르게 주입될 경우 설사를 할 수도 있으므로 1분에 50cc 이상 주입되지 않도록 주의한다.
- 매 영양액 주입 전에 잔류량을 확인한다.
- 영양액 주입 전에 주사기를 이용하여 코위관에 15~30mL 정도의 물을 주입한다.
- 영양액 주입이 끝나면 다시 물 30~60mL를 주입하여 위장관이 막히지 않도록(개방상태를 유지할 수 있도록) 한 후 마개를 닫는다.

### 080 섭취량에 포함되는 사항
- 약 복용 시 섭취한 물을 포함하여 입으로 섭취한 모든 음식에 함유된 수분량, 물과 음료, 정맥주사, 수혈, 코위관 영양으로 주입한 영양액 및 물, 복막투석액 등
- 얼음은 전체 양의 절반을 수분량으로 측정한다.

### 081 관장통에 용액이 약간 남아 있을 때 조절기를 잠그는 이유
장 내로 공기가 주입되는 것을 막기 위해 관장통에 용액이 약간 남아 있을 때 조절기를 잠그고 직장관을 뺀다.

### 082 자연배뇨를 돕는 방법
- 금기가 아니라면 수분섭취를 권장한다.
- 하복부에 따뜻한 물주머니를 대주고 방광 부위를 가볍게 눌러준다.
- 따뜻한 물을 회음부에 조금씩 부어준다.
- 따뜻한 변기를 제공하고, 손과 발을 따뜻한 물에 담가 긴장을 풀 수 있도록 해준다.
- 물 흐르는 소리를 들려준다.
- 남성은 침대 옆에 서는 자세, 여성은 침대에 쪼그리고 앉는 자세로 침대에서 소변보는 자세를 취해준다.
- 앉은 자세에서 허리를 앞으로 약간 굽혀본다.
- 허벅지 안쪽 피부를 부드럽게 문질러 준다.
- 프라이버시를 지켜주고 소변 볼 시간을 충분히 제공한다.

### 083 붕대 적용 시 주의사항
- 순환과 감각을 확인하기 위해 말단 부위를 노출시킨다.
- 상처 위에서 붕대를 감기 시작하거나 끝내지 않아야 한다.
- 균일한 압박이 가해지도록 감는다.
- 젖은 드레싱이나 배액이 있는 상처는 마르면서 수축되어 국소빈혈을 일으킬 수 있으므로 느슨하게 감는다.

- 가능하면 몸통보다 높게 한 상태에서 붕대를 적용하여 정맥울혈로 인한 부종을 경감시킨다.
- 정맥혈 귀환을 증진시키기 위해 말초에서 몸통(중심)을 향해 감는다.
- 관절은 약간 구부린 상태에서 감는다.
- 뼈 돌출 부위에는 거즈나 면 패드, 솜을 대어 주어 불편감을 줄인다.
- 붕대 감은 부위의 색깔, 감각, 온도, 부종 등을 매 1~2시간마다 점검한다.

### 084 욕창 환자 간호
- 욕창부위는 멸균 생리식염수로 세척하고 과산화수소수, 멸균 생리식염수, 포비돈 아이오딘(베타딘)을 사용하여 욕창 부위를 소독하되 알코올은 사용하지 않는다.
- 적어도 2시간마다 한 번씩 체위를 변경한다.
- 냉찜질 적용을 금하고, 적외선 치료기를 사용하여 욕창 부위의 혈액순환을 돕는다.
- 금기가 아니라면 가벼운 활동을 권장한다.
- 발적이나 욕창이 발생한 후에는 욕창부위를 마사지 하지 않는다.
- 항생제를 사용하여 치료한다.
- 괴사조직을 제거하는 죽은조직제거(Debridement 데브리망, 변연절제)를 실시할 수도 있다.

### 085 견인 환자 간호
- 장의 연동운동을 촉진하기 위해 복부마사지를 실시하고, 섬유질과 수분을 충분히 섭취하여 변비를 예방한다.
- 욕창 예방을 위해 피부간호(등마사지)를 실시한다.
- 끈이 도르래에 잘 놓여있는지 수시로 확인하고, 추를 제거하거나 견인장치를 풀어서는 안 된다.
- 추는 처방대로 유지해야 하고 바닥에 추가 닿지 않도록 주의한다.

### 086 침상목욕 방법
- 병실온도는 22~23℃, 물의 온도는 43~46℃ 정도로 하여 대야에 1/3~1/2 정도 되도록 준비한다.
- 수건을 물에 적셔 눈 안쪽 → 눈 바깥쪽 → 코 → 볼 → 입 → 이마 → 턱 → 귀 → 목 → 손, 팔 → 가슴 → 복부 → 발, 다리 → 등, 둔부 → 회음부 → 손톱, 발톱손질 순서로 닦는다.
- 눈은 안에서 바깥을 향하여 각각 수건의 다른 면을 사용하여 닦되, 눈곱이 끼지 않은 깨끗한 눈부터 먼저 닦아야 한다.
- 혈액순환을 증진시키기 위해 말초 → 중심으로 닦는다.
- 복부는 배꼽을 중심으로 시계방향으로 마사지 하듯이 닦는다.

- 가능하면 회음부는 환자 스스로 할 수 있도록 한다.
- 손톱은 둥글게, 발톱은 일자로 깎는데 두껍고 건조하여 자르기 힘든 발톱은 더운물에 담갔다가 자른다.
- 몸과 발에는 로션 등으로 보습을 하되 발가락 사이에는 로션을 바르지 않는다.
- 목욕시간은 5~10분 정도가 적당하다.

### 087 좌욕
- 배변 후에 실시한다.
- 좌욕 후 깨끗한 수건이나 거즈로 완전히 말린다.
- 혈관 확장으로 저혈압이 발생할 수 있으므로 좌욕 후 부축해서 일어날 수 있도록 돕고, 혈액순환이 정상으로 되돌아올 때까지 30분 정도 침대에 누워 있는 것이 좋다.
- 좌욕실 문은 잠그지 말고 환자를 혼자 남겨두지 않으며, 환자의 허약감과 피로감을 주의 깊게 관찰한다.
- 처방된 온도를 유지하기 위해 필요한 경우 뜨거운 물을 첨가해 준다.
- 40~43℃ 정도의 물을 대야에 2/3쯤 담는다.
- 1회 5~10분 정도(30분 이내)가 적당하고, 하루 3~4회 정도 시행한다.
- 쪼그려 앉는 자세는 혈액순환에 방해가 되므로 대야를 낮은 의자 위에 올려놓고 엉덩이를 충분히 담근다.

### 088 구강간호
- 빳빳한 칫솔은 치아와 잇몸에 손상을 주게 되므로 중간모 칫솔을 사용한다.
- 구강간호 시 치아의 바깥 면을 먼저 닦고 안쪽 면을 닦아준다.
- 혈액응고 장애가 있는 경우 치실을 사용하지 않는 것이 좋다.
- 앞니의 안쪽 면을 닦을 때는 칫솔을 세워서 닦는다.
- 이주위염(치주염)이 심할 경우 칫솔 대신 소독액을 묻힌 면봉이나 설압자를 이용하여 특수 구강간호를 제공할 수도 있다.

### 089 엎드린 자세(복와위)
- 엎드려 누운 자세
- 등근육 휴식, 등마사지 시, 구강 분비물 배액을 촉진하기 위해 적용
- 목뼈(경추)나 허리뼈(요추) 장애가 있는 경우, 무의식 환자에게는 금기

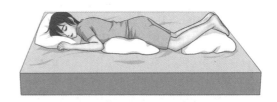

지지된 복와위

### 090 신체 역학의 원리(이동 시 지침)
- 허리 높이에서 일하도록 한다.
- 척추의 뒤틀림을 방지하기 위해 이동할 방향을 향해 마주본다.
- 등과 허리를 펴고 무릎을 구부린다.
- 물건을 들어 올릴 때는 허리근육을 사용해서는 안 되고 엉덩이, 배, 다리 등의 큰 근육을 사용한다.
- 양 발을 벌려 기저면을 넓게 하고 무릎을 굽혀 무게 중심점을 낮게 유지한다.
- 한 손으로 물건을 들어 올릴 때는 발을 앞뒤로 벌려 지지면을 넓게 유지한다.
- 이동하고자 하는 물건 또는 사람 가까이에 선다.
- 물건을 들어서 옮기는 것보다 밀고 끌어서 이동하는 것이 바람직하다.
- 무거운 것을 들어 올릴 때는 힘의 방향으로 마주한다.
- 물체를 잡아당기거나 밀 때 체중을 사용하고 손가락보다는 손바닥으로 잡는다.
- 척추가 비틀어지지 않도록 몸과 사지를 축으로 하여 이동한다.
- 환자를 이동하기 전에 반드시 침대 또는 휠체어 바퀴를 고정한다.

### 091 보행기 이동 돕기
- 간호조무사는 환자의 불편한 쪽 뒤에서 보행벨트를 잡고 이동한다.
- 낙상의 위험이 있으므로 절대 보행기에 기대어 이동하지 않도록 한다.
- 보행기는 환자의 팔꿈치가 30° 정도 구부러진 상태에서 둔부 높이에 위치하는 것이 적당하다.
- 한쪽 다리만 약한 환자 이동 순서 : 보행기 + 아픈 다리 → 건강한 다리
- 양쪽 다리가 모두 불편한 환자 이동 순서 : 보행기 → 한쪽 다리 → 반대쪽 다리

### 092 낙상 예방 간호
- 옷은 앉아서 갈아입는다.
- 뒷굽이 낮고 미끄러지지 않는 재질로 된 신발을 신되 슬리퍼는 금한다.

- 침대는 최대한 낮게 유지하고, 침대 난간을 올려준다.
- 가급적 계단보다는 엘리베이터를 이용한다.
- 호출벨과 자주 사용하는 물건은 환자의 손이 닿는 낮은 곳에 둔다.
- 화장실, 욕실, 복도에 손잡이나 난간을 설치한다.
- 욕실 바닥이나 목욕통에 미끄럼 방지용 매트를 깐다.
- 병실 바닥에 물기는 즉시 제거하여 낙상을 예방한다.
- 바닥에 있는 전선이나 물건 등을 치운다.
- 야간에는 개인등이나 바닥 등에 간접조명을 켜둔다.
- 침대나 휠체어 바퀴의 잠금장치를 잠가둔다.
- 앉거나 일어날 때 천천히 움직인다.
- 낙상주의 표시판(팻말)을 붙여둔다.
- 보행이 불편한 경우 보조기구를 사용할 수 있고, 되도록 보조자와 동반하여 걷는다.
- 환자와 보호자에게 낙상에 대한 교육을 시행하고 주의를 기울인다.
- 기립 저혈압을 예방하기 위해 침상머리를 천천히 올려 일정시간 반좌위자세로 휴식 후 침상가에 걸터앉아 다리운동을 하고나서 천천히 일어나 움직인다.

### 093 수액 주입 중인 환자의 상의 교환
- 수액을 팔보다 위로 올린 상태를 유지하며 갈아입힌다.
- 수액백과 수액세트를 분리하면 멸균체계가 깨지고 미생물의 침입으로 감염을 초래할 수도 있으므로 연결부위를 분리하지 않도록 한다.

| 구분 | 벗을 때 | 입을 때 |
|---|---|---|
| 마비 없는 환자 | 수액 없는 팔 먼저 | 수액 있는 팔 먼저 |
| 마비 있는 환자 (수액은 건강한 팔에 주사) | 건강한 팔(수액 있는 팔) → 수액 → 마비된 팔 | 마비된 팔 → 수액 → 건강한 팔(수액 있는 팔) |

### 094 신체보호대 사용 지침
- 신체보호대는 의사의 처방 하에 사용절차에 따라 최소한의 시간만 적용하되, 적용 전에 환자나 보호자의 서면 동의가 필요하다.
- 1일 1회 처방이 필요하고 '필요시 처방'은 원칙적으로 허용하지 않는다.
- 적어도 2시간마다 30분간 풀어 피부를 관찰하고 관절 운동을 실시한다.
- 일시적으로 보호대를 풀 경우에는 환자를 혼자 두지 않는다.
- 환자가 움직여도 신체가 조여지지 않게, 그렇지만 응급 상황 시에 쉽게 풀 수 있거나 즉시 자를 수 있는 방법으로 묶는다.(예 클로브히치, 고리매듭)
- 보호대는 침대틀에 묶어야 하며 침대 난간에 묶어서는 안 된다.
- 뼈 돌출 부위에는 패드를 대주어 피부를 보호한다.
- 보호대 적용 시 손가락 두 개 정도가 들어갈 정도로 여유를 두어 혈액순환을 유지한다.
- 청색증, 창백, 냉감, 저림, 무감각 등의 순환장애 증상이 나타나면 즉시 풀어 운동 시킨다.
- 환자의 움직임을 가능한 한 적게 제한하고, 억제하고자 하는 부위 이외의 곳은 움직임이 자유로워야 한다.
- 수치심을 유발할 수도 있으므로 다른 사람에게 보이지 않도록 한다.
- 보호대 사용 감소를 위한 활동과 직원 교육을 연 1회 이상 시행한다.

### 095 냉요법 금기
혈액순환에 문제가 있는 환자, 개방된 상처 부위, 빈혈환자, 감각소실 부위 등

### 096 수술 전 금식(NPO)
- 수술 중 구토로 인해 음식물이 기도로 넘어가 폐합병증의 원인이 되기도 하고, 구토물이 기도를 막아 질식할 우려가 있기 때문에 수술 전 8시간 이상 금식을 해야 한다.
- 물, 껌, 사탕, 얼음, 담배 등을 포함하여 입을 통한 모든 수분과 음식 섭취를 금지하는 상태를 말한다.

### 097 파파니콜로검사(Pap test, 자궁경부질세포검사)
- 자궁경부암을 진단하기 위한 검사이다.
- 생리기간을 피해 검사한다.
- 검사 전 미리 소변을 보도록 하여 방광을 비운다.
- 검사 1~2일 전부터 질 세척이나 질 좌약 사용을 금한다.
- 검사 시 골반내진자세(하늘자전거자세)를 취해준다.
- 질경 삽입 시 이완하도록 돕는다.

### 098 가슴 X선 촬영
- X선을 투사하여 흉부의 골절이나 구조이상 등을 확인하는 검사로, 검사 전 금식은 필요 없으나 반드시 금속을 제거해야 한다.
- 숨을 깊게 들이마신 후 숨을 참은 상태로 촬영한다.

### 099 기관지 내시경 검사
- 폐 병변을 알기 위한 조직검사 시, 객혈의 원인이나 부위를 찾기 위해, 진단 목적 외에 치료를 위해 시행하기도 한다.
- 밤 12시부터 금식한다(최소 6시간 이상 금식 필요).
- 검사 전 틀니(의치)와 안경을 빼서 따로 보관한다.
- 수면내시경으로 진행할 수도 있다.
- 검사 전 기도분비물 억제를 위해 아트로핀을 근육주사하고, 기관지 내시경이 목을 통과할 때 불편감을 줄이기

위해 입 안에 국소마취 스프레이(리도케인)를 뿌린다.

• 검사 후 후두 경련이나 기관지 수축으로 인한 호흡곤란이 발생할 수 있으므로 호흡양상을 자주 관찰하고 흉통이나 객혈 시 즉시 보고한다.

• 검사 후 목 부위 국소마취가 풀릴 때까지(구개반사가 돌아올 때까지) 금식을 유지한다.

## 100 자동심장충격기 사용 방법

### 1. 전원 켜기
심폐소생술 시행 중 자동심장충격기가 도착하면 지체 없이 전원을 켠다.

### 2. 전극패드 부착
• 패드 부착 부위에 땀이나 이물질, 약물 패치 등이 있으면 닦거나 제거한다.

• 패드 1은 오른쪽 빗장뼈(쇄골) 바로 아래에 부착한다.

• 패드 2는 왼쪽 젖꼭지 아래 중간 겨드랑선에 부착한다.

### 3. 심장리듬 분석
• 분석 중이라는 음성지시가 나오면 심폐소생술을 멈추고 환자에게서 손을 떼야 한다.

• 심장리듬을 분석할 때 "모두 물러나세요."라고 외친다.

• 세동제거가 필요하면 "세동제거가 필요합니다."라는 음성지시와 함께 자동심장충격기 스스로 설정된 에너지로 충전이 시작된다.

• 자동심장충격기의 충전은 수 초 이상 소요되므로 이 기간에도 가슴압박을 계속 해야 한다.

• 세동제거가 필요 없는 경우에는 "환자의 상태를 확인하고 심폐소생술을 계속하십시오."라는 음성지시가 나오는데 이때는 즉시 심폐소생술을 다시 시작한다.

### 4. 세동제거(잔떨림 제거, 제세동) 시행
• 세동제거가 필요한 경우에만 세동제거 버튼이 깜박인다.

• 세동제거 버튼을 누르기 전에는 반드시 다른 사람이 환자에게서 떨어져 있는지 다시 한 번 확인한다.

• 본인도 환자 곁에서 물러난 후 깜박이는 세동제거 버튼을 눌러 세동제거를 시행한다.

### 5. 즉시 심폐소생술 다시 시행
• 세동제거 실시 후 즉시 가슴압박 30회당 인공호흡 2회의 비율로 심폐소생술을 다시 시작한다.

• 자동심장충격기는 2분마다 심장리듬 분석을 반복해서 실시한다.

• 자동심장충격기의 사용 및 심폐소생술의 시행은 119구급대가 현장에 도착할 때까지 지속한다.

## 101 성인 심폐소생술 시 가슴압박 위치

• 가슴 중앙에 있는 복장뼈(흉골)를 이등분하였을 때 아래쪽 하부의 중간부위, 즉 복장뼈 아래쪽 1/2 부위이다.

• 한 손의 손바닥 뒤꿈치를 올려놓고 그 위에 다른 손을 올려서 겹친 뒤 깍지를 낀 자세로 가슴압박을 시행한다.

• 손의 손가락을 펴거나 깍지를 껴서 압박할 때 손가락이 환자의 가슴에 닿지 않도록 한다.

## 102 입원 환자의 불안감 감소 돕기

• 금기가 아니라면 가족의 면회를 허용한다.

• 최대한 소음을 제거하여 조용한 환경을 조성한다.

• 처치 시 침상커튼을 닫아 사생활(privacy)을 지켜준다.

• 의학용어의 사용이 환자를 불안하게 할 수 있으므로 쉬운 용어로 설명한다.

• 검사, 간호, 처치 등을 할 때 절차와 목적을 자세히 설명하여 불안을 감소시킨다.

• 환자의 말을 경청하고 인격적으로 대한다.

• 식사시간, 회진시간, 병동의 구조, 각종 병원시설의 안내, 호출벨 사용 방법, 침대 사용 방법, 병원물품 사용 방법, 수술관련 안내사항, 진단검사 일정 등을 자세히 안내한다.

**입원 환자의 불안 요소**
낯선 환경, 규격화된 병원 규칙, 주위 사람으로부터의 격리, 프라이버시 결여, 비인격적 대우, 각종 소음, 간호 및 치료 전 설명 부족, 불친절하고 신뢰감 없는 태도, 어려운 의학용어 사용 등

## 103 침상보조기구

• 요람(크래들) : 윗침구의 무게가 전해지지 않게 하기 위한 기구로 화상환자 등에게 적용

• 골절판 : 침구 밑에 널판자를 넣어서 환자를 지지하는 방법으로, 척추 손상이나 골절 환자에게 적용

• 침대난간 : 낙상예방을 위한 안전장치

• 발받침대(발지지대) : 발처짐(족저굴곡, 족하수) 예방 및 신체선열을 유지하기 위한 기구

• 대전자 두루마리 : 대퇴와 엉덩관절(고관절)의 바깥돌림(외회전)을 방지하기 위해 적용

• 손 두루마리 : 손가락의 굴곡(굽힘) 상태를 유지하기 위해 사용

## 104 난청 환자와 대화하는 방법

• 환자의 정면에서 눈을 보며 대화한다.

• 대화 시 몸짓이나 얼굴 표정 등을 사용하여 대화하면 의미 전달에 효과적이다.

• 입모양으로 이야기를 알 수 있도록 입을 크게 벌리며 정확하게 말한다.

• 어깨를 두드리거나 눈짓으로 신호를 주면서 대화를 시

작한다.
- 보청기를 착용한 환자의 경우 입력은 크게, 출력은 낮게 설정한다.
- 밝은 곳에서, 천천히, 또박또박, 차분하게, 낮은 톤으로 대화한다.

### 105 임종 환자의 사후처치

- 의사의 사망선언 후 사후처치를 시작한다.
- 사망 2~3시간 후부터 사후경축(사후경직)이 나타나므로, 사후경축이 오기 전에 바른 자세 취해준다.
- 사후경축이 시작되면 의치를 끼우기 어려우므로 사후경축이 시작되기 전에 의치를 끼운다.
- 의료기구나 삽입중인 튜브(카테터)를 모두 제거한다.
- 사체를 바로 눕히고 베개를 이용하여 어깨와 머리를 올려 혈액정체로 인한 얼굴색 변화와 입이 벌어지는 것을 방지한다.
- 눈을 감지 못한 채 사망한 경우 사체의 안검을 손가락으로 몇 초간 가만히 눌러서 눈을 감긴다.
- 깨끗한 시트를 환자의 어깨까지 덮어준다.
- 가족들이 대상자를 만날 수 있도록 하고, 가족이 슬픔을 표현할 수 있도록 도와준다.
- 가족에게 대상자의 개인 소지품을 돌려주고 서명을 받는다.

# 3 <sub>회</sub> 실전모의고사 정답 및 해설

| | | | | |
|---|---|---|---|---|
| 001 ③ | 002 ② | 003 ④ | 004 ② | 005 ④ |
| 006 ② | 007 ⑤ | 008 ② | 009 ④ | 010 ② |
| 011 ② | 012 ④ | 013 ④ | 014 ⑤ | 015 ⑤ |
| 016 ⑤ | 017 ② | 018 ⑤ | 019 ② | 020 ① |
| 021 ⑤ | 022 ④ | 023 ③ | 024 ② | 025 ④ |
| 026 ④ | 027 ⑤ | 028 ⑤ | 029 ② | 030 ④ |
| 031 ② | 032 ⑤ | 033 ① | 034 ② | 035 ② |
| 036 ⑤ | 037 ① | 038 ③ | 039 ④ | 040 ④ |
| 041 ② | 042 ③ | 043 ① | 044 ③ | 045 ④ |
| 046 ③ | 047 ④ | 048 ⑤ | 049 ② | 050 ⑤ |
| 051 ① | 052 ③ | 053 ⑤ | 054 ④ | 055 ② |
| 056 ② | 057 ③ | 058 ② | 059 ② | 060 ③ |
| 061 ⑤ | 062 ⑤ | 063 ④ | 064 ⑤ | 065 ④ |
| 066 ① | 067 ③ | 068 ② | 069 ⑤ | 070 ④ |
| 071 ② | 072 ⑤ | 073 ① | 074 ② | 075 ④ |
| 076 ④ | 077 ② | 078 ④ | 079 ① | 080 ④ |
| 081 ⑤ | 082 ② | 083 ① | 084 ④ | 085 ① |
| 086 ⑤ | 087 ④ | 088 ① | 089 ① | 090 ④ |
| 091 ④ | 092 ⑤ | 093 ② | 094 ⑤ | 095 ② |
| 096 ⑤ | 097 ② | 098 ④ | 099 ⑤ | 100 ① |
| 101 ⑤ | 102 ③ | 103 ③ | 104 ③ | 105 ① |

 **기초간호학 개요**

**001 간호조무사가 지켜야 할 직업윤리와 태도**
간호조무사는 환자의 비밀 유지를 지켜야 하고 간호 윤리 및 도덕에 입각한 자세로 올바른 직업 정신을 가져야 한다.

**002 확인 의무**
- 수술 전에 의사는 환자와 보호자에게 수술에 대한 설명 후 동의서를 받아야 하고, 간호사와 간호조무사는 이를 확인해야 할 의무가 있다.
- 간호 시 모든 면을 확인해야 할 의무가 있다. 의사의 지시가 불명확하거나 불충분한 경우에는 질문을 하여 확인해야 한다.

**003 혈액오염 폐기물**
사용한 혈액백, 혈액투석 시 사용한 폐기물, 그 밖에 혈액이 유출될 정도로 포함되어 있어 특별한 관리가 필요한 폐기물은 혈액오염 폐기물로 분류한다.

**004 간호조무사의 직업적 태도**
- 근무시간을 변경하고자 할 경우 가능한 한 일찍 간호 관리자에게 사유를 설명하고 양해를 구한다.
- 환자나 보호자가 감사의 표현으로 선물을 줄 경우, 병원 규칙을 설명하며 정중히 거절한다.
- 직장을 그만둘 경우 적어도 한 달 전에는 사직의사를 밝히고 후임이 정해진 다음 그만두도록 한다.
- 본인에게 배정된 업무를 임의로 분배해서는 안 된다.

**005 피부의 구조**
* 구조 : 표피 → 진피 → 피하조직(피부밑조직)
- 표피 : 피부 표면을 덮고 있는 얇은 막으로, 여러 개의 세포층으로 구성되어 있는데 그 중 가장 바깥층인 각질층은 죽은 세포로 구성된다.
- 진피 : 혈관, 신경, 땀샘, 모낭(털집), 기름샘(피지샘) 등이 있으며 유두층과 그물층으로 구성된다.
- 피부밑조직(피하조직) : 피부의 가장 아래층으로 그 안에 지방이 저장되어 있다.

## 006 내분비샘과 호르몬

- 뇌하수체 후엽 : 항이뇨호르몬, 옥시토신
- 뇌하수체 전엽 : 성장호르몬, 부신피질자극호르몬, 갑상샘자극호르몬, 황체형성호르몬, 젖분비호르몬(프로락틴), 난포자극호르몬
- 부신수질(부신속질) : 에피네프린, 노르에피네프린
- 부신피질(부신겉질) : 당질부신피질호르몬(코티솔), 무기질부신피질호르몬(알도스테론), 성호르몬(안드로젠)
- 갑상샘 : 칼시토닌, 타이록신
- 부갑상샘 : 부갑상샘 호르몬
- 췌장 : 인슐린, 글루카곤
- 고환 : 테스토스테론
- 난소 : 에스트로겐, 프로제스테론
- 솔방울샘 : 멜라토닌

## 007 위약(placebo, 헛약)

- 의사 처방이 있어야 한다.
- 환자가 위약임을 모르게 해야 한다.
- 심리적 효과를 이용하여 증상을 완화시키기 위해 투여하는 약물로, 실제 질병 치료와는 무관한 약물이다.
- 환자가 기대하는 약물의 효과를 알려주어야 한다.
- 위약의 형태, 색, 크기와 맛이 같은 것으로 통일되게 제공한다.
- 투여시간, 용량, 환자의 반응을 기록한다.

## 008 옥시토신

자궁 수축을 일으키기 위해 분만 전에 사용되기도 하고 산후 출혈 방지, 불완전 유산 시 잔유물 배출 등을 목적으로 사용되는 약물이다.

- 살부타몰(벤토린) : 기관지확장제
- 리팜피신 : 항결핵제
- 발륨(valium) : 항불안제로 수술 전 처치, 경련 시 사용
- 하이드랄라진 : 항고혈압제

## 009 영양소

- 비타민은 체내에서 충분한 양이 합성되지 않으므로 외부로부터 섭취되어야 한다.
- 근육을 구성하는 주요 성분은 단백질이다.
- 탄수화물은 당원(글리코젠)으로 전환되어 간과 근육에 저장된다.
- 뇌신경 조직은 포도당만을 에너지원으로 이용한다.
- 에너지로 사용되지 않은 지방산은 지방세포에 저장된다.

## 010 간성혼수 환자의 식이

간성혼수는 단백질이 분해될 때 발생하는 암모니아가 원인이므로 저단백 식이를 섭취해야 한다.

## 011 치아의 교환

- 젖니(유치)가 빠지고 간니(영구치)가 나오는 것을 교환이라고 한다.
- 젖니 중 간니로 교환되는 시기가 가장 빠른 것은 하악중심앞니(하악중절치)로 생후 6~7세경 교환된다.

## 012 발치 후 주의사항

- 발치 후 3일간은 음주, 흡연, 온수 통목욕을 금하고 격렬한 운동을 자제하여 구강 내 출혈이나 염증을 예방한다.
- 입 안에 침이나 혈액이 고이면 뱉지 말고 삼킨다.
- 발치 후 1~2시간 정도는 발치부위에 거즈나 솜을 물고 있는다.
- 빨대를 사용하면 음압이 유발되어 출혈을 유발할 수 있으므로 금한다.
- 발치 당일 밤까지 발치부위의 뺨에 냉찜질을 하여 통증과 부종을 줄이도록 한다.
- 발치 당일 취침 시에는 종창을 줄이기 위해 베개를 약간 높게 베고 자도록 한다.
- 발치 후 1~2회 정도는 유동식이나 부드러운 음식을 섭취한다.
- 발치 당일에는 양치질보다 구강 양치액으로 가볍게 양치하도록 권장한다.
- 통증이 심하면 처방된 진통제를 복용한다.

## 013 내인과 음식 금기 등

| 내인(7정) | 음식 금기 | 오장 및 특징 | 육부 | 오축 |
|---|---|---|---|---|
| 희(기쁨) | 짠맛(함), 온식 | 심장 : 피를 만듦, 정신 사유활동 주관 | 소장 | 양 |
| 노(성냄) | 매운맛(신) | 간 : 피를 저장, 여성생식기와 관련 | 담 | 닭 |
| 우(근심) | – | – | – | – |
| 사(생각) | 신맛(산) | 비장 : 피의 순환을 총괄, 음식물에서 영양분을 받아 전신에 보내는 작용 | 위장 | 소 |
| 비(슬픔) | 쓴맛(고), 한식 | 폐 : 기를 다스리는 곳 | 대장 | 말 |
| 공(공포) | 단맛(감) | 신장 : 남성 생식기와 관련 | 방광 | 돼지 |
| 경(놀람) | – | – | – | – |

## 014 훈침(침훈)

- 훈침은 대부분 초진 환자가 침을 두려워해 너무 긴장하거나, 치료방법이 과중했을 때 발생한다.
- 가벼운 경우는 어지럽고 창백해지며 가슴이 답답하고 토하려 하며, 심하면 쇼크증상으로 졸도하기도 하는 침의 부작용 중 하나이다.

- 즉시 한의사에게 보고한다.
- 침과 베개를 빼고 반듯이 눕힌다.
- 증상이 가벼운 환자는 따뜻하게 끓인 물을 마시게 한다.
- 조이는 옷이나 허리띠 등을 풀어 느슨하게 한다.
- 인중, 중충혈, 백회혈을 자극해 준다.

## 015 급성 통증 시 신체 증상
혈압과 맥박 상승, 빠르고 얕은 호흡, 동공 확대, 근육 긴장도 증가, 발한, 창백, 집중력 저하, 두려움 등의 증상이 나타난다.

## 016 쇼크의 일반적인 증상
혈압 하강, 중심정맥압 하강, 체온 하강, 빠르고 약한 맥박, 호흡 증가, 차고 축축한 피부, 피부 창백, 청색증, 두근거림, 식은땀, 소변량 감소, 구역, 구토, 의식 저하 등

## 017 만성폐쇄폐질환(COPD)
- 정의 : 만성 기관지염이나 폐기종(폐공기증)으로 인해 초래되는 지속적인 환기장애
- 원인 : 흡연, 반복적인 폐 감염 등
- 증상 : 기침, 가래, 호흡곤란 등
- 치료 및 간호
  - 영양과 수분섭취 증진, 감염예방, 휴식을 취한다.
  - 미리 독감 예방접종을 실시한다.
  - 호흡곤란 시 상체를 상승시킨다.
  - 입술 오므리기 호흡법 : 코로 들숨(흡기)하고, 입을 동그랗게 모아 길게 날숨(호기) 하도록 격려한다.
  - 고농도의 산소공급은 호흡을 억제하여 혼수 또는 사망을 일으킬 수 있으므로 저농도의 산소를 제공한다.
  - 반드시 금연해야 한다.
  - 항생제, 기관지 확장제, 거담제 등의 약물을 투여하여 치료한다.

## 018 쿠싱 증후군
- 부신피질 항진으로 나타나는 질환이다.
- 부신피질(부신겉질)에서 분비되는 스트레스 호르몬인 코티솔의 과잉분비로 인해 발생한다.
- 고혈압, 고혈당, 달덩이 얼굴, 부종, 다모증, 무월경 등의 월경 변화, 성장 지연, 허약감, 골다공증 등의 증상이 나타난다.

## 019 황달
- 피부에 담즙산염이 쌓여 가려움증이 발생한다.
- 용혈 황달 : 적혈구가 파괴되면서 빌리루빈이 과잉 형성되어 발생하는 황달로, 피부황달 증상만 있다.
- 혈액 내에 담즙색소(예 빌리루빈) 농도가 비정상적으로 증가하여 피부나 점막 등이 노랗게 물드는 현상을 황달이라고 한다.

- 간세포(비폐쇄) 황달 : 간세포 손상으로 인해 담즙 생산이 저하되어 유발되는 황달이다. (예 간염, 간경화증, 간암 등에 의한 황달)
- 폐쇄 황달 : 담도가 폐쇄되어 황달, 가려움증, 기름기 있는 회백색의 대변을 보는 황달이다. (예 췌장암, 담석증에 의한 황달)

## 020 의식수준의 분류
- 명료(alert) : 자극에 적절한 반응을 즉시 나타내는 정상적인 상태로 시간, 장소, 사람에 대한 지남력이 분명하다.
- 기면(졸음, drowsy) : 소리를 지르면 눈을 떴다가 그냥 두면 잠드는 상태로, 질문에 대한 대답이 혼란스럽고 통찰력과 기억력이 불분명한 상태이다.
- 혼미(stupor) : 강한 자극이나 통증, 큰소리에만 반응하고 대화를 지속하지 못하는 상태이다.
- 반혼수(semicoma) : 자발적인 움직임이 없으며 강하게 아픈 자극을 주었을 때만 반사적으로 움직이는 상태이다.
- 혼수(coma) : 어떠한 자극에도 반응하지 않고 수의 운동(자발 운동)이 전혀 없는 상태이다.

## 021 충수염
- 맹장 아래에 위치한 충수에 발생하는 염증을 충수염이라고 한다.
- 충수염의 치료가 지연되면 합병증으로 복막염이 발생할 수 있다.
- 우하복부 맥버니 부위의 반동성 압통, 미열, 식욕부진, 구역, 구토, 백혈구 증가 등의 증상을 보인다.
- 관장은 염증 부위를 자극하므로 시행하지 않는다.
- 즉시 수술이 어려울 경우 항생제를 사용하며 하복부에 얼음주머니를 적용한다.
- 수술 예정이므로 금식해야 하고 처방된 수액을 주입한다.

## 022 녹내장
- 정의 : 안압의 상승으로 인해 시신경이 눌리거나 혈액공급에 장애가 생겨 시신경의 기능에 이상을 초래하는 질환(안압의 정상범위는 10~21mmHg)
- 증상 : 시야 결손, 시력 감소, 충혈, 안구 통증, 구토, 두통, 불빛 주위에 무지개가 보이는 증상 등
- 치료 및 간호
  - 안압하강제 사용, 홍채절제로 치료한다.
  - 수술 후 안정을 취하고, 안대를 적용하여 안구운동을 최소화 한다.
  - 눈에 자극을 주지 않기 위해 실내를 너무 밝지 않게 유지한다.
  - 통목욕 및 발살바법을 금하고 갑작스런 머리운동을 제한한다.

- 안압 상승을 예방하기 위해 기침 및 코풀기를 제한한다.
- 수술하지 않은 쪽으로 눕거나 바로누운자세(앙와위)로 안정을 취한다.
- 낙상 예방을 위해 침대 난간을 올려주고 수술 후 일시적으로 시야에 제한이 있을 수 있으므로 환자를 혼자 두지 않도록 한다.
- 안압 상승 증상을 관찰하되 갑작스런 눈 통증, 구토, 무지개 잔상 등은 안압 상승의 징후이므로 병원을 방문하도록 교육한다.
- 배변 시 긴장, 허리 굽히기, 무거운 물건 들기, 눈 비비기, 달리기 등은 수술 후 1개월 이상 제한한다.

## 023 자연유산의 종류

- 계류 유산 : 태아가 사망한 채로 자궁 내에 몇 주 동안 (4~8주 이상) 머무르는 경우로 코피나 잇몸 출혈 등의 출혈증상을 보인다. 복부 통증과 질출혈은 없거나 소량이고 자궁증대, 태동, 유방 변화가 없거나 감소한다.
- 습관 유산 : 3회 이상 연속적으로 유산이 반복되는 경우로 경관개대가 특징이다.
- 절박 유산 : 임신 초기에 무통성 점적 질출혈이 있으나 안정을 취하고 황체호르몬주사(프로제스테론)로 임신을 지속시킬 수 있다.
- 불가피 유산 : 자궁경관이 개대되고 태아막(태막)이 파열되어 임신을 지속시킬 수 없는 상태이다.
- 완전 유산 : 자궁 안에 남아 있던 모든 조직이 나오는 것으로 소파수술이 필요 없다.
- 불완전 유산 : 태반이나 난막 등이 자궁 내에 남아 있어 소파수술이 다시 필요한 상황으로, 패혈유산이 발생할 수 있다.

## 024 분만 2기

- 정의 : 자궁경관의 완전개대부터 태아 만출이 끝날 때까지
- 분만 2기가 시작되면 자궁수축(진통) 간격은 2~3분으로 더욱 짧아지고 60~90초간 강한 자궁수축이 진행된다.
- 즉, 자궁수축의 간격은 점점 짧아지고, 강도는 점점 강해지고, 지속시간은 점점 길어진다.
- 배림 : 자궁수축 시에는 태아의 머리가 대음순 사이로 보이다가 자궁이완 시에는 보이지 않는 증상으로, 배림 시 효과적으로 복압을 주어야 한다.
- 발로 : 자궁수축이 없을 때에도 태아의 머리가 대음순 사이에 지속적으로 보이는 현상으로, 발로 때는 복압을 멈추고 이완하여야 하며 회음부 열상과 신생아 머리손상을 방지하기 위해 회음보호 및 회음절개를 시행하게 된다.

- 자궁경부소실이 시작된다. - 1기
- 태반결손유무를 확인해야한다. - 3기
- 산후질분비물(오로)이 배출되기 시작한다. - 4기

## 025 자궁내막염

- 태반이 붙어 있던 부위에 세균이 침입하여 염증이 발생하는 것이다.
- 반좌위자세로 산후질분비물(오로) 배출을 촉진한다.
- 안정을 취하게 하고 수분 섭취를 권장한다.
- 의사 지시에 따라 자궁수축제와 항생제를 투여하여 치료한다.

## 026 초유

- 분만 후 2~3일 동안 분비되는 황색의 끈적끈적한 모유로, 장점이 많으므로 신생아에게 수유하는 것이 권장된다.
- 성숙유에 비해 탄수화물, 지방, 열량은 더 적다.
- 면역체가 충분히 함유되어 있다.
- 성숙유에 비해 단백질, 비타민 A, 무기질이 풍부하다.
- 초유는 태변 배설을 촉진하므로 먹이는 것이 좋다.

## 027 영·유아 둔부 발진(기저귀 발진) 예방 및 간호

- 공기가 잘 통하는 헐렁한 바지를 입힌다.
- 발진 부위에 알코올이나 파우더 사용을 금한다.
- 기저귀를 자주 확인하고 갈아주어 젖어있지 않도록 한다.
- 피부가 접히는 부분을 깨끗이 하고 건조하게 해준다.
- 발진 전에는 비누로 둔부를 깨끗이 닦아 주고, 발진 후에는 비누 사용을 금한다.

## 028 대소변 훈련

- 옷에 대소변을 보았더라도 혼내거나 벌을 주지 않는다.
- 실수를 하더라도 격려해주고 성공하면 칭찬해준다.
- 유아가 신체적, 정서적으로 준비된 시기, 즉 아동이 소변을 참고 양육자의 말에 협조할 수 있는 시기에 시작한다.
- 대변 가리기 : 12~18개월경 완성, 일정한 시간에 배변하도록 연습한다.
- 소변 가리기 : 16~24개월경 완성되나 밤에 소변 가리기는 3~4세가 되어야 가능하다.
- 평소에 유아용 변기에 앉아보게 하여 화장실과 변기를 친근하게 느낄 수 있도록 한다.
- 대소변을 볼 때까지 계속 변기에 앉혀두어서는 안되고, 5분 안에 변을 보지 않으면 일어나게 하고 다음에 시도해본다.
- 또래 아이와 비교하지 않는다.

- 대변을 더러운 것, 지저분한 것, 나쁜 것으로 인식하지 않게 한다.

## 029 입술갈림증(구순열) 수술 아동 간호
- 아동이 울면 수술 부위가 자극되므로 울리지 않아야 한다.
- 수술 후에 젖병이나 노리개 젖꼭지, 빨대 등 음압이 발생하는 물품을 사용하지 않도록 주의해야 한다.

## 030 노인성 질병의 특성
- 발생률보다 유병률이 높다.
- 만성질환이 대부분이어서 장기적이고 지속적인 관리가 필요하다.
- 특정 질병에 수반되는 증상이 없거나 비전형적인 경우가 많다.
- 정상적 노화와 병리적 상태의 구별이 어렵다.
- 두 가지 이상의 질병을 함께 가지고 있는 경우가 많다.
- 특정 질병과 위험인자 사이의 연관성이 없다.
- 질병의 원인이 명확하지 않아 치료가 어렵다.
- 질병의 경과가 길고, 치료 과정에서 합병증 발생 위험이 높다.
- 완치보다는 예방이나 재활을 목표로 한다.
- 질병으로 인해 의식이나 정신장애를 일으키기도 한다.
- 의료비 부담 능력이 없어 가족의 부담이 증가한다.

## 031 골관절염(퇴행관절염) 노인에게 적합한 운동
무릎에 골관절염이 있는 노인에게는 관절에 무리를 주지 않으면서 근력과 심폐기능을 동시에 강화시킬 수 있는 수영, 수중운동, 가벼운 산책, 스트레칭 등을 규칙적으로 하는 것이 권장된다.

## 032 노인학대 유형
- 신체적 학대 : 물리적인 힘이나 도구를 사용하여 노인에게 신체적 손상을 가하는 행위
  예 때림, 꼬집기, 발로 차기, 물건 던지기 등
- 정서적(심리적) 학대 : 언어 및 비언어적 행위로 노인에게 정서적 고통을 유발하는 행위
  예 욕설과 고함, 노인을 무시하거나 대답하지 않는 행동 등
- 성적 학대 : 노인의 의사에 반하여 강제적으로 행하는 모든 성적 행위
  예 성적 수치심을 유발하는 언어표현 및 행위, 원치 않는 성행위, 원치 않는 신체 접촉 등
- 경제적(재정적) 학대 : 노인의 자산을 당사자의 동의 없이 사용하거나 부당하게 착취하여 이용하는 행위 및 노동에 대해 합당한 보상을 하지 않는 행위

예 노인의 소득 및 재산, 임금을 가로채거나 임의로 사용하는 것, 일을 시키고 대가를 지급하지 않는 행동 등
- 방임 : 노인에게 의식주 및 의료를 적절하게 제공하지 않는 행위
  예 보호자가 병원에 데리고 가지 않아 필요한 의료를 받지 못하고 있거나 필요한 약을 먹지 못하고 있는 경우, 파손된 안경이나 보청기, 의치 등 사용, 계절에 맞지 않는 의복 착용 등
- 자기방임 : 노인 스스로 최소한의 자기보호 관련 행위를 의도적으로 포기 또는 비의도적으로 관리하지 않아 심신이 위험한 상황이나 사망에 이르게 되는 행위
  예 반드시 복용해야 하는 약을 임의로 중단, 음식을 전혀 먹지 않는 행동 등
- 유기 : 스스로 독립할 수 없는 노인을 방치하거나 버리는 행위
  예 노인을 시설에 맡기고 연락 두절, 노인을 낯선 장소에 버림

## 033 성인 심폐소생술 순서
- **일반인에 의한 심폐소생술**
① 반응 확인
② 119 신고 및 자동심장충격기 요청
③ 119 구급상황상담요원의 조언에 따라 호흡 확인
④ 가슴압박소생술
⑤ 자동심장충격기 사용
* <u>호흡 확인 → 가슴압박소생술 → 자동심장충격기</u>

- **의료종사자에 의한 심폐소생술**
① 반응 확인
② 119 신고 및 자동심장충격기 요청
③ 10초 이내에 호흡과 맥박 확인
④ 가슴압박 : 인공호흡을 30:2로 반복하는 심폐소생술 (가슴압박→기도 유지→인공호흡)
⑤ 자동심장충격기 사용
* <u>호흡과 맥박 확인 → 심폐소생술(가슴압박→기도 유지→인공호흡) → 자동심장충격기</u>

## 034 열손상
- 열손상 정의 : 지나치게 높은 온도와 습도로 인하여 체온 조절에 실패함으로써 발생하는 고온장애 증상의 총칭이다.
- 열사병 : 체온조절중추 기능 장애 → 얼음찜질과 찬 식염수 관장을 실시한다.
- 열경련 : 땀으로 다량의 염분이 손실되어 근육경련 → 짠 음식을 제공하고 경련부위를 지압(마사지)한다.
- 일사병 : 장시간 고온의 직사광선에 노출 → 그늘지고 시원한 장소로 이동한다.

- 열피로(열탈진) : 수분과 염분 결핍으로 인한 순환성 쇼크 → 식염수를 공급하고 머리를 낮추어준다.

### 열손상

| 분류 | | 증상 | 응급처치 |
|---|---|---|---|
| 일사병 | 직사광선으로 인해 수분과 전해질 소실 | • 두통, 현기증, 몽롱함<br>• 얼굴이 창백하고 피부는 차고 축축 | • 시원한 장소로 이동하고, 꼭 끼는 의복은 느슨하게<br>• 수분과 전해질 투여 |
| 열사병 | 체온조절 중추인 시상하부의 기능에 장애가 옴 | • 심부체온이 40℃ 이상<br>• 땀 분비가 없음<br>• 피부는 뜨겁고 건조하며 홍조를 띔<br>• 혼수상태<br>＊열손상 중 사망률이 가장 높음 | • 체온하강이 급선무<br>• 얼음찜질/목욕<br>• 찬 식염수 관장<br>• 머리는 약간 높여 주어야 함 |
| 열피로<br>(열탈진) | 염분과 수분 부족으로 인한 탈수, 쇼크 | • 혈관 확장으로 혈압이 낮아지고 맥박은 약하고 빨라짐<br>• 땀을 많이 흘림<br>• 피부는 차고 창백 | • 쇼크 증상에 대한 대처<br>• 포도당, 생리식염수, 수분 공급<br>• 강심제를 사용하기도 함<br>• 머리를 낮추기 |
| 열경련 | 심한 발한으로 다량의 염분 소실 | • 근육경련<br>• 피부는 차고 축축 | • 소금물(0.9~1.0%)이나 이온음료를 먹이거나, 0.9% 생리식염수를 정맥주사<br>• 근육경련 부위는 마사지 |

### 035 벌에 의한 교상
- 신용카드나 칼 등으로 피부를 밀어 벌침을 제거한 후 얼음주머니를 적용한다.
- 알레르기 증상(급성중증과민증)이 있는지 적어도 30분간 관찰한다.

 **보건간호학 개요**

### 036 보건교육의 목적
- 개인, 집단, 지역사회를 대상으로 스스로 보건문제를 인식하고 건강을 유지·증진할 수 있는 능력을 갖도록 돕는 것이다.
- 궁극적으로 보건에 대한 지식 → 태도 → 행동의 변화를 가져오게 하는 것을 목적으로 한다.

### 037 보건교육 실시 단계
- 도입(10~15%) : 피교육자와 관계 형성, 주의 집중, 학습목표 제시로 학습동기를 유발하는 단계

- 전개(70~80%) : 학습내용 및 자료 제공, 학습자 참여 유도로 본격적인 교육활동이 이루어지는 단계
- 종결(10~15%) : 내용을 요약·정리해주고 대상자들이 이해했는지를 점검하는 단계

### 038 과정평가
- 교육에 투입된 인적·물적 자원이 계획대로 실행되고 있는지, 보건교육이 일정대로 진행되고 있는지 확인한다.
- 교육의 난이도, 교육시간, 장소, 대상자의 참여율 등을 확인한다.
- 지도자의 훈련 수준, 사용된 자료의 질, 제반 교육과정과의 적절성, 참석자 수 등을 평가한다.
- 과정평가를 통해 보건교육 계획과 진행정도를 비교함으로써 목표달성이 가능하도록 보건교육 내용을 조정하고, 목표달성을 방해하는 요인을 발견하여 시정할 수 있다.

### 039 패널토의(배심토의)
- 한 주제에 대해 의견이 상반된 4~7명의 전문가(패널, 배심원)들이 다수의 청중 앞에서 사회자의 안내에 따라 자유롭게 서로의 의견에 대해 토론하고, (전문가 또는) 비전문기인 청중의 질문에 답하며 논의를 발전시키는 방법

### 패널토의와 심포지엄의 비교

| 패널토의 | 심포지엄 |
|---|---|
| • 여러 전문가들이 특정 주제에 대해 자유롭게 의견을 나누는 형식이다.<br>• 패널리스트들이 대화 형식으로 진행하며, 청중과의 상호작용이 활발하다.<br>• 다양한 관점을 공유하고, 청중의 질문에 답하며 깊이 있는 논의를 유도하는 것이 목적이다. | • 여러 발표자가 특정 주제에 대해 각자의 의견을 발표하는 형식이다. 보통 연구나 학술적인 내용을 중심으로 진행된다.<br>• 각 발표자에게 일정한 발표 시간이 주어지는데, 이때 미리 준비된 발표를 하며, 발표 후 청중과 질의응답을 통해 토론이 이어진다.<br>• 주제에 대한 심도 있는 정보 전달과 연구 결과 공유가 주된 목적이다. |

### 040 지역보건의료계획
- 목표 : 지역 주민의 보건의료 서비스 질을 향상시키고 궁극적으로 주민의 건강향상에 기여하는 것
- 수립기간 : 4년마다 수립
- 계획수립의 주체 : 시·도지사 또는 시·군·구청장
- 법적 근거 : 「지역보건법」
- 보건사업 운영방식 : 하의상달 방식
- 지역 실정에 맞는 지역보건의료계획을 수립하여야 하므로 의료기관이나 주민은 필수적인 요소이다.

## 041 자유방임형 보건의료체계
- 재원 조달은 민간의료보험에 의한다.
- 정부의 통제나 간섭이 극소화되어 의료서비스의 질적 수준이 높다.
- 국민이 보건의료기관을 자유롭게 선택할 권리가 보장된다.
- 의료기관이 도시에 집중 분포되어 있다.
- 개인의 책임 아래 보건의료를 공급받으며, 의료서비스의 제공이 민간부분에 의해 자율적으로 이루어지는 민간주도형 보건의료전달체계이다.
- 한국, 미국, 일본 등의 나라에서 적용한다.

## 042 국민건강보험의 특징
- 보험료는 가입자와 국가가 함께 부담한다. 직장가입자의 경우 근로자와 사용자가 보험료를 절반씩 부담하고, 지역가입자의 경우 개인의 소득에 따라 차등적으로 부과된다.
- 보험자 및 운영기관은 국민건강보험공단이다.
- 법률에 의한 강제 가입·징수이다.
- 보험료 부과수준에 관계없이 균등한 보험급여를 제공받는다.
- 개인의 건강 위험 정도나 계약에 따라 보험료가 결정되는 것이 아니고, 개인의 소득수준에 따라 차등하게 부과된다.

> **국민건강보험**
> 사회보험, 강제가입, 보험료 납부의 의무성, 보험료는 차등부과, 보험급여는 균등급여, 단기보험, 소득 재분배 기능, 보험료의 분담(직장가입자의 경우 사업자와 근로자가 50%씩 부담)

## 043 의료급여
생활 유지 능력이 없거나 생활이 어려운 저소득 국민에게 의료를 무상으로 제공하거나 일정한 금액만을 본인이 부담하게 하여 그들의 생활에 도움이 되도록 하는 공공부조 제도이다.

## 044 단기보호 서비스
- 부득이한 사유로 가족의 보호를 받을 수 없어 일시적으로 보호가 필요한 장기요양급여 수급자(1~5등급)를 보호시설에 단기간 입소시켜 신체활동 지원 및 심신기능의 유지·향상을 위한 교육·훈련 등을 제공하는 재가급여이다.
- 이용기간은 1회 9일 이내의 범위에서 이용하며 특별한 사유가 있는 경우 연간 4회까지 연장하여 이용할 수 있다.

## 045 총액예산제(총액계약제)
지불자 측과 진료자 측이 일정기간동안 사용할 수 있는 총예산을 미리 설정하고, 그 한도 내에서 의료기관이 진료비를 청구하고 국민건강보험공단이 이를 지급하는 방식이다.

## 046 군집중독
많은 사람이 일정한 공간에 밀집되어 있거나 산소가 불충분한 실내에 장시간 밀폐되어 있을 때 공기 중에 이산화탄소가 증가하여 두통, 어지러움, 구역, 현기증 등의 증상을 일으키는 것으로 환기가 가장 중요한 예방책이 된다.

## 047 수질오염 지표
- 대장균 지수가 높을수록 수질의 오염도가 높다.
- 용존 산소(DO)가 높을수록 수질의 오염도가 낮다.
- 과망간산포타슘 소비량이 많을수록 수질의 오염도가 높다.
- 화학적 산소요구량(COD)이 높을수록 수질의 오염도가 높다.
- 생화학적 산소요구량(BOD)이 높을수록 수질의 오염도가 높다.

## 048 장염비브리오균 식중독
- 오염된 생선회나 어패류를 섭취한 후 발생할 수 있는 식중독이다.
- 설사, 복통, 구토, 발열 증상이 나타난다.
- 어패류 구입 후 신속히 냉장 보관하여 신선도를 유지하고, 조리 시 흐르는 수돗물에 2~3회 정도 씻은 후 조리한다.
- 횟감용 칼과 도마를 구분하여 사용한다.
- 어패류를 가급적 날로 먹지 말고 가열 조리하여(85℃, 1분 이상) 섭취한다.

**세균성 식중독**

| 종류 | | 원인 및 특징 |
|---|---|---|
| 감염형 식중독 | 살모넬라 | 달걀, 돼지고기 등 |
| | 장염 비브리오균 | 오염된 생선회, 어패류 |
| | 장알균 | 사람이나 동물의 분변, 치즈, 소시지, 햄, 쇠고기 등 |
| 독소형 식중독 | 포도알균 | • 잠복기가 가장 짧고 우리나라에 가장 많은 식중독이다.<br>• 100℃에서 30분간 끓여도 파괴되지 않는다.<br>• 당분이 함유된 곡류 및 가공식품(예 케이크, 떡)에 침입하여 번식할 때 장독소(엔테로톡신)를 분비하여 식품을 유독하게 만든다.<br>• 편도염 등 화농 질환을 가진 사람의 식품취급을 금한다. |
| | 보툴리누스 중독 | • 사망률이 가장 높은 식중독이다.<br>• 통조림, 소시지 등에 의해 발생한다.<br>• 신경계 중독증상(안면마비 등)과 호흡곤란 등을 일으킨다. |

## 049 소각법

- 가장 위생적인 처리방법이지만 주변 지역의 공기를 오염시킬 수 있는 생활폐기물 처리방법이다.
- 비닐이나 전선을 처리하는 과정에서 인체에 유해한 다이옥신 등이 방출될 수 있다.
- 시설비와 유지·관리비가 많이 든다.

## 050 전리방사선의 영향

- 전리방사선의 직업적 피폭은 의료시설, 광산, 공장, 비행 승무, 핵발전소 및 핵무기와 관련하여 일하는 근로자들에게 발생한다.
- 전리방사선에 의해서 발생할 수 있는 암으로는 급·만성 골수성백혈병, 급성 림프구성백혈병, 갑상샘암, 유방암, 뇌 및 중추신경계암, 침샘암, 식도암, 위암, 대장암, 방광암, 신장암, 폐암, 뼈암 등 거의 모든 암이 발생 가능한 것으로 연구되고 있다.

 **공중보건학 개론**

## 051 질병의 자연사

| 단계 | | 시기 | 예방 조치 | 예방 수준 |
|---|---|---|---|---|
| 질병 전단계 | 1단계 (비병원성기) | 질병에 걸리지 않은 시기 | 적극적 예방 (건강증진, 환경 위생 개선, 보건 교육, 예방접종 등) | 1차 예방 |
| | 2단계 (초기 병원성기) | 병인의 자극이 시작되는 질병 초기 | 소극적 예방 (건강보호, 영양 관리, 환경 개선, 특수예방접종, 숙주의 면역력 강화 등) | |
| 질병 잠복 단계 | 3단계 무증상(불현성) 감염기 | 이미 감염되었으나 증상이 나타나지 않은 시기 | 검진, 조기진단, 조기치료 | 2차 예방 |
| 증상 발현 단계 | 4단계 증상 (발현성) 감염기 | 질병의 증상이 나타나는 시기 | 악화방지를 위한 치료 | 2차(또는 3차) 예방 |
| 회복 단계 | 5단계 (회복기) | 질병으로부터 회복되거나 불구 또는 사망에 이르게 되는 시기 | 재활, 사회복귀 | 3차 예방 |

## 052 인공능동면역

- 예방접종 등을 통해 획득되는 면역이다.
- 치료보다는 예방 목적으로 투여한다.

## 053 장티푸스

- 병원체 : 살모넬라 타이피균
- 전파경로 : 환자의 대·소변에 오염된 물이나 음식물
- 증상 : 지속적인 고열(계류열), 피부발진(장미진), 복통, 설사, 변비, 서맥, 두통, 간과 비장종대
- 진단 : 위달 검사(혈청진단법)
- 예방 및 관리 : 음식물과 사람 분변의 위생적 처리, 손 씻기 등의 개인위생, 파리 구제 등의 환경위생, 고위험군 예방접종
- 치료 및 간호 : 항생제로 치료, 격리하며 안정

## 054 질병예방 활동

- 1차 예방 : 질병이 발생하기 전에 건강수준과 저항력을 높이는 것(예 질병예방, 건강증진, 예방접종, 보건교육, 환경위생 개선, 분만전관리, 손씻기, 건강한 식생활 등)
- 2차 예방 : 질병을 조기발견·조기치료 하는 것(예 건강 검진 등)
- 3차 예방 : 잔손기능을 최대화하고 사회로 복귀하기 위한 노력(예 재활, 물리치료, 사회 재적응 훈련, 자조모임 등)

## 055 쓰쓰가무시병

- 병원체 : 리케차의 일종인 쓰쓰가무시
- 전파경로 : 쓰쓰가무시균을 보유하고 있는 털진드기 유충이 사람을 물어 전파된다.
- 증상 : 발열, 오한, 두통에 이어 기침, 구토, 근육통, 복통, 인후염, 몸통에서 시작하여 사지로 퍼지는 발진이 나타나고, 물린 부위에 검은색 가피(딱지)가 형성되는 것이 특징적이다.
- 예방 및 관리 : 진드기에 물리지 않도록 야외 작업 시 작업복 착용, 긴 소매 옷과 바지 착용, 야외 활동 시 풀밭에 앉거나 눕지 말 것, 빨래 등을 풀밭에 널지 말 것, 야외 활동 후 바로 옷을 세탁하고 샤워를 한다.
- 치료 및 간호 : 독시사이클린으로 치료하고 격리는 필요하지 않다.

## 056 부양비

- 총 부양비의 분자는 15세 미만 인구 + 65세 이상 인구 수이다.
- 부양비의 분모는 15~64세 인구수이다.
- 노인 인구가 증가할수록 노년부양비는 증가한다.
- 총 부양비가 높을수록 경제적 부담이 증가한다.

- 부양비는 생산연령인구에 대한 비생산 연령 인구의 비이다.

> **부양비**
> - 생산연령인구(경제활동 인구, 15~64세)에 대한 비생산연령인구(비경제활동 인구, 0~14세와 65세 이상)의 비율
> - 총부양비 = 15세 미만 인구 + 65세 이상 인구/15 ~ 64세 인구 × 100
> - 유년부양비 = 15세 미만 인구/15 ~ 64세 인구 × 100
> - 노년부양비 = 65세 이상 인구/15 ~ 64세 인구 × 100

## 057 임부의 산전관리 횟수와 검사 항목

- 임신 7개월까지 : 4주에 한 번
- 임신 8 ~ 9개월 : 2주에 한 번
- 임신 10개월 : 매주 한 번
- 임신중독증 진단을 위해 병원 방문 시마다 혈압과 체중을 측정하고 소변검사를 실시한다.

## 058 영아사망률

- 영아는 출생 후 1년 미만의 사람을 말한다.
- 영아사망률이 높을수록 그 나라의 보건수준은 낮다고 볼 수 있다.
- 영아사망률 변동범위가 조사망률 변동범위보다 크다.
- 영아사망자 수에는 생후 1년 미만의 사망아 수만 포함시킨다.
- 분자는 '당해 연도 생후 1년 미만의 사망아 수'이다.
- 분모는 '당해 연도 1년간 출생아 수'이다.
- 영아사망률 = 같은 해의 1세 미만 사망자 수/특정 연도의 총 출생아 수 × 1,000

## 059 신생아 BCG 접종

신생아 BCG 접종 시기는 4주 이내이지만, 가족 중에 결핵환자가 있을 경우 출생 직후 BCG 예방접종을 하는 것이 바람직하다.

## 060 지역사회간호사업의 우선순위

- 지역사회간호사업 시 가장 먼저 다루어야 하는 것은 지역 주민의 건강에 영향을 미치는 범위가 큰 것, 즉 '지역 주민 다수에게 영향을 주는 것'이다.
- 따라서 짧은 시간에 다수의 주민에게 피해를 줄 가능성이 높은 감염병을 가장 먼저 다루어야 한다.

## 061 방문간호

| 법적 근거 | 「노인장기요양보험법」 |
|---|---|
| 제공 서비스 | 간호, 진료보조, 요양에 관한 상담 또는 구강위생 등 제공 |
| 대상 | 장기요양등급을 받은 자 |
| 운영 주체 | 장기요양기관 |

| 제공인력 | • 2년 이상의 임상경력을 가진 간호사<br>• 3년 이상의 경력과 700시간 교육을 이수한 간호조무사<br>• 치과위생사 |
|---|---|
| 재원 | 노인장기요양보험 |
| 수가체계(비용) | 방문당 정액제 |
| 제공 장소 | 가정 |
| 이용절차 | 방문간호지시서에 따라 |

## 062 장기요양등급의 구분

| 등급 | 상태 | 장기요양 인정점수 |
|---|---|---|
| 장기요양 1등급 (최중증) | 심신의 기능상태 장애로 일상생활에서 전적으로 다른 사람의 도움이 필요한 자 | 95점 이상 |
| 장기요양 2등급 (중증) | 심신의·기능상태 장애로 일상생활에서 상당부분 다른 사람의 도움이 필요한 자 | 75점 이상 95점 미만 |
| 장기요양 3등급 (중등증) | 심신의 기능상태 장애로 일상생활에서 부분적으로 다른사람의 도움이 필요한 자 | 60점 이상 75점 미만 |
| 장기요양 4등급 (경증) | 심신의 기능상태 장애로 일상생활에서 일정부분 다른 사람의 도움이 필요한 자 | 51점 이상 60점 미만 |
| 장기요양 5등급 | 치매대상자 | 45점 이상 51점미만 |
| * 장기요양 인지지원 등급 | 치매대상자 | * 45점 미만 |

## 063 노인장기요양보험제도

- 보험자는 국민건강보험공단이다.
- 사회보험에 의해 서비스가 제공된다.
- 방문간호는 조건을 갖춘 간호사, 간호조무사, 치위생사가 제공한다.
- 재가급여를 우선 적용하는 것을 원칙으로 한다.
- 「국민기초생활보장법」에 따른 의료급여 수급권자의 재가급여, 시설급여, 기타 재가급여(복지용구) 본인부담금은 전액 면제이다.

## 064 가정방문 우선순위

- 감수성이 높은 환자, 경제력이나 교육수준이 낮은 환자를 먼저 방문한다.
- 개인보다 집단을, 만성질환보다 급성질환을, 감염성 환자보다 비감염성 환자를, 구환자(기존환자)보다 신환자(새로운 환자)를, 산재되어 있는 곳보다 집합되어 있는 곳을, 건강한 대상보다는 건강문제가 있는 대상을 먼저 방문한다.

## 065 「의료법 시행규칙」 제15조 (진료기록부 등의 보존)

- 2년 : 처방전
- 3년 : 진단서 등의 부본
- 5년 : 간호기록부, 조산기록부, 환자 명부, 검사내용 및 검사소견 기록, 방사선 사진 및 그 소견서
- 10년 : 수술기록, 진료기록부

(기타) 10년 : 혈액 관리업무에 관한 기록, 예방접종 후 이상반응자 명부

## 066 「정신건강복지법」 제41조 (자의입원등)

- 정신질환자나 그 밖에 정신건강상 문제가 있는 사람은 보건복지부령으로 정하는 입원 등 신청서를 정신의료기관 등의 장에게 제출함으로써 그 정신의료기관 등에 자의입원 등을 할 수 있다.
- 정신의료기관 등의 장은 자의입원 등을 한 사람이 퇴원 등을 신청한 경우에는 지체 없이 퇴원 등을 시켜야 한다.
- 정신의료기관 등의 장은 자의입원 등을 한 사람에 대하여 입원 등을 한 날부터 2개월마다 퇴원 등을 할 의사가 있는지를 확인하여야 한다.

## 067 결핵검진 등

**「결핵예방법」 제11조 (결핵검진등)**
[의료기관의 장, 산후조리업자, 학교의 장, 유치원의 장, 어린이집의 장, 아동복지시설의 장, 그 밖에 보건복지부령으로 정하는 기관·학교 등의 장에 해당하는] 기관·학교의 장 등은 그 기관·학교 등의 종사자·교직원에게 결핵검진 등을 실시하여야 한다.

**「결핵예방법 시행규칙」 제4조 (결핵검진 등의 주기)**
1. 결핵검진 : 매년 실시
2. 잠복결핵감염검진 : 기관·학교 등에 소속된 기간 중 1회 실시

〈다음에 해당하는 사람은 매년 실시〉
- 결핵환자를 검진·치료하는 「의료법」에 따른 의료인
- 결핵환자를 진단하는 「의료기사 등에 관한 법률」에 따른 의료기사
- 그 밖에 호흡기를 통하여 감염이 우려되는 의료기관의 종사자로서 질병관리청장이 정하여 고시하는 사람(결핵환자의 간호 및 진료의 보조를 수행하는 간호조무사)

## 068 「구강보건법 시행규칙」 제10조 (불소용액의 농도 등)

- 불소용액 양치사업에 필요한 양치횟수는 매일 1회 또는 주 1회로 한다.
- 불소용액 양치사업에 필요한 불소용액의 농도는 매일 1회 양치하는 경우에는 양치액의 0.05 퍼센트로, 주 1회 양치하는 경우에는 양치액의 0.2퍼센트로 한다.

- 불소도포사업에 필요한 불소도포의 횟수는 6개월에 1회로 한다.

## 069 부적격 혈액의 처리

- 혈액원 등 혈액관리업무를 하는 자가 부적격혈액을 발견한 때에는 부적격혈액이 발견된 즉시 식별이 용이하도록 혈액용기의 겉면에 그 사실 및 사유를 기재한다.
- 부적격혈액은 적격혈액과 분리하여 잠금장치가 설치된 별도의 격리공간에 보관한다.
- 혈액원 등 혈액관리업무를 하는 자가 혈액 및 혈액제제의 적격 여부 검사 결과 부적격혈액을 발견하였을 때에는 「보건복지부령」으로 정하는 바에 따라 이를 폐기처분하고 그 결과를 보건복지부장관에게 보고하여야 한다. 다만, 부적격혈액을 예방접종약의 원료로 사용하는 등 대통령령으로 정하는 경우에는 그러하지 아니하다.

* 발견 즉시 혈액용기의 겉면에 그 사실 및 사유 기재 → 적격혈액과 분리하여 잠금장치가 설치된 별도의 격리공간에 보관 → 폐기처분 → 보건복지부장관에게 보고

* 참고
「혈액관리법 시행규칙」 제10조(부적격혈액의 폐기처분 전 처리)
「혈액관리법」 제8조(혈액등의안전성확보)

## 070 제1급감염병

- 정의 : 생물테러감염병 또는 치명률이 높거나 집단발생의 우려가 커서 발생 또는 유행 즉 시 신고하여야 하고, 음압격리와 같은 높은 수준의 격리가 필요한 감염병으로서 다음 각 목의 감염병을 말한다. 다만, 갑작스러운 국내 유입 또는 유행이 예견되어 긴급한 예방·관리가 필요하여 질병관리청장이 보건복지부장관과 협의하여 지정하는 감염병을 포함한다.
- 종류 : 에볼라바이러스병, 마버그열, 라싸열, 크리미안콩고출혈열, 남아메리카출혈열, 리프트밸리열, 두창, 페스트, 탄저, 보툴리눔독소증, 야토병, 신종감염병증후군, 중증급성호흡기증후군(SARS), 중동호흡기증후군(MERS), 동물인플루엔자인체감염증, 신종인플루엔자, 디프테리아

## 071 맥박산소측정(pulse oximetry) 결과에 영향을 미치는 요인

심한 비혈(헤모글로빈 감소 삼태), 심한 황달, 저혈압, 저체온, 외부의 강한 빛, 센서투과를 방해하는 매니큐어나 인조손톱 등

## 072 곧창자(직장) 체온 측정(전자 체온계)

- 옆누운자세(측와위)나 반엎드린자세(심즈자세)로 누운 상태로 성인 2.5~4cm, 아동 1.5~2.5cm 가량 삽입한다.

- 천천히 심호흡을 하도록 하여 이완시킨 후 탐색자(탐침)를 배꼽방향을 향해 항문에 부드럽게 삽입한다.
- 전자체온계에 일회용 커버를 씌우고 수용성 윤활제를 삽입 길이만큼 바른다.
- 직장체온을 측정할 수 없는 경우 : 회음부 또는 직장수술을 하였거나 직장 내 염증이 있는 경우, 심근경색증 등 중증심장질환이 있는 경우, 직장에 변이 차 있거나 설사·변비·치핵 환자, 경련환자 등
- 측정 결과를 기록할 때는 'R'로 표시한다.

## 073 손위생
- 손에 오염물질이 묻은 것이 보이거나 혈액이나 체액에 의한 오염이 눈으로 보이는 경우, 화장실을 이용한 후, 아포를 생성하는 세균에 의한 오염이 의심되거나 이러한 미생물에 의한 감염병 유행 시에는 물과 비누를 이용한 손씻기를 실시한다.
- 눈에 보이는 오염이 없는 경우에는 알코올이 함유된 손소독제를 사용하여 손위생을 해도 된다.

## 074 드레싱 세트에 혈액이 묻었을 때 처리 방법
혈액 내에 있는 단백질의 응고를 방지하기 위해 먼저 찬물로 헹군 다음 따뜻한 비눗물로 씻는다.

## 075 외과적 무균술 원칙
- 멸균 후 유효기간이 경과했을 때, 개봉한 흔적이 있을 때, 젖어 있을 때, 구멍이 나있을 때는 오염으로 간주한다.
- 멸균 확인용 테이프의 색 변화가 불분명하거나, 시야에서 벗어난 물품은 오염으로 간주한다.
- 멸균포의 가장자리는 오염으로 간주한다.
- 멸균가운을 입었을 때 허리에서 가슴 부위까지, 멸균포를 씌운 부분은 멸균부위로 간주한다.
- 멸균물품과 소독물품이 접촉했을 경우 오염으로 간주한다.
- 멸균물품과 멸균물품이 접촉했을 경우에만 멸균으로 간주한다.

## 076 습도유지(humidification, 증기흡입)
- 가래를 묽게 하여 쉽게 배출되게 하기 위해, 기도의 건조와 부종을 완화시키기 위해, 환기를 증진시키기 위해 시행한다.
- 가습기는 매일 청소해야 한다.
- 가습기에는 찬 수돗물을 사용하고 가습기 물통의 적정선까지만 물을 채운다.
- 환자가 사용하는 침구를 젖지 않게 하고, 환자에게 오한이 생기지 않도록 충분히 보온한다.
- 환자의 코 방향으로 수증기가 나오는 방향을 조절한다.

## 077 기관절개관 흡인
- 1회 10초 이내로 흡인한다.
- 의식이 있는 환자의 경우, 금기가 아니라면 반좌위자세를 취해준다.
- 흡인과 흡인 사이에 환자에게 기침과 심호흡을 하게 하거나 흉부 타진법 등으로 분비물 배출을 유도하고 산소를 공급한다.
- 흡인관(카테터) 삽입 시에는 압력이 걸리지 않은 상태로 (흡인조절구를 막지 않은 상태로) 삽입한다.
- 흡인관 삽입 후 부드럽게 회전시키며 흡인하여 점막손상을 최소화 한다.

## 078 일상적인 식사 돕기
- 흡인 예방을 위해 식사 중에는 환자에게 말을 걸지 않는다.
- 식사 후 가능하면 30분 정도 앉아 있도록 한다.
- 가능하면 환자 스스로 식사하도록 격려하되, 필요시 식사를 보조한다.
- 식사 전·중·직후에는 불쾌한 시술이나 드레싱을 금한다. 식욕을 감퇴시키는 처치는 식사 후 어느 정도 소화가 되고난 후에 하도록 한다.
- 침대에서 식사해야 하는 경우 금기가 아니라면 침대 머리 부분을 올려주어 상체를 상승시킨 자세로 식사한다.

## 079 코위관 영양 시 잔류량 확인 후 다시 주입하는 이유
위관 영양 시 주사기로 흡인한 위 내용물을 다시 넣는 이유는 수분과 전해질 불균형을 예방하기 위함이다.

## 080 배설량에 포함되는 사항
- 소변, 설사, 구토물, 출혈량, 배액으로 젖은 드레싱, 심한 발한 및 과다호흡(호흡항진) 시 수분 소실량, 상처 배액량, 흉관 배액량 등
- 정상대변, 발한, 정상호흡 시 수분 소실량, 양치 시 사용한 가글액 등은 배설량에 포함하지 않는다.

## 081 움직일 수 없는 환자에게 침상변기(간이변기)를 적용하는 방법
- 환자를 간호조무사 반대쪽으로 돌려 눕힌다.
- 옆으로 누운 상태에서 변기를 댄 후 바로누운자세(앙와위)로 돌려 눕히면서 엉덩이가 변기 위로 올라가게 한다.
- 침상변기의 높은 부분이 허벅지 쪽(침대의 발치 쪽)으로 향하게 하고, 납작하고 둥근(낮고 넓은) 부분에 환자의 엉덩이를 대어 준다.
- 금기가 아니라면 침상머리를 30° 정도 상승시키고 침상난간을 올려준다.

> * 협조가 가능한 환자라면 환자의 무릎을 구부리게 한 후 손을 엉덩이 밑에 받쳐 잠깐 들어 올릴 때 변기를 넣어준다.

## 082 유치도관 삽입환자 간호
- 유치도관은 임상적 판단에 의해 교체하며, 주기적인 교체는 권장되지 않는다.
- 의사의 처방 없이는 도뇨관을 잠그지 않도록 한다. 수면 시 도뇨관을 잠가서는 안 된다.
- 소변수집주머니에 고인 소변을 주기적으로 비워 소변이 소변백의 3/4 이상 차지 않도록 주의한다.
- 유치도관 삽입 후 소변수집주머니는 항상 방광보다 아래에 있도록 해야 한다.
- 유치도관에서 소변수집주머니까지 폐쇄배액체계를 유지한다.

## 083 상처 드레싱 보조
- 조명을 밝게 한다.
- 외과적 무균술을 준수하여 감염을 예방한다.
- 드레싱 세트는 사용 직전에 열어서 사용한다.
- 드레싱 전후에 반드시 손을 씻는다.
- 드레싱 세트에 혈액이 묻으면 찬물로 헹군 다음 따뜻한 비눗물로 씻는다.

## 084 욕창 예방 간호
- 적어도 2시간마다 한 번씩 체위를 변경하고 금기가 아니라면 가벼운 활동을 권장한다.
- 미지근한 물로 목욕 후 물기를 잘 닦고 로션 등의 보습제로 피부를 부드럽게 마사지한다.
- 이미 발적이 생긴 부위는 마사지를 금한다.
- 피부를 깨끗하고 건조하게 유지시키고 압력을 주지 않아야 한다.
- 엉치뼈(천골)부위에 발적이 생겼을 경우 옆누운자세(측와위)를 취해준다.

## 085 석고붕대 후 즉시 보고해야 하는 증상
청색증, 통증, 노출부위 심한 부종, 피부의 냉감, 무감각, 석고붕대 주위에 열감이 있거나 이상한 냄새가 나는 경우, 몸통(체간) 석고붕대 후 발생하는 석고붕대 증후군(구역·구토·복부팽만) 등

## 086 침상목욕
- 눈은 눈의 안쪽에서 바깥쪽으로 눈곱이 없는 쪽부터 먼저 닦는다.
- 상지는 팔에서 어깨 방향으로, 하지는 발목에서 넓적다리 방향으로 닦아 정맥혈 귀환을 촉진한다.
- 복부는 시계 방향으로 원을 그리며 마사지 하듯이 닦는다.
- 침상목욕 시 발과 다리를 닦은 후 등과 둔부를 닦아준다.
- 간호조무사로부터 먼 쪽을 먼저 닦고 가까운 쪽을 닦아 오염을 예방한다.

---

> **침상 목욕 순서**
> 수건을 물에 적셔 눈(눈 안쪽 → 눈 바깥쪽) → 코 → 볼 → 입 → 이마 → 턱 → 귀 → 목 → 손, 팔 → 가슴 → 복부 → 발, 다리 → 등, 둔부 → 회음부 → 손톱, 발톱 손질

## 087 침상 세발 방법
- 손톱이 아닌 손끝으로 부드럽게 마사지한다.
- 환자를 침대 가장자리로 옮긴다.
- 수건과 드라이기를 사용하여 두피와 머리카락의 물기를 모두 말려준다.
- 세발 전 침대 높이를 간호조무사의 허리 높이로 조절한다.
- 두피와 머리카락에 혈액이 묻어있는 경우 먼저 과산화수소수를 사용하여 혈액을 용해시킨다.

## 088 손발톱 관리
목욕 후 손톱과 발톱이 부드러워졌을 때 손톱은 둥글게, 발톱은 일자로 잘라준다.

## 089 배횡와위
- 등을 대고 바닥에 누워 발바닥을 침상에 붙이고 무릎을 구부린 자세
- 복부촉진, 여성의 인공도뇨 시, 회음부 열요법 시, 질 검사 시 자세

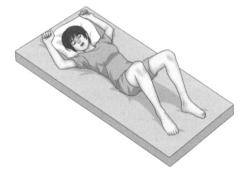

배횡와위자세

## 090 등장성 운동
관절을 움직여 근육의 길이가 변하면서 근력이 생기는 형태로 대부분의 운동은 등장성 운동이다.
📖 수영, 조깅, 자전거 타기, 계단 오르내리기 등

## 091 울퉁불퉁한 길을 지나갈 때
휠체어를 뒤쪽으로 기울여 앞바퀴를 약간 들어 올린 상태로 이동한다.

## 092 낙상 발생 위험이 높은 환자
- 낙상경험이 있는 환자, 어지럼증 환자, 절박뇨 등의 배뇨장애 환자, 눈이나 귀 수술 환자

- 이뇨제 복용 환자, 진정제나 수면제 등의 중추신경 억제제를 복용중인 환자
- 빈혈, 파킨슨병, 체위 저혈압, 뇌질환, 반신마비(편마비) 환자
- 시력장애, 제8 뇌신경(청신경) 손상환자, 균형감각 저하 환자

> 제7 뇌신경(얼굴신경, 안면신경)은 얼굴표정, 침과 눈물 분비, 혀의 앞쪽 미각을 담당하는 신경으로 보기 항목 중 낙상 위험이 가장 낮은 환자이다.

### 093 반신마비(편마비) 환자 바지 갈아입히기
- 건강한 쪽 다리의 바지를 먼저 벗긴다.
- 마비된 쪽 다리에 바지를 먼저 입힌다.
- 건강한 다리의 무릎은 환자가 불편감을 느끼지 않는 범위 내에서 움직여도 된다.
- 간호조무사 반대쪽 침대난간을 올리고, 간호조무사 쪽 침대난간은 내린 상태에서 갈아입힌다.
- 마비된 쪽에 옷을 입힐 때는 바지의 발목에서 허리부분까지 모아 잡은 후에 입힌다.

> \* 하의 벗을 때 : 건강한 다리 → 마비된 다리
> \* 하의 입을 때 : 마비된 다리 → 건강한 다리

### 094 사지 보호대(손목·발목 보호대)
- 보호대는 침대난간이 아닌 침대틀에 묶는다.
- 뼈 돌출 부위에는 패드를 대준 후 보호대를 적용한다.
- 환자가 움직여도 보호대 적용부위가 조여지지 않는 클로브히치 방법을 사용하여 묶는다.
- 보호대는 다른 사람에게 보이지 않도록 한다.
- 손목과 보호대 사이에 손가락 두 개 정도가 들어갈 정도로 여유를 두고 적용하여 혈액순환을 유지하고 신경손상을 예방한다.

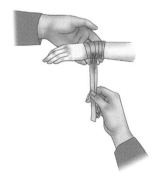

### 095 전기패드 적용 도중 발적 확인 시 간호
온요법 적용부위에 발적이나 불편감이 있으면 즉시 중단하고 간호사나 의사에게 보고해야 한다.

### 096 배액관과 배액주머니 관리
- 배액관 위쪽의 잠금장치를 열어두어 지속적으로 배액이 될 수 있게 한다.
- 배액주머니의 배출구 마개는 배액물 비울 때를 제외하고는 항상 닫아둔다.
- 배액관이 꺾이거나, 눌리거나, 당겨지지 않도록 주의한다.
- 배액주머니는 배액관이 삽입된 부위(상처)보다 아래에 위치시킨 상태로 환의에 고정한다.
- 배액주머니가 음압상태를 유지하며 제대로 기능하는지 수시로 확인한다.
- 배액관 삽입부위에 발적이 있으면 보고한다.

### 097 자기공명영상(MRI)
- 강력한 자기장이 발생되는 큰 자석통 안에서 인체에 고주파를 전달하여 신체조직을 영상화하는 검사로, 종·횡단면을 모두 살펴볼 수 있다.
- 각종 암, 심장 질환, 근골격계 질환, 뇌혈관 질환, 중추신경계 질환 평가 등에 적용한다.
- X선 검사나 CT 검사와는 달리 방사선 노출이 없다.
- 검사 전에 틀니, 보청기, 머리핀, 시계, 열쇠, 카드, 휴대전화, 속옷의 금속 장식물 등 모든 금속물질이나 자성이 있는 물질 등을 제거하고 진한 화장도 지워야 한다.
- 좁은 터널 같은 기계 안으로 들어가서 한 자세로 움직이지 않아야 하므로 미리 폐소공포증이 있는지 확인한다.
- 일반적으로 천장을 보고 바로누운자세로 진행된다.
- 부위에 따라 다르지만 30분에서 1시간 정도 소요된다.
- 소음이 발생하므로 검사용 귀마개나 헤드폰을 착용하고 검사를 시행한다.
- MRI 검사를 위해 진정제를 투여했다면 검사 후 졸음, 어지러움 등이 있을 수 있으므로 검사 당일에는 운전을 피하는 것이 좋고 보호자를 동반하는 것이 권장된다.

### 098 24시간 소변검사(일정 시간 동안의 소변 검사)
- 소변에서 하루 중에 배설이 일정하지 않은 호르몬, 단백질, 전해질 등을 측정하기 위한 검사이다.
- 처방시간이 아닌 방광을 비운 시간을 검사 시작시간으로 간주한다.
- 소변수집 중 깜빡하고 변기에 소변을 보거나, 소변을 흘리거나 쏟은 경우, 대변 볼 때 소변을 함께 봐버린 경우 소변 수집을 처음부터 다시 시작해야 한다.
- 24시간 소변을 모으는 동안 소변 수집용기(24시간 소변 전용 용기)는 냉장보관한다.
- 첫 소변은 버리고 마지막 소변은 모은다.
- 다른 검사를 하기 위해 소변 수집용기에서 소변을 덜어내서는 안 된다.

• 24시간 소변검사는 밤낮 구분 없이 모든 소변을 소변 수집용기에 수집한다.

## 099 허리천자(요추천자)

• 뇌척수액 채취, 뇌압 측정, 뇌척수액 제거, 척추마취를 위한 약물투여 등을 목적으로 실시한다.
• 검사 전 금식은 필요하지 않다.
• 검사 시 자세 : 제3~4 허리뼈(요추) 사이 간격을 넓히기 위해 새우등 자세(옆누운 잭나이프자세)를 취한다.
• 검사 시 외과적 무균술을 준수한다.
• 검사 후 자세 : 두통을 예방하기 위해 검사 직후 베개를 베지 않고 바로누운자세(앙와위)를 취한다. 소변도 누워서 보아야 한다.
• 검사가 끝나면 천자 부위를 소독한 후 멸균거즈를 대고 반창고로 고정한다.
• 뇌척수액은 채취 즉시 검사실로 보낸다.
• 검사 후 두통이 심하면 의사에게 보고 후 진통제를 제공하고, 수분을 충분히 섭취할 수 있도록 권장한다.

## 100 의식이 '있는' 기도폐쇄 환자의 응급처치

• 가장 먼저 환자 스스로 기침하도록 한다.
• 효과적으로 기침을 하지 못할 경우 환자의 어깨뼈(견갑골) 사이를 5회 연속 두드려준다(등 두드리기).
• 등 두드리기도 효과가 없다면 5회의 복부 밀어내기(하임리히법)를 시행한다.
• 기도폐쇄 징후가 해소되거나, 환자가 의식을 잃기 전까지 등 두드리기와 복부 밀어내기를 5회씩 반복한다.

## 101 자동심장충격기

흉벽에 전기를 방출시켜 심실세동 등의 비정상적 심장리듬을 정상리듬으로 회복시킬 수 있는 응급처치 기기로, 반응과 정상적인 호흡이 없는 심장 정지 환자에게만 사용한다.

## 102 입원 시 안내

간호조무사는 각종 병원 시설의 안내, 식사시간, 면회시간, 회진시간, 호출벨 사용 방법, 침대 사용 방법, 샤워실 이용, 주차안내, 귀중품 관리, 도난 주의, 금연, 화재 시 대피 요령, 진단서 및 각종 서류 발급 방법, 감염예방 안내, 수술 관련 안내사항, 진단 검사 일정 등에 대한 내용을 안내할 수 있다.

## 103 환자 퇴원 시 간호

• 식이, 운동 및 활동범위, 퇴원약 복용 방법, 퇴원 후 지켜야 할 주의사항 등의 퇴원교육을 실시한다.
• 퇴원 후 병원 외래 방문일자를 안내한다.
• 병원물품을 사용하고 있었다면 반납을 확인한다.
• 필요시 환자의 옷 입는 것을 보조한다.
• 퇴원시간과 방법, 목적지, 동반자, 환자 교육 내용 등 퇴원에 대해 기록한다.

## 104 의사소통

• 치료적 의사소통 : 개방적 질문, 경청, 공감, 명료화, 반영, 침묵, 수용, 초점 맞추기, 정보제공 등
• 비치료적 의사소통 : 미숙한 충고, (거짓된, 일시적인) 안심, (무조건적) 찬성 또는 동의, 과도한 질문, 지시, 비난(비판), 거절, '왜'라는 질문 사용 등

## 105 임종 시 신체 증상

• 동공이 확대되고 반사가 소실된다.
• 혈압이 하강되고 맥박은 약하고 느려지며 체온이 저하된다.
• 말초부터 점차 싸늘해지면서 피부색이 하얗게 혹은 푸르스름하게 변한다.
• 기침을 통해 분비물을 배출하지 못해 가래 끓는 소리가 들린다.
• 호흡수와 깊이가 불규칙하고 무호흡과 깊고 빠른 호흡이 교대로 나타나는 체인-스톡스 호흡을 보인다.
• 연동운동이 감소되고 근긴장도가 상실된다.
• 근육과 조임근이 이완되어 대소변을 조절하지 못하고 실금 또는 실변하게 된다.
• 수면 시간이 증가하고, 의식이 흐려지다가 혼수상태에 빠진다.

| | | | | |
|---|---|---|---|---|
| 001 ④ | 002 ② | 003 ⑤ | 004 ④ | 005 ① |
| 006 ④ | 007 ② | 008 ② | 009 ① | 010 ④ |
| 011 ③ | 012 ① | 013 ② | 014 ① | 015 ① |
| 016 ④ | 017 ④ | 018 ⑤ | 019 ② | 020 ④ |
| 021 ④ | 022 ④ | 023 ① | 024 ④ | 025 ⑤ |
| 026 ③ | 027 ④ | 028 ③ | 029 ② | 030 ⑤ |
| 031 ④ | 032 ④ | 033 ④ | 034 ② | 035 ① |
| 036 ② | 037 ⑤ | 038 ② | 039 ④ | 040 ① |
| 041 ④ | 042 ④ | 043 ① | 044 ② | 045 ③ |
| 046 ③ | 047 ④ | 048 ① | 049 ④ | 050 ① |
| 051 ⑤ | 052 ④ | 053 ① | 054 ④ | 055 ⑤ |
| 056 ① | 057 ⑤ | 058 ⑤ | 059 ② | 060 ③ |
| 061 ④ | 062 ⑤ | 063 ① | 064 ④ | 065 ① |
| 066 ③ | 067 ② | 068 ③ | 069 ③ | 070 ② |
| 071 ① | 072 ① | 073 ② | 074 ③ | 075 ⑤ |
| 076 ⑤ | 077 ② | 078 ① | 079 ④ | 080 ③ |
| 081 ① | 082 ② | 083 ④ | 084 ③ | 085 ③ |
| 086 ③ | 087 ③ | 088 ③ | 089 ④ | 090 ① |
| 091 ⑤ | 092 ⑤ | 093 ① | 094 ⑤ | 095 ① |
| 096 ③ | 097 ⑤ | 098 ② | 099 ③ | 100 ④ |
| 101 ⑤ | 102 ⑤ | 103 ③ | 104 ④ | 105 ② |

## 기초간호학 개요

**001 비밀 누설 금지(비밀유지)**
- 간호사는 간호 대상자나 가족, 보건 의료인에게서 전달받은 사항뿐 아니라 간호사가 행한 것, 관찰한 것, 들은 것, 이해한 것 등 간호 대상자에 대한 비밀을 유지해야 한다.
- 간호사가 간호 대상자에 대한 최선의 치료 및 간호를 위해 필요한 정보에 한해서만 의료진과 공유해야 한다.
- 간호사는 인수인계와 보고 시 간호 대상자의 개인 정보가 관계자 이외의 타인에게 노출되지 않도록 주의해야 한다.
- 간호사는 학술 집담회의 사례 발표나 학술 연구 및 조사 등에서 간호 대상자의 개인 정보를 공개해서는 안 된다.
- 간호사는 간호 대상자가 자신이나 타인에게 해를 가할 우려가 있다고 판단될 때는 법령이 허용하는 범위 안에서 관계자에게 필요한 정보를 제공할 수 있다.
- 간호사는 간호 대상자의 동의 없이 간호나 치료 상황을 녹음·촬영하여 공개하는 행위를 하지 않아야 하고, 그러한 상황을 묵인해서도 안 된다.
- 간호사는 간호 관련 종사자 및 간호 학생 등에게 간호 대상자의 비밀을 보장하도록 교육하고 지도해야 한다.

**002 환자가 진단 결과를 궁금해 할 때**
- 환자의 진단, 치료, 예후에 대한 설명은 간호조무사의 업무에 속하지 않으므로 함부로 말하지 않아야 한다.
- 환자가 궁금해 하는 것을 간호사에게 보고하거나 의사, 간호사에게 직접 문의할 수 있도록 안내한다.

**003 병원의 물품 관리**
- 물품보관장은 사람이 많이 다니지 않는 곳에 위치시켜 멸균물품의 오염 및 손상을 방지한다.
- 병실과 화장실의 청소도구는 구분하여 사용한다.
- 파손된 물건은 즉시 보고하여 수리하도록 한다.
- 포장이 찢어진 멸균물품은 유효기간이 남아있더라도 사용해서는 안 된다.
- 유효기간이 짧은 것은 앞쪽에, 유효기간이 많이 남은 물품은 뒤쪽에 배치한다.

## 004 병원 화재 발생 시 대응

- 즉시 간호사에게 보고하고 병원 규칙에 따라 행동한다.
- '불이야'라고 소리치거나 비상벨을 눌러 화재 사실을 알리고 사람들을 대피시킨다.
- 엘리베이터 탑승을 절대 금하고 계단을 이용해 대피한다.
- 아래층으로 대피할 수 없는 경우 옥상으로 대피한다.
- 병원 화재 시 대피시켜야 할 순서 : 내원객 → 거동 가능 환자 → 경증 환자 → 중증 환자 → 직원
- 소화기는 바람을 등지고 서서 호스를 불쪽으로 향하게 하되 실내에서 사용할 때는 밖으로 대피할 때를 대비하여 문을 등지고 소화기를 작동한다.
  (안전핀을 뽑는다. → 노즐을 잡고 불쪽을 향한다. → 손잡이를 움켜쥔다.)
- 불이나 연기를 통과해야 하는 경우 젖은 수건 등으로 코와 입을 막고 대피한다.
- 연기가 많은 경우 최대한 자세를 낮추어 기어서 이동하되 배는 바닥에 닿지 않게 주의한다.
- 출입문의 손잡이가 뜨거울 경우 다른 피난로를 찾아 대피한다.
- 밖으로 나온 후 환자를 구조하거나 물건을 찾기 위해 다시 화재 건물로 재진입하지 않는다.

## 005 자율신경 반응에 따른 기관의 변화

| 기관 | 교감신경 | 부교감신경 |
| --- | --- | --- |
| 동공 | 확대 | 축소 |
| 침 분비 | 억제 | 증가 |
| 땀 분비 | 증가 | 억제 |
| 심장박동 | 증가 | 억제 |
| 혈관 | 수축 | 확장 |
| 기관지 | 확장 | 수축 |
| 소화효소 분비 | 감소 | 증가 |
| 연동운동 | 감소 | 증가 |
| 배뇨 | 억제 | 촉진 |

## 006 위대정맥(상대정맥)

- 위대정맥은 인체에 있는 정맥 중에서 아래대정맥 다음으로 큰 정맥으로, 신체 상반부 정맥의 혈액을 모아 우심방으로 흘러 들어간다.
- 혈관 벽이 얇고 내압도 낮으며, 혈관의 크기는 지름 2cm, 길이 7cm 가량이다.
- 머리와 가슴, 상지를 순환하고 우심방으로 들어오는 혈관을 위대정맥(상대정맥)이라 하고, 복부와 하지의 정맥혈을 모아 우심방으로 들어오는 혈관을 아래대정맥(하대정맥)이라고 한다.

## 007 처방전에 사용되는 약어

| 약어 | 뜻 | 약어 | 뜻 |
| --- | --- | --- | --- |
| ac | 식전 | IV | 정맥 내 |
| pc | 식후 | IM | 근육 내 |
| qd | 하루 한 번 | SC | 피하 |
| bid | 하루 두 번 | PO | 경구 |
| tid | 하루 세 번 | ID | 피내 |
| qid | 하루 네 번 | STAT | 즉시 |
| hs | 취침 시 | PRN | 필요시마다 |
| c̄ | ~와 함께 | OS | 왼쪽 눈 |
| s̄ | ~를 제외하고 | OD | 오른쪽 눈 |
| q( )hrs | 매 ( )시간마다 | OU | 양쪽 눈 |
| cap | 캡슐 | NPO | 금식 |

## 008 에피네프린(epinephrine)

- 효능 : 교감신경작용제(교감신경흥분제), 기관지 확장(급성 천식에 효과적), 심장 박동수 증가, 심장 수축력 증가, 전신의 혈관저항 증가로 혈압 상승
- 적응증 : 심정지, 심실세동, 급성중증과민증, 기관지 천식 등에 적용
- 금기 : 당뇨, 부정맥, 동맥경화증, 좁은전박각 녹내장(협우각 녹내장)이 있을 경우 사용 금지

> - 디곡신 : 심근 수축력과 심박출량을 증가시키는 강심제
> - 아세트아미노펜 : 해열, 진통제
> - 다이아제팜(Valium, 발륨) : 항불안제나 항경련제로 사용되는 향정신성의약품
> - 나이트로글리세린 : 주로 협심증에 설하로 투여하는 혈관확장제

## 009 부종이 심한 환자가 제한해야 할 것

혈중 소듐(나트륨) 농도가 높아지면 체내 소듐 농도를 낮추기 위해 신장에서 수분을 재흡수하는 삼투압 현상이 일어나게 되어 부종이 생기게 된다. 따라서 부종이 심한 환자는 수분과 소듐을 제한해야 한다.

## 010 질병과 치료식이

- 당뇨 – 단순당 섭취 제한, 혈당지수(GI)가 낮은 식품 섭취, 고섬유질 식이 섭취, 열량조절, 동물성 지방 및 콜레스테롤 섭취 제한, 되도록 싱겁게 먹고 술이나 담배, 카페인이 많은 음료 자제, 매일 규칙적인 시간에 적질한 양의 음식을 천천히 먹고 식사를 거르거나 폭식 금지
- 심부전 – 저염, 저지방, 저칼로리 식이, 고섬유질 식품, 충분한 포타슘 섭취
- 변비 – 고섬유질 식이 섭취, 수분 섭취 권장, 규칙적인 식사, 식사량 증가

- 골다공증 – 칼슘과 비타민 D 충분히 섭취
- 고지혈증 – 저지방 식이 섭취, 섬유질 충분히 섭취, 포화지방산이 많은 음식(예) 삼겹살, 케이크, 아이스크림, 버터 등) 섭취 제한, 콜레스테롤 제한, 단순당 섭취 제한, 술 제한

## 011 치주질환(치주병) 예방

- 1차 예방 : 양치질, 식이조절, 전문 플루오린(불소)도포법, 치아홈메우기(치면열구전색), 음료수 플루오린화법(상수도 불소화법), 학교 플루오린용액양치사업 등
- 2차 예방 : 충치 충전, 가벼운 잇몸염(치은염) 치료 등
- 3차 예방 : 치수질환 치료, 진행된 치주질환 치료, 발치, 의치보철 등

## 012 방습법

방습법이란, 치아 치료 시 침(타액)을 배제시키는 방법을 말한다.

1. 간이 방습법 : 솜 또는 거즈를 상악에는 치열과 협벽 사이에, 하악에는 혀 아래로 넣어서 침(타액)을 흡수시키는 방법
2. 고무댐(러버댐) 방습법 : 얇은 고무편의 적당한 부위에 구멍을 뚫어서 치료할 치아를 덮고 구멍을 통해 이머리(치관)만 노출시킨 후 클램프로 고정시켜 치료할 치아만 노출시키는 방법

**고무댐 방습법의 장단점**

| | |
|---|---|
| 장점 | • 진료할 치아를 건조하고 청결하게 유지할 수 있으므로 좋은 치료 결과를 기대할 수 있다.<br>• 치료 도중 기구나 약품을 구강에 떨어뜨리는 등의 우발적인 사고가 있더라도 환자에게 상해가 적다.<br>• 고무댐 색에 의해 장시간 진료하여도 눈의 피로가 덜하다. |
| 단점 | • 구강 호흡을 하는 환자에게는 고무댐 장착이 불가능하다.<br>• 클램프에 의해 연부조직이 손상될 수 있고 약한 치아는 파절될 우려가 있다.<br>• 경사진 치아, 원추형 치아, 부분 맹출된 치아, 위치가 좋지 않은 치아 등에는 장착이 어렵다. |

## 013 칠정과 관련 장기

"희喜는 마음을 상하게 하고(희상심), 노怒는 간을 상하게 하며(노상간), 사思는 비장을 상하게 하고(사상비), 비悲는 폐를 상하게 하며(비상폐), 공恐은 신장을 상하게(공상신)한다."

| 내인(7정) | 관련 장기 |
|---|---|
| 희(기쁨) | 심장 |
| 노(성냄) | 간 |
| 우(근심) | – |
| 사(생각) | 비장 |
| 비(슬픔) | 폐 |
| 공(공포) | 신장 |
| 경(놀람) | – |

## 014 침의 적응증과 금기

- **침의 적응증**
  기계적 자극으로서 실증·열증·급성질환에 주로 사용되며 통증(예) 심한 편두통 등), 약물남용, 뇌졸중, 위장관 질환, 천식, 수면장애, 중추신경 및 말초신경 장애에 의한 마비질환에도 효과가 있다.
- **침의 금기 대상자**
  - 일반적 금기 : 몹시 피곤하거나 지나치게 배가 부르거나 고플 때, 갈증이 심할 때 등
  - 병리적 금기 : 급성 심장질환, 출혈성 경향이 있거나 출혈이 있을 때, 암 환자의 암 조직 등
  - 해부상 금기 : 안구, 고막, 심장, 폐, 후두, 고환, 생식기, 유두, 임부의 복부 등

## 015 흡인(suction)

- 입, 코, 기관내관, 기관절개관을 통해 흡인할 수 있다.
- 음압이 발생되는 흡인장치를 사용하여 입인두(구강인두), 코인두(비강인두), 기관, 기관지에서 분비되는 분비물을 제거하여 기도의 개방성을 유지한다.
- 폐렴 등의 호흡기 감염이나 무기폐 예방, 산소와 이산화탄소의 교환 증진, 기침 촉진, 검사물 채취 등을 위해 실시한다.

## 016 호흡수 변화 요인

- 호흡수 증가 요인 : 열이 높을 때, 출혈, 쇼크, 빈혈, 운동 후, 식사 후, 갑작스런 통증, 불안과 공포, 혈액 속에 이산화탄소 증가 시 등
- 호흡수 감소 요인 : 진정제나 마약 진통제 투여 후, 기관지확장제 투여 후, 수면 시 등

## 017 고름가슴증(농흉)

흉막강 내에 화농성 액체나 고름이 축적된 상태이므로, 감염된 쪽으로 누워 감염이 퍼지는 것을 막아야 한다.

## 018 가려움증(소양증) 간호

- 헐렁한 옷을 입고 가벼운 침구를 제공한다.
- 방안 온도를 서늘하게 유지한다.
- 카페인과 자극적인 음식을 제한한다.
- 손톱을 짧게 자르고 손톱으로 피부를 긁지 않도록 한다.
- 피부가 건조하지 않도록 로션 등으로 보습한다.

- 전문 목욕, 미온수 목욕, 중조 목욕을 적용하되, 뜨거운 물 목욕은 금한다.
- 소양증이 심할 경우 처방에 따라 항히스타민제를 투여한다.

### 019 부갑상샘절제 후 확인해야 할 무기질
부갑상샘호르몬은 혈중 칼슘과 인의 대사를 조절(혈중 칼슘 농도 증가)하는 기능을 하므로 갑상샘 또는 부갑상샘절제 수술 후에는 반드시 혈중 칼슘 농도를 확인하여야 한다.

### 020 당뇨병 환자 간호
- 식이요법(가장 중요!) : 저탄수화물(특히 단당류 제한), 저지방, 고단백, 고비타민, 고섬유질 음식 섭취, 혈당지수(GI)가 낮은 식품 섭취, 되도록 싱겁게 먹고 술·담배·카페인이 많은 음료 자제, 매일 규칙적인 시간에 적절한 양의 음식을 천천히 먹고 식사를 거르거나 폭식하지 않아야 한다.
- 운동요법 : 유산소 운동 중심으로 주 3회 이상 실시한다.
- 약물요법 : 인슐린 피하주사나 경구혈당강하제를 복용하며 관리한다.
- 기타 : 발 간호, 적정체중 유지, 식사 거르지 않기, 당뇨병 환자 증명 카드와 사탕 가지고 다니기, 식사량과 식전 혈당 기록하기
- 고혈당의 응급처치 : 인슐린 투여
- 저혈당의 응급처치
  - 저혈당 증상 : 두통, 발한(식은땀), 두근거림(심계항진), 어지럼, 빈맥, 혈압상승, 맥박증가, 떨림, 이상감각, 불안정, 혼돈
  - 의식이 있는 경우 : 오렌지주스 등의 과일주스, 꿀물, 설탕물, 사탕 등의 단당류 섭취
  - 의식이 없는 경우 : 포도당 정맥주사

### 021 손목굴(수근관) 증후군
1. 정의 : 손목의 손목굴이 좁아지거나 내부 압력이 증가하여 이곳을 지나가는 정중신경이 손상을 받아 손가락과 손바닥에 감각이상이 나타나는 것
2. 증상
- 엄지, 집게손가락, 가운데손가락, 반지손가락의 반쪽과 손바닥 부위의 통증, 손 저림, 감각 저하 증상이 나타난다.
- 엄지손가락의 운동기능 장애로 물건을 자주 떨어뜨리고 젓가락질이 어렵다.
- 손을 털게 되면 저린 증상과 통증이 일시적으로 완화되고, 밤에 통증이 악화된다.
3. 진단
- 티넬 검사 : 손목 정중신경을 두드려 저림과 통증을 확인하는 검사
- 팔렌 검사 : 손목을 구부린 상태에서 양 손등을 맞대고

미는 동작을 1분간 지속할 때 손목과 손이 무감각해지거나 저리는지 확인하는 자가진단법
4. 수술 후 간호
- 필요시 손목 보호대를 착용하고 얼음찜질, 진통제 등으로 통증을 관리한다.
- 수술 직후부터 손가락 운동을 실시하고 수술 부위를 심장보다 높게 올리고 있어야 한다.
- 수술 후 4~6주간 무거운 물건을 들지 않아야 한다.

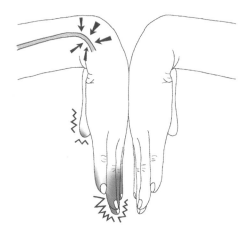

팔렌 검사

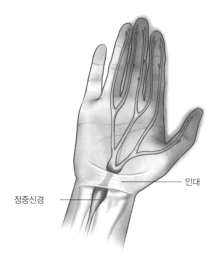

손의 정중신경 분포

### 022 철분제
- 대변 색이 검게 변할 수 있다고 미리 설명한다.
- 식사와 함께 철분제를 복용하면 철분의 흡수가 방해될 수 있으므로 식사 전 공복에 복용하는 것이 좋다.
- 공복에 복용하면 흡수율은 좋지만 소화불량이 생길 수 있다.
- 철분제는 위장장애를 유발할 수 있으므로 충분한 양의 물과 함께 복용하는 것이 좋다.

- 액상 타입의 철분제는 치아 착색을 일으키므로 빨대를 사용한다.
- 철분 흡수를 돕기 위해 오렌지주스나 비타민 C와 함께 제공한다.
- 철분제는 정상적인 적혈구 생성을 위해 빈혈 환자에게 제공한다.

## 023 포상기태
- 정의 : 난막 중 융모막이 변성을 일으켜 포도송이 모양의 수많은 낭포를 형성하는 것
- 증상 : 정상 임부에 비해 큰 자궁(자궁바닥이 높음), 심한 입덧과 구토, 융모생식샘자극호르몬(HCG) 수치가 정상임신 시보다 높음, 질출혈 및 통증
- 임신 전반기에 대부분 작은 낭포가 질을 통해 자연배출되지만 간혹 자궁천공을 일으키기도 한다.
- 낭포 소파술, 자궁적출술로 치료한다.
- 주기적인 융모생식샘자극호르몬(HCG)검사를 시행하고, 융모생식샘자극호르몬이 정상이 된 후에도 1년간 피임해야 한다.
- 검사 결과에 따라 화학요법을 하기도 한다.
- 융모막암종(융모상피암)을 진단받은 경우 전이 여부를 확인하기 위해 주기적으로 흉부 X선을 촬영한다.

## 024 분만의 진행
- 분만 제1기(개구기) : 자궁수축이 규칙적으로 시작되어 자궁경부가 10~11cm로 완전히 개대될 때까지
- 분만 제2기(태아 만출기) : 자궁경관의 완전개대부터 태아 만출이 끝날 때까지
- 분만 제3기(태반 만출기) : 태아 만출 후부터 태반이 만출 될 때까지
- 분만 제4기(회복기) : 분만 후 출혈이 멈추고 회복되는 기간

## 025 분만 후 산모 간호
- 회음절개부위 통증감소와 회복을 위해 분만 직후 회음부에 냉찜질, 12시간 이후부터는 좌욕을 실시하고 케겔 운동을 격려하며 가열등을 적용한다.
- 유두를 보호하는 역할을 하는 유분을 제거하지 않기 위해 모유수유 시 유두는 비누로 씻지 않는다.
- 산후 자궁위치를 바로잡기 위해 무릎가슴자세를 취해준다.
- 제왕절개 수술 후에도 산후질분비물(오로)가 배출되므로 패드를 자주 갈아준다.
- 조기이상과 산후운동을 통해 혈전색전증 예방, 산후질분비물 배출 촉진, 자궁수축 촉진 등을 기대할 수 있다.

## 026 보육기(인큐베이터) 사용 시 주의사항
- 보육기는 보육기제조회사에서 지정한 소독수를 사용하여 매일 청소하고 적어도 2시간마다 한 번씩 온도와 습도 등을 점검한다.
- 체온을 유지하고 열량소모와 감염을 예방하기 위해 보육기 문은 최소한으로 열고, 미숙아 만지는 횟수를 적게 한다.
- 미숙아를 보육기에 눕힐 때 보육기를 먼저 보온한 후 눕혀야 한다.
- 보육기 내의 온도는 30~32℃, 습도는 50~60%가 적합하다.
- 체온 유지와 감염 방지를 위해 미숙아의 체중을 잴 때는 보육기 안에 넣은 채 측정한다.
- 보육기 내에서는 최소한의 산소만 투여하여 '수정체뒤섬유증식'을 예방한다.

## 027 모유의 장점
- 모유 수유 시 옥시토신과 프로락틴이 분비되어 산모의 배란을 억제한다.
- 자궁 수축이 잘 되어 산후기(산욕기)가 단축되고 산후 비만을 억제할 수 있다.
- 우유에 비해 비타민 A와 당질이 많이 함유되어 있다.
- 젖병을 소독할 필요가 없고 일정한 온도로 제공할 수 있어 편리하다.
- 초유는 신생아의 태변 배출을 촉진한다.
- 구토, 변비, 설사, 알레르기 가능성이 적고 소화가 잘 된다.
- 면역체를 함유하고 있어 감염을 예방할 수 있다.
- 모자간의 애착이 증진된다.

**초유, 모유, 우유의 비교**

| 초유 | 모유 | 우유 |
|---|---|---|
| 면역체가 풍부하고, 성숙유에 비해 단백질, 비타민 A, 무기질이 풍부 | 우유에 비해 비타민 A와 당질이 풍부 | 모유에 비해 단백질이 풍부 |

\* 모유영양 시 비타민 C와 D를, 인공영양 시 비타민 C를 일찍부터 첨가하여 수유한다.

## 028 탈수
- 증상 : 피부와 구강점막 건조, 근육의 탄력성(피부 긴장도) 감소, 갈증호소, 빠르고 약한 호흡과 맥박, 체온 상승, 눈 주위가 움푹 들어감, 체중 감소, 소변 농축, 요비중 증가, 소변감소(핍뇨), 기면(졸음)상태, 영유아의 경우 앞숫구멍(대천문) 함몰
- 치료 : 경구 또는 비경구적으로 수분을 충분히 공급, 섭취량과 배설량 기록, 매일 체중 측정, 수시로 체위변경

## 029 천식 아동을 위한 간호

- 너무 건조하거나 습한 공기 모두 천식 발작의 위험을 증가시킬 수 있기 때문에 적절한 습도를 제공한다.
- 갑작스러운 온도 변화(더운 곳에 있다가 추운 곳으로 이동 시)를 주의한다.
- 집안 청소를 할 때는 비질이나 진공청소기 사용을 자제하고 물걸레를 이용한다.
- 천식발작 시 안정시키고 반좌위자세를 취해준다.
- 천식발작으로 입원 시 병실에 아이와 부모가 함께 있을 수 있게 하여 불안하지 않게 한다.
- 꽃가루나 화분에 쌓인 먼지(분진) 등이 천식 발작을 유발하기도 하므로 가정에서는 꽃이나 화초 키우는 것을 자제하는 것이 좋다.
- 애완견의 털, 털이 있는 인형, 바닥에 깔려있는 카펫 등이 천식을 악화시키기도 한다.
- 알레르기 원인물질(알레르겐)에 노출되는 것을 최소화한다.
- 외출 시 마스크를 착용한다.
- 충분한 영양분과 수분을 공급한다.
- 필요시 산소나 기관지확장제(**에** 에피네프린, 벤토린 등)를 투여하여 치료한다.

## 030 치매 환자의 식사 돕기

- 질식 위험이 있는 작고 딱딱한 사탕이나 땅콩 등은 제공하지 않는다.
- 접시보다는 사발 사용, 유리그릇보다는 플라스틱 그릇을 사용한다.
- 되도록 같은 장소에서, 같은 시간에, 같은 식사도구를 이용하여 식사를 제공한다.
- 사레가 자주 걸리면 조금 더 걸쭉한 음식을 제공한다.
- 간호조무사가 음식 온도를 식사 전에 미리 확인한 후 치매 환자에게 제공한다.
- 소금, 후추, 간장 같은 양념은 식탁 위에 두지 않는다.
- 손잡이가 크거나 약간 무게가 있는 숟가락을 주어 숟가락을 쥐고 있다는 사실을 인지하도록 한다.
- 지저분하게 식사하는 치매 환자의 경우, 비닐로 된 식탁보나 식탁 매트를 깔고 앞치마를 입힐 수도 있다.
- 그릇의 크기를 조절하여 식사량을 조정한다.
- 치매 환자가 방금 식사를 마쳤음에도 불구하고 계속해서 밥을 달라고 하는 경우 "지금 준비하고 있으니까 조금만 기다리세요."라고 말하고 관심을 다른 곳으로 돌린다.
- 밥에 독약을 넣었다고 우기면 먼저 밥 먹는 모습을 보여준다.

- 금방 식사한 것을 알 수 있도록 먹고 난 식기를 그대로 두거나, 매 식사 후 달력에 스스로 표시하도록 한다.
- 위험한 물건이나 음식을 빼앗기지 않으려고 할 때는 좋아하는 다른 간식과 교환해준다.

## 031 노화에 따른 소화계 및 감각계 변화

- 침(타액) 분비 감소로 구강 건조증과 치주질환이 증가한다.
- 위산 분비 감소로 소화능력이 저하된다.
- 후각이 감소되어 음식 냄새에 둔해진다.
- 갈증에 대한 반응이 느려 탈수에 빠지기 쉽다.
- 맛봉오리의 감소로 단맛과 짠맛에 둔감해지고 쓴맛과 신맛에 민감해지므로, 음식이 달고 짜고 쓴맛과 신맛이 나는 음식을 싫어하게 된다.
- 장 연동운동 감소로 변비가 증가한다.

## 032 노인학대 신고접수

- 노인학대가 의심이 되는 상황이라면 누구든지 노인보호전문기관 또는 수사기관에 상담과 신고가 가능하다.
- 노인학대 신고는 국번 없이 노인보호전문기관(☎ 1577-1389), 경찰서(☎112) 및 정부민원안내콜센터(☎110)로 신고히기나, 전화로 신고하기 부담스러운 경우 노인학대 신고앱인 ["나비새김(노인지킴이)"]을 통해서도 신고할 수 있다.

## 033 응급처치 순서(구명 4단계)

기도 유지(호흡) → 지혈(출혈) → 쇼크예방(순환) → 상처 보호(감염 예방)

## 034 개에 의한 교상 시 처치

- 물린 즉시 비눗물, 70% 알코올, 1% 염화벤잘코늄 용액으로 세척한 후 생리식염수로 다시 씻어낸다.
- 환측 부위의 장신구를 제거하고 부목을 댄 후 병원으로 간다.
- 개 : 7~10일 정도 가둬 놓고 관찰한다.
- 사람 : 그 사이 개가 공수병 증상을 보이거나 죽으면, 의료기관을 방문하여 공수병 예방을 위한 백신과 면역글로불린을 투여받는다.

## 035 상처(창상)의 종류

| 분류 | | 정의 | 처치 |
|---|---|---|---|
| 폐쇄상처 | 좌상 | 피하출혈이 생겨 부종, 통증, 멍이 나타남 | 얼음주머니 적용, 붕대로 압박하고 심장보다 높이기 |
| 개방상처 | 찰과상 | 피부가 벗겨진 것 | 세척, 드레싱 |
| | 열상 | 불규칙하게 찢어진 상처 | 상처 세척, 지혈, 드레싱 |
| | 벤 상처 (절상) | 날카로운 것에 베인 것 | 세척, 지혈, 드레싱 |
| | 자상 | 뾰족한 것에 찔린 것 | • 깨끗한 경우 : 세척, 드레싱<br>• 더러운 경우 : 세척, 드레싱, 파상풍 예방접종 실시<br>• 작은 이물은 빼도 되지만 이물이 깊이 박힌 경우에는 제거하지 않아야 함 |
| | 박리 (결출) | 피부 단면의 일부 또는 전체가 탈락된 상처 | • 조직이 붙어 있을 때 : 떼지 말고 원위치로 돌려 멸균드레싱 후 붕대로 압박 |
| | 절단 | 사지의 일부분이나 전체가 잘려나간 경우 | • 손상 부위 직접압박 및 거상<br>• 절단부위를 가지고 최대한 빨리 병원으로 이송 |

## 보건간호학 개요

## 036 보건교육 내용 선정 시 고려 사항

- 학습자(피교육자)의 흥미·관심 및 요구를 반영하여 내용을 선정한다.
- 실천할 수 있는 교육 내용을 선정한다.
- 피교육자의 사전경험이나 지식, 교육수준 등을 고려하여 내용을 선정한다.
- 보건교육의 진행 방향
  - 쉬운 것 → 어려운 것
  - 친숙한 것 → 낯선 것
  - 단순한 것 → 복잡한 것
  - 직접적인 것 → 간접적인 것
  - 구체적인 것 → 추상적인 것
  - 과거의 내용(필요시) → 최신의 내용

## 037 상담(면접, 면담) 시 주의사항

- 면접에서 가장 중요한 것은 피면접자와의 신뢰감 형성이다.
- 면접자에게 가장 중요한 자세는 피면접자의 이야기를 잘 청취(경청)하는 태도이다.

- 피면접자가 스스로 말할 때까지 대답을 강요하지 않아야 한다.
- 비밀을 보장해주어야 한다.
- 전문용어를 지나치게 사용하지 않도록 주의한다.
- 부드럽고 조용한 면접 분위기 조성한다.
- 피면접자의 부정적인 감정표시도 잘 수용해야 한다.
- 피면접자가 대화 도중에 잠깐씩 중지하는 부분에 관심을 기울인다.
- 지시, 명령, 설득, 훈계, 충고를 피한다.
- 현재의 문제에 초점을 맞추도록 하고 주제가 이탈하지 않도록 한다.
- 주로 듣는 위치에 있도록 하고 직접적이거나 자극적인 질문은 피한다.
- 효과적인 면접기술인 경청, 수용, 공감, 반복, 요약, 침묵, 질문, 청취, 관찰 등을 적절하게 사용한다.

## 038 보건교육 평가도구

- 신뢰도(일관성 강조) : 교육 내용을 일관성 있게 평가했는지를 보는 것으로, 동일한 대상을 동일한 방법으로 반복 측정했을 때 같은 결과가 나오는 경우 신뢰도가 높다고 본다.
- 타당도 : 검사도구가 측정하려는 내용을 얼마나 충실하게 측정하고 있는가의 정도, 즉 교육 내용에 적합한 내용을 가지고 평가했는지를 보는 것이다. 예를 들어 흡연예방 교육 프로그램 후 평가 내용이 흡연의 위험성과 예방 방법에 대한 것이면 내용 타당도가 높은 것이다.
- 객관도(공정성 강조) : 평가자의 편견이나 주관을 배제하고 표준화된 기준에 따라 공정하게 평가하는 정도를 의미한다. 객관식 문제나 체크리스트를 사용하면 평가의 객관도를 높일 수 있다.
- 실용도 : 평가도구 혹은 평가 방법이 얼마나 쉽게 적용될 수 있는가 하는 경제성, 간편성, 편의성이 있어야 한다.

## 039 심포지엄

- 특정 주제에 대해 2~5명의 전문가가 10~15분간 의견을 발표한 후 사회자가 청중을 공개토론 형식으로 참여시키는 방법으로 보통 발표자, 사회자, 청중 모두가 전문가이다.
- 심포지엄의 청중은 주로 전문가와 연구자들이 많지만, 관심 있는 일반인이나 학생들도 참석할 수 있다.
- 여러 발표자가 특정 주제에 대해 각자의 의견을 발표하는 형식이다. 보통 연구나 학술적인 내용을 중심으로 진행된다.
- 각 발표자에게 일정한 발표 시간이 주어지는데, 이때 미리 준비된 발표를 하며, 발표 후 청중과 질의응답 등을 통한 토론이 이어진다.

- 주제에 대한 심도 있는 정보 전달과 연구 결과 공유가 주된 목적이다.

### 040 보건소
- 보건소는 지방보건행정조직이다.
- 보건소의 인사권은 시장·군수·구청장이 담당하므로 보건소장은 시장·군수·구청장이 임명한다.
- 지역주민을 위한 지역보건사업을 수행한다.
- 우리나라 보건소는 보건복지부로부터 보건에 관한 기술과 보건의료사업을 지도·감독받고, 행정안전부로부터 인력과 예산을 지원받는 이원화된 지도·감독 체제이므로 보건행정 활동에 어려움이 있다.
- 보건소 설치의 근거가 되는 법은 「지역보건법」이다.

### 041 보건의료체계의 구성요소

**1. 보건의료 자원의 개발(보건의료 자원)**
- 보건의료서비스를 제공하고 지원하는 기능을 수행하는 데 필요한 인적·물적 자원을 개발하는 것이다.
- 보건의료 자원 : 보건의료 인력, 시설, 장비 및 물자, 지식 및 기술

**2. 자원의 조직화(보건의료 자원의 조직)**
- 다양한 자원들이 적절히 기능하기 위해서는 일정 형태의 조직이 필요하다.
- 국가보건조직, 건강보험조직, 기타 정부기관, 비정부기관, 자발적 민간단체 등이 조직화 역할을 수행한다.

**3. 경제적 지원(보건의료 재정)**
- 공공재원, 기업(고용주), 조직화된 민간기관, 지역사회의 기여, 외국의 원조, 가계 등을 통해 재원을 조달한다.

**4. 보건의료서비스의 제공**
- 건강증진, 예방, 치료, 재활 등의 포괄적인 보건의료서비스가 이루어져야 한다.

**5. 보건의료 정책과 관리**
- 지도력, 의사결정(기획, 실행 및 달성, 감시 및 평가, 정보지원), 규제에 중점을 두어야 한다.

### 042 건강보험심사평가원
요양급여비용 심사와 요양급여의 적정성 평가 업무를 수행하는 보건복지부 산하 준정부기관으로, 심평원이라고도 불린다.

### 043 의료보장
- 국민건강보험은 강제적 가입방식이다.
- 고소득자도 직장건강보험 또는 지역건강보험에 가입해야 한다.
- 저소득자는 의료급여에 해당된다.
- 직장근로자는 직장건강보험에 가입해야 한다.

- 산업재해 보상은 근로복지공단에서 한다.

### 044 방문간호
장기요양요원인 간호사, 간호조무사, 치위생사가 의사, 한의사 또는 치과의사의 '방문간호지시서'에 따라 수급자의 가정을 방문하여 간호, 진료보조, 요양에 관한 상담 또는 구강위생 등을 제공하는 재가급여 서비스이다.

### 045 포괄수가제

| 개념 | 질병군별(진단명) 또는 환자요양일수별로 미리 책정된 일정액의 진료비 지급 |
|---|---|
| 장점 | • 과잉진료 억제<br>• 환자 입원일수 단축<br>• 의료비용 사전 예측 가능<br>• 진료비 청구·심사업무 간소화<br>• 의료기관과 심사기구, 보험자간의 마찰 감소 |
| 단점 | • 진료코드를 조작할 우려<br>• 제공하는 서비스 양의 최소화되어 의료서비스의 질 저하<br>• 중증도가 높거나 예후가 좋지 않은 질병군 회피 가능성<br>• 신 의료기술 및 새로운 진료방식 채택의 억제로 임상 발전 저해 |

### 046 열섬 현상
- 자동차 배기가스와 미세먼지, 고층건물의 밀집, 인구 과밀 등의 영향으로 도시 공기의 오염과 인공열로 인해 도심의 온도가 변두리보다 높아지는 현상이다.
- 여름보다 겨울에 더 뚜렷하다.

### 047 환경영향평가
대규모 개발 사업이 환경에 미치는 피해나 오염을 최소화하기 위해 사전에 조사하고 예측하는 평가이다.

### 048 대장균
- 음용수 오염과 수질 오염, 분변 오염의 지표이며 이것의 검출로 다른 병원성 세균의 존재를 추측할 수 있다.
- 주 1회 이상 수질 검사 시 반드시 확인해야 하는 항목이다.
- 물 100mL 중 검출되지 않아야 한다.

### 049 건조법
식품 내의 수분을 15% 이하로 제거하고 건조시켜 세균의 발육을 억제하는 물리적 보존법

### 050 레이노증후군(레이노병)
- 손과 발을 따뜻하게 하고 자주 움직인다.
- 따뜻한 물에 손과 발을 담근디.
- 작업 시 두꺼운 장갑이나 양말을 착용한다.
- 오랫동안 추위에 노출되지 않도록 한다.
- 술, 담배, 카페인을 자제하고 스트레스를 줄이도록 노력한다.

**공중보건학 개론**

## 051 병원력(병원성)

병원체가 숙주에게 증상(현성)감염을 일으키는 능력으로, 감염된 숙주 중 증상감염을 나타내는 수준을 의미한다.

$$병원력(병원성) = \frac{발병자 수(증상 감염자 수)}{총 감염자 수} \times 100$$

## 052 소화계 감염병

콜레라, 장티푸스, 파라티푸스, 세균이질, 장출혈성대장균 감염증, A형간염 등

> **세균이질**
> - 병원체 : 이질균
> - 특징 : 5세 이하의 아동에게 발생률 높음
> - 전파경로 : 오염된 물과 음식물, 환자나 병원체 보유자와 직·간접 접촉
> - 증상 : 증상이 없거나 경미하기도 함, 고열, 구토, 경련성 복통, 심한 설사, 혈액이나 고름이 섞인 점액성 대변, 뒤묵직(이급후증), 심할 경우 중추신경계 증상이 나타남
> - 예방 및 관리 : 백신 없음, 물과 음식물의 위생적인 관리, 손 씻기, 사용한 식기는 자비소독, 변소 및 하수도의 개량 및 정비, 파리 박멸
> - 치료 및 간호 : 수분과 전해질 공급, 유동식 제공, 항생제 치료, 항생제 치료가 끝나고 48시간 후부터 24시간 간격으로 2회 대변배양검사를 시행하여 균이 나오지 않을 때까지 환자 격리

## 053 활동성 결핵 환자의 간호

- 활동성 결핵환자로 밝혀진 경우 즉시 음압병실에 격리하고 격리실 문은 항상 닫아둔다.
- 병실에 출입하는 의료진은 반드시 N95마스크를 착용한다.
- 환자는 기침 시 코와 입을 막고, 휴지와 가래는 따로 비닐에 모아 소각한다.
- 침구나 의류는 일광소독한다.
- 고단백·고비타민·고지방·고탄수화물 식이를 제공한다.
- 항결핵제를 규칙적으로 복용한다.
- 객혈 시 절대안정을 취해준다.

## 054 질병 발생 요인

1. 병원체 요인
- 물리적 요인 : 온도, 습도, 기압, 방사선 등
- 화학적 요인 : 화학물질, 중금속, 유해가스 등
- 생물학적 요인 : 세균(박테리아), 바이러스, 절지동물, 기생충, 곰팡이 등
2. 환경 요인 : 생물학적(매개 곤충, 매개 동물), 물리화학적(지형, 기후, 상하수도, 화학물질), 사회문화적(전쟁), 경제적(경제적 수준, 직업)

3. 숙주 요인 : 인종, 연령, 성별, 건강상태, 면역상태, 영양상태, 생활습관, 개인위생, 성격 등

## 055 국가암검진 사업

| 종류 | 검진대상 | 검진방법 | 검진주기 |
|---|---|---|---|
| 위암 | 40세 이상의 남녀 | 위내시경검사 (불가피한 경우 선택적으로 상부 위장조영 시행) | 2년 |
| 간암 | 40세 이상의 남녀 중 간암 발생 고위험군* (*간경화증, B형 간염항원 양성, C형 간염항체 양성, B형 또는 C형 간염 바이러스에 의한 만성 간질환 환자) | 간초음파 검사와 혈액검사 | 6개월 |
| 대장암 | 50세 이상의 남녀 | 분변잠혈검사 후 이상소견 시 대장내시경 | 1년 |
| 유방암 | 40세 이상의 여성 | 유방촬영 | 2년 |
| 자궁경부암 | 20세 이상의 여성 | 자궁경부질세포 검사 (Pap smear) | 2년 |
| 폐암 | 54~74세 남녀 중 폐암 발생 고위험군 (30갑년* 이상 흡연력을 가진 현재 흡연자와 폐암 검진의 필요성이 높아 보건복지부장관이 정하여 고시하는 사람) *갑년 : 하루 평균 담배 소비량(갑)×흡연기간(년) (30갑년= 매일 1갑씩 30년, 매일 2갑씩 15년) | 저선량 흉부CT | 2년 |

## 056 인구 성비(성별 인구구성)

- 성비 : 여자 100명에 대한 남자의 비율

$$성비 = \frac{남자 수}{여자 수} \times 100$$

- 출생 시에는 여자보다 남자의 수가 많으므로 2차 성비가 높다.
- 노년기에는 남자보다 여자의 수가 많으므로 3차 성비가 낮다.

> - 1차 성비 : 태아의 성비
> - 2차 성비 : 출생 시 성비(장래 인구 추정에 좋은 자료)
> 예 2차 성비 105 = 출생 시 여자 : 남자의 비율이 100 : 105라는 의미
> - 3차 성비 : 현재 성비

## 057 「모자보건법」상 모자보건 사업의 대상자

- 신생아 : 출생 후 28일 이내
- 미숙아 : 신체 발육이 미숙한 채로 출생한 재태기간 37

주 미만 출생아
- 영유아 : 출생 후 6년 미만
- 선천성 이상아 : 선천성 기형·변형 및 염색체 이상을 지닌 영유아
- 임산부 : 임신 중이거나 분만 후 6개월 미만인 여성
- 모성 : 임산부와 가임기 여성

## 058 영아사망률

영아사망률을 국가나 지역사회의 보건수준을 나타내는 대표적인 지표로 사용하는 이유는 영아사망이 상대적으로 경제·사회·문화·환경적 특성에 민감하게 반응하고, 한정된 집단으로 정확성이 높고, 국가 간 변동범위가 크므로 비교 시 편의성이 높기 때문이다.

## 059 예방접종 시기

- 폴리오(IPV) : 2, 4, 6~18개월, 4~6세
- B형간염(HepB) : 출생 시, 1개월, 6개월
- 결핵(BCG) : 4주 이내

## 060 이상적인 가정방문 시간

- 미리 약속한 시간에 방문한다.
- 대상자와 가족이 함께 있는 시간에 방문하다.
- 대상자가 바쁜 시간이나 농촌의 농번기에는 피하는 것이 좋다.

## 061 방문건강관리사업

| 법적 근거 | 「지역보건법」 |
|---|---|
| 제공 서비스 | 지역주민의 건강증진 및 질병예방과 관리를 위한 서비스 제공 |
| 대상 | 독거노인, 장애인, 기초생활 수급자 등 건강취약계층 |
| 운영 주체 | 보건소 |
| 제공인력 | 간호사, 사회복지사, 물리치료사, 영양사 등 |
| 재원 | 조세 |
| 수가체계 (비용) | 무료 |
| 제공 장소 | 가정 |
| 이용절차 | 관할보건소에 대상자 등록 후 관리 |

## 062 셀리에의 「일반 적응 증후군」(스트레스에 대한 반응)

* 경고기 → 저항기 → 소모기
- 경고기 · 신체적 위협인 스트레스에 대항할 수 있도록 생리적인 변화가 나타나는 단계로 교감신경이 활성화되어 예민함, 두근거림, 수면장애, 복통, 설사 등이 나타나는 시기
- 저항기(대응-저항 반응) : 지속되는 스트레스로 인해 정상 수준 이상의 반응을 나타내는 단계로 스트레스에 적

응 또는 저항하여 신경과 호르몬에 변화가 나타나고 계속적이고 만성적인 스트레스와 관련된 질병이 나타나며 면역계의 변화를 일으켜 감염에 취약해지는 시기
- 소모기 : 신체적 방어 능력이 저하되어 퇴화하거나 병드는 단계로 자포자기, 우울한 감정, 인지 왜곡 등의 탈진 반응이 나타나는 시기

## 063 노인요양시설

- 치매·중풍 등 노인성 질환 등으로 심신에 상당한 장애가 발생하여 도움이 필요한 노인을 입소시켜 급식·요양과 그 밖에 일상생활에 필요한 편의를 제공하는 입소자 10인 이상의 시설
- 대상
  - 장기요양 1~2등급
  - 장기요양 3~5등급자 중 불가피한 사유, 치매 등으로 등급판정위원회에서 시설급여 대상자로 판정을 받은 자

## 064 건강관리실의 장단점

| 장점 | - 간호 제공자의 시간과 비용을 절약할 수 있다.<br>- 건강관리실의 다양한 물품과 기구 활용이 가능하다.<br>- 같은 문제를 가진 대상자들끼리 경험을 나눌 수 있는 기회가 많다.<br>- 특수한 상담 및 의뢰를 즉각적으로 실시할 수 있다. |
|---|---|
| 단점 | - 거동이 불편하거나 방문이 불가능한 대상자는 이용하기 어렵다.<br>- 대상자의 가족에 대한 상황을 정확히 파악하기 어렵다.<br>- 가족의 상황에 맞는 간호와 교육, 상담을 제공하기 어렵다.<br>- 가족단위로 보건교육을 실시하기 어렵다.<br>- 가정에 있는 물품을 활용한 교육이 불가능하다. |

## 065 간호조무사의 업무 및 무면허 의료행위 등 금지

**「간호법」(제15조) 간호조무사의 업무 [시행 2025. 6. 21.]**
간호조무사는 의원급 의료기관에 한정하여 같은 법에 따른 의사, 치과의사, 한의사의 지도하에 환자의 요양을 위한 간호 및 진료의 보조를 수행할 수 있다.

**「의료법」(제 27조) 무면허 의료행위 등 금지**
의료인이 아니면 누구든지 의료행위를 할 수 없으며 의료인도 면허된 것 이외의 의료행위를 할 수 없다.

* 다음 각 호의 어느 하나에 해당하는 자는 「보건복지부령」으로 정하는 범위에서 의료행위를 할 수 있다.
1. 외국의 의료인 면허를 가진 자로서 일정 기간 국내에 체류하는 자(보건복지부장관의 승인 필요)
   - 외국과의 교류 또는 기술협력에 따른 교환교수의 입무
   - 교육연구사업을 위한 업무
   - 국제의료봉사단의 의료봉사 업무
2. 의과대학, 치과대학, 한의과대학, 의학전문대학원, 치의학전문대학원, 한의학전문대학원, 종합병원 또는 외국 의료원조기관의 의료봉사 또는 연구 및 시범사업을 위하여 의료행위를 하는 자

3. 의학·치과의학·한방의학 또는 간호학을 전공하는 학교의 학생
  - 전공 분야와 관련되는 실습을 하기 위하여 지도교수의 지도·감독을 받아 행하는 의료행위
  - 국민에 대한 의료봉사활동으로서 의료인의 지도·감독을 받아 행하는 의료행위
  - 전시·사변이나 그 밖에 이에 준하는 국가비상사태 시에 국가나 지방자치단체의 요청에 따라 의료인의 지도·감독을 받아 행하는 의료행위

## 066 「정신건강복지법」 제50조 (응급입원)

- 정신질환자로 추정되는 사람으로서 자신의 건강 또는 안전이나 다른 사람에게 해를 끼칠 위험이 큰 사람을 발견한 사람은 그 상황이 매우 급박하여 규정에 따른 입원 등을 시킬 시간적 여유가 없을 때에는 의사와 경찰관의 동의를 받아 정신의료기관에 그 사람에 대한 응급입원을 의뢰할 수 있다.
- 입원을 의뢰할 때에는 이에 동의한 경찰관 또는 구급대원은 정신의료기관까지 그 사람을 호송한다.
- 정신의료기관의 장은 응급입원이 의뢰된 사람을 3일(공휴일 제외) 이내의 기간 동안 응급입원을 시킬 수 있다.
- 응급입원을 시킨 정신의료기관의 장은 지체 없이 정신건강의학과전문의에게 그 응급입원한 사람의 증상을 진단하게 하여야 한다.
- 정신의료기관의 장은 정신건강의학과전문의의 진단 결과 그 사람이 자신의 건강 또는 안전이나 다른 사람에게 해를 끼칠 위험이 있는 정신질환자로서 계속하여 입원할 필요가 있다고 인정된 경우에는 규정에 따라 입원을 할 수 있도록 필요한 조치를 하고, 계속하여 입원할 필요가 없다고 인정된 경우에는 즉시 퇴원시켜야 한다.

## 067 「결핵예방법」 제8조 (의료기관 등의 신고의무)

> \* 결핵환자등을 진단 및 치료한 경우
> \* 결핵환자등이 사망하였거나 그 사체를 검안한 경우

- 의사 및 그 밖의 의료기관 종사자는 지체 없이 소속된 의료기관의 장에게 보고하여야 한다.
- 보고를 받은 의료기관의 장은 24시간 이내에 관할 보건소장에게 신고하여야 한다.
- 의료기관에 소속되지 아니한 의사는 그 사실을 관할 보건소장에게 신고하여야 한다.

## 068 「구강보건법」 제12조 (학교 구강보건사업)

유치원 및 학교의 장은 다음 각 호의 사업을 하여야 한다.
- 구강보건교육
- 구강검진
- 칫솔질과 치실질 등 구강위생관리 지도 및 실천
- 불소용액 양치와 치과의사 또는 치과의사의 지도에 따른 치과위생사의 불소 도포
- 지속적인 구강건강관리
- 그 밖에 학생의 구강건강 증진에 필요하다고 인정되는 사항

## 069 채혈금지대상자 〈건강진단 관련 요인〉

- 체중이 남자는 50킬로그램 미만, 여자는 45킬로그램 미만인 자
- 체온이 섭씨 37.5도를 초과하는 자
- 맥박이 1분에 50회 미만 또는 100회를 초과하는 자
- 수축기혈압이 90밀리미터(수은주압) 미만 또는 180밀리미터(수은주압) 이상인 자
- 이완기혈압이 100밀리미터(수은주압) 이상인 자

\* 「혈액관리법 시행규칙」 [별표 1의 2] 참고

## 070 역학조사

- "역학조사"란 감염병환자등이 발생한 경우 감염병의 차단과 확산 방지 등을 위하여 감염병환자 등의 발생규모를 파악하고 감염원을 추적하는 등의 활동과, 감염병 예방접종 후 이상반응 사례가 발생한 경우나 감염병 여부가 불분명하나 그 발병원인을 조사할 필요가 있는 사례가 발생한 경우 그 원인을 규명하기 위하여 하는 활동을 말한다.
- 「감염병의 예방 및 관리에 관한 법률」 제18조(역학조사) : 질병관리청장, 시·도지사 또는 시장·군수·구청장은 감염병이 발생하여 유행할 우려가 있거나, 감염병 여부가 불분명하나 발병원인을 조사할 필요가 있다고 인정하면 지체 없이 역학조사를 하여야 한다.

## 071 맥박결손 측정

- 말초맥박이 심첨맥박의 수보다 10회 이상 적은 경우를 맥박결손이라고 한다.
- 2명의 간호조무사 중 한 명은 심첨맥박을, 또 다른 한 명은 요골맥박을 동시에 1분간 측정하여 비교한다.
- 주로 비정상적이고 불규칙한 맥박 리듬을 가진 부정맥 환자 등에게 측정한다.

## 072 혈압 측정 시 발생할 수 있는 오류

| 혈압이 높게 측정될 경우 | 혈압이 낮게 측정될 경우 |
|---|---|
| • 운동, 식사, 흡연 후<br>• 혈압측정 전에 충분히 안정이 안 되었을 경우<br>• 측정띠(커프)의 크기가 너무 좁을 때<br>• 측정띠가 느슨하게 감겼을 경우<br>• 팔이 심장보다 낮을 때<br>• 반복 측정 시 2~5분 이상 충분히 휴식하지 않은 경우 | • 설사, 구토로 인한 탈수, 쇼크, 수면 시<br>• 측정띠(커프)의 크기가 너무 넓을 때<br>• 팔이 심장보다 높을 때<br>• 측정띠의 공기를 지나치게 빨리 뺄 때<br>• 공기를 충분히 주입하지 않았을 때 |

## 073 역격리(보호격리)

- 감수성이 높아 감염에 민감한 사람을 위해 주위 환경을 무균적으로 유지하는 것
- 외부로부터 공기유입이 없도록 양압 유지 : 병실 안 → 병실 밖으로 공기 이동
- **예** 백혈병 환자, 광범위 화상 환자, 면역억제제 사용 환자, 항암치료 환자, 장기이식 환자 등을 양압병실에서 보호하며 관찰하는 것

## 074 자비소독

- 자비소독기의 물이 끓기 시작할 때 소독할 물품이 완전히 잠기도록 넣은 후 뚜껑을 닫고 끓인다.
- 유리제품은 찬물에 넣은 후 끓기 시작하면 10분 동안 더 끓여 소독한다.
- 10~20분 동안 끓는 물속에 넣어 소독하는 것으로 포자(아포) 및 일부 바이러스는 제거하지 못한다.
- 금속, 고무, 유리, 섬유제품 등의 소독에 자주 이용된다.
- 오일을 사용한 물품의 경우 비누와 물로 먼저 씻고 깨끗이 닦은 후 끓인다.
- 감염병 환자의 식기는 끓인 후 씻는다.

## 075 멸균물품 다루는 방법

- 멸균물품 주변에서 말하거나 웃지 말고, 펼쳐놓은 멸균포나 멸균물품 위로 손이 지나가지 않도록 해야 한다.
- 멸균물품은 사용 직전에 개봉한다.
- 멸균포의 가장자리는 오염으로 간주한다.
- 유효기간이 얼마 남지 않은 물품을 앞쪽으로 배치하여 먼저 사용할 수 있도록 한다.
- 멸균포 개봉 시 시행자의 먼 쪽→옆쪽→가까운 쪽 순으로 펼친다.

## 076 단순 안면 마스크

- 마스크를 코에서 턱 방향으로 씌운다.
- 산소로 인한 눈의 자극을 방지하기 위해 눈 부분의 마스크를 꼭 맞게 씌운다.
- 코와 입을 덮은 상태로 산소가 제공되어 피부가 자극될 수 있으므로 2시간마다 마스크 안쪽을 마른 거즈로 닦고 피부를 건조시킨다.
- 뼈 돌출부위의 피부자극을 방지하기 위해 귀 뒤나 압박부위에 거즈나 패드 대어준다.
- 비교적 높은 농도의 산소를 투여할 수 있는 방법이다.
- 말하거나 먹을 때마다 벗어야 하고, 환자가 답답함을 느낄 수도 있다.

## 077 기관절개관 내관 소독용액

제거한 내관을 과산화수소 1 : 생리식염수 2로 희석된 과산화수소수에 담가두었다가 멸균된 세척솔이나 긴 면봉을 이용하여 내관 전체를 깨끗이 닦는다.

## 078 구강섭취가 불가능한 환자

무의식 환자, 금식 환자, 급성 뇌출혈 초기 환자, 삼킴곤란(연하곤란)이 심한 환자, 위천공 환자나 급성 충수염 환자 등 전신마취 수술 예정인 환자 등

## 079 코위관의 위치 확인법

- 가슴 X선을 촬영하여 코위관의 위치를 확인한다.(X선상 코위관 끝이 위내에 위치하면 ○)
- 코위관 끝을 물그릇에 넣어 보아 공기방울이 발생하면 기도에 삽입된 것이므로 제거 후 다시 삽입한다.(공기방울이 보이면 ×)
- 코위관에 10~20mL의 공기를 넣으면서 공기가 지나가는 소리가 상복부에서 들리는지 청진기로 확인한다.(공기 주입 소리가 들리면 ○)
- pH 시험지에 흡인한 액체를 떨어뜨려보아 산성인지 확인한다.(pH 5.5 이하의 산성이면 ○)
- 주사기로 위 내용물이 나오는지 흡인해본다.(위 내용물이 나오면 ○)

## 080 섭취량과 배설량

- 얼음은 섭취한 얼음양의 1/2을 수분 섭취량으로 환산한다.
- 영아는 기저귀 무게로 배설량을 측정한다.
- 섭취량에는 경구적, 비경구적 섭취량을 모두 기록한다.
- 복막투석액을 주입량은 섭취량으로, 배출량은 배설량으로 기록한다.
- 과다호흡(호흡항진)은 배설량에 포함시키고 일반호흡은 배설량에 포함시키지 않는다.

> **섭취량과 배설량에 포함되는 사항**
> 1. 섭취량에 포함되는 사항
> - 약 복용 시 섭취한 물을 포함하여 입으로 섭취한 모든 음식에 함유된 수분량과 물·음료, 정맥주사, 수혈, 코위관 영양으로 주입한 영양액, 복막투석액 등
> - 얼음은 전체 양의 절반을 수분량으로 측정한다.
> 2. 배설량에 포함되는 사항
> - 소변, 설사, 구토물, 출혈량, 젖은 드레싱, 심한 발한, 과다호흡(호흡항진), 상처 배액량, 흉관 배액량 등
> - 정상대변, 발한, 정상호흡 시 수분 소실량, 가글액 등은 배설량에 포함하지 않는다.

## 081 구풍관장

우유와 당밀 또는 글리세린, 마그네슘, 물의 혼합 용액을 사용한 관장으로 소화계 수술 후 또는 복막염 환자에게 장내 가스를 배출할 목적으로 시행하는 관장이다.

## 082  소변주머니의 위치

- 유치도관 삽입 후 소변주머니는 항상 방광보다 아래에 위치시켜 소변의 역류로 인한 요로감염을 방지한다.
- 침상난간이 아닌 침상틀에 고정한다.

## 083  붕대법의 종류

| | | |
|---|---|---|
| | 환행대<br>(돌림붕대) | 모든 붕대법의 시작과 마지막에 사용하며, 같은 부위를 여러 번 겹쳐서 감는 방법 |
| | 나선붕대 | 굵기가 비슷한 손가락, 위팔(상완), 몸통에 적용하는 것으로, 1/2~2/3 정도 겹쳐가며 감아 올라가는 방법 |
| | 나선절전대<br>(나선 역행붕대) | 아래팔(전완)이나 종아리 같이 굵기가 급히 변하는 부위에 적용하는 것으로, 나선으로 감을 때마다 전면에서 엄지를 대고 뒤집어 내려서 돌려 감는 방법 |
| | 8자붕대<br>(8자대) | 손과 손가락, 몸과 사지의 연결점, 발꿈치, 팔꿈치 등 관절이나 돌출부에 붕대를 어슷하게 번갈아 돌려 감아 8자형으로 부위를 올려 감고 내려감는 방법 |
| | 되돌이붕대<br>(회귀대) | 절단면, 말단 부위, 머리 등에 있는 드레싱을 고정할 때 사용하며, 환행대로 먼저 감고 중앙에서 시작하여 앞뒤로 오가며 상처 부위를 감는 방법 |
| | 경사붕대<br>(사행대) | 드레싱이나 부목을 가볍게 고정할 때 사용하며, 계속 감아 올라가되 겹쳐지지 않게 감는 방법 |

## 084  욕창 예방 간호

딱딱한 침대에 오랫동안 누워 지낼 경우 욕창 발생 위험이 높아지므로, 피부에 가해지는 압력을 줄이기 위해 변압, 진동, 공기, 물 등을 사용한 욕창 예방 매트리스를 사용한다.

## 085  견인

견인은 끈, 도르래, 무게장치 등을 이용하여 골절이나 탈구 부위에 당기는 힘을 가해 뼈를 직선으로 배열하고 잘못된 위치를 교정하기 위한 장치이다.

## 086  남성 회음부 간호

- 바로누운자세(앙와위)를 취해준다.
- 요도구는 안에서 바깥방향으로 원을 그리며 닦는다.
- 귀두 → 음경 → 치골 → 항문 순으로 닦는다.
- 유치도관을 삽입한 경우 물에 적신 솜이나 거즈를 사용하여 닦는다.
- 포경수술을 하지 않은 남성은 포피를 뒤집어 닦아준다.

## 087  통목욕 시 주의사항

- 목욕 중에는 창문을 닫고, 목욕이 끝나면 창문을 열어 환기시킨다.
- 문 밖에 '사용 중'이라는 팻말을 달고, 문은 안에서 잠그지 않아야 한다.
- 뜨거운 물은 환자가 목욕통 밖으로 나온 상태에서 받아 화상을 예방한다.
- 감각장애 환자의 경우 목욕물의 온도를 조금 낮추어 준비한다.
- 목욕 중 어지러움을 호소하면 즉시 목욕통의 물을 빼고 머리는 수평으로 유지하고 다리를 높인 자세를 취해준다.

## 088  특수구강간호 대상자

무의식 환자, 장기간 금식 환자, 코위관 삽입 환자, 기관 내 삽관 환자, 산소요법 중인 환자, 전신마비 또는 반신마비(편마비) 환자, 탈수가 심한 환자 등

## 089  상황별 환자의 자세

- 허리천자(요추천자) 시 옆으로 누워 양 무릎을 가슴에 붙여 등을 구부린 옆누운 잭나이프자세(새우등 자세)를 취해준다.
- 폐 수술 후 환자에게는 폐를 최대한 확장시킬 수 있는 반좌위자세를 취해준다.
- 가슴막천자(흉강천자)를 위해 천자측 상지를 머리위로 올리거나, 테이블 위에 베개를 올려놓고 그 위로 팔짱을 낀 채 엎드린 자세를 취해 준다.
- 남성 환자에게 유치도뇨 시행을 위해 바로누운자세(앙와위)를 취해준다.
- 무의식 환자의 구강분비물 배액을 촉진하고 흡인을 방지하기 위해 반엎드린자세(심즈자세)를 취해준다.

**바로누운자세(앙와위)**

- 반듯하게 눕는 자세
- 남자 인공도뇨 시, 척추 손상 시 척추선열 유지, 허리천자(요추천자) 후 두통이나 뇌척수액 누출 방지를 위해 취하는 자세
- 어깨뼈(견갑골), 엉치뼈(천골), 팔꿈치, 발꿈치 등에 욕창이 발생할 수 있으므로 주의 깊게 관찰해야 함
- 오랫동안 바로누운자세(앙와위)를 취해야 할 경우 발받침대(발지지대)를 대어주어 발처짐(족하수)을 예방

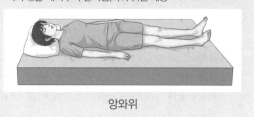

앙와위

### 090 발가락의 능동적 관절가동범위 운동

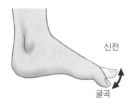
신전 / 굴곡

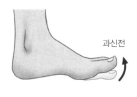
과신전

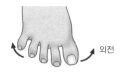
외전

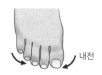
내전

### 091 협조가 가능한 환자를 침대 머리 쪽으로 이동시키는 방법

- 침대를 수평으로 하고 베개를 머리 쪽으로 옮긴다.
- 환자에게 침대 머리 쪽 난간을 잡게 하고 무릎을 세워 발바닥을 침대에 닿게 한 후 다리에 힘을 주게 한다.
- 간호조무사는 환자의 대퇴 아래에 한쪽 팔을 넣고 다른 팔로 침대 면을 밀며 구령에 맞추어 침대 머리 쪽으로 이동시킨다.
- 간호조무사의 한손은 어깨 밑에, 한손은 환자 무릎 밑에 넣고 이동하는 것도 가능하다.

**환자가 협조를 할 수 없는 경우**
간호조무사 2명이 침대 양편에 한 사람씩 마주서서 한쪽 팔은 어깨와 등 밑을, 다른 팔로는 엉덩이와 대퇴를 지지하고 구령에 맞추어 동시에 환자를 침대 머리 쪽으로 이동시킨다.

### 092 환자를 침대에서 일으켜 세울 때 앞에서 보조하는 방법

- 환자의 발을 무릎보다 살짝 안쪽으로 옮긴다.
- 간호조무사의 양손으로 환자의 허리를 잡는다.

- 간호조무사의 무릎을 환자의 마비된 쪽 무릎 앞에 대고 지지한다.
- 환자의 상체를 앞으로(간호조무사 쪽으로) 숙이게 하면서 천천히 일으켜 세운다.
- 환자가 양 무릎을 펴고 선 자세로 균형을 잡을 때까지 잡아준다.

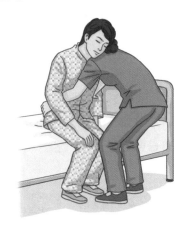

### 093 수액을 주입 중인 환자의 상의 갈아입히기

- 입을 때 : 수액 → 수액 있는 팔 → 수액 없는 팔
- 벗을 때 : 수액 없는 팔 → 수액 있는 팔 → 수액

### 094 신체보호대 적용 시 주의사항

- 보호대는 침대 난간이 아닌 침대틀에 묶는다.
- 환자가 움직이더라도 신체보호대 적용부위가 조여지지 않는 방법으로 묶는다.
- 신체 보호대는 의사의 처방 하에 사용절차에 따라 최소한의 시간만 적용한다.
- 일시적으로 보호대를 풀어줄 경우에는 환자를 혼자 두지 않는다.
- 적어도 2시간마다 30분간 풀어 피부를 관찰하고 관절운동을 실시한다.

### 095 냉요법의 목적

체온 하강, 통증 완화, 부종 경감, 혈관 수축에 의한 지혈, 화농과정 지연, 근육 긴장도 증가, 대사활동 감소 등

### 096 수술 전날 간호

- 수술 중 배변으로 인한 수술 부위 오염을 예방하기 위해 청결 관장을 실시한다.
- 환자의 귀중품은 보호자에게 보관하도록 한다.
- 환자교육은 수술 후 발생할 수 있는 합병증을 예방하기 위해 수술 전에 실시한다.
- 수술 전 8시간 이상 구강으로 섭취하는 모든 것을 일체 금한다.
- 수술동의서는 수술에 참여하는 의사가 환자에게 충분한

설명 후 받는 것으로, 간호조무사는 수술동의서에 환자의 서명이 있는지 확인해야 한다.

## 097 심전도 검사(EKG)
- 피부에 전극을 부착하여 심장의 전기적 활동 상태를 기록하는 검사이다.
- 검사 시 바로누운자세(앙와위)를 취해준다.
- 전극부착 부위를 알코올로 닦는다. 전기전도를 돕기 위하여 전극 연고나 젤 등을 사용할 수 있다.
- 금식은 필요 없지만 검사 전 흡연, 음주, 무리한 운동, 카페인 섭취를 하지 않도록 한다.
- 오한이나 몸의 떨림으로 인해 심전도 기록이 부정확해질 수 있으므로 검사실을 따뜻하게 유지한다.
- 검사 도중 말을 하거나 움직이지 않게 한다.

## 098 가래 검사
- 침이 아닌 가래를, 종이컵이 아닌 가래 검사용기에 뱉는다.
- 이른 아침 기침을 한 후 배출되는 첫 가래는 밤새 농축된 병원체를 많이 보유하고 있어 가장 정확하다.
- 입안을 물로 가볍게 헹군다.
- 가래 배양검사는 기관흡인을 통해 멸균 가래 검사용기에 채취한다.
- 가래 검사 시 금식은 필요하지 않다.
- 수집된 가래는 신속하게 검사실로 보낸다. 검체 운반이 지연될 경우 냉장보관 한다.

## 099 바륨관장
- 바륨을 직장에 넣고 X선을 찍어 대장 질환을 확인하는 하부위장관조영술이다.
- 검사 8시간 전부터 금식한다.
- 검사 전날 밤과 당일 아침에 청결 관장을 실시하여 장을 깨끗하게 비워야 한다.
- 검사 시행 후에는 수분섭취를 적극 권장하여 바륨으로 인한 변비나 대변매복을 예방한다.
- 검사 후 며칠 동안은 바륨으로 인해 흰색 대변이 배출될 수 있음을 미리 설명한다.

## 100 자동심장충격기 적용 중 가슴압박을 멈추는 시기
가슴압박은 전문기도 확보 전까지 인공호흡 할 때, 심장 리듬을 분석할 때, 제세동을 시행할 때만 중단한다.

## 101 영아 심폐소생술
- 발바닥을 두드려서 의식을 확인한다.
- 두 손가락으로 젖꼭지 연결선 바로 아래의 복장뼈(흉골)를 4cm 깊이로, 분당 100~120회 속도로 압박한다.
- '머리 기울이고 턱 들기' 방법으로 기도를 열어주되, 목을 과신전하지 않는다.

- 영아의 위팔동맥에서 맥박을 확인한다.
- 의료제공자가 1인일 경우 가슴압박 대 인공호흡의 비율은 30 대 2이다.
- 의료제공자가 2인 이상인 경우 가슴압박 대 인공호흡의 비율은 15 대 2이다.

> **＊ 영아 심폐소생술 순서**
> 1. 반응 확인 : 발바닥을 자극한다.
> 2. 119 신고 및 자동심장충격기 요청 : 소리를 쳐서 도움을 요청하되 주변에 아무도 없을 경우 최초 발견자가 즉시 119에 구조 요청을 한다.
> 3. 호흡 확인(의료종사자는 맥박도 같이 확인) : 윗옷을 제거하고 가슴을 노출한 상태에서 호흡을 확인한다.
> 4. 심폐소생술
> ① 평평하고 딱딱한 바닥에 영아를 눕힌다.
> ② 30:2의 비율로 가슴압박과 인공호흡을 시행한다.
> - 가슴압박
>   - 두 손가락으로 젖꼭지 연결선 바로 아래의 복장뼈(흉골)를 4cm 깊이로, 분당 100~120회 속도로 압박한다.
>   - 구조자가 1인일 경우 '두 손가락 가슴압박법'을 시행한다.
>   - 구조자가 2인 이상이면 '양손 감싼 두 엄지 가슴압박법'을 시행한다.
> - 기도 열기
>   - 30회 가슴압박 후 머리 기울이고 턱 들기 방법으로 기도를 연다.
> - 인공호흡
>   - 1초에 한 번씩 2회의 인공호흡을 실시한다.
>   - 입-입 인공호흡 또는 입-코입 인공호흡을 실시한다.
>   - 인공호흡 시 가슴이 올라오는지 확인한다.
> 5. 자동심장충격기 사용 : 심폐소생술 도중 자동심장충격기가 도착하면 즉시 사용한다.

## 102 환자 확인 방법
- "성함이 어떻게 되십니까?", "등록번호 또는 생년월일이 어떻게 되십니까?" 등의 개방형 질문을 한 후 입원 팔찌와 환자 리스트에 기재된 내용을 대조한다.
- 환자가 의식이 없거나 의사소통이 불가능한 경우 보호자에게 개방형으로 질문한 후 환자 입원 팔찌와 환자 리스트를 대조하여 확인해야 한다.
- 환자의 병실호수나 위치, 환자 침대에 부착된 이름표로 환자 확인을 해서는 안 된다.

## 103 빈 침상 만들기

> **＊ 순서** : 침요잇(매트리스 커버) → 밑홑이불 → 방수포 → 반홑이불 → 윗홑이불 → 담요 → 베개 → 침대보

- **밑홑이불**은 주름이 없도록 팽팽하게 간다. 침상 머리 쪽의 홑이불을 매트리스 밑으로 넉넉히 넣어 밑침구를 팽팽하게 당겨야 침구에 주름이 생기지 않아 욕창을 예방할 수 있다.
- **방수포**(고무포)는 어깨부터 무릎까지 위치시킨다.
- 방수포 위에 **반홑이불**을 주름 없이 간다.

- 모든 침구는 솔기가 아래로 가도록 하되, **윗홑이불**은 솔기가 위로 가도록 간다.
- 윗홑이불 위에 **담요**를 까는데 침대 상부에서 15~20cm 가량 아래에 깐다.
- 베갯잇의 트인 쪽이 출입문 반대쪽을 향하게 놓는다.
* 척추골절 환자는 골절판을 이용한 골절환자 침상을 준비한다.

## 104 공감

- 간호조무사가 환자의 감정을 거의 같은 수준으로 이해하는 것이다.
- 공감능력은 '다른 사람의 처지에 서는 것'과 '다른 사람의 마음으로 사물을 바라보는 것' 등으로 표현되는데, 상대방의 내면세계를 마치 자기 자신의 것처럼 경험할 수 있는 능력, 즉 상대방의 느낌과 의미를 지각하여 이해된 것을 상대방에게 전달하는 능력을 말한다.

## 105 호스피스 환자 간호

- 생명 연장이나 치료가 아닌 증상을 완화시키는 간호를 시행한다.
- 호스피스 간호는 죽음을 앞둔 말기 환자와 그 가족을 심리적으로 지지하고 사랑으로 돌보는 행위이디.
- 자유로운 면회와 종교활동을 허용한다.
- 환자가 원하면 가족과 함께 있을 수 있도록 해준다.
- 증상조절, 통증간호, 가족간호, 영적지지 등을 목적으로 한다.
- 의사, 간호사, 물리치료사, 자원봉사자 등의 구성원들이 팀으로 접근해야 한다.

# 5 회 실전모의고사 정답 및 해설

| | | | | |
|---|---|---|---|---|
| 001 ③ | 002 ③ | 003 ③ | 004 ③ | 005 ⑤ |
| 006 ③ | 007 ④ | 008 ④ | 009 ② | 010 ③ |
| 011 ② | 012 ③ | 013 ④ | 014 ② | 015 ③ |
| 016 ⑤ | 017 ④ | 018 ④ | 019 ⑤ | 020 ④ |
| 021 ① | 022 ② | 023 ③ | 024 ⑤ | 025 ③ |
| 026 ② | 027 ① | 028 ② | 029 ② | 030 ③ |
| 031 ① | 032 ④ | 033 ② | 034 ② | 035 ⑤ |
| 036 ⑤ | 037 ② | 038 ② | 039 ② | 040 ② |
| 041 ④ | 042 ② | 043 ④ | 044 ③ | 045 ④ |
| 046 ⑤ | 047 ③ | 048 ② | 049 ① | 050 ① |
| 051 ④ | 052 ④ | 053 ⑤ | 054 ① | 055 ④ |
| 056 ② | 057 ④ | 058 ③ | 059 ⑤ | 060 ⑤ |
| 061 ② | 062 ① | 063 ⑤ | 064 ③ | 065 ③ |
| 066 ⑤ | 067 ④ | 068 ② | 069 ⑤ | 070 ④ |
| 071 ④ | 072 ④ | 073 ③ | 074 ⑤ | 075 ④ |
| 076 ④ | 077 ⑤ | 078 ② | 079 ④ | 080 ③ |
| 081 ③ | 082 ③ | 083 ② | 084 ③ | 085 ④ |
| 086 ⑤ | 087 ① | 088 ⑤ | 089 ④ | 090 ③ |
| 091 ② | 092 ③ | 093 ② | 094 ③ | 095 ④ |
| 096 ② | 097 ③ | 098 ⑤ | 099 ① | 100 ⑤ |
| 101 ⑤ | 102 ⑤ | 103 ④ | 104 ② | 105 ③ |

 **기초간호학 개요**

**001 평등한 간호 제공**
- 간호사는 간호 대상자의 국적, 인종, 연령, 성별, 정치적·사회적·경제적 지위, 성적 지향 등의 차이에 관계없이 평등하게 간호해야 한다.
- 간호사는 간호 대상자의 질병과 장애의 종류와 정도 등의 차이에 관계없이 평등하게 간호해야 한다.
- 간호사는 간호 대상자의 종교와 신념, 사상의 자유를 존중하여야 하며, 이와 관계없이 평등하게 간호해야 한다.

**002 병원물품 파손 시 대처**
병원 기자재나 물품이 파손되었을 경우 즉시 간호사에게 보고하여 병원 방침에 따라 처리하도록 한다.

**003 일반의료폐기물**
혈액·체액·분비물·배설물이 함유되어 있는 솜이나 거즈, 붕대, 일회용 기저귀, 일회용 주사기, 수액세트, 생리대 등은 일반의료폐기물 용기에 버려야 한다.

**004 병원 환경 관리**
- 병실 바닥 청소 시 비질을 하지 않는다.
- 사용한 침구는 털지 않고 세탁하여 보관한다.
- 창문은 위에서 아래 방향으로 청소한다.
- 사용한 후두내시경날(후두경날)은 글루타르알데하이드 등의 소독액에 담가 소독한다.
- 입원실 청소는 오염이 덜한 구역에서 더 심한 구역으로 한다.

**005 테스토스테론**
- 남성호르몬(안드로젠) 중 하나로 주로 고환에서 생성되고 분비된다.
- 태아와 청소년기에 남성생식계통을 발달시킨다.
- 남성의 2차 성징에 관여하며 근육량과 골밀도를 증가시키고 정자 생산과 성욕을 증가시키는 역할을 한다.

## 006 비뇨계의 구조와 기능

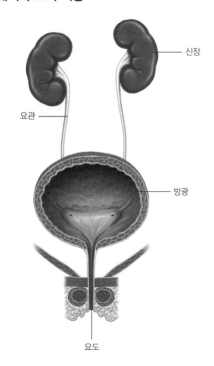

비뇨계

- 신장의 기능 : 소변의 형성 및 노폐물 배설, 수분과 전해질 조절, 산 - 염기 조절, 호르몬 분비(레닌 - 혈압 조절, 에리트로포이에틴 - 적혈구생산 자극), 비타민 D 활성화
- 여성의 요도는 3~4cm로 짧고 질과 항문이 가까이 위치하고 있어 남성보다 요로감염에 걸리기 쉽다.
- 분자량이 큰 물질인 적혈구, 단백질, 지방 같은 성분은 사구체에서 여과되지 못하므로 정상 소변에는 적혈구와 단백질이 검출되지 않는다. 소변에서는 분자량이 작은 물질인 무기질, 요소, 요산, 크레아티닌 같은 노폐물이 검출될 수 있다.
- 비뇨계 경로 : 2개의 신장(소변 형성) → 2개의 요관(소변 운반) → 1개의 방광(소변 저장) → 1개의 요도(소변 배출 통로)
- 신장기능이 저하되면 혈액검사 상 혈액요소질소(BUN)와 크레아티닌비(creatinine ratio) 수치가 높아진다.

## 007 약물 용기의 종류

- 밀봉용기 : 미생물이 침범하지 못하도록 만든 용기 (예 바이알, 앰플, 수액 등)
- 기밀용기 : 수분이 침입되는 것을 방지하기 위한 용기 (예 과산화수소)
- 밀폐용기 : 파손을 막고 이물질이 들어가지 못하게 만든 용기
- 차광용기 : 빛이 들어가지 못하게 만든 용기

## 008 기관지확장제

- 효능 : 기관지를 확장시켜 기도 저항을 감소시키고 폐로 가는 기류를 증가시키는 물질이다.
- 적응증 : 천식, COPD, 만성기관지염, 폐기종 같은 기도 폐쇄성 장애로 인한 호흡곤란 완화에 주로 사용된다.
- 종류 : 아미노필린(aminiphyline), 살부타몰(salbutamol, 벤토린), 에피네프린(epinephrine) 등

> - 모르핀 : 마약진통제
> - 페니실린 : 항생제
> - 에탐부톨 : 항결핵제
> - 프로프라놀롤 : 항고혈압제

## 009 단백질

- 1g당 4kcal의 에너지가 발생한다.
- 생체를 구성하는 주성분, 파괴된 조직을 수선하여 새로운 조직을 형성, 항체도 단백질로 구성되어 있어 신체가 감염과 질병에 저항하도록 도움(면역작용), 에너지원, 효소와 호르몬을 합성한다.
- 체내에서 합성되지 않아 반드시 음식물로 섭취해야 하는 필수 아미노산과 체내에서 합성되는 비필수 아미노산으로 구분된다.
- 유일하게 단백질에만 질소가 포함되어 있으므로 다른 영양소가 단백질을 대신할 수 없다.
- 단백질은 췌장(이자)의 단백질분해효소(트립신)에 의해 최종산물인 아미노산으로 분해된 후 소장 점막에서 흡수된다.
- 결핍 시 단백질열량부족증(콰시오커 : 발육 정지, 부종, 빈혈 등), 상처치유 지연 등의 증상이 나타난다.
- 단백질의 대사산물로는 요소, 요산, 크레아티닌이 있다.

## 010 유동식(미음)

- 씹지 않고 그대로 삼킬 수 있는 액체음식으로 급성 고열 환자, 위장 수술 후 장운동이 회복된 환자에게 가장 먼저 제공할 수 있는 식이로 단기간 급식하는 것이 바람직하다.
- 허용 식품 : 끓여서 식힌 물, 보리차, 맑은 국물, 과일주스, 미음 등

> 이양식(질병에서 회복됨에 따라 일반식으로 옮겨 가는 모든 단계의 식이) 순서 : 물 → 유동식(미음) → 연식(죽) → 경식 또는 반고형식(반찬을 다져서 제공) → 일반식 또는 치료식

## 011 상아질

- 사기질(법랑질)의 충격을 흡수하여 신경을 보호하는 완충지대이다.
- 치아에서 가장 많이 차지하는 조직이다.

- 상아질이 구강 내에 노출되면 통증을 느낀다.
- 사기질에 비해 경도가 약하므로 충치 발생 시 빠르고 쉽게 썩는 부분이다.

## 012 치과 간호조무사의 역할

- 환자를 맞이하고 치과 진료의자에 앉힌 후 높이를 조절한다.
- 치료 전에 의사 지시 하에 간단한 구강점막 소독 및 구강 세척을 실시한다.
- 치료에 필요한 기구와 재료를 준비한다.
- 치과의사가 진료 시 진공흡인장치 사용, 진료기구 교환 등 진료를 보조한다.
- 진료실 내의 기구와 장비를 소독·멸균한다.
- 치료 후 주의사항이나 올바른 구강 보건에 대한 교육을 실시한다.
- 다음 내원 날짜와 시간을 환자에게 안내한다.

## 013 침의 부작용

| | | |
|---|---|---|
| 훈침 | 원인 및 증상 | • 훈침은 대부분 초진 환자나 침을 두려워해 너무 긴장하거나 치료방법이 과중했을 때 발생함<br>• 가벼운 경우는 어지럽고 창백해지며 가슴이 답답하고 토하려 하며, 심하면 쇼크증상으로 졸도하기도 함 |
| | 처치 | ① 즉시 한의사에게 보고<br>② 침과 베개를 빼고 반듯이 눕힘<br>③ 증상이 가벼운 환자는 따뜻하게 끓인 물을 마시게 함<br>④ 조이는 옷이나 허리띠 등을 풀어 느슨하게 함<br>⑤ 인중, 중충혈, 백회혈을 자극해 줌 |
| 체침 | 원인 및 증상 | 침을 꽂은 후 자침한 부위의 근육이 과도하게 긴장하여 돌릴 수도 없고 뺄 수도 없는 상태 |
| | 처치 | ① 잠시 그대로 있다가 긴장이 풀리면 침을 살짝 돌리며 발침<br>② 경혈 주위를 눌러주거나 주변에 침을 놓아 체침 부위의 긴장상태가 완화되도록 한 후 침 빼기 |
| 만침 | 원인 및 증상 | 침을 놓을 때 과도하게 힘을 주거나 침을 놓은 후 환자 체위가 변경되었을 경우 침체가 구부러지는 것 |
| | 처치 | 침이 기울어진 방향으로 서서히 뺀다. |
| 절침 | 원인 및 증상 | 침의 재료가 불순할 때, 침의 끝 부위가 부식되거나 손상되었을 경우 발생하는 현상으로, 침을 놓은 후 침이 절단된 것을 말함 |
| | 처치 | ① 핀셋을 이용하여 빼내되 침체가 깊숙이 삽입되어 있는 경우에는 수술을 해야 함<br>② 침체가 피부 위로 2/10~3/10 정도 노출되도록 침을 놓아 절침을 예방 |
| 혈종 | 원인 및 증상 | 침을 뺀 후 그 자리에 홍색의 작은 반점이 생기는 것을 혈종이라고 함 |
| | 처치 | 시간이 지나면 저절로 없어지지만 마사지를 하거나 온찜질을 하면 빨리 없어짐 |

## 014 수치료법(냉온요법)

- 효과 : 자극과 진정, 혈액정화 및 혈액순환 촉진, 해독과 중화작용, 산·염기 균형
- 적응증 : 비만, 만성 소화기 질환, 류마티스 질환, 고혈압, 신경통, 당뇨병 등
- 금기 : 중증 심장질환자
- 비누를 자주 사용할 경우 비타민 결핍과 신경과민이 생길 수 있으므로 비누를 과도하게 사용하지 않도록 한다.
- 1분씩 교대로 탕에 들어가되 냉탕부터 시작해서 냉탕에서 끝내도록 하고, 5~7회 정도 반복한다.
- 냉탕 16℃ 전후, 온탕 42℃ 전후의 물을 사용한다.
- 고령자나 순환기 질환자는 냉탕 30℃ 전후, 온탕 40℃ 전후로 온도차 10℃ 내외로 시행한다.

## 015 환상통(환상지통)

- 이미 절단해서 상실한 팔다리가 아직 있는 것처럼 느끼는 통증이다.
- 극도로 심한 통증을 느꼈던 부위나 절단된 부위에서 주로 발생하며, 절단 사고를 당한 환자들을 고통스럽게 하는 원인 중 하나이다.

## 016 맥박

심장에서 신체 각 부분에 혈액을 공급할 때 동맥에서 느낄 수 있는 박동으로, 성인의 정상 범위는 분당 60~100회이다.

## 017 폐렴

- 폐포와 세기관지에 발생한 염증을 폐렴이라고 한다.
- 미생물(폐렴균 90%, 바이러스 10%), 유독가스와 같은 화학적 자극으로 인해 발생한다.
- 음식물이나 수분이 기도 내로 들어가서 흡인성 폐렴이 발생하기도 한다.
- 빠르고 얕은 호흡, 빠른 맥박, 오한과 고열, 가래, 식욕감퇴, 창백 등의 증상이 나타난다.
- 고열량·고단백 식이를 제공하고 충분한 수분 섭취를 할 수 있도록 돕는다.
- 호흡곤란 시 반좌위자세를 취해주고 필요시 산소를 공급한다.
- 항생제를 사용하고 충분한 휴식과 수면을 취할 수 있도록 돕는다.
- 가래가 많을 경우 흉부물리요법(손을 컵처럼 쥐고 등 두드리기)을 시행한다.
- 재발을 방지하기 위해 퇴원 후 6주 정도 올바른 방법으로 심호흡과 기침을 하도록 권장한다.

## 018 대장암

- 정의 : 흔히 구불결장과 직장에 발생하는 악성종양
- 원인 : 원인불명, 가족력, 저섬유질 식이, 지방 및 육류의 과다섭취
- 증상 : 변비와 설사가 교대로 나타남, 혈변, 하복부 통증 및 팽만, 식욕부진, 체중감소, 빈혈 등
- 치료 및 간호 : 수술, 화학요법, 방사선요법

## 019 백혈병

- 정의 : 정상적인 백혈구, 적혈구, 혈소판의 생성이 억제되고 미성숙한 백혈구가 비정상적으로 증식하는 혈액의 악성종양(혈액암)
- 증상 : 창백, 발열, 잇몸출혈, 백혈구 증가, 체중감소 등
- 수혈, 화학요법, 방사선요법, 골수 이식 등을 통해 치료한다.
- 환자를 감염으로부터 보호하기 위해 필요시 역격리시킨다.
- 면역이 저하되어 있으므로 감염방지에 특히 신경 써야 한다.

## 020 관절염 치료 및 간호

- 마사지, 물리치료, 냉온요법, 체중조절, 약물치료를 한다.
- 칼슘과 비타민 D를 충분히 섭취하고 양질의 햇빛을 쐰다.
- 관절에 부담을 주지 않는 운동(때 수영, 수중운동, 가벼운 산책, 스트레칭 등)을 규칙적으로 시행한다.
- 운동 전 강직 부위에 온열요법을 적용한다.
- 장시간 칼질과 같은 반복적인 움직이나 관절에 강한 힘이 들어가는 운동을 금한다.

## 021 출혈성 뇌졸중(뇌출혈) 환자 간호

- 수술 가능성과 음식물이 기도로 흡인될 확률이 높으므로 1~3일 정도 금식을 하고 수액으로 영양을 공급한다.
- 침상안정 또는 절대안정을 취할 수 있도록 한다.
- 침상머리를 30° 정도 올려주어 두개내압 상승을 예방한다.
- 대변을 볼 때 무리하게 힘을 주지 않는다(발살바 금지).
- 체위 변경 시 엎드린자세(복와위)를 취하면 복압과 뇌압이 높아질 수 있으므로 금한다.
- 의식을 주의 깊게 사정하고 기도 유지에 신경 써야 한다.
- 약물요법과 수술요법으로 치료하게 된다.

## 022 유방 절제수술 후 재활운동

- 어깨 관절을 움직이는 운동(어깨 스트레칭, 어깨 돌리기, 머리 빗기, 브래지어 잠그기, 줄 올리기, 손으로 벽 기어오르기 등)을 실시하되 무거운 물건은 들지 않아야 한다.
- 테니스, 스키, 검도 등 팔을 많이 사용하는 운동이나 팔 굽혀 펴기, 웨이트 트레이닝과 같은 팔에 과도한 근력을 필요로 하는 운동은 림프부종을 일으킬 수 있으므로 피하는 것이 좋다.

## 023 수정과 착상

- 태아의 성별은 정자의 성염색체에 의해 결정된다.
- 수정란은 분열을 하면서 자궁 쪽으로 이동한다.
- 수정란이 자궁에 착상하기까지 7일 정도 걸린다.
- 수정란의 염색체는 총 23쌍으로, 22쌍의 보통염색체와 1쌍의 성염색체로 구성된다.
- 자궁관(난관)
  - 자궁관의 팽대부에서 정자와 난자가 만나 수정이 된다.
  - 난자와 정자가 이동하는 통로이며, 수정란을 자궁으로 운반하는 역할을 한다.

## 024 분만 1기 임부 간호

- 분만 시 사용될 호흡법을 가르친다.
- 자궁 수축과 수축 사이에 산모는 휴식을 취하도록 하고 임부에게 태아 심음을 들려준다.
- 자궁경관의 개대 정도로 분만의 진행 정도를 알아보기 위해 내진을 실시한다.
- 분만 1기 중에서도 초기에는 자궁수축을 촉진하고 산도의 오염을 방지하기 위해 관장을 실시하고, 유동식을 섭취할 수도 있다.
- 감염을 예방하기 위해 회음부 삭모를 실시한다.
- 진통을 촉진하기 위해 실내를 걷도록 한다.
- 방광팽만 예방을 위해 규칙적으로 배뇨하도록 한다.
- 태반관류를 증진시키기 위해 왼쪽 옆누운자세(좌측와위)를 취해준다.
- 초산부의 경우 자궁경부가 10~11cm 정도로 완전히 개대되면 분만실로 옮긴다.
- 경산부의 경우 자궁경부가 6~8cm 정도 개대되면 분만실로 옮긴다.

## 025 유방울혈

- 유방울혈은 분만 후 2~3일경 젖이 유방에 찰 때 여분의 혈액과 림프액이 유방으로 들어오면서 젖의 양이 갑작스럽게 많아지거나, 수유가 제대로 이루어지지 않을 때 발생할 수 있는 증상이다.
- 증상 : 양쪽 유방이 단단해지고 열감과 통증, 약간의 체온상승 등

## 026 신생아 목욕

- 40℃ 전후의 물을 사용하되 온도계가 없다면 팔꿈치로 물의 온도를 측정한다.
- 목욕은 매일 같은 시간에, 수유 전에 실시하되 5~10분

이내로 빠른 시간 내에 목욕을 끝내야 한다.
- 태아기름막(태지)은 제거하지 않는다.
- 중성 비누를 사용한다.
- 눈은 안쪽에서 바깥쪽으로 닦는다.
- 머리에서 다리방향으로 목욕하되 목욕통에 넣을 때는 발부터 담근다.
- 목욕 도중 피부색이 푸르게 변하면 즉시 중단하고 담요를 덮어 보온한다.
- 목욕 후 70~75% 알코올을 사용하여 배꼽(제대)부위를 소독한다(제대부위 파우더 사용 금지).
- 목욕 후 수분보충을 위해 수유를 실시하거나 미지근한 보리차 등으로 수분을 제공한다.

## 027 에릭슨의 「심리사회 발달이론」의 발달 과제
- 영아기 : 신뢰감 대 불신감
- 유아기 : 자율성 대 수치감
- 학령전기 : 자발성(주도성) 대 죄책감(죄의식)
- 학령기 : 근면성 대 열등감
- 청소년기 : 자아정체감 대 역할 혼돈
- 성인초기 : 친밀감 대 고립감
- 중년기 : 생산성 대 침체성
- 노년기 : 자아통합감 대 절망감

## 028 12개월 이후 시작하는 예방접종(7개)
수두, 홍역·볼거리·풍진(MMR), A형간염, 일본뇌염, 사람유두종바이러스 감염증

## 029 파상풍 아동 간호
- 밝은 빛은 경련을 자극하므로 병실은 어둡고 조용하게 해준다.
- 아동의 호흡근 마비증상을 주의 깊게 관찰한다.
- 설압자와 신체보호대는 적용하지 않는다.
- 불필요한 자극을 주지 않는다.
- 경련 시 주변에 있는 위험한 물건들을 즉시 치운다.
- 경련 시 기도 분비물이 흡인되는 것을 예방하기 위해 고개를 옆으로 돌리거나 옆으로 눕혀주고 경련양상을 주의 깊게 관찰한다(영상 촬영 권장).
- 파상풍 면역글로불린 및 항생제를 사용하여 치료하고 예방차원에서 톡소이드를 투여한다.
- 진정제를 투여하고 산소를 공급하기도 한다.

**파상풍**
- 원인 : 파상풍균(혐기성균, 포자형성균, 신경조직 친화성균)
- 전파경로 : 동물의 대변, 흙, 녹슨 못 등에 포함된 파상풍의 포자(아포)가 피부 상처를 통해 감염
- 예방접종 : DTaP주사(생후 2·4·6개월, 15~18개월, 4~6세)

- 증상 : 3대 증상(입벌림장애, 활모양강직, 연축미소), 경부 경직(목이 뻣뻣해짐), 삼킴곤란(음식물을 삼키기 어려운 증상)
  - 입벌림장애(아관긴급) : 턱 근육이 경련을 일으키며 마비되어 입이 벌어지지 않는 증상
  - 활모양강직(후궁반장) : 팔다리는 뻣뻣하게 뻗고 등은 활처럼 뒤로 젖혀지는 상태
  - 연축미소(조소) : 입꼬리가 한쪽만 움직이는 비웃는듯한 웃음

## 030 노년 난청(노인성 난청)
- 몸짓, 얼굴표정 등을 함께 사용하여 의미 전달을 돕는다.
- 노년 난청은 주로 제8번 뇌신경인 청신경(속귀신경)의 퇴행으로 발생한다.
- 주로 고음 감지에 장애가 생기므로 낮은 톤의 목소리로 천천히, 또박또박, 분명하게 발음한다.
- 노년 난청이 있을 경우 환자의 정면에서 대화한다.
- 보청기를 착용한 환자의 경우 입력은 크게 하고, 출력은 낮게 설정한다.

## 031 노인의 영양관리
- 단당류, 포화지방, 카페인 섭취를 자제한다.
- 불포화지방산, 단백질, 칼슘, 비타민, 무기질, 식이섬유, 수분을 충분히 섭취한다.
- 기초대사량이 감소하므로 열량 섭취도 감소되어야 한다.

## 032 치매환자 간호
- 낮 시간 동안 산책 등 가벼운 활동을 권장한다.
- 병실 내에 TV나 라디오를 크게 틀어놓지 않는다.
- 앞뒤를 바꿔 입어도 무방한 옷을 제공한다.
- 삼켜도 무방한 어린이용 치약을 사용하여 스스로 칫솔질 할 수 있도록 돕는다.
- 소금과 후추의 용도를 잊은 경우가 많기 때문에 식탁 위에 소금, 간장, 후추 등의 조미료를 두지 않는다.

## 033 쓰러져 있는 환자 발견 시 대처
현장이 안전한지 확인한 후 환자에게 다가가 어깨를 가볍게 두드리면서 "여보세요, 괜찮으세요?"라고 질문하여 반응을 확인한다.

**＊ 심폐소생술 순서**
① 현장 안전 확인
② 반응 확인
③ 119 신고 및 자동심장충격기 요청
④ 호흡 확인(의료종사자는 맥박도 같이 확인)
⑤ 가슴압박소생술(의료종사자는 심폐소생술)
⑥ 자동심장충격기 사용

## 034 쇼크의 종류

| 종류 | | 원인 |
|---|---|---|
| 저혈량 쇼크 (hypovolemic shock) *혈액량 부족 | | 출혈, 화상, 탈수 등 |
| 심장성 쇼크 (cardiogenic shock) *심장 수축력 저하 | | • 심장의 수축력 장애로 심박출량이 감소하여 정상적인 대사요구를 충족시키지 못할 때 <br>• 급성 심근경색증, 부정맥, 심장눌림증 |
| 혈관성 (분배성) 쇼크 (distributive shock) *혈관 확장 | 급성중증 과민반응 쇼크 | 약물, 음식, 곤충 등의 특정 물질에 대한 급성 과민반응으로 혈관 확장 |
| | 패혈 쇼크 | 혈액 내 세균 감염으로 혈관 확장 |
| | 신경성 쇼크 | 척추마취나 척수 손상, 심한 통증이나 스트레스 등으로 인해 교감신경계가 손상되어 혈관 확장 |

## 035 골절의 응급처치

• 골절부위를 움직이거나 마사지하지 않는다.
• 골절부위에 부목을 적용한 후 심장보다 높게 올려준다.
• 개방 골절이 있을 때 튀어나온 뼈끝을 억지로 피부 속으로 밀어 넣으려고 해서는 안 된다.

### 부목적용

* 부목 전(지혈, 드레싱, 감각과 순환 점검) → 부목적용 → 부목 후 (거상, 냉찜질, 신경혈관계 재점검)
• 복합골절을 예방하기 위해 부목을 적용한다.
• 생명을 위협하는 위험한 상황(예 건물붕괴, 지진, 화재, 폭발)이 아니라면 환자 이동전에 부목을 먼저 적용한다.
• 부목을 대기 전후에 손상 부위 말단 부분의 맥박, 감각상태 등을 사정하고 기록한다.
• 돌출부위에는 패드를 대어준 후 부목을 적용한다.
• 개방상처가 있을 경우 소독하고 거즈로 덮은 후 부목을 적용한다.
• 손상된 부위의 위아래 관절을 함께 고정한다.
• 부목 적용부위를 심장보다 높게 올려주고 냉찜질을 해서 부종과 통증을 감소시킨다.

 **보건간호학 개요**

## 036 보건교육의 원칙 및 특성

• 교육대상은 지역사회 주민 전체이다.
• 보건교육은 지역사회 내의 다양한 장소에서 이루어진다.
• 교육 내용 선정 시 학습자(대상자)의 흥미와 요구를 우선 고려해야 한다.
• 교육 내용은 구체적인 것에서 추상적인 것으로 실시한다.

• 보건교육은 지역사회 간호업무 중 가장 포괄적이고 중요한 업무이다.
• 보건교육 시 가장 중요한 것은 피교육자에 대한 이해, 그리고 대상자와 함께 계획하는 것이다.

## 037 보건교육 실시 단계

• 도입(10~15%) : 피교육자들과 관계형성, 주의집중, 학습목표 제시로 학습동기를 유발하는 단계
• 전개(70~80%) : 학습내용 및 자료 제공, 학습자 참여 유도로 본격적인 교육활동이 이루어지는 단계
• 종결(10~15%) : 내용을 요약·정리해주고 대상자들이 이해했는지를 점검하는 단계

## 038 평가시기에 따른 보건교육 평가의 분류

### 1. 구조평가(투입평가)
• 교육에 투입되는 자원의 적절성을 살피는 것
• 장소, 물품, 인력, 예산 등

### 2. 과정평가
• 교육이 계획한대로 시행되고 있는지 확인하는 것
• 지도자의 훈련 수준, 난이도, 교육시간, 장소, 대상자의 참여율 등

### 3. 성과평가(결과평가)
• 교육의 효과 및 시행 결과로써 이를 통해 개선점을 확인할 수 있음
• 보건교육을 통해 나타난 건강상의 변화, 대상자의 만족도 등

## 039 브레인스토밍

| 정의 및 특징 | • 특정 주제에 대해 비판 없이 자유롭게 의견을 제시하여 문제를 다방면으로 검토하는 방법으로, 문제 해결이나 창의적인 아이디어를 도출하고자 할 때 적합하다. <br>• 가능한 한 많은 아이디어를 목록화하고 그 중 최상의 아이디어를 선택하는 방법이다. <br>• 번개처럼 떠오르는 기발한 생각을 포착한다는 의미를 가지고 있으며 '팝콘회의'라고도 한다. |
|---|---|
| 장점 | 창의성 증진, 팀워크 강화, 짧은 시간에 많은 아이디어 도출, 다양한 시각에서 문제를 바라볼 수 있다. |
| 단점 | • 비현실적인 아이디어가 나올 수 있으며, 실용성이 떨어질 수 있다. <br>• 몇몇 사람이 발언을 독차지하게 되면 다른 아이디어가 묻힐 수 있다. <br>• 반면, 구성원이 참여하지 않으면 성공할 수 없다. <br>• 많은 아이디어를 제시하는 과정에서 시간이 많이 소모되고 토의 초점이 흔들릴 수 있다. <br>• 나열된 아이디어를 정리하고 우선순위를 정하는 과정이 복잡할 수 있다. <br>• 일부 구성원들에게는 아이디어 생성과 발표가 부담이 될 수 있다. |

## 040 질병관리청

질병관리청은 2020년 질병관리본부에서 질병관리청으로 승격되었으며 감염병 총괄 대응, 만성질환 및 희귀질환의 예방 및 관리 활동, 보건의료 연구·개발 등을 통하여 국민의 건강을 지키는 역할을 수행하는 보건복지부 산하의 국가질병관리기관이다.

## 041 일차보건의료 접근의 필수요소 중 '주민의 참여'

- 주민의 적극적인 참여가 있어야 한다.
- 주민의 참여는 일차보건의료의 성공을 위한 가장 중요한 요소이다.
  - 예 보건진료소 운영위원회나 마을건강원 제도를 활용한 주민참여 유도

## 042 국민건강보험의 특징

- 사회보험에 속하며 '현물급여'가 원칙이다.
  → 돈으로 지급되는 것이 아닌 의료서비스로 제공!
- 보험료는 개인의 소득에 따라 차등하게 부과한다.
  → 많이 벌면 보험료를 많이 내고, 적게 벌면 보험료를 적게 내고!
- 법률에 의한 강제가입이다.
  → 가입을 선택할 수 있는 것이 아니라 강제로 가입되고 보험료도 강제로 징수!
- 보건의료서비스 중 비급여 항목에 대해서는 보험급여가 적용되지 않는다.
  → 비급여는 국민건강보험에서 보장하지 않는 항목!
- 보험료 부과수준에 관계없이 균등한 보험급여를 제공받는다.
  → 보험료를 얼마나 냈는지와는 상관없이 균등하게 의료서비스를 제공 받음!

## 043 산업재해보상보험(산재보험)

- 근로자의 업무상 재해를 신속하고 공정하게 보상하며, 재해근로자의 재활 및 사회 복귀를 촉진하기 위한 보험시설을 설치·운영하고, 재해 예방과 그 밖에 근로자의 복지 증진을 위한 사업을 시행하기 위한 사회보험이다.
- 보상은 근로복지공단에서 제공한다.

## 044 가정에서 장기요양서비스를 제공받고자 할 때

노인성 질병 중 하나인 파킨슨병을 진단받고 6개월 이상 혼자 일상생활을 수행하기 어렵다고 인정되는 자가 가정에서 장기요양서비스를 제공받고자 할 때 신청할 수 있는 보험제도는 노인장기요양보험이며 재가급여를 신청하여 서비스를 지원받을 수 있다.

\* 노인장기요양보험 수급자
- 65세 이상의 노인 : 6개월 이상 혼자 일상생활을 수행하기 어렵다고 인정되는 자
- 65세 미만 : 노인성 질병을 가진 자 중 6개월 이상 혼자 일상생활을 수행하기 어렵다고 인정되는 자

## 045 행위별수가제(사후보상)

- 예방보다 치료중심 서비스에 치중하게 된다.
- 과잉진료로 인해 국민 총 의료비가 증가한다.
- 진료비 청구 및 심사업무 등의 행정절차가 복잡하고 분쟁의 소지가 있다.
- 의료인의 자율성과 재량권이 확대되어 의료서비스의 질이 높다.
- 환자에게 제공된 서비스는 모두 진료비 청구의 근거가 된다.
- 새로운 의료기술 도입과 연구개발을 촉진하게 된다.
- 환자의 입원 재원일이 길어질 수 있다.

## 046 이산화탄소($CO_2$)

- 무색, 무취의 약산성 가스로 실내공기의 오탁도 판정기준으로 사용된다.
- 이산화탄소 증가 시 실내에서는 군집중독이, 실외에서는 온실효과가 발생한다.
- 군집중독 : 극장이나 만원버스 등 다수의 사람이 밀폐된 공간에 있을 때 공기 중에 이산화탄소가 증가하여 두통, 불쾌감, 권태, 현기증, 메스꺼움 등의 증상을 일으키는 것으로 환기가 가장 중요한 예방책이 된다.

## 047 자외선

- 인체에 유익한 2,900~3,100Å의 도르노선(건강선)이 있다.
- 장점 : 살균작용, 성장과 신진대사, 비타민 D 합성, 적혈구 생성 촉진
- 단점 : 피부암, 결막염, 백내장, 피부 홍반, 멜라닌(흑색소)에 의한 색소침착

## 048 환경관련 부담금

- 탄소세 : 이산화탄소 저감 대책의 하나로 이산화탄소를 배출하는 각종 화석 연료(석유·석탄 등)를 사용하는 경우 연료에 함유되어 있는 탄소 함유량에 비례하여 부과하는 세금(우리나라 실시 ×)
- 환경개선부담금 : 경유 자동차 소유자에게 부과하는 비용
- 공해배출부과금 : 허용기준치가 넘는 대기·수질 오염물질, 산업폐수를 내보내는 사업장에 부과되는 벌금
- 안전관리예치금 : 부도 등으로 공사현장이 방치될 경우 미관이 훼손되고 안전사고가 발생할 수 있어 연면적 1,000㎡ 이상 건축물에 대해 공사비의 1% 범위에서 착공 시 예치하도록 하는 제도

## 049 자연독에 의한 식중독

| | 종류 | 원인독소 |
|---|---|---|
| 동물성 식중독 | 복어 | 테트로도톡신 |
| | 모시조개, 굴 | 베네루핀 |
| | 홍합 등의 조개 | 미틸로톡신 |
| 식물성 식중독 | 버섯 | 머스카린 |
| | 감자 | 솔라닌 |
| | 맥각(보리) | 어고톡신 |
| | 청매(덜 익은 매실) | 아미그달린 |
| | 쌀, 견과류, 옥수수 등 곡류 | 아플라톡신 |

## 050 작업환경의 유해 요인

- 물리적 요인 : 소음, 진동, 광선, 조명, 방사선, 이상 기온, 이상 기압 등
- 화학적 요인 : 유기용제, 유해가스, 분진, 중금속, 살충제 등
- 생물학적 요인 : 박테리아(세균), 곰팡이, 바이러스, 기생충 등

 **공중보건학 개론**

## 051 감염병 발생 양상

- 주기성(periodic) : 주기적으로 감염병이 발생하는 것
- 유행성(epidemic, 전국적) : 감염병이 짧은 시일 내에 계속적으로 발생하고 넓은 범위로 퍼지는 경향이 있는 것
- 산발성(sporadic) : 전파경로가 확실하지 않고 여기저기에서 드문드문 발생하는 것
- 토착성(endemic, 지방유행성) : 지역의 특수성으로 말미암아 그 지역에 환자가 지속적으로 발생하거나 혹은 주기적으로 발생하여 오랜 기간 환자 발생 수준과 감염 수준이 일정하게 유지되는 것 (예 풍토병)
- 범유행성(pandemic, 세계적 유행) : 한 지역에서 시작하여 전국, 나아가 전 세계로 전파되는 것

## 052 자연수동면역

- 태반(IgG)이나 모유(IgA)를 통해 항체를 받아 형성되는 면역이다.
- 수동적으로 전달된 항체는 대개 한 달 이내에 파괴되지만, 태아나 신생아의 자체 면역력이 형성되기 전까지 보호해주는 중요한 면역기능을 한다.

### 후천면역의 종류
- 자연능동면역 : 질병에 이환된 후 획득
- 인공능동면역(예방 목적) : 예방접종을 통해 획득
- 자연수동면역 : 태반 또는 모유수유를 통한 면역
- 인공수동면역(치료 목적) : 회복기 혈청, 면역 혈청, 면역글로불린(감마글로불린), 항독소 투입으로 형성된 면역

## 053 B형 간염(혈청 간염)

- 병원체 : B형 간염 바이러스
- 전파경로 : 감염된 혈액이나 체액(정액, 질 분비물), B형 간염 환자에게 사용한 주삿바늘에 찔린 경우, 성접촉, 모자간 수직감염
- 증상 : 황달, 구역, 심한 피로, 우상복부 통증, 흑뇨, 식욕부진 등
- 예방 및 관리 : B형 간염 예방백신(0, 1, 6개월) 투여 후 항체 형성 여부 확인, 일회용 주사기 사용, 사용한 주사기의 주삿바늘은 뚜껑을 닫지 않고 손상성 폐기물 용기에 폐기, 성교 시 콘돔 사용
- 치료 및 간호 : 충분한 휴식, 고탄수화물·고단백·고비타민 식이 섭취, 신선한 야채와 과일 섭취, 염분 제한, 알코올 섭취 금지, 만성 B형 간염일 경우 페그인터페론 주사와 경구용 항바이러스제를 사용하여 치료

## 054 디프테리아(1급)

- 병원체 : 디프테리아균
- 전파경로 : 비말, 호흡기 분비물과의 접촉
- 증상 : 인후두와 편도의 발적 및 통증, 식욕부진, 미열에 이어 인후두 부위를 뒤덮는 막이 형성되어 기도 폐색이 발생할 수 있다.
- 특징 : 가장 흔한 감염 발생부위는 인두와 편도 부위이지만 피부, 결막, 외음부, 질, 외이도 등의 인체 모든 부위의 점막에 감염이 발생할 수 있다.
- 진단 : 시크 검사(Schick Test)로 감수성 여부 진단, 병변 부위의 세균배양검사로 확진
- 예방 및 관리 : DTaP 백신 접종(생후 2·4·6개월, 15~18개월, 4~6세)
- 치료 및 간호 : 항독소와 항생제 투여, 격리, 가습, 기도 유지

## 055 신증후출혈열(유행출혈열) – 인수공통감염병

- 병원체 : 한타 바이러스, 서울 바이러스
- 전파경로 : 설치류(등줄쥐, 집쥐)의 분변, 오줌, 타액을 통해 배출된 바이러스가 건조되어 공중에 떠다니다가 호흡기를 통해 사람에게 전파
- 증상 : 특징적 증상(고열, 출혈성 경향, 요통, 신부전), 5단계의 전형적인 임상경과(발열기 → 저혈압기 → 핍뇨기 → 이뇨기 → 회복기)

- 예방 및 관리 : 들쥐의 배설물에 접촉되지 않도록 주의하고, 특히 늦봄(5~6월)과 늦가을(10~12월)에 잔디 위에 그냥 눕거나 침구 또는 옷을 말리지 않을 것, 감염 위험성이 높은 사람(군인, 농부 등)은 적기에 예방접종 실시, 야외 활동 후 바로 옷을 세탁하고 샤워를 한다.
- 치료 및 간호 : 효과적인 치료법이 없으므로 대증요법을 실시하고 격리는 필요하지 않다.

## 056 인구구조 유형 중 종형(인구정지형, 선진국형)
- 출생률과 사망률이 모두 낮아 인구가 정체되는 이상적인 인구구조이다.
- 0~14세 인구가 65세 이상 인구의 2배와 같다.
- 인구의 노령화로 노인복지문제가 대두된다.

## 057 임부의 정기검진(분만전관리, 산전관리) 횟수
- 임신 7개월까지 : 4주에 한 번
- 임신 8~9개월 : 2주에 한 번
- 임신 10개월 : 1주에 한 번

## 058 선천대사이상 검사
- 수유 시작 24시간이 지난 후에 분유나 모유를 충분히 먹이고 2시간이 지난 시간에 채혈한다.
- 모든 신생아에게 실시하는 검사이다.
- 효소를 만드는 유전자의 이상으로 효소의 결핍이 발생하여 여러 가지 대사이상 질환이 나타나는 것을 선천대사이상이라고 하는데 이를 확인하는 검사가 선천대사이상 검사이다.
- 신생아의 발뒤꿈치에서 채혈하여 여과지에 묻혀서 말린 후 검사실로 보낸다.
- 정상 신생아의 경우 생후 48시간~7일 사이에 검사한다.
- 선천대사이상 검사 항목으로는 페닐케톤뇨증, 단풍시럽뇨증, 갈락토스혈증, 갑상샘저하증, 고페닐알라닌혈증, 호모시스틴뇨증 등이 있다.
- 가능하면 수혈하기 전에 채혈한다.

## 059 예방접종 주의사항
- 예방접종을 하지 않을 어린이는 병원에 함께 데려가지 않는다.
- 접종 후 심하게 보채거나 심한 구토, 고열, 두드러기, 경련 등의 증상이 나타나면 즉시 의사의 진찰을 받는다.
- 접종 전날 목욕시키고 당일은 목욕시키지 않는다.
- 아이의 건강상태를 잘 아는 보호자가 데리고 간다.
- 집에서 체온을 측정해보고 열이 있으면 접종을 미룬다.

## 060 가족간호의 목적
- 가족의 건강을 유지·증진한다.
- 건강의 중요성을 인식하여 가족 스스로 건강관리를 할 수 있는 능력을 갖게 한다.

## 061 우리나라 노인 인구 현황
- 노년 부양비가 증가하고 있다.
- 노인 인구 비율이 증가하고 있다.
- 기대수명에 비해 건강수명이 짧다.
- 노인 치매 등 만성질환 유병률이 증가하고 있다.
- 나이가 들수록 일상활동(ADL, 일상생활수행능력)이 감소한다.

## 062 만성질환의 특징
- 질병 경과가 긴 질병이므로 장기간 치료와 관리가 필요하다.
- 질병의 직접적인 원인과 발생 시점이 불분명하다.
- 연령이 높아질수록 유병률이 증가한다.
- 질병 진행에 개인차가 있다.
- 여러가지 질병이 동시에 존재한다.
- 호전과 악화를 반복하며 계속 나빠지는 방향으로 진행된다.
- 만성질환은 생활습관과 관련이 깊으므로 예방이 중요하다.

## 063 노인장기요양보험제도
- 재원은 장기요양보험료, 국가 및 지방자치단체의 부담금, 본인 부담금으로 운영된다.
- 장기요양보험사업의 보험자는 국민건강보험공단이다.
- 대상자의 소득에 따라 장기요양보험료가 결정된다.
- 노인장기요양보험은 사회보험으로 국가에 의한 강제적인 보험이다.
- 장기요양보험료와 국민건강보험료는 통합회계가 아닌 별도의 독립회계로 관리된다.

## 064 가정방문의 계획과 절차

| 가정방문 전 활동 | • 가정방문 전에 방문대상에 대한 기록을 찾아 읽어본다.<br>• 방문계획을 짜고 필요한 물품을 확인한 후 방문가방을 준비한다.<br>• 방문할 곳의 주소, 위치, 교통편 등을 확인한다. |
|---|---|
| 가정방문 중 활동 | • 주의 깊은 관찰로 대상자의 요구를 파악한다.<br>• 대상자에게 필요한 간호서비스 제공한다.<br>• 문제를 해결하기 위한 방법과 계획을 스스로 수립하도록 대상자를 참여시킨다. |
| 가정방문 후 활동 | • 가정방문 시 사용한 물품을 정리한다.<br>• 방문 내용을 평가한 후 정확히 기록한다.<br>• 가정방문 결과를 서면이나 구두로 보고한다. |

## 065 「간호법」 제6조(간호조무사 자격인정 등) [시행 2025. 6. 21.]

간호조무사가 되려는 사람은 「보건복지부령」으로 정하는 교육과정을 이수하고 간호조무사 국가시험에 합격한 후 보건복지부장관의 자격인정을 받아야 한다.

## 066 「정신건강복지법」 제15조의3 (중독관리통합지원센터의 설치 및 운영)

보건복지부장관 또는 지방자치단체의 장은 알코올, 마약, 도박, 인터넷 등의 중독 문제와 관련한 종합적인 지원사업을 수행하기 위하여 중독관리통합지원센터를 설치·운영할 수 있다.

- 지역사회 내 중독자의 조기발견 체계 구축
- 중독자 대상 상담, 치료, 재활 및 사회복귀 지원사업
- 중독폐해 예방 및 교육사업
- 중독자 가족에 대한 지원사업
- 그 밖에 중독 문제의 해소를 위하여 필요한 사업

## 067 「결핵예방법」 제29조 (비밀누설 금지)

결핵관리업무에 종사하는 자 또는 종사하였던 자는 업무상 알게 된 환자의 비밀을 정당한 사유 없이 누설하여서는 아니 된다. → 3년 이하의 징역 또는 3천만 원 이하의 벌금

## 068 「구강보건법」 제9조 (구강건강실태조사)

질병관리청장은 보건복지부장관과 협의하여 국민의 구강건강상태와 구강건강의식 등 구강건강실태를 3년마다 조사하고 그 결과를 공표하여야 한다.

| 구강건강상태조사 (구강검사 실시) | 구강건강의식조사 (면접 설문조사 실시) |
|---|---|
| • 치아건강상태 <br> • 치주조직건강상태 <br> • 틀니보철상태 <br> • 그 밖에 치아반점도 등 구강건강상태에 관한 사항 | • 구강보건에 대한 지식 <br> • 구강보건에 대한 태도 <br> • 구강보건에 대한 행동 <br> • 그 밖에 구강보건의식에 관한 사항 |

## 069 혈액 매매행위 금지 및 헌혈증서 사용

「혈액관리법」 제3조(혈액 매매행위 등의 금지)

- 누구든지 금전, 재산상의 이익 또는 그 밖의 대가적 급부를 받거나 받기로 하고 자신의 혈액(헌혈증서 포함)을 제공하거나 제공할 것을 약속하여서는 아니 된다.
- 누구든지 금전, 재산상의 이익 또는 그 밖의 대가적 급부를 주거나 주기로 하고 다른 사람의 혈액(헌혈증서 포함)을 제공받거나 제공받을 것을 약속하여서는 아니 된다.
- 누구든지 혈액 매매행위를 교사·방조 또는 알선하여서는 아니 된다.
- 누구든지 혈액 매매행위가 있음을 알았을 때에는 그 행위와 관련되는 혈액을 채혈하거나 수혈하여서는 아니 된다.

「혈액관리법」 제14조(헌혈증서의 발급 및 수혈비용의 보상 등)

헌혈자 또는 그 헌혈자의 헌혈증서를 양도받은 사람은 의료기관에 그 헌혈증서를 제출하면 무상으로 혈액제제를 수혈 받을 수 있다.

## 070 제4급감염병

- 정의 : 제1급감염병부터 제3급감염병까지의 감염병 외에 유행 여부를 조사하기 위하여 표본감시 활동이 필요한 감염병을 말한다. 다만 질병관리청장이 지정하는 감염병을 포함한다.
- 종류 : 인플루엔자, 회충증, 편충증, 요충증, 간흡충증, 폐흡충증, 장흡충증, 수족구병, 임질, 클라미디아감염증, 연성하감, 성기단순포진, 첨규콘딜롬, 반코마이신내성장알균(VRE) 감염증, 메티실린내성황색포도알균(MRSA) 감염증, 다제내성녹농균(MRPA) 감염증, 다제내성아시네토박터바우마니균(MRAB) 감염증, 장관감염증, 급성호흡기감염증, 해외유입기생충감염증, 엔테로바이러스감염증, 사람유두종바이러스 감염증

## 071 호흡 측정 시 주의사항

요골맥박을 측정한 후 환자의 손목을 그대로 잡은 채로 가슴우리(흉곽)의 움직임을 보며 호흡수와 규칙성 등을 평가하되, 측정 전에 환자에게 호흡 측정에 대해 설명하지 않아야 한다.

## 072 고막체온 측정 시 귓바퀴를 당기는 방향

성인은 후상방으로, 소아는 후하방으로 당겨 외이도가 일직선이 되게 한 후 고막체온계의 적외선 센서가 고막을 향하도록 삽입한다.

## 073 비말주의

- 기침이나 재채기 시 발생하는 비말매개전파를 예방하기 위해 적용하는 방법
- 비말주의 질환 : 인플루엔자, 디프테리아, 백일해, 풍진 등
- 감염예방활동 : 환자접촉 전후에 손위생, 가능하면 1인실 배치(코호트 격리 가능), 입원환자끼리는 1m 이상의 간격을 두되 커튼 등으로 차단, 수술용 마스크 착용, 방문객 제한, 환자는 격리병실 외 이동을 제한하되 의학적으로 필요한 경우에만 병실 밖으로 이동 가능

## 074 가압(고압)증기멸균법

- 바닥에 구멍이 뚫리거나 망사로 되어있는 트레이나 바구니 위에 멸균할 물품을 적재하는데 무거운 것은 아래로, 가벼운 것은 위로 쌓는다.

- 120℃, 15파운드의 수증기 압력으로 20~30분 동안 멸균하는 방법이다.
- 멸균이 완료되면 멸균기의 문을 열고 배기와 건조(약 10분)과정을 거친 다음 기구가 상온 정도 되었을 때 꺼낸다.
- 물이 고일 수 있는 기구는 엎어놓아 기구에 물이 고이지 않게 한다.
- 멸균 후 노란 바탕의 멸균표시지에 검은색 선이 뚜렷이 보여야 한다.
- 열과 습기에 강한 물품, 가운·면직류, 도뇨세트, 스테인리스 곡반, 외과수술용 기구 등의 멸균에 적합하다.
- 병원균 및 포자(아포) 형성균의 멸균에 가장 효과적이고 경제적이어서 병원에서 가장 흔히 사용하는 방법이다.
- 기구는 물기 없이 닦아서 방포에 싸고 뚜껑이 있는 용기는 뚜껑을 열어서 포장한다.
- 겸자는 끝을 벌려서 싸고, 날이 있는 기구는 거즈로 싼 후 멸균기에 넣어야 한다.
- 두 겹의 방포로 하나의 물품씩 포장하고 겉면에 물품명과 날짜를 기입한다.
- 소독꾸러미가 너무 크지 않게 하고, 증기가 침투할 수 있도록 하기 위해 물건을 너무 빼곡하게 채우지 않아야 한다.
- 사용 후 녹스는 것을 방지하기 위해 멸균기 문을 열어둔다.
- 멸균 후 유효기간은 14일이다.
- 멸균 후 멸균물품의 소독날짜가 최근인 것은 뒤로 배치한다.
- 감염병 환자가 입원 시 가지고 온 물품은 가압증기멸균기로 멸균한 후 봉투에 넣어 보관한다.

## 075 외과적 손 씻기
- 주로 수술을 위해 수술실에 들어가기 전에 손 씻는 방법이다.
- 손가락 끝에서 팔꿈치 방향으로 씻는다.
- 무균술을 위하여 발이나 무릎으로 조절되는 수도꼭지 시설이 필요하다.
- 흐르는 물로 헹구고 멸균타월로 손가락에서 팔꿈치 방향으로 닦는다.
- 2~5분 정도 손소독제를 이용하거나 항균비누와 물을 사용하여 씻는다.
- 손을 팔꿈치보다 높인 상태로 씻고, 오염방지를 위해 손 세척 후에도 손끝을 팔꿈치보다 높게 유지한다.

## 076 흉부물리요법
- 숨을 내쉴 때(날숨) 진동법을 적용한다.

- 식사 직후를 피하고 식전, 식간, 취침 전에 흉부물리요법을 적용한다.
- 타진법은 손을 컵 모양으로 만든 상태로 등이나 가슴을 두드린다.
- 흉부물리요법 후 기침을 하도록 하여 분비물 배출을 격려한다.
- 구토와 음식물 역류를 예방하기 위해 식후 1~2시간 이내에는 체위배액을 금한다.

> **흉부물리요법**
> - 타진법 : 손을 컵 모양으로 만든 상태로 등이나 가슴을 두드려서 폐에 부착되어 있는 분비물이 떨어지게 하여 쉽게 배출되도록 하는 방법
> - 진동법 : 손이나 진동기계를 이용하여 흉부를 두드리는 방법
> - 체위배액 : 중력을 이용하여 분비물을 배액하는 방법으로 자세를 취해 체외로 분비물 배출을 유도하는 것

## 077 기도 흡인 간호
- 1회 흡인 시간은 10초 이내, 총 흡인 시간은 5분 이내로 한다.
- 흡인관(카테터)은 멸균 생리식염수에 담가 윤활시킨다.
- 의식이 있는 환자는 반좌위자세, 무의식 환자는 옆누운 자세(측와위)를 취한다.
- 흡인관과 멸균 생리식염수는 흡인 시마다 교환한다.
- 흡인관 삽입 시에는 압력이 걸리지 않은 상태로 삽입한다.

## 078 반신마비(편마비) 환자의 식사 보조
- 음식을 입안에 소량씩 넣어준다.
- 건강한 쪽으로 음식을 넣어주어 쉽게 씹게 한다.
- 국물을 마실 때는 굵은 빨대를 제공한다.
- 환자 스스로 식사하도록 격려하되 필요시 도와준다.
- 먼저 간호조무사의 손등에 음식을 소량 떨어뜨려서 음식의 온도를 확인한 후 환자에게 제공한다.
- 식사가 끝난 후 입안에 음식물이 남아있는지 확인한 후 필요 시 구강간호를 제공한다.

## 079 영양액 주입 후 물을 주입하는 이유
영양액 주입이 끝나면 다시 물 30~60mL를 주입하여 위관의 개방성을 유지하고 미생물의 성장을 예방한다.

## 080 섭취량과 배설량 측정이 필요한 경우
체액과다 또는 체액부족 정도를 사정하기 위해, 수분 증가 또는 제한이 필요할 때, 부종이나 탈수가 심할 때, 구토나 설사가 심할 때, 장기간 금식환자, 이뇨제·강심제·뇌압하강제 등 배뇨를 증가시키는 약물의 효과를 사정하기 위해, 체액 균형이나 비뇨계 기능을 사정하기 위해서 등 의사의 처방이 있을 때 섭취량과 배설량을 측정한다.

### 081 글리세린을 이용한 청결 관장 시 간호

- 직장관 끝에 10cm가량 윤활제를 바른 후 삽입한다.
- 좌측 반엎드린자세(좌측 심즈자세)를 취하게 한다.
- 직장관을 삽입하거나 용액 주입 시 배에 힘을 주지 않도록 한다.
- 배꼽 방향으로 직장관을 7~10cm가량 삽입한다.
- 글리세린과 물이 1:1 비율로 혼합된 관장용액이 담긴 주사기를 직장관과 연결하고 관장용액을 흘려보내 직장관내 공기를 제거 한 후 항문에 삽입한다.

### 082 단순도뇨의 목적

요정체 시 방광팽만 감소, 잔뇨량 사정, 소변 배양검사(무균적으로 소변 검사물을 수집하기 위해), 무뇨와 폐뇨의 감별, 수술이나 검사 전 방광을 비우기 위해 실시한다.

### 083 상처 소독 시 주의사항

- 일반적으로 상처 세척 용액은 차갑지 않게 준비한다.
- 상처 세척 시 등장성 용액인 멸균 생리식염수를 주로 사용한다.
- 드레싱 세트는 환자마다 별도로 준비한다.
- 멸균 전달집게의 끝을 아래로 향하게 유지한다.
- 제거한 드레싱은 일반의료폐기물 용기에 버린다.

### 084 욕창 예방 간호

- 정기적인 운동으로 혈액순환을 촉진한다.
- 침구를 건조한 상태로 유지하고, 밑홑이불에 주름진 곳이 없도록 팽팽하게 잡아당겨 압력과 마찰을 감소시킨다.
- 평소에 고단백, 고비타민 음식섭취로 욕창을 예방한다.
- 욕창 호발부위에는 알코올을 사용하지 않는다.
- 2시간마다 자세를 바꾸어준다.

### 085 석고붕대 적용 환자 간호

- 되도록 혼자서 일상생활을 하도록 한다.
- 석고붕대가 물에 젖지 않도록 주의한다.
- 석고붕대는 자연바람으로 건조하는 것이 좋지만, 빠른 건조를 위해 석고 건조기를 사용할 수도 있다.
- 석고붕대가 젖어 있는 동안 추위를 느낄 수 있으므로 석고붕대를 적용하지 않은 부위는 담요를 덮어주어 보온한다.
- 석고붕대 안으로 아무것도 넣지 않아야 한다. 심한 가려움 호소 시 간호사에게 보고한다.

### 086 등마사지

- 마사지는 15~20분 정도가 적당하다.
- 엉치뼈(천골)가 붉게 변하면 마사지를 중지하고 옆누운자세(측와위)로 자세를 변경해준다.

- 20~50% 알코올을 사용하기도 하지만, 피부가 건조한 환자는 로션이나 오일을 사용한다.
- 경찰법, 유날법, 지압법, 경타법을 반복하여 마사지한다.
- 등마사지 금기 환자 : 발적이 발견된 뼈 돌출부위나 엉치뼈(천골)부위, 혈전 정맥염 환자, 심하게 허약한 환자, 염증이나 악성종양 세포가 주위 조직으로 퍼질 염려가 있는 환자, 전염력이 있는 피부염 환자, 갈비뼈(늑골) 골절환자, 심근경색증 환자 등

### 087 좌욕

좌욕은 회음부와 항문주위를 따뜻하게 하여 혈액순환 촉진, 상처치유 촉진, 염증 감소, 통증 감소, 자연배뇨를 도울 수 있는 효과가 있다.

### 088 구강간호

- 금기가 아니라면 침상머리 쪽을 올리거나 옆누운자세(측와위)를 취하게 한다.
- 치실 사용 후 구강간호를 실시한다.
- 곡반의 오목한 부분이 환자 턱 밑으로 가도록 놓는다.
- 잇몸이 손상되었을 경우 칫솔 대신 소독액을 묻힌 면봉이나 설압자를 이용하여 부드럽게 닦아준다.
- 구강간호 후 입가의 물기를 닦고 입술에 글리세린이나 바셀린을 발라준다.

### 089 골반내진자세(하늘자전거자세)

- 진찰대에 등을 대고 누워 진찰대 하단 양쪽 발걸이에 발을 올려놓는 산부인과 자세
- 여성의 질, 자궁경부, 회음부 검사를 위한 자세

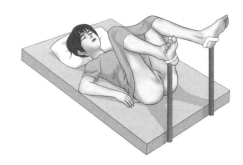

골반내진자세

### 090 등척성 운동

- 관절을 움직이지 않고 근육을 수축하고 이완하면서 근력을 유지하는 운동으로 석고붕대를 한 환자의 근육위축을 예방하기 위해 필요한 운동
- 근육의 길이 변화는 없지만 의식적으로 근육의 긴장상태를 유지하는 능동적인 운동
  에 근육에 힘을 주었다 빼는 운동, 벽밀기 등

## 091 반신마비(편마비) 환자를 침대에서 일으켜 앉힐 때
- 간호조무사의 팔을 환자의 목 아래에 깊숙하게 넣어 손바닥으로 등과 어깨를 감싸고, 반대쪽 손은 엉덩이 또는 허벅지를 지지하여 일으켜 앉힌다.
- 이때 환자는 건강한 손으로 짚고 일어날 수 있도록 한다.

## 092 낙상 예방 간호
- 병실 바닥에 물이나 용액이 엎질러진 경우 신속히 닦는다.
- 뒷굽이 낮고 미끄러지지 않는 재질로 된 신발을 신되 슬리퍼는 금한다.
- 야간에는 개인등이나 바닥에 간접조명을 켜둔다.
- 취침 전 지나친 수분섭취를 자제한다.
- 보행이 불편한 경우 보조기구를 사용 할 수 있고, 되도록 보조자와 동반하여 걷는다.

## 093 반신마비(편마비) 환자에게 옷 갈아입히기
- 반신마비 환자는 마비된 쪽부터 입고 건강한 쪽부터 벗는다.
- 왼쪽 반신마비일 경우 마비된 왼쪽 팔 → 머리 → 건강한 오른쪽 팔 순서로 입힌다.

## 094 전신 보호대(홑이불 보호대)
영아나 유아가 과도하게 움직여 검사나 치료에 방해되지 않도록 홑이불을 이용하여 전신의 움직임을 억제하는 보호대로, 영아의 두피정맥에 주사를 하거나 목 부위에서 채혈을 할 때도 사 용할 수 있다.

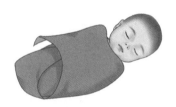

## 095 온습포(더운물 찜질) 적용 시 간호
- 49℃의 물에 수건을 적셔서 사용하거나, 핫팩유닛(핫팩통)에 들어있는 찜질팩을 수건이나 찜질팩주머니로 감싼 후 20분 정도 적용한다.
- 개방상처 부위에는 적용하지 않는다.
- 온습포 제거 후 습기를 제거하고 피부를 건조시킨다.
- 사용 중 발적이 나타나면 즉시 중단한다.

## 096 압박스타킹
- 압박스타킹을 신기기 쉽도록 말아서 준비한 후 다리를 심장보다 위로 올린 상태에서 신는다.
- 다리에 부종이 있거나 장기간 누워 있는 환자의 혈액 순환을 촉진시켜 부종을 줄이고, 수술 후 혈전정맥염이나 깊은정맥혈전증(심부정맥혈전증, DVT) 등을 예방하기 위해 의사나 간호사의 지시에 따라 압박스타킹을 신긴다.
- 혈전 예방을 위해 압박스타킹을 신는 경우에는 수면 시에도 착용한다.
- 동맥순환에 심한 장애가 있는 사람에게는 사용하지 않는다.
- 발끝부터 신기고 주름이 잡히지 않았는지 확인하며 끝까지 올린다.
- 착용 전후에 둘레를 측정하여 큰 차이를 보일 경우 간호사에게 보고한다.

## 097 매독혈청검사(VDRL : Venereal Disease Research Laboratory)
- 매독의 선별과 치료 경과 추적 시 실시하는 검사이다.
- 선별검사인 VDRL검사에서 양성(+)이 확인되면 매독균 특이 항체검사(FTA-ABS, TPHA 등)를 실시하여 확진한다.

## 098 대변 잠혈검사
- 대변 잠혈검사는 위장관 출혈 여부를 확인하는 검사로, 금식은 필요하지 않다.
- 검체 채취 시 내과적 무균술을 적용한다.
- 검사실로 운반이 지연될 경우 검체를 냉장 보관한다.
- 대변 검사물 채집 전에 충분히 배뇨하게 하여 대소변이 섞이지 않도록 한다.
- 월경혈이 섞이는 것을 방지하기 위해 월경 중이거나 월경 후 3일 이내에는 검사하지 않는다.
- 대변 잠혈검사 시 3일 전부터 육류, 철분제, 비타민 C, 생채소 섭취를 제한한다.

## 099 위내시경 검사(식도위십이지장내시경술)
- 검사 전 8시간 이상 금식이 필요하다.
- 검사 예정인 환자가 검사 전에 음식을 먹었다면 검사시간을 연기해야 한다.
- 검사 전 틀니를 제거하고, 치료중이거나 흔들리는 치아가 있으면 반드시 미리 알려야 한다.
- 시야 확보를 위해 검사 전에 위장 내 기포제거제와 위장운동억제제를 투여한다.
- 내시경이 삽입되는 목 부위에 국소마취를 하고, 수면내시경의 경우 진정제를 투여한다.
- 왼쪽으로 누운 상태에서 검사하는데 검사 시 호흡은 가능하지만 말을 해서는 안 된다.
- 검사 후 갑자기 발생하는 상복부 통증, 열, 오한, 출혈 등의 증상은 즉시 의사에게 보고한다.
- 수면 내시경을 하였다면 직접 운전은 위험하므로 보호자와 함께 귀가하여야 한다.

- 검사 후 식사는 구개반사가 돌아온 후 의료진의 지시에 따라 30분~1시간 정도 후에 가능하다.

## 100 기도폐쇄 환자의 응급처치
- 기침, 등 두드리기도 효과가 없다면 5회의 복부 밀어내기(하임리히법)를 시행한다.
- 기도폐쇄 징후가 해소되거나, 환자가 의식을 잃기 전까지 계속 등 두드리기와 복부 밀어내기를 5회씩 반복한다.

## 101 심폐소생술 중 맥박 측정 부위
- 영아 : 위팔동맥(상완동맥)
- 소아와 성인 : 목동맥(경동맥), 넓적다리동맥(대퇴동맥)

## 102 환자 확인 방법
- "성함이 어떻게 되십니까?", "등록번호 또는 생년월일이 어떻게 되십니까?" 등의 개방형 질문을 한 후 입원 팔찌와 환자 리스트에 기재된 내용을 대조한다.
- 환자의 얼굴, 병실호수나 침대 위치, 환자 침대에 부착된 이름표로 환자 확인을 해서는 안 된다.

## 103 퇴원 안내문에 포함되어야 할 교육 내용
퇴원 안내문에는 퇴원 후 식이, 운동 및 활동범위, 퇴원약 복용 방법, 퇴원 후 지켜야 할 주의사항, 외래 방문 일자 등의 내용이 포함된다.

## 104 비치료적 의사소통
- 미숙한 충고, (거짓된, 일시적인) 안심, (무조건적) 찬성 또는 동의, 과도한 질문, 지시, 비난(비판), 거절, '왜'라는 질문 사용 등
- 충고는 환자의 문제 해결능력과 스스로 결정하고 판단할 수 있는 기회를 방해할 수 있다.

## 105 임종의 단계

| | |
|---|---|
| 부정 | • 충격적으로 반응하며 사실로 받아들이려 하지 않는다.<br>• 다시 회복할 수 있다고 믿고 싶어 하기 때문에 여러 병원을 방문하며 검사를 반복하기도 한다.<br>• "아니야, 나는 믿을 수 없어!" |
| 분노 | • 분노, 원망의 감정으로 바뀐다.<br>• 목소리를 높여 불평을 하기도 한다.<br>• "왜 하필이면 나야? 왜 하필 지금이야!" |
| 협상 | • 죽음을 부정하고 부인해도 피할 수 없는 상황임을 알고 제3의 길을 선택한다.<br>• 삶이 연장되기를 바란다.<br>• "우리 아이가 시집갈 때까지만 살게 해주세요." |
| 우울 | • 자신의 근심과 슬픔을 더 이상 말로 표현하지 않고 조용히 있거나 울기도 한다.<br>• 환자가 자신의 감정을 표현하도록 격려한다. |
| 수용 | • 죽는다는 사실을 받아들이는 단계이며 마지막 정리의 시간을 갖게 된다.<br>• 가족과 함께 시간을 보낼 수 있도록 배려한다. |

| | | | | |
|---|---|---|---|---|
| 001 ⑤ | 002 ② | 003 ③ | 004 ① | 005 ④ |
| 006 ① | 007 ④ | 008 ③ | 009 ③ | 010 ① |
| 011 ① | 012 ⑤ | 013 ① | 014 ⑤ | 015 ⑤ |
| 016 ⑤ | 017 ④ | 018 ⑤ | 019 ⑤ | 020 ② |
| 021 ③ | 022 ③ | 023 ① | 024 ③ | 025 ② |
| 026 ② | 027 ⑤ | 028 ③ | 029 ② | 030 ③ |
| 031 ⑤ | 032 ④ | 033 ② | 034 ③ | 035 ④ |
| 036 ① | 037 ① | 038 ④ | 039 ④ | 040 ⑤ |
| 041 ① | 042 ① | 043 ① | 044 ④ | 045 ① |
| 046 ② | 047 ③ | 048 ③ | 049 ④ | 050 ② |
| 051 ⑤ | 052 ④ | 053 ③ | 054 ① | 055 ② |
| 056 ② | 057 ④ | 058 ① | 059 ⑤ | 060 ⑤ |
| 061 ③ | 062 ① | 063 ② | 064 ③ | 065 ④ |
| 066 ④ | 067 ③ | 068 ① | 069 ⑤ | 070 ② |
| 071 ④ | 072 ④ | 073 ⑤ | 074 ④ | 075 ⑤ |
| 076 ② | 077 ④ | 078 ④ | 079 ③ | 080 ③ |
| 081 ④ | 082 ④ | 083 ① | 084 ① | 085 ⑤ |
| 086 ① | 087 ⑤ | 088 ⑤ | 089 ⑤ | 090 ④ |
| 091 ② | 092 ② | 093 ① | 094 ⑤ | 095 ④ |
| 096 ③ | 097 ⑤ | 098 ③ | 099 ③ | 100 ④ |
| 101 ④ | 102 ⑤ | 103 ② | 104 ① | 105 ⑤ |

 **기초간호학 개요**

**001 직업윤리를 이행함으로써 얻을 수 있는 이점**
환자나 자신에게 안전하고 유익한 행동의 방향을 제시해주고 때로는 법적인 책임 한계까지 식별할 수 있게 도움을 준다.

**002 간호조무사의 업무**
병원 규칙과 회진시간 등의 입원생활 안내, 입원실 및 진찰실 환경정리, 환자 관찰, 검사물 수거 및 운반, 식사 보조, 개인위생 보조, 드레싱 준비, 체온·맥박·호흡 측정, 기구 소독, 환자 침상정돈, 거동이 불편한 환자와 검사실 동반, 환자 이상상태 보고 등

**003 생물·화학 폐기물**
폐백신, 폐항암제, 폐화학치료제 등은 생물·화학 폐기물로 간주하고 최대 15일간 보관이 가능하다.

**004 간호기록의 작성 지침**
- 미리 기록하지 않도록 하고 간호행위 후 즉시 기록한다.(적시성)
- 간호기록지에 검정색 볼펜으로 기록하되, 밤번 근무자는 붉은색으로 기록한다. 연필은 사용하지 않는다.
- 약어나 용어 등은 소속기관이 인정한 것만 사용한다.
- 오류발생 시 적색 볼펜으로 선을 긋고 '기록상 오류' 혹은 'error'라고 기록한 후 다시 정확하게 작성한다.
- 과거와 현재시제는 사용하되 미래시제는 사용하지 않아야 한다.
- 해석이나 판단을 기록하지 않고 객관적인 사실만 기록한다.
- 모든 기록은 정자로 정확하게 기록하고 서명은 성명을 모두 쓴다.
- 빈칸을 남기지 않도록 하고 기관이 지정한 양식과 절차를 준수한다.
- 간단명료하게 남기고 환자라는 주어는 생략하여 기록한다.
- 환자상태에 변화가 생기거나 이상한 증상은 즉시 보고하고 기록한다.
- 같은 시간에 일어난 모든 상황은 한꺼번에 기록한 후 서명한다.

- 구두처방이나 전화처방을 받았을 경우 빠른 시간 내(24시간 이내)에 서면처방이나 전자처방을 받아야 한다.

## 005 심장혈관
심장에는 심장근육에 산소와 영양을 공급해주는 관상동맥(심장동맥)과 공급된 혈액을 거두는 관상정맥(심장정맥)이 존재한다.

## 006 인슐린
- 췌장(이자)의 랑게르한스섬의 β세포에서 분비되어 혈당을 낮추는 역할을 하는 호르몬이다.
- 인슐린은 포도당을 세포 내로 유입하여 에너지원으로 사용되게 하며(당이 세포내로 흡수되도록 작용하여 혈액 내의 혈당을 낮추는 작용), 당원(glycogen)의 형태로 전환해 간이나 근육에 저장되도록 하여 혈당을 조절한다.

## 007 투약 과오 시 바람직한 자세
투약 과오 시 즉시 담당 간호사에게 보고하여 환자에게 적절한 처치를 취할 수 있도록 한다.

## 008 항응고제
- 효능 : 혈액 응고 방지, 혈전 예방
- 적응증 : 정맥혈전증, 폐색전증, 심장 판막수술 후, 뇌경색 등 혈액응고 질환을 가진 자
- 부작용 및 주의사항 : 출혈 위험, 혈액응고검사를 실시하여 혈액응고 시간을 확인해가며 투여
- 종류 : 주사용 헤파린, 경구용 와파린(쿠마딘)

  - 디곡신 : 강심제
  - 인슐린 : 당뇨병치료제(혈당강하제)
  - 코데인 : 마약 진통제, 진해제
  - 캡토프릴 : 항고혈압제

## 009 무기질의 기능 및 결핍증

| 종류 | 기능 | 결핍증 |
| --- | --- | --- |
| 칼슘 | 뼈와 치아의 구성성분, 혈액응고에 관여, 임산부와 수유부에게 필수, 칼슘이 흡수되려면 비타민 D 필요 | 구루병, 골다공증, 골연화증 |
| 인 | 뼈의 구성성분, 탄수화물 대사에 관여 | 골절, 골연화증 |
| 소듐 (나트륨) | 체내 수분함량 조절에 중요, 산·염기 평형유지 | 구토, 설사, 저혈압 |
| 포타슘 (칼륨) | 근육의 수축과 이완, 산·염기 평형 유지, 체액의 삼투압 조절 | 근육 약화, 심근수축력 감소 |
| 마그네슘 | 신경안정, 흥분을 가라앉히는 작용, 탄수화물 대사에 관여, 에너지 생성 과정에 중요한 역할 | 신경질환, 근육떨림 |

| 철 | 혈색소(헤모글로빈)의 구성성분, 철분 흡수 시 비타민 C 필요 | 빈혈, 두통 |
| --- | --- | --- |
| 아이오딘 | 갑상샘 호르몬인 타이록신의 주성분 | 크레틴병, 점액부종 |

## 010 간염 환자의 식이
고단백(간성혼수 시에는 저단백), 고비타민, 고탄수화물, 저지방, (복수나 부종이 심할 경우) 저염식이를 제공하여 간의 휴식과 회복을 돕는다.

## 011 치과 진료 기구
- 천공기(excavator) : 치아의 우식 부분을 제거할 때 사용하는 기구
- 끌(chisel) : 사기질(법랑질)을 제거하거나 와동벽을 매끄럽고 평평하게 하는데 사용하는 기구
- 리머(reamer) : 이뿌리관(치근관)을 확장하고 넓히기 위해 사용
- 디스크(disk) : 원판으로 치아를 삭제할 때 사용
- 클린저 브로치(cleanser broach) : 이뿌리의 치수를 제거할 때 사용
- 올림기(엘리베이터) : 치아와 치조골을 이어주는 치주인대를 제거하고, 치조골에서 치아를 들어올리는 기구
- 이거울(치경) : 구강의 어둡고 보이지 않는 부분을 밝게 하여 구강을 직접 관찰하기 위한 기구
- 탐침(익스플로러) : 구강 내 접근하기 힘든 부위가 손상되었을 때 충치의 깊이나 치아의 동요도(흔들림) 등을 감지해볼 수 있는 기구
- 핀셋(커튼 플라이어) : 구강 내로 소형재료나 솜 등을 삽입하거나 제거할 때 사용하는 기구

## 012 올바른 양치질
- 양치질로 치면세균막을 제거할 수 있으므로 구강질환 예방에 가장 기본이 양치질이다.
- 45° 각도로 칫솔을 대고 윗니는 위에서 아래로, 아랫니는 아래에서 위로 즉, 잇몸에서 치아 방향으로 부드럽게 닦는다.
- 치아의 바깥 면을 먼저 닦고 안쪽 면을 닦는다.
- 앞니의 안쪽 면을 닦을 때는 칫솔을 세워서 닦는다.
- 구역질이 유발되므로 혀는 너무 안쪽 깊숙이 닦지 않도록 한다.
- 하루 3회 이상, 식후 3분 이내, 3분 이상 실시한다.
- 치실 사용 후에 양치질을 한다.
- 치아가 맹출되기 전까지는 부드러운 거즈로 잇몸을 가볍게 닦는다.
- 치아가 맹출되면 깨끗한 젖은 수건이나 부드러운 칫솔로 치아와 잇몸을 부드럽게 닦는다.

- 영아기 때부터 스스로 양치질을 하도록 하되, 제대로 할 때까지는 지도와 감독이 필요하다.
- 플루오린(불소)은 6개월에 시작하여 12세까지 공급한다.(영아가 마시는 물에 플루오린이 포함되어 있을 경우 별도의 보충은 필요하지 않다.)

## 013  오장의 기능

오장은 정精, 기氣, 혈血, 진액津液을 활성화하고 저장하는 기능을 하며 음陰의 기운을 가진다.
- 간肝 : 심心에서 생긴 피를 저장하는 곳으로 여성의 생식기와 관련
- 심心 : 피를 만들고 신神이 깃들어 있으며 정신 사유 활동 주관
- 비脾 : 피를 조정하고 순환을 총괄하는 곳이며 음식물에서 영양분을 받아들여 전신에 보내는 작용
- 폐肺 : 기氣를 다스리는 곳
- 신腎 : 인간의 정精에 관계되는 곳으로 남성의 생식기와 관련

## 014  구법(뜸)

- 급성 복막염이나 염증질환, 고열 환자, 마비된 부위, 얼굴, 술에 취한 사람, 심장부위나 혈관이 드러난 곳, 임산부의 복부나 허리엉치부위(요천부)에는 뜸을 금한다.
- 허증, 한증, 만성질환에 주로 적용한다.
- 뜸은 일반적으로 위에서 아래로, 등에서 배 쪽으로, 머리와 몸통을 먼저 뜨고 사지는 나중에 뜬다.
- 뜸 치료 중 다른 부위에 화상을 입게 하거나 의복을 태우지 않도록 주의한다.
- 뜸을 뜨고 난 후 생긴 작은 수포는 저절로 흡수되지만 큰 수포는 멸균 주사기를 사용하여 액체를 뽑아낸 후 소독약을 바르고 드레싱한다.
- 뜸을 뜨고 난 후 물품 정리 시 창문을 열어 환기 시켜야 한다.
- 남은 뜸이나 재는 철제 곡반에 옮겨 두고 열기가 완전히 빠질 때까지 두었다가 폐기하거나 물을 담은 컵에 뜸을 넣어 열기를 식힌 후 폐기한다.

## 015  섭취량과 배설량(I&O) 측정 목적

- 수분을 적절히 섭취하는지 확인한다.
- 증가되거나 제한된 수분섭취량을 확인한다.
- 체액균형을 사정한다.
- 배뇨습관과 비뇨계 기능을 사정한다.
- 배뇨량을 증가시키는 약의 효과를 사정한다.

## 016  체온이 갑자기 높게 측정된 경우

체온이 갑자기 높게 측정된 경우 다른 체온계로 다시 체온을 측정한 후 간호사에게 보고한다.

## 017  천식환자 간호

- 천식 환자가 호흡곤란을 호소하면 반좌위자세를 취해주고 산소를 투여한다.
- 살부타몰(벤토린) 등의 기관지 확장제를 투여하고 휴식을 취하도록 한다.
- 체위배액과 물리요법으로 객담 배출을 돕는다.

## 018  저혈당

- 저혈당 증상 : 발한(식은땀), 떨림, 불안정, 두근거림(심계항진), 두통, 빈맥, 이상 감각, 혼동 등
- 의식이 있는 경우 : 뇌손상을 일으킬 수 있으므로 즉시 오렌지주스 등의 과일주스, 꿀물, 설탕물, 사탕 등의 단당류를 먹게 한다.
- 의식이 없는 경우 : 포도당을 정맥주사 한다.

## 019  역류 식도염

- 정의 : 위 내용물이나 위산이 식도로 역류하여 발생하는 식도의 염증
- 원인 : 잘못된 식습관, 식도 조임근의 압력이 낮아진 경우, 음식이 위에 계속 남아 있는 경우, 비만 등
- 증상 : 속쓰림, 소화불량, 기침 등
- 치료 및 간호
  - 정상체중을 유지하고 비만인 경우 체중을 줄인다.
  - 저지방, 저자극, 섬유질이 풍부한 음식을 소량씩 자주 섭취한다.
  - 지나치게 뜨겁거나 찬 음식, 맵고 짠 음식, 탄산음료, 카페인, 술, 담배 등을 제한한다.
  - 식후 바로 눕지 않는다.
  - 취침 전에 음식물 섭취를 금하고 취침 시 상체를 약간 상승시킨다.
  - 배가 조이는 옷을 입거나 허리를 굽히는 것, 쪼그리고 앉는 자세 등 복압이 상승되는 행동을 자제한다.

## 020  협심증 환자 간호

금연, 체중조절, 스트레스와 피로 예방, 갑작스럽게 찬 기운에 노출되는 것 방지, 한꺼번에 많은 양의 식사 금지, 카페인 섭취 금지, 나이트로글리세린 혀밑(설하) 투여(앉은 자세에서 5분 간격으로 3회까지 투약 가능) 또는 나이트로글리세린 패치형을 흉부나 위팔(상완)의 안쪽에 붙임, 산소 투여 등

## 021  인공항문(장루) 환자 간호

- 수분과 섬유질을 충분히 섭취하도록 격려한다.
- 인공항문의 색깔이 적갈색·보라색·검은색으로 변한 경우 즉시 간호사에게 보고한다.
- 빨대로 음료를 마시거나 껌을 자주 씹으면 인공항문 주머니에 가스가 차게 되므로 자제하도록 교육한다.

- 탄산음료, 양배추, 양파, 콩, 튀긴 음식 등은 가스를 유발하므로 자제하도록 교육한다.
- 인공항문의 세척과 소독, 인공항문주머니 교환은 스스로 할 수 있어야 한다.
- 인공항문 주위 피부간호 방법을 교육하여 감염되지 않도록 주의한다.

## 022  두개수술 환자를 위한 간호

- 복부마사지, 기침, 배변 시 배에 힘주기 등은 복압을 상승시킬 수 있으므로 금한다.
- 절대안정 하도록 한다.
- 상체를 15~30° 정도 상승시켜 두개내압 상승을 예방한다.
- 동공의 크기와 빛반사(대광반사), 의식상태를 수시로 확인한다.
- 마니톨이나 글리세롤 등의 고장액을 투여하여 뇌압을 하강시킨다.
- 과다 호흡을 시킨다.
- 활력징후를 자주 사정한다.
- 변비를 예방한다.
- 불필요한 자극을 주지 않는다.

## 023  전치태반

- 태반이 자궁경부 쪽에 있으므로 내진을 금한다.
- 다분만부에게 흔하다.
- 태반이 자궁하부에 부착하여 자궁경부를 완전히 또는 부분적으로 덮고 있는 것이다.
- 37주 미만일 경우 태아가 생존력이 있을 때까지 임신을 유지하기 위해 침상안정을 취한다.
- 37주 이상이고 분만이 진행되거나 출혈이 계속되면 즉시 제왕절개를 실시한다.
- 완전 전치태반일 경우 제왕절개를 실시하지만, 가장자리 전치태반(변연 전치태반, 태반이 자궁경부의 가장자리에 있는 상태, 즉 자궁경부를 덮고 있지 않을 경우)일 경우 질분만을 고려해볼 수 있다.
- 임신 7개월 이후 무통성 질출혈을 특징으로 하는 임신 후반기 출혈성 합병증에 해당된다.

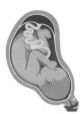 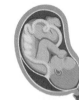 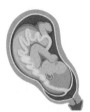

정상 태반          가장자리 전치태반          완전 전치태반

## 024  배림과 발로

- 분만 2기(태아 만출기)에 나타나는 현상이다.
- 배림 : 자궁수축 시에는 태아의 머리가 대음순 사이로 보이다가 자궁이완 시에는 보이지 않는 증상으로, 배림 시 효과적으로 복압을 주어야 한다.
- 발로 : 자궁수축이 없을 때에도 태아의 머리가 대음순 사이에 지속적으로 보이는 현상으로, 발로 때는 복압을 멈추고 이완하여야 하며 회음부 열상과 신생아 머리손상을 방지하기 위해 회음보호 및 회음절개를 의사가 시행하게 된다.

## 025  산후기(산욕기) 임부의 신체적 변화

- 경산부보다 초산부가, 비수유부보다 수유부가 자궁 수축과 회복이 빠르다.
- 후진통(산후통)은 자궁 수축으로 인해 산후 1주일가량 아랫배가 아픈 것으로 초산부보다 경산부가, 비수유부보다 수유부가 더 심하다.
- 산후질분비물(오로)은 분만 후 질로 배출되는 월경혈과 같은 독특한 냄새를 가진 알칼리성 분비물로, 경산부가 초산부보다 더 많이 배출된다. 불쾌한 냄새가 나는 것은 자궁 내 감염을 의미한다.
  - 적색산후질분비물(적색오로) : 분만 후 3일까지 배출
  - 갈색산후질분비물(장액성오로) : 분만 후 4일~9일까지 배출
  - 백색산후질분비물(백색오로) : 분만 후 10일~3주간 배출(길게는 8주까지도 배출)

## 026  신생아 반사반응

- 빨기 반사 : 입술에 닿으면 빠는 동작을 한다.
- 모로 반사 : 신생아를 조용한 환경에 눕힌 채 강한 자극을 주면 팔과 다리를 펼쳤다가 무언가를 껴안는듯한 자세를 취하며 다시 오므리는 반사로, 빗장뼈(쇄골)골절이나 뇌손상 시에는 나타나지 않는다.
- 눈깜박 반사 : 눈에 빛을 비추면 눈을 깜빡거리는 반사로, 평생 지속된다.
- 바뱅스키반사 : 발바닥을 뒤꿈치에서 발가락 방향으로 자극하면 발가락을 부채꼴 모양으로 폈다가 다시 오므리는 반사반응으로, 가장 늦게(6~12개월 이후) 소실된다.
- 먹이찾기반사(젖 찾기 반사, 포유 반사, 혜적이 반사) : 입 주위를 자극하면 그쪽으로 얼굴을 돌린다.
- 잡기반사(파악반사) : 손에 물건을 쥐어주면 꽉 잡는다.
- 강직목반사(긴장성 목반사) : 얼굴을 한 쪽으로 돌렸을 때 돌린 쪽의 팔과 다리는 펴고 반대쪽 팔과 다리는 구부린다.

## 027 영아의 성장발달

- 6개월경 혼자 앉을 수 있다.
- 첫 맹출 젖니는 하악 중심앞니이다.
- 영아기는 장난감이나 자신의 신체를 가지고 노는 전형적인 혼자놀이(단독놀이)의 모습을 보인다.
- 4~5개월– 옹알이, 9~10개월 – 모방적 표현, 12개월 – 2~3단어 구사
- 생후 1년이 되면 출생 시 신장의 1.5배, 몸무게는 3배가 증가한다.
- 신뢰감이 발달하는 시기이다.
- 8~9개월에는 숟가락을 정확히 잡고 가지고 놀 수 있다.

## 028 유아의 인지발달

- 물활론적 사고 : 모든 사물이 살아있다고 생각한다. (예 인형이 침대에서 떨어져서 많이 아플 거라고 생각, 가위로 종이를 자르면 종이가 아플 것이라고 생각)
- 상징적 사고 : 상상력을 발휘하는 가상놀이를 즐겨한다.(예 소꿉놀이, 병원놀이)
- 자기중심적 사고 : 자신이 느끼는 것은 다른 사람들도 똑같이 느낀다고 생각한다.(예 자신이 자면 해도 달도 같이 잠을 잔다고 생각)
- 직관적 사고 : 보이는 대로 판단한다.(예 좁고 긴 컵에 담겨있던 음료를 넓은 컵에 그대로 옮겨 담으면 음료의 양이 줄었다고 생각)

## 029 기침 아동 간호

- 충분한 수분을 섭취한다.
- 영양분과 비타민이 충분한 음식을 섭취한다.
- 적절한 온도와 습도를 유지한다.
- 호흡기질환자의 방은 습도를 높여 기도 분비물이 쉽게 배출될 수 있도록 돕는다.

## 030 노인 우울증

- 진단과 치료가 어렵다.
- 소득 수준이 낮은 노인, 사별이나 이혼 등으로 배우자가 없는 노인, 질병이 있는 노인, 남성보다는 여성에게 흔하다.
- 노년기 우울증은 예방이 가장 중요하다.
- 우울증으로 인해 발생하는 증상이 정상적 노화 현상과 뚜렷이 구분되지 않는다.
- 우울증 노인이 알츠하이머 치매에 걸릴 가능성이 높다는 연구보고가 있다.
- 치매와 유사한 증상이 있다.
- 우울증의 예방과 치료를 위해서는 가족들의 노력과 사회적 지지가 필요하다.

## 031 수면 장애를 유발할 수 있는 경우와 해결방안

- 밝은 침실 → 침실 조도를 낮춘다.
- 다량의 알코올 섭취 → 카페인, 알코올, 담배, 수면제의 과다한 사용을 자제한다.
- 수면량에 따라 기상시간을 매일 변경하는 경우 → 취침 시간과 기상시간을 규칙적으로 해야 한다.
- 소변 마려움 → 취침 전에 수분과 카페인 섭취를 제한하고 취침 전에 소변을 보게 한다.
- 취침 시 TV나 음악을 틀어두는 경우 → 소음을 방지하여 환경자극을 최소화한다.
- 활동이 없을 경우 → 낮 동안 가벼운 운동을 권장하고, 잠자기 전에는 고강도 운동을 자제한다.
- 낮잠 → 밤잠을 설치게 되므로 낮잠을 삼간다.
- 공복감 → 배가 고파 잠이 안 올 경우 소화가 잘되는 간단한 간식(예 우유, 카스텔라)을 제공한다.
- 긴장과 불안 → 15~20분간 등마사지를 시행한다.

## 032 노화로 인한 신체변화

- 심박출량이 감소되고, 혈관저항의 증가로 혈압이 상승된다.
- 수정체 탄력이 감소되고 백내장이 증가한다.
- 손발톱이 두꺼워지고 잘 부서진다.
- 뼈의 광물질 소실과 질량 감소로 골다공증 발생빈도가 증가한다.
- 장운동 감소로 변비가 증가되고, 위산 분비 감소로 소화 장애가 흔하다.

## 033 안구 타박상

안구에 심한 타박상을 입었을 경우 상체를 약간 올린 자세로 절대안정을 취한다.

## 034 찰과상

- 마찰에 의해 피부 표면에 생긴 상처이다.
- 출혈이 있을 수 있으며, 통증이 동반된다.
- 상처가 더러운 경우 흐르는 물을 사용하여 이물질을 제거한다.
- 출혈이 있는 경우 지혈을 위하여 깨끗한 천을 대고 붕대로 감아 압박한다.
- 상처 주위에 부종이 발생한 경우 얼음을 대주는 것도 도움이 된다.
- 피부의 표피층만 다친 가벼운 상처가 아니라면 속히 병원에 방문한다.

## 035 뱀에게 물렸을 때(사교상) 응급처치

- 물린 즉시 물과 비누를 사용하여 상처부위를 씻는다.
- 독이 빨리 퍼지는 것을 막기 위해 물과 술을 금한다.

- 물린 곳 위를 손가락 1개가 들어갈 정도로 묶어 정맥을 차단한다.
- 환부를 부목으로 고정하고, 움직이지 않는다.
- 물린 부위를 심장보다 낮게 유지하여 독이 빨리 퍼지지 않도록 한다.
- 물린 부위를 칼로 절개하거나 독을 입으로 빨아내지 않는다.
- 얼음찜질은 권장되지 않는다.
- 독사의 독이 퍼져 호흡곤란으로 주로 사망하므로 쇼크 예방(순환) → 기도 유지(호흡)에 신경 써야 한다.

 **보건간호학 개요**

### 036 학습목표 설정 시 고려 사항
- 실천 가능한 목표를 구체적으로 설정한다.
- 학습의 결과로 기대되는 것을 목표로 서술한다.
- 구체적이고 명확한 행동 용어로 서술된 측정 가능한 목표를 설정한다.
- 학습자 중심의 학습목표를 설정한다.
- 한 개의 목표 속에 하나의 학습결과만 도출한다.
- 학습 목표의 난이도는 대상자의 수준에 따라 계획한다.

### 037 시범과 관찰법
- 시범 : 교육자가 바람직한 행동양식을 보여주고, 학습자는 관찰과 모방을 통해 이를 습득하는 교육방법이다.
- 관찰법 : 교육의 효과와 학습자의 행동 변화 및 지식 습득 정도를 평가하기 위해 학습자의 학습 활동을 관찰하는 것으로, 학습의 변화량을 매일 연속적으로 측정할 수 있는 방법이다.
- 따라서 교육자가 모형 등을 활용하여 복막투석 방법을 '시범'으로 보여주고, 교육 후 학습자의 학습활동을 '관찰'하고 분석하여 교육목표 달성여부를 파악하는 방법이 적합하다.

### 038 평가 기능에 따른 보건교육 평가의 분류
**1. 진단평가 : 교육 전 평가(사전평가)**
- 교육시작 전에 실시하며 보건교육에 대한 학습자들의 사전 이해정도와 그들의 특성 및 요구도를 확인하고 이에 맞는 수업전략을 마련하기 위해 시행하는 평가
- 학습자들의 선행지식과 흥미, 적성, 성격, 교육에 대한 이해도, 준비도, 지식수준, 동기여부 등을 확인하여 수업전략 마련
  **예** 변비 예방 교육 전 배변습관의 평가

**2. 형성평가 : 교육 중 평가**
보건교육 도중에 실시하며 교육 시 학습자들의 이해 정도와 참여 정도를 파악하고 수업태도 및 학습방법 등을 확인함으로써 교육의 문제점을 파악하여 교육 내용이나 교육 방법을 개선하기 위해 시행하는 평가
  **예** 교육이 진행되는 동안 시행되는 쪽지시험이나 구두 질문 등

**3. 총괄평가 : 교육 후 평가**
보건교육 종료 후 학습자들의 성취 수준을 달성했는지 확인하기 위해 시행하는 평가
  **예** 수업이 완전히 끝난 후 진행하는 중간고사, 기말고사 등

### 039 현장학습
교실을 벗어나 실제 환경에서 이루어지는 학습 활동으로, 학생들이 다양한 장소를 방문하여 직접 경험하고 관찰함으로써 이론을 실제와 연결하는 데 도움이 되는 보건교육 방법이다.

### 040 보건진료소
- 1980년 「농어촌 등 보건의료를 위한 특별조치법」에 근거하여 1981년 처음으로 설치되었다.
- 설치 목적은 보건의료 취약지역의 보건의료서비스 접근성 제고를 위함이다.
- 설치운영권자는 각 지방자치단체의 장인 시장·군수·구청장이다.
- 벽지나 오지 등에 설치되어 있으며 이곳의 보건의료 인력을 '보건진료 전담공무원(간호사, 조산사)'이라 부른다.

### 041 경제적 지원
보건의료체계의 구성요소 중 경제적 지원 방법은 공공재원, 기업(고용주), 조직화된 민간기관, 지역사회의 기여, 외국의 원조, 가계 등으로 분류된다.

### 042 고용보험
근로자가 실직한 경우에 생활안정을 위하여 일정기간 동안 급여를 지급하는 실업급여사업과 함께 구직자에 대한 직업능력개발·향상 및 적극적인 취업알선을 통한 재취업 촉진과 실업예방을 위하여 고용안정사업 및 직업능력개발사업 등의 실시를 목적으로 하는 사회보험이다.

### 043 사회보장 중 공공부조
- 의료보장 : 의료급여(의료보호)
- 소득보장 : 국민기초생활보장

### 044 노인장기요양보험 수급자
- '65세 이상의 노인' 또는 '노인성질병이 있는 65세 미만의 자'가 6개월 이상 혼자서 일상생활을 수행하기 어려운 경우 수급자로 판정받을 수 있다.

- 노인성 질병으로는 뇌졸중(뇌출혈과 뇌경색), 치매, 파킨슨병 등이 있다.

## 045 인두제
- 등록 환자 수에 따라 보상받는 진료비 지불제도이다.
- 등록자의 수가 많을수록 의사의 보수가 높아진다.
- 치료보다는 예방이 우선되므로 국민 총 의료비 억제 효과가 있다.

## 046 엘니뇨와 라니냐 현상
- 엘니뇨 : 약한 무역풍의 영향으로 동태평양 바닷물의 온도가 평년보다 상승하여 수개월간 지속되는 상태로 동태평양 일대에는 폭우나 홍수가 발생하고 서태평양 부근은 가뭄 등의 이상기후 발생
- 라니냐 : 강한 무역풍의 영향으로 동태평양 바닷물의 온도가 평년보다 낮은 상태가 수개월간 지속되는 상태로 동태평양 일대에는 한파와 가뭄이, 서태평양 부근은 태풍과 폭우 등의 이상기후 발생

## 047 수질오염 지표

|  | 깨끗한 물<br>(오염도▼) | 오염된 물<br>(오염도▲) |
| --- | --- | --- |
| DO | ▲ | ▼ |
| BOD | ▼ | ▲ |
| COD | ▼ | ▲ |
| 온도 | ▼ | ▲ |
| 염분 | ▼ | ▲ |
| 부유물질 | ▼ | ▲ |
| 대장균 | ▼ | ▲ |

## 048 포도알균 식중독
- 당분이 함유된 곡류 및 가공식품(예 케이크, 떡)에 침입하여 번식할 때 장독소(enterotoxin)를 분비하여 식품을 유독하게 만든다.
- 잠복기가 짧고 우리나라에서 가장 많이 발생하는 식중독이다.
- 100℃에서 30분간 끓여도 파괴되지 않는다.
- 편도염 등 화농 질환을 가진 사람의 식품취급을 금한다.

## 049 매립법
- 인가와 떨어져 있는 장소나 저지대, 산골짜기의 지표면 아래에 쓰레기를 묻고 흙이나 화학 작용을 일으키지 않는 물질로 덮는 생활 폐기물 처리방법이다.
- 처리비용이 저렴하고 방법이 간단하여 우리나라 쓰레기의 대부분을 처리하지만 토양, 지하수, 대기 오염을 일으킬 수 있는 방법이다.

## 050 작업환경 유해인자 관리 방법
- 밀폐와 격리 : 방호벽, 밀폐, 원격조정 등의 방법으로 작업자와 유해인자 사이에 장벽을 놓아 작업 공정을 외부와 차단하는 것
- 희석 및 실내 환기 : 깨끗한 공기로 유해물질을 희석하는 것
- 대체(대치) 또는 제거 : 덜 유해하거나 덜 위험한 물질로 바꾸는 것
  - 예 벤젠 대신 톨루엔 사용, 페인트 작업 시 분무식 대신 전기흡착방식 사용, 벤젠을 이용한 세척 공정을 수동 대신 자동으로 교체, 가연성 물질을 유리병 대신 철제 통에 저장하는 것 등
- 개인보호구 사용 : 방진마스크(먼지 방지), 방독마스크(유해가스 차단), 보호의복, 귀마개나 귀덮개 등의 방음(차음) 보호구, 안전모, 안전화 등

# 공중보건학 개론

## 051 무증상(불현성) 감염기
이미 감염되었으나 증상이 나타나지 않는 시기로 감염병의 경우 잠복기, 비전염성질환의 경우 자각증상이 없는 질병의 초기단계에 해당된다.

| 단계 | 시기 | 예방 조치 | 예방 수준 |
| --- | --- | --- | --- |
| 〈3단계〉 질병잠복단계<br>– 무증상(불현성)<br>감염기 | 이미 감염되었으나 증상이 나타나지 않은 시기 | 검진,<br>조기진단,<br>조기치료 | 2차 예방 |

## 052 폐흡충증(폐디스토마)
- 원인 : 폐흡충
- 전파경로 : 충란이 가래나 대변으로 탈출하여 담수에 도달 → 다슬기(제1 중간숙주) 속에 들어가 유충이 됨 → 자란 유충이 게와 가재(제2 중간숙주)의 아가미, 간, 근육 내에 침입 → 사람이 감염된 게나 가재를 먹었을 때 감염
- 증상 : 심한 기침, 피 섞인 쇠 녹물색의 가래, 객혈, 흉통, 호흡곤란
- 예방 및 관리 : 게나 가재의 생식을 금하고 물은 끓여 먹기, 가래와 분뇨의 위생적인 처리
- 치료 및 간호 : 프라지콴텔 등의 구충제 복용

## 053 바이러스성 감염병의 예
- 호흡기 : 홍역, 볼거리, 풍진
- 소화기 : 폴리오, A형 간염

- 피부, 점막 : 공수병, B형 간염, 일본뇌염, 신증후군출혈열(신증후출혈열), 두창, 수두
- 성매개 : 인간면역결핍바이러스(HIV)
※결핵과 콜레라는 세균, 발진티푸스와 쓰쓰가무시병은 리케차에 의한 감염병이다.

## 054 감염 경로 차단
- 감염병의 발생 과정은 병원체 → 병원소 → 병원소로부터의 병원체 탈출 → 전파 → 새로운 숙주로의 침입 → 숙주의 감수성(저항성)의 6가지 요소가 연쇄적으로 작용하며 이 중 어느 한 가지라도 결여되면 감염은 발생하지 않는다.
- 의료인이 전염성 결핵환자 병실에 들어갈 때 N95 마스크를 착용한 것은 결핵균이 들어올 수 있는 입과 코를 막은 것이므로 감염병의 전파 경로 중 '침입'을 차단한 것이다.

## 055 위암 검진
- 검진대상 : 40세 이상의 남녀
- 검진방법 : 위내시경검사(불가피한 경우 선택적으로 상부위장조영 시행)
- 김진주기 : 2년

### 국가 암 검진 항목
- 위암 : 40세 이상의 남녀, 2년 간격
- 간암 : 40세 이상의 남녀 중 간암 발생 고위험군, 6개월 간격
- 대장암 : 50세 이상의 남녀, 1년 간격
- 유방암 : 40세 이상의 여성, 2년 간격
- 자궁경부암 : 20세 이상의 여성, 2년 간격
- 폐암 : 54~74세 남녀 중 폐암 발생 고위험군, 2년 간격

## 056 상주인구
- 특정 지역에 주거지를 두고 실제 거주하는 인구를 말한다.
- 주간에는 직장 등으로 타지역으로 가더라도 야간에는 그 지역으로 돌아와 잠을 자기 때문에 야간인구라고도 한다.

## 057 모성사망률
- 연간 가임여성 10만 명당 모성사망자 수
- $모성사망률 = \dfrac{당해\ 연도\ 임신 \cdot 출산 \cdot 산욕으로\ 인한\ 모성\ 사망자\ 수}{당해\ 연도\ 15\sim49세\ 가임기\ 여성\ 수} \times 100,000$

## 058 「모자보건법」상 인공임신중절수술이 가능한 시기
- 임신중절은 임신 24주 이내의 임부만 가능하다.
- 「모자보건법」에 규정된 특정 항목 외에는 임신중절이 불가능하다.

- 규정 항목 : 본인이나 배우자가 전염성 질환이 있거나 유전학적·우생학적 정신장애나 신체질환이 있는 경우, 강간 또는 준강간에 의한 임신, 혈족 또는 인척간 임신, 임신의 지속이 모체의 건강을 심각하게 해칠 우려가 있을 경우

## 059 DTaP
- 디프테리아, 파상풍, 백일해를 예방하기 위한 접종
- 기본접종 : 2, 4, 6개월
- 추가접종 : 15~18개월, 4~6세

## 060 지역사회간호사업의 기본 원리
- 정부가 아닌 지역사회가 사업을 주도한다.
- 지역사회간호사업과 지역개발사업은 서로 밀접한 연관성을 가진다.
- 지역사회간호사업은 개인보다는 가족이 사업의 기본단위가 된다.
- 지역사회간호사업을 실시하는 쪽과 지역주민과는 서로 수평적인 관계를 유지해야 한다.
- 지역사회 주민의 적극적인 참여가 있어야 한다. 주민의 참여를 위해서는 전문가들이 주민의 입장에서 생각하는 자세가 무엇보다 우선되어야 한디.
- 지역사회 보건요원은 지역사회가 가진 문제점을 파악하기 위해 자신이 담당한 지역의 통계적 특성, 사회적 환경, 지리 등을 잘 알아야 한다.
- 지역사회간호사업을 할 때 가장 먼저 실시해야 하는 것은 지역사회 진단에 의한 정확한 보건 실태파악으로 건강문제를 확인하는 것이다.
- 지역사회 간호 요구 중 가장 우선순위에 두어야 하는 것은 '지역 주민 다수에게 영향을 주는 것'이다.

## 061 지역사회 보건의료자원
- 인적 자원 : 의사, 간호사, 간호조무사 등 보건의료인력
- 물적 자원 : 의료장비, 의료시설 등
- 지적 자원 : 의료기술, 지식 등

## 062 재가급여
- 재가급여의 종류로는 방문요양, 방문목욕, 방문간호, 주·야간 보호, 단기보호, 기타 재가급여(복지용구) 등이 있다.
- 주·야간 보호 : 수급자를 하루 중 일정시간 동안 장기요양기관에 보호하여 신체·인지활동 지원 및 심신기능의 유지·향상을 위한 교육과 훈련 등을 제공하는 서비스

## 063 방문간호
- 장기요양요원인 간호사, 간호조무사, 치위생사가 의사, 한의사 또는 치과의사의 '방문간호지시서'에 따라 수급

자의 가정을 방문하여 간호, 진료보조, 요양에 관한 상담 또는 구강위생 등을 제공한다.
- 방문간호가 가능한 장기요양요원의 자격
  - 간호사로서 2년 이상의 간호업무 경력이 있는 자
  - 간호조무사로서 3년 이상의 간호보조업무 경력이 있고, 보건복지부 장관이 지정한 교육기관에서 소정의 교육을 이수한 자
  - 치과위생사

## 064 가정방문 우선순위

하루에 여러 대상자를 방문할 경우 비감염성 질환자 또는 면역력이 낮은 집단을 우선 방문하고 감염성 질환자를 가장 마지막으로 방문한다. 급성질환이더라도 감염성 질환일 때는 감염병 전파의 우려가 있기 때문에 나중에 방문해야 한다.

**예** 미숙아와 신생아 → 임산부 → 학령 전 아동 → 학령기 아동 → 성병환자 → 결핵환자

## 065 「간호법」 제17조 (실태 및 취업상황 등의 신고) [시행 2025. 6. 21.]

간호조무사는 보건복지부령으로 정하는 바에 따라 최초로 자격인정을 받은 후부터 3년마다 그 실태와 취업상황 등을 보건복지부장관에게 신고하여야 한다.

## 066 「정신건강복지법」상 정신질환자 유기 시 벌칙

정신질환자를 유기한 자는 5년 이하의 징역 또는 5천만 원 이하의 벌금에 처한다.

> **\* 참고**
> 입원 등을 하거나 정신건강증진시설을 이용하는 정신질환자에게 '노동'을 강요한 자 → 3년 이하의 징역 또는 3천만 원 이하의 벌금

## 067 「결핵예방법」 용어 정의

- 결핵 : 결핵균으로 인하여 발생하는 질환
- 결핵환자 : 결핵균이 인체 내에 침입하여 임상적 특징이 나타나는 자로서 결핵균검사에서 양성으로 확인된 자
- 결핵의사환자 : 임상적, 방사선학적 또는 조직학적 소견상 결핵에 해당하지만 결핵균검사에서 양성으로 확인되지 아니한 자
- 전염성결핵환자 : 결핵환자 중 객담의 결핵균검사에서 양성으로 확인되어 타인에게 전염시킬 수 있는 환자
- 잠복결핵감염자 : 결핵에 감염되어 결핵감염검사에서 양성으로 확인되었으나 결핵에 해당하는 임상적, 방사선학적 또는 조직학적 소견이 없으며 결핵균검사에서 음성으로 확인된 자

## 068 「구강보건법 시행규칙」 제14조(임산부·영유아 구강보건교육)

특별자치시장, 특별자치도지사 및 시장·군수·구청장은 임산부 및 영유아에 대하여 다음 각 호의 사항이 포함된 구강보건교육계획을 수립하여 매년 실시하여야 한다.
- 치아우식증(충치)의 예방 및 관리
- 치주질환(잇몸병)의 예방 및 관리
- 그 밖의 구강질환의 예방 및 관리

## 069 「혈액관리법 시행규칙」 [별표 1] 혈액선별검사 항목과 부적격 기준

| 검사항목 | 부적격 기준 |
|---|---|
| B형간염검사 | 양성 |
| C형간염검사 | 양성 |
| 후천성면역결핍증검사 | 양성 |
| 사람T세포림프친화바이러스 (HTLV)검사 | 양성 |
| 매독검사 | 양성 |
| 간기능검사(ALT검사) | 101 IU/L 이상 |

## 070 고위험병원체

- 정의 : 생물테러의 목적으로 이용되거나 사고 등에 의하여 외부에 유출될 경우 국민건강에 심각한 위험을 초래할 수 있는 감염병병원체
- 고위험 병원체의 반입 : 질병관리청장의 허가
- 고위험 병원체의 분리, 분양·이동 : 질병관리청장에게 신고

\* 참고
「감염병의 예방 및 관리에 관한 법률」 제21조(고위험병원체의 분리, 분양·이동 및 이동 신고)
「감염병의 예방 및 관리에 관한 법률」 제22조(고위험병원체의 반입 허가 등)

## 071 맥박산소측정

- 감지기가 너무 강하게 조이지 않도록 주의하고 장시간 압력으로 인한 조직괴사나 피부손상이 없는지 관찰한다.
- 주로 2, 3, 4번째 손가락에서 측정한다.
- 감지기가 손톱 위로 오도록 맞추어 부착한다.
- 빛 감지기에 의해 간접적으로 동맥혈 내 헤모글로빈의 산소포화도(SpO$_2$)를 측정한다.
- 맥박산소측정기로 산소포화도와 맥박을 함께 관찰할 수 있다.

## 072 자동전자혈압계를 이용한 혈압 측정 방법

- 자동전자혈압계는 청진기를 사용할 필요가 없으며, 혈압을 자주 반복적으로 측정해야 할 경우 효율적이다.
- 환자의 팔을 심장과 같은 높이에 두고 측정하는 것이 가장 정확하다.
- 측정부위에 통증이 있거나 측정을 중단하고 싶을 경우 정지버튼을 누른다.
- 같은 부위에서 혈압측정을 반복하는 경우 2~5분간 휴식 후 측정한다.
- 측정띠(커프)와 연결된 고무관 부분이 위팔동맥 부위에 오게 위치시킨 후 측정띠를 감는다.

## 073 표준주의(표준예방지침)

- 환자의 분비물이 튈 염려가 있다면 마스크, 보호안경, 안면 보호구 등의 개인보호구를 착용한다.
- 장갑 착용으로 손위생을 대체할 수 없으므로 장갑 착용 전후에 반드시 손위생을 실시해야 한다.
- 재채기를 할 때 입과 코를 휴지로 가리되, 휴지가 없다면 옷소매를 이용한다.
- 환자의 체액으로 더러워진 리넨류는 미생물 전파를 예방하기 위해 털지 말고 차분히 접어 세탁물 용기에 넣는다.
- 환자의 접촉이 많은 침상, 침상난간, 침상 주변의 기구들은 약한 수준의 소독제인 4급 암모늄제제 등을 이용하여 소독한다.

## 074 에틸렌옥시드 가스멸균법(EO 가스멸균법)

- 에틸렌옥시드(산화에틸렌) 가스를 이용하여 낮은 온도(보통 55℃)에서 멸균이 되므로 냉멸균이라고도 한다.
- 유효기간 : 6개월
- 적용물품 : 열과 습기에 약한 물품, 예리한 기구, 내시경, 플라스틱, 고무제품 등
- 장점 : 열과 습기에 약한 제품의 멸균이 가능하고, 유효기간이 길다.
- 단점 : 특수하고 비싼 장비와 가스(EO gas)가 필요하며, 가스에 독성이 있으므로 인체에 해롭다. 때문에 멸균 즉시 사용해서는 안 되고 8시간 이상 통기 후 사용해야 한다.

## 075 멸균용액 다루는 방법

- 필요할 때만 사용 직전에 뚜껑을 열고 되도록 빨리 닫아야 한다.
- 용액병의 입구가 용기에 닿지 않게, 멸균포에 용액이 튀지 않도록 주의해서 따른다.
- 용액의 뚜껑을 들고 있을 때는 내면이 아래로 향하게 하고, 바닥에 놓을 때는 내면이 위로 향하게 놓는다.
- 용액병의 가장자리는 오염된 것으로 간주하여 용액을 조금 따라 버린 후 사용한다.

- 한 번 따랐던 용액은 다시 병에 붓지 않는다.
- 사용 전에 유효기간을 확인하고 용액병에 개봉 날짜와 시간을 써둔다.
- 라벨이 붙은 쪽을 위로(손바닥 쪽으로) 가게 하여 병을 잡고 용액을 따른다.

## 076 비재호흡 마스크

- 저장백은 항상 부푼 상태를 유지해야 한다.
- 가장 높은 농도의 산소를 투여할 수 있는 방법으로, 단기간 사용을 권장한다.
- 마스크를 단단히 밀착시켜 착용해야 한다.
- 마스크와 저장백 사이, 마스크 측면에 일방향 밸브가 부착되어 있어 내쉬는 공기가 밸브를 통해 배출된다.
- 환자가 내쉰 공기나 실내공기가 저장백으로 들어가지 않는다.

## 077 기관내관 흡인 방법

- 기관내관 흡인 시에는 멸균장갑을 착용한다.
- 사용한 흡인관(카테터)과 장갑은 일반의료폐기물 용기에 폐기한다.
- 흡인관을 기관내관에 삽입할 때는 흡인조절구를 열어 압력이 걸리지 않은 상태로 삽입한다.
- 흡인 전에 흡인관의 끝부분으로 멸균 생리식염수를 빨아들여 흡인이 되는지 확인하고 윤활시킨다.
- 흡인조절구를 막고 손가락으로 부드럽게 회전시키며 흡인관을 제거한다.
- 흡인관(카테터)을 회전하며 제거하는 이유는 기도점막 손상을 최소화 하고 기도 내 분비물을 골고루 제거하기 위해서이다.

## 078 일상적인 식사 돕기

- 음식은 가능하면 따뜻하게 제공하여 식욕을 촉진한다.
- 식사 전·중·직후에는 통증이 유발되는 불쾌한 시술이나 드레싱을 금한다. 식욕을 감퇴시키는 처치는 식사 후 어느 정도 소화가 되고난 후에 하도록 한다.
- 식사 후 가능하면 30분 정도 앉아 있도록 한다.
- 환자의 식욕을 촉진하기 위해 물로 입안을 헹구어준다.
- 음식을 먹여줄 경우 입에 있는 음식을 모두 삼켰는지 확인한 후 음식물을 제공한다.

## 079 코위관 영양 환자 간호

- 진해질 손실을 방지하기 위해 흡인한 위 내용물은 다시 주입한다.
- 코위관 영양액 주입 시 앉은자세 또는 반좌위자세를 취해주되, 상체를 일으킬 수 없을 경우 오른쪽으로 눕힌다.
- 영양액 주입 시 청색증이 나타나면 즉시 영양액 주입을 중단한다.

- 위(stomach)에서 30cm 높이에 영양액 주입주머니를 위치시킨다.
- 코위관 영양 시행 전 흡인한 위 내용물이 100mL 미만일 경우 내용물을 다시 주입하고 코위관 영양을 진행한다.

## 080 섭취배설(I&O) 불균형

### 1. 배설량 > 섭취량
- 체액부족 : 탈수, 갈증 호소, 체중 감소, 피부긴장도 감소, 점막건조, 움푹 들어간 안구, 빠르고 약한 맥박, 혈압 감소, 소변량 감소, 요비중 증가, 적혈구용적률(헤마토크리트) 상승 등
- 구강섭취 증가, 수액 주입, 코위관 영양을 통한 수분 보충 등

### 2. 섭취량 > 배설량
- 체액과다 : 부종, 체중 증가, 습한 점막, 빈맥, 혈압과 중심정맥압의 상승, 호흡곤란 등
- 수분제한, 저염식이 제공, 이뇨제 투여 등

## 081 관장약 주입 도중 복통 호소 시 간호
- 관장약 주입 시 복통을 호소하면 30초 정도 주입을 멈추었다가 복통이 완화되면 다시 천천히 주입하면서 환자 상태를 살핀다.
- 용액의 흐름을 늦추어 보거나, 관장통의 높이를 낮추어 볼 수도 있다.

## 082 자연배뇨를 돕는 방법
- 따뜻한 변기를 제공하고, 손이나 발을 따뜻한 물에 담가 긴장을 풀 수 있도록 해준다.
- 허벅지 안쪽 피부를 부드럽게 문질러 준다.
- 남성은 서는 자세, 여성은 변기에 앉거나 침상변기에 쪼그리고 앉는 자세로 정상 배뇨 시와 같은 자세를 취해준다.
- 하복부에 따뜻한 물주머니를 대주고 방광 부위를 가볍게 눌러준다.
- 물 흐르는 소리를 들려준다.
- 금기가 아니라면 수분섭취를 권장한다.
- 따뜻한 물을 회음부에 조금씩 부어준다.
- 앉은 자세에서 허리를 앞으로 약간 굽혀본다.
- 프라이버시를 지켜주고 소변 볼 시간을 충분히 제공한다.

## 083 붕대법 적용 시 주의사항
- 순환과 감각을 확인하기 위해 말단 부위를 노출시킨다.
- 상처 위에서 붕대를 감기 시작하거나 끝내지 않아야 한다.
- 정맥귀환을 증진시키기 위해 말초에서 몸통(중심)을 향해 감는다.
- 관절은 약간 구부린 상태에서 감는다.
- 뼈 돌출 부위에는 거즈나 면 패드, 솜을 대어 주어 불편감을 줄인다.

- 균일한 압박이 가해지도록 감는다.
- 젖은 드레싱이나 배액이 있는 상처는 마르면서 수축되어 국소빈혈을 일으킬 수 있으므로 느슨하게 감는다.
- 몸통보다 높게 한 상태에서 붕대를 적용하여 정맥울혈과 부종을 경감시킨다.
- 붕대 감은 부위의 색깔, 감각, 온도, 부종 등을 매 1~2시간마다 점검한다.

## 084 바로누운자세(앙와위)에서 욕창 호발 부위
뒤통수뼈(후두골), 어깨뼈(견갑골), 팔꿈치, 엉치뼈(천골), 발꿈치 등

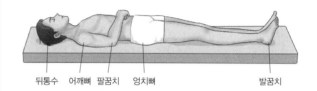

뒤통수    어깨뼈  팔꿈치   엉치뼈                              발꿈치

## 085 몸통부(체간부) 석고붕대 환자 관찰 사항
몸통(체간) 석고붕대 후 발생하는 석고붕대 증후군(지속적인 구역·구토, 복부팽만, 복통)을 주의 깊게 관찰하여야 한다.

## 086 침상목욕 돕기
- 목욕시간은 5~10분 정도가 적당하다.
- 눈에는 비누를 사용하지 않는다.
- 목욕 중에는 병실의 창문을 닫아서 보온을 유지한다.
- 병실 온도는 22~23℃, 목욕물의 온도는 43~46℃ 정도가 적절하다.
- 오른팔에 정맥주사를 맞고 있을 경우 왼쪽 환의부터 벗긴다.

## 087 손발톱 관리
- 손톱깎이로 손톱을 깎은 후 측면은 다듬기용 줄(네일 파일)로 다듬는다.
- 손발톱의 가장자리는 부드럽고 매끈하게 관리한다.
- 손발톱은 1mm 이상 여유를 남겨두고 자른다.
- 손발톱을 깎은 면은 다듬기용 줄로 문질러 다듬는다.
- 손발톱은 샤워나 통목욕 후 수분을 머금고 있는 상태에서 깎는 것이 좋다.
- 손톱은 둥글게, 발톱은 일자로 자른다.
- 두껍고 건조하여 자르기 힘든 손발톱은 더운물에 담갔다가 자른다.

### 088 틀니(의치) 관리 방법

- 연마제가 많이 함유된 치약을 이용하면 틀니의 플라스틱 부분이 마모될 가능성이 있으므로 틀니 세정제와 칫솔을 사용해 세척한다.
- 틀니를 끼울 때는 물기가 있는 상태에서 끼워 잇몸 등의 연조직 손상을 예방한다.
- 틀니 세척 중 떨어뜨리면 깨질 수 있으므로 세면대 위에 젖은 수건을 깔아놓고 닦는다.
- 세척한 틀니는 찬물이나 미온수가 담겨있는 뚜껑이 있는 불투명한 컵에 넣어 보관한다.

### 089 체위변경 방법

- 관절은 약간 굴곡(굽힘)된 상태를 유지한다.
- 발받침대(발지지대)를 사용하여 발처짐(족저굴곡)을 예방한다.
- 손 두루마리를 사용하여 손가락을 굴곡시키고 엄지손가락을 내전시켜 손의 올바른 자세를 유지시켜준다.
- 대전자 두루마리를 둔부와 넓적다리(대퇴) 바깥에 대주어 대퇴의 바깥돌림(외회전)을 방지한다.
- 체위를 변경할 때마다 압력받은 부위의 피부를 관찰하고 피부간호를 시행한다.

### 090 무거운 물건 이동시 신체 역학

- 물건을 신체에 가까이 위치시킨다.
- 허리를 펴고 무릎을 구부린다.
- 기저면을 넓게 하고 무릎을 굽혀 무게 중심점을 낮게 유지한다.
- 물건을 들어 올릴 때는 허리근육을 사용해서는 안 되고 엉덩이와 배, 다리의 근육을 사용한다.
- 물건을 잡아당기거나 밀 때 체중을 이용하고. 손가락보다는 손바닥으로 잡는다.

### 091 목발보행 돕기

- 머리를 들고 앞을 보면서 걷는다.
- 목발보행 시 겨드랑이 아닌 손목이나 손바닥으로 몸무게를 지탱한다.
- 목발의 끝부분을 환자의 발 앞 15cm, 옆 15cm 위치에 놓고, 팔꿈치가 약 30° 정도 구부러지게 섰을 때 겨드랑과 목발의 패드 사이에 손가락 2~3개(3~5cm) 정도가 들어갈 정도의 높이가 적당하다.
- 처음에는 보폭을 좁게 시작하여 걷다가 점점 넓힌다,
- 목발 끝부분의 미끄럼 방지용 고무 받침을 자주 점검한다.
- 목발보행 전에 어깨와 위팔근육 강화를 위해 팔굽혀 펴기 등으로 팔과 어깨 운동을 실시한다.

- 계단을 올라갈 때는 건강한 다리가 먼저 올라가고, 계단을 내려올 때는 불편 다리가 먼저 내려가야 한다.

| 계단을 올라갈 때 | 건강한 다리 → 불편한 다리 + 목발<br>(건강한 다리 → 목발 → 불편한 다리도 가능) |
|---|---|
| 계단을 내려갈 때 | 불편한 다리 + 목발 → 건강한 다리<br>(목발 → 불편한 다리 → 건강한 다리도 가능) |

### 092 지팡이 3점 보행

- 계단을 올라갈 때 : 지팡이 → 건강한 다리 → 마비된 다리
- 계단을 내려갈 때나 평지 : 지팡이 → 마비된 다리 → 건강한 다리

### 093 반신마비(편마비) 환자에게 상의를 입히는 순서

'입을 때는 아픈(불편한) 쪽부터, 벗을 때는 건강한 쪽부터'이므로 우측 반신마비 환자에게 상의를 입힐 때는 오른쪽 팔부터 입혀야 한다.

### 094 신체 보호대 적용 목적

낙상예방, 특별한 치료 시 환자의 움직임 제한, 생명유지장치를 제거하려는 등 치료행위를 방해하는 행동 제한, 가려움(소양감) 환자의 피부손상 방지, 자신 또는 타인을 해칠 우려가 있는 환자에게 적용하여 신체 보호

### 095 얼음주머니(Ice bag)

- 주머니에 물을 조금 부어 새는 곳이 있는지 미리 확인하고 물을 버린다.
- 모가 난 얼음조각은 물에 살짝 씻어 둥글게 한다.
- 얼음주머니의 1/3~1/2 정도를 호두알 크기의 얼음조각으로 채우고 찬물을 조금 붓기도 한다.
- 공기를 제거하고 마개로 잠근다.
- 적용하고자 하는 부위의 피부상태를 관찰한 후 천으로 만든 커버(수건)로 싸서 환자에게 적용한다.
- 치료할 부분을 제외하고는 담요를 덮어주어 피부를 최소한으로 노출한다.
- 최대 30분까지 적용한다.
- 사용 도중 피부 발적, 창백, 무감각, 수포(물집) 등의 피부 이상이 발견되면 즉시 제거한 후 간호사에게 보고한다.

### 096 수술 전 피부준비

- 미생물을 최소화하여 수술 부위 감염 위험을 줄이기 위해 제모를 실시한다.
- 제모 후 로션이나 오일을 바르지 않는다.
- 클리퍼(electric clipper)를 피부에 대고 털이 난 방향으로 제모한다.
- 수술 중 말초순환 상태를 확인하기 위해 손톱과 발톱에 매니큐어를 지워야 한다.
- 수술 부위보다 넓게 제모한다.

- 제모제를 사용하기 전에 피부 민감성 반응검사를 실시한다. 손목 안쪽 피부에 소량의 제모제를 바르고 일정시간 경과 후 발진, 부종, 가려움 등의 피부반응을 확인한다.

## 097 조영제를 사용하는 검사
- 조영제는 영상진단검사 또는 시술 시 특정 혈관이나 조직이 잘 보일 수 있도록 인체에 투여하는 약물로, CT 검사 시에도 정확한 진단을 위해 조영제를 사용한다.
- 조영제를 사용하는 경우 알레르기 여부를 미리 조사해야 한다.
- 조영제가 들어가면 삼투압 차이에 의해 혈관이 확장되기 때문에 따뜻한 느낌, 얼굴이 달아오르는 느낌(열감), 소변을 본 듯한 느낌, 구역 등의 증상이 있을 수 있음을 미리 설명한다.
- 조영제 부작용으로 두드러기, 가려움, 구역, 구토, 호흡곤란, 저혈압, 쇼크 등의 부작용이 발생될 수 있으므로 주의 깊게 살핀다.
- 조영제를 사용하는 검사로는 정맥신우조영(IVP), 기관지조영, 혈관조영, 일부 CT와 MRI 등이 있다.

## 098 일반 소변검사
- 뚜껑이 있는 소변검체용기에 중간뇨를 30~50mL 정도 받는다.
- 월경 중인 경우 월경이 끝난 후로 검사를 연기하는 것이 바람직하지만 부득이한 경우 소변검체용기에 생리중임을 표시한다.
- 유치도관을 가지고 있는 환자는 소변수집주머니에 있는 특수포트를 소독솜으로 닦고 멸균 주삿바늘을 삽입하여 소변을 채취한 후 소변검체용기에 옮겨 담는다.

## 099 가슴막천자(흉강천자)
- 목적 : 바늘을 흉막강 내로 삽입하여 액체를 뽑거나 약물을 주입해서 호흡곤란이나 통증을 제거하기 위해 실시한다.
- 자세 : 천자측 상지를 머리위로 올리거나, 테이블 위에 베개를 올려놓고 그 위로 팔짱을 낀 채 엎드린 자세를 취한다.
- 주의사항 : 바늘이 삽입된 후에는 기침을 하거나 움직이지 않도록 주의한다.

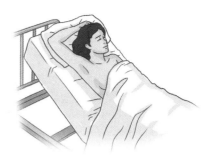

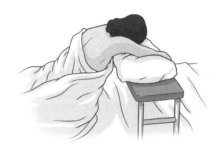

## 100 자동심장충격기 패드 부착 위치
- 패드 1은 오른쪽 빗장뼈(쇄골) 바로 아래에 부착한다.
- 패드 2는 왼쪽 젖꼭지 아래 중간 겨드랑선에 부착한다.

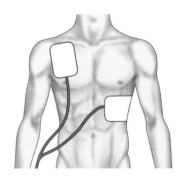

## 101 성인의 심폐소생술
- 약 5cm의 깊이로 가슴을 압박한다.
- 인공호흡 1회는 1초 동안 숨을 불어넣는 것이다. 인공호흡을 2회 실시한다.
- 가슴압박 대 인공호흡의 비율은 30 대 2이다.
- 자동심장충격기 도착 시 가장 먼저 전원을 켠다.
- 손의 손가락을 펴거나 깍지를 껴서 압박할 때 손가락 끝이 환자의 가슴에 닿지 않도록 하고, 팔꿈치를 쭉 펴서 수직 방향으로 체중을 이용하여 압박한다.

## 102 환자의 불안감 감소 돕기
- 환자의 말을 경청하고 인격적으로 대한다.
- 검사, 간호, 처치 등을 할 때 절차와 목적을 자세히 설명하여 불안을 감소시킨다.

- 의학용어의 사용이 환자를 불안하게 할 수 있으므로 쉬운 용어로 설명한다.
- 가능한 한 소음을 제거하여 조용한 환경을 조성한다.
- 식사시간, 회진시간, 병동의 구조, 각종 병원시설의 안내, 호출벨 사용 방법, 침대 사용 방법, 병원 물품 사용 방법, 수술관련 안내사항, 진단검사 일정 등 병원 생활에 대해 자세히 안내한다.
- 금기가 아니라면 가족의 면회를 허용한다.
- 처치 시 침상커튼을 닫아 사생활(privacy)을 지켜준다.

## 103 침상의 종류
- 빈 침상(폐쇄 침상) : 새로 입원할 환자를 위한 침상
- 개방 침상 : 환자가 잠깐 자리를 비울 때 침대를 정리하는 방법으로 빈 침상 만들기 후 위 침구를 발치 쪽으로 접어놓은 상태
- 요람(크래들) 침상 : 환자의 발, 다리, 복부에 위 침구가 닿지 않도록 하기 위해 쇠나 나무로 만들어진 반원형의 침구버팀장비를 반홑이불과 윗홑이불 사이에 넣어 주는 침상으로, 주로 화상환자나 피부염 환자, 몹시 허약한 환자에게 사용
- 사용 중 침상(환자가 누워있는 상태에서 침상만들기) : 환자가 침대에 누워 있는 상태에서 좌우로 움직여가며 침대를 손질하거나 홑이불을 교환하는 방법
- 골절환자 침상 : 환자의 골절부위를 지지하기 위하여 매트리스 위에 골절판을 넣어 만드는 침상
- 수술 후 환자 침상 : 수술 후 병실로 돌아오는 환자를 위해 고무포 2개, 반홑이불 2개를 깔아 밑침구가 더러워지지 않게 만든 침상

## 104 개방적 질문을 사용한 치료적 의사소통
선택지 없이 환자가 자신의 생각을 자유롭게 표현할 수 있도록 유도하는 방법인 개방적 질문을 통해 대화한다.

## 105 체인-스톡스 호흡
임종 시 나타나는 특징적인 호흡으로, 무호흡과 호흡항진(과다호흡)이 교대로 나타나고, 호흡수와 깊이는 불규칙하다.

| | | | | |
|---|---|---|---|---|
| 001 ③ | 002 ③ | 003 ② | 004 ③ | 005 ① |
| 006 ② | 007 ⑤ | 008 ③ | 009 ② | 010 ③ |
| 011 ① | 012 ⑤ | 013 ⑤ | 014 ④ | 015 ⑤ |
| 016 ③ | 017 ④ | 018 ② | 019 ⑤ | 020 ⑤ |
| 021 ③ | 022 ③ | 023 ③ | 024 ⑤ | 025 ④ |
| 026 ③ | 027 ② | 028 ⑤ | 029 ① | 030 ③ |
| 031 ⑤ | 032 ② | 033 ① | 034 ⑤ | 035 ④ |
| 036 ⑤ | 037 ③ | 038 ① | 039 ③ | 040 ② |
| 041 ① | 042 ④ | 043 ④ | 044 ④ | 045 ② |
| 046 ⑤ | 047 ① | 048 ⑤ | 049 ⑤ | 050 ④ |
| 051 ④ | 052 ⑤ | 053 ② | 054 ④ | 055 ③ |
| 056 ④ | 057 ④ | 058 ③ | 059 ⑤ | 060 ④ |
| 061 ⑤ | 062 ① | 063 ③ | 064 ② | 065 ① |
| 066 ② | 067 ② | 068 ③ | 069 ⑤ | 070 ② |
| 071 ① | 072 ⑤ | 073 ② | 074 ① | 075 ⑤ |
| 076 ⑤ | 077 ⑤ | 078 ② | 079 ② | 080 ④ |
| 081 ① | 082 ⑤ | 083 ① | 084 ② | 085 ⑤ |
| 086 ④ | 087 ③ | 088 ③ | 089 ⑤ | 090 ① |
| 091 ① | 092 ④ | 093 ④ | 094 ④ | 095 ⑤ |
| 096 ⑤ | 097 ⑤ | 098 ① | 099 ③ | 100 ② |
| 101 ② | 102 ⑤ | 103 ⑤ | 104 ⑤ | 105 ③ |

## 001 직업윤리를 준수한 행동

- 동료와 의견 충돌이 있으면 대화를 먼저 시도해본다.
- 간호조무사가 환자에게 표현하는 동정이나 인정은 도를 넘지 않도록 직업적인 관계를 유지한다.
- 업무상 알게 된 환자의 비밀은 누구에게도 누설하지 않는다.
- 환자가 진단명과 예후에 대해 궁금해 하면 간호사에게 보고하거나, 의사에게 직접 물을 수 있도록 안내한다.
- 의사가 간호조무사에게 부도덕한 행위를 요청할 경우 거부할 권리가 있다.

## 002 환자 상태에 이상이 발견되었을 경우

환자의 이상상태를 즉시 간호사에게 보고하는 것은 간호 조무사의 기본 업무이다.

## 003 사용한 주삿바늘을 처리하는 방법

- 사용한 주삿바늘은 구부리거나 뚜껑을 닫지 않고 손상성 폐기물 용기에 버린다.
- 부득이하게 주삿바늘에 뚜껑을 씌워야 하는 경우 한손 기법을 사용한다.
- 손상성 폐기물 용기의 최대 보관기간은 30일이고 용기에 그려진 도형의 색상은 노란색이다.

## 004 안전한 병원환경 조성

- 소독제와 내복약을 따로 보관하여 투약 사고를 예방한다.
- 전기기구의 전선이 벗겨졌을 경우 반창고를 감아서 사용하면 안 되고 즉시 보고하여 수선을 해야 한다.
- 산소요법 시 정전기를 일으킬 수 있는 물건을 치운다.
- 휠체어를 사용하지 않더라도 바퀴 잠금장치를 잠가둔다.
- 병실 바닥은 젖은 걸레로 닦은 후 마른 걸레로 물기를 닦아 사고를 예방한다.

## 005 소화기관의 기능

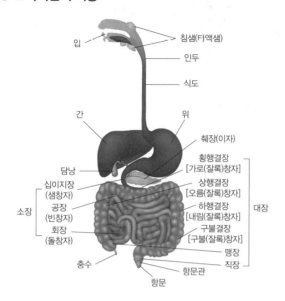

- 구강 : 침(타액)의 소화효소인 침녹말분해효소(타이알린)과 저작운동을 통해 탄수화물의 소화를 돕는다.
- 인두 : 음식과 공기의 공동 통로이다.
- 식도 : 음식물과 수분의 이동 통로이다.
- 위 : 음식물 임시 저장, 소화효소 펩신을 분비하여 단백질 분해, 일부 당과 알코올을 흡수한다.
- 소장(십이지장, 공장, 회장) : 장융모가 있어 영양분을 분해, 흡수한다.
- 대장(맹장, 상행결장[오름(잘록)창자], 횡행결장[가로(잘록)창자], 하행결장[내림(잘록)창자], 구불결장[구불(잘록)창자], 직장, 항문관) : 대장으로 내려온 내용물로부터 수분을 흡수하여 대변을 만들고 저장한다.
- 간 : 대사, 해독 및 식균작용, 담즙 형성 및 빌리루빈 대사, 혈액응고인자 생산, 철분 저장, 태생기 때 조혈 작용을 한다.
- 췌장(이자)
  - 외분비 기능(알칼리성의 소화효소 분비) : 녹말분해효소(amylase, 탄수화물 소화), 단백질분해효소(trypsin, 단백질 소화), 지방분해효소(lipase, 지방 소화)
  - 내분비 기능(호르몬 분비) : 랑게르한스섬의 베타세포에서 인슐린(혈당 저하시킴), 알파세포에서 글루카곤(혈당 상승시킴)

## 006 체액(body fluid)

- 세포내액은 총 체액의 2/3 정도를 차지하며 세포외액은 1/3 정도를 차지한다.
- 체액은 인체를 구성하는 액체성분을 의미하며 체중의 약 60~70%를 차지한다.
- 총체액량 비율은 유아가 성인보다 높다.
- 세포외액은 혈장과 사이질액(간질액)으로 구성되어 있다.
- 지방 함량이 높을수록 체중 대비 총체액량 비율이 낮아지므로, 비만인 사람들이 마른 사람에 비해 총체액량 비율이 낮다.

## 007 항생제를 일정한 시간에 복용해야 하는 이유

항생제나 항고혈압제 등은 약물의 혈중 농도를 일정하게 유지하여 치료효과를 높이기 위해 일정한 간격으로 복용하거나 투여하는 것이 바람직하다.

## 008 이뇨제

- 소변 배설량을 증가시켜 체액을 감소시키는 약물이므로 수분 및 전해질 감소 증상과 포타슘의 혈중 수치를 확인해가며 사용해야 한다.
- 종류 : 퓨로세마이드(furosemide, lasix), 스피로놀락톤(spironolactone, aldactone), 하이드로클로로싸이아자이드(hydrochlorothiazide), 클로로싸이아자이드(chlorothiazide, diuril), 아밀로라이드(amiloride)

> - 데메롤 : 마약진통제
> - 젠타마이신 : 항생제
> - 아이소나이아지드 : 항결핵제
> - 나이트로글리세린 : 협심증 등에 사용되는 강력한 혈관 확장제, 평활근 이완제

## 009 엽산

엽산은 적혈구 생성을 위해 필요하며, 결핍 시 태아의 신경계에 악영향을 미치고 성장을 지연시키므로 임신 초기에 충분히 섭취해야 한다.

## 010 편도 절제 수술 후 식이

- 편도 수술 후 통증과 부종을 완화하기 위해 찬 유동식을 제공한다.
- 아이스크림이나 얼음 섭취도 가능하다.

## 011 치아

- 젖니(유치)는 총 20개, 간니(영구치)는 사랑니 포함 총 32개이다.
- 젖니와 간니가 섞여 있는 시기를 혼합치열기라고 한다.
- 젖니는 생후 6개월부터 나오기 시작하여 30개월에 완성된다.
- 간니는 생후 15~16년경 사랑니를 제외하고 모두 석회화가 종료된다.
- 젖니 중 간니로 교환되는 시기가 가장 빠른 것은 하악중심앞니(하악중절치)이다.

| 분류 | 젖니(유치) | 간니(영구치) |
|---|---|---|
| 형성 시기 | 태생 7~8주 | 태생 20주 |
| 첫 맹출 시기 | 생후 6개월 | 생후 6세 |
| 첫 맹출 치아 | 하악 중심 앞니<br>(하악유중절치) | 하악 제1 큰어금니<br>(하악 제1대구치) |
| 총 치아 개수 | 20개 | 사랑니 포함 32개 |
| 치아배열 완성 시기 | 30개월 | 15~16세<br>(사랑니 제외) |
| 혼합치열기<br>(치아 교환 시기) | 6~12세 | |

## 012 진공흡인장치(suction)의 조정

- 흡인팁(석션팁)은 일회용이므로 환자가 바뀔 때마다 교체해주고 사용한 흡인팁은 재사용하지 않아야 한다.
- 진공흡인장치 내로 연조직이 빨려 들어가면 흡인력을 낮춘다.
- 치과 간호조무사가 하는 역할 중 가장 중요하고 기본적인 업무로, 진료 중에 진공흡인장치를 적절하게 사용할 줄 알아야 한다.
- 치과의사가 오른손으로 기구를 사용하면 간호조무사도 오른손으로 흡입기를 사용하여 진료에 방해가 되지 않도록 해야 한다.
- 진공흡인장치의 팁을 치아 가까이에 대어주고 의사가 사용하는 기구나 이거울(치경)을 가리지 않도록 한다.
- 치아의 설측을 삭제할 때는 순면 쪽이나 협면 쪽에 팁을 경사지게 위치시키고, 순면 쪽이나 협면 쪽을 삭제할 경우에는 팁을 설측으로 위치시켜야 한다.
- 진공흡입장치로 시술부위의 혀와 뺨을 견인할 수 있다.
- 진공흡인장치를 조정하지 않는 나머지 손으로는 기구를 전달한다.

## 013 부항요법(진공정혈요법)

음압 펌프질로 관속의 공기를 빼내어 경혈상 피부 표면에 흡착시키거나(배기관법), 간접적으로 화력을 이용하여(화관법) 울혈을 일으켜 통증 및 어혈을 제거하고 체질을 정화하는 방법

## 014 절침

- 침의 재료가 불순할 때, 침의 끝 부위가 부식되거나 손상되었을 경우 발생하는 현상으로, 침을 놓은 후 침이 절단된 것을 말한다.
- 핀셋을 이용하여 빼내되 침체가 깊숙이 삽입되어 있는 경우에는 수술을 해야 한다.
- 침체가 피부 위로 2/10~3/10 정도 노출되도록 침을 놓아 절침을 예방한다.

## 015 삼차신경통(제5 뇌신경)

- 얼굴과 머리에서 오는 통각과 온도감각을 뇌에 전달하는 제5 뇌신경인 삼차신경에 병적인 변화가 생겨 발생하는 통증을 삼차신경통이라고 한다.
- 날카로운 송곳이나 칼로 찌르는 듯한 심한 통증이 강한 전기가 통하는 것처럼 갑자기 나타나서 수 초 내에, 길어도 2분 내에 사라지며 반복적으로 나타난다.

## 016 성인의 정상 호흡과 이상 호흡

- 들숨(흡기)에 의해 산소를 받아들이고 날숨(호기)에 의해서 이산화탄소를 배출시키는 과정으로 성인의 호흡 정상범위는 12~20회/분이다.
- 느린 호흡(호흡완만, 서호흡) : 분당 호흡수가 12회 이하인 경우
- 빠른 호흡(빈호흡) : 분당 호흡수가 20회 이상인 경우
- 호흡항진(과다호흡) : 호흡 횟수와 깊이가 증가한 경우
- 체인-스톡스 호흡 : 임종 시 호흡으로 무호흡과 과다호흡(호흡항진)이 교대로 나타난다.
- 쿠스마울 호흡 : 깊고 빠르거나 혹은 느린 속도의 과일 냄새가 나는 호흡으로 당뇨병 케토산증이나 혼수 시 나타난다.
- 호흡곤란 : 숨을 쉬는데 불편함을 느끼는 상태
- 앉아숨쉬기(좌위호흡) : 누워있으면 호흡곤란이 나타나고 앉거나 몸을 앞으로 숙이면 숨쉬기가 편해지는 호흡으로, 보통 호흡곤란으로 인해 좌위호흡을 하게 된다.

## 017 결핵 환자 자가 관리

- 수분을 충분히 섭취한다.
- 햇빛의 자외선은 살균작용을 하므로 오전 11시 이전, 오후 3시 이후에 양질의 햇빛을 쬔다. 같은 이유로 침구나 의류는 일광소독한다.
- 고단백·고칼로리·고비타민·고탄수화물 음식을 조금씩 자주 먹는다.
- 항결핵제를 꾸준히 복용한다. 증상이 줄어들었다고 임의로 복용을 중단해서는 안 된다.
- 코와 입을 막고 기침하고, 가래가 묻은 휴지는 따로 비닐에 모아 소각한다.
- 외출 시 마스크를 착용한다.
- 금연과 금주한다.

## 018 갑상샘저하증

- 증상 : 빈혈, 부종, 체중증가, 거칠고 건조한 피부, 탈모, 서맥, 변비, 위산 분비 감소, 식욕감소, 무월경 또는 월경과다증, 성욕감퇴, 불임, 추위에 민감
- 간호 : 저열량·고단백 식이 제공, 따뜻한 환경제공, 변비 예방, 갑상샘호르몬 투여

## 019 간염

- 증상 : 식욕부진, 체중감소, 구역과 구토, 설사, 두통, 발열, 간 부위 통증, 황달, 가려움증, 피로감, 간수치 상승 등
- 치료 및 간호 : 안정 및 휴식, 수분섭취 증가, 고단백·고탄수화물·고비타민·저지방·저염 식이 제공

| | A형 간염 | B형 간염 | C형 간염 |
|---|---|---|---|
| 법정 감염병 | 2급 | 3급 | 3급 |
| 예방접종 | 있음 | 있음 | 없음 |
| 동의어 | 전염 간염, 유행 간염 | 혈청 간염 | non-A non-B (NANB)형 간염 |
| 원인 | 대소변에 오염된 물이나 음식물, 혈액 → 식기구별, 음식 같이 먹지 않아야 함 | 수혈, 혈액제제, 정액, 오염된 주사기나 침, 직접 접촉(성교), 수직감염 | |

## 020 요붕증

- 정의 : 항이뇨호르몬의 결핍으로 인해 많은 양의 소변이 배출되는 질환
- 증상 : 다뇨(4~5L/일 이상), 다음증(다음다갈증), 탈수, 체중감소, 두통, 쇼크
- 치료 및 간호 : 탈수나 전해질 불균형 증상(심한 갈증, 피부 탄력성 감소, 의식변화 등) 관찰, 섭취량과 배설량 측정, 체중 측정, 충분한 수분섭취, 정맥으로 수액공급, 염분 제한

## 021 혈액투석을 위한 동정맥샛길(동정맥루)을 가진 환자 간호

- 동정맥샛길 시술 1~2개월 후 투석을 시작할 수 있다.
- 동정맥샛길이 있는 팔에서 혈압측정, 채혈, 정맥주사를 금한다.
- 동정맥샛길이 있는 팔로 팔배개를 하거나 무거운 물건을 들지 않는다.
- 동정맥샛길이 있는 팔에는 시계나 팔찌 등의 착용도 피하는 것이 좋다.
- 동정맥샛길이 있는 팔과 손가락을 자주 움직여 팔의 부종을 예방한다.
- 동정맥샛길에서 진동감이 느껴지지 않으면 즉시 보고한다.
- 따뜻한 물수건을 동정맥샛길 부위에 올려놓고 찜질한다.
- 환자 침대에 보호 표지판을 부착한다(예 왼팔 보호, 오른팔 보호).
- 혈액 투석 중과 투석 후에 저혈압 증상을 확인하기 위해 혈압을 측정한다.
- 적절한 단백질과 열량 섭취, 포타슘·인·수분·염분을 제한하는 식사를 제공한다.

## 022 눈 수술 후 환자 간호

- 눈에 자극을 주지 않기 위해 실내를 너무 밝지 않게 유지한다.
- 안압 상승을 예방하기 위해 기침 및 코풀기, 무거운 물건 드는 것을 제한한다.
- 발작성 기침 시 간호사에게 즉시 보고한다.
- 수술 후 안대를 적용하여 안구운동을 최소화한다.
- 수술하지 않은 쪽으로 눕거나 바로누운자세(앙와위)로 안정을 취한다.
- 안전을 위해 침대 난간을 올려주고, 수술 후 일시적으로 시야에 제한이 있을 수 있으므로 환자를 혼자 두지 않도록 한다.
- 통목욕, 발살바법, 갑자기 머리를 움직이는 행동을 금한다.
- 퇴원 후에도 안압 상승 증상을 관찰하되 갑작스런 눈 통증, 구토, 무지개 징상 등은 안압 상승의 징후이므로 병원을 방문하도록 교육한다.
- 배변 시 힘주기, 허리 굽히기, 무거운 물건 들기, 눈비비기, 달리기 등은 수술 후 1개월 이상 제한한다.

## 023 태반조기박리

- 모체의 고혈압, 알코올이나 코카인 등의 약물복용, 외상, 엽산 부족 등이 원인이다.
- 임신 후반기 출혈성 합병증에 속한다.
- 태아가 만출되기 전에 태반의 일부 또는 전체가 자궁에서 분리되는 것을 태반조기박리라고 한다.
- 복부 통증을 수반한 암적색의 질출혈, 내출혈 및 쇼크, 목판 같이 딱딱한 자궁, 파종혈관내응고(DIC) 등의 증상이 나타난다.
- 태아에게는 저산소증, 무산소증, 사망이 있을 수 있다.
- 응급 제왕절개, 출혈 및 쇼크 간호, 수액 주입 및 수혈을 통해 혈액응고 장애를 교정한다.

## 024 분만 제3기(태반 만출기) 간호

- 태아 만출 후부터 태반이 만출될 때까지를 분만 제3기라고 한다.
- 태아 만출 약 5~10분 후부터 태반 만출을 위한 자궁 수축이 시작된다.
- 태반이 박리될 때 산모는 복통을 느낀다.
- 태반 박리 징후가 보이면 산모에게 가볍게 복압을 주게 하고 제대는 집아당기지 말고 시시히 태반이 만출될 수 있도록 돕는다.
- 태반 조직이 자궁 내에 남아 있으면 출혈과 감염의 원인이 되므로 태반이 만출되고 나면 반드시 태반 결손 유무를 확인하여야 한다.
- 활력징후, 출혈정도, 자궁수축상태 등을 확인한다.

## 025 모유수유 중인 산모의 유방울혈 간호

- 수유 후 남은 젖은 유축기나 손으로 짜낸다.
- 신생아에게 자주 물린다.
- 더운물 찜질 후 젖샘관(유관)을 따라 손가락으로 유방 마사지를 실시한다.
- 수유로 유방을 완전히 비운 후에는 냉찜질을 적용하여 통증과 부종을 감소시킨다.
- 잘 맞는 산모용 브래지어를 착용한다.

> - 수유부의 유방울혈 : 자주 짜고, 신생에게 자주 물리고, 자주 마사지한다(짜고, 물리고, 마사지!).
> - 비수유부의 유방울혈 : 압박붕대로 유방을 감고 얼음주머니를 적용한다.

## 026 아프가(APGAR) 점수

출생 후 1분과 5분에 5가지 항목(피부색, 맥박, 반사반응, 근긴장도, 호흡)을 평가하여 신생아의 건강상태를 파악하는 방법이다.

| | 0점 | 1점 | 2점 |
|---|---|---|---|
| 피부색<br>(Appearance) | 창백하거나 청색 | 몸은 붉은색, 사지는 청색 | 몸 전체가 붉은색 |
| 맥박<br>(Pulse, 심박동수) | 없음 | 분당 100회 미만 | 분당 100회 이상 |
| 반사반응<br>(Grimace) | 없음 | 약간 반응 | 활발히 움직이고 반응함 |
| 근긴장도<br>(Activity) | 축 늘어져 있음 | 사지가 약간 굴곡 | 잘 굴곡됨 |
| 호흡<br>(Respiration) | 없음 | 느리고 약하거나 불규칙 | 힘차게 욺 |

▶ 0~3점 : 응급처치 필요 / 4~6점 : 중등도의 건강상태로 각종 검사나 처치 필요 / 7~10점 : 건강 양호

## 027 인공영양 방법

- 젖꼭지 구멍은 적당히 뚫어 너무 많은 양이 한꺼번에 나오지 않도록 한다.
- 기저귀를 갈아준 후 수유한다.
- 아기의 상체를 약간 높인 자세로 수유한다.
- 수유 중간과 후에 반드시 트림을 시켜야 한다.
- 우유병과 젖꼭지는 매번 소독한 것으로 사용하고 남은 우유는 버려야 한다.
- 수유 시에는 젖꼭지를 잘 기울여 공기가 들어가지 않도록 주의하고 절대 젖병을 물건에 기대어 놓은 채 수유하지 않는다.
- 모유영양 시 비타민 C와 D를, 인공영양 시 비타민 C를 첨가하여 수유한다.
- 100℃ 이상 끓인 물을 50~60℃로 식힌 다음 분유를 탄다.
- 온도 확인을 위해 손목 안쪽에 우유를 한 방울 떨어뜨려 본다.
- 젖병은 100℃에서 10분 이상 자비 소독한다.

## 028 유아의 놀이

- 상징적 사고를 하는 시기이므로 상상력을 발휘하는 가상놀이를 즐긴다.
- 친구들 옆에서 놀고 있지만 따로 장난감을 가지고 혼자 노는 병행놀이를 한다.

## 029 볼거리(유행귀밑샘염)

- 원인 : 볼거리 바이러스(Mumps virus)
- 전파경로 : 비말, 직접접촉
- 증상 : 귀밑샘의 부기(종창) 및 통증, 음식 삼킬 때 통증, 발열, 두통, 근육통, 식욕부진 등
- 합병증 : 고환염, 난소염, 췌장염, 뇌수막염 등
- 예방 : MMR백신 접종(12~15개월, 4~6세)
- 진단 : 레몬 검사(Lemon test)
- 치료 및 간호 : 충분한 수분공급과 휴식, 대증요법, 격리, 통증이 심할 경우 진통제 제공, 저작장애 시 유동식 제공, 급성기에는 얼음물 찜질, 부기(종창)부위 피부 당김을 완화시켜 주기 위해 오일을 바르거나 더운물 찜질을 시행한다.

## 030 자살 징후를 보이는 노인 환자 간호

- 가족에게 알리는 것이 좋고, 혼자 있지 않도록 한다.
- 노인의 말을 귀 기울여 경청한다.
- 자살 신호를 보내는 노인이 특히 위험하므로 자살 의도에 대해 구체적으로 질문해야 한다.
- 위험한 물건은 치우고, 전문가의 도움을 받을 수 있도록 돕는다.

## 031 폐경기 노인의 골다공증 원인

- 폐경기 노인에게 골다공증이 발생하는 주된 원인은 에스트로젠 감소이다.
- 폐경기 노인의 골다공증을 예방하기 위해 의사 처방 하에 에스트로젠을 투여하기도 한다.

## 032 노인의 운동

- 골관절염이 있는 노인의 근육과 심폐기능 강화 운동으로는 수영이 적합하다.
- 수시로 스트레칭을 해서 관절을 부드럽게 하고 근육을 이완시킨다.
- 운동 전에 노인의 건강을 사정한 후 실시하되, 유산소 운동의 경우 주 3일 이상, 1회 60분 이내가 적합하다.
- 걷기, 계단 오르기, 조깅 등의 체중부하운동을 통해 골다공증을 예방한다.

• 빠르게 방향을 바꾸는 운동이나 동작은 근육과 관절에 무리를 주게 되므로 자제한다.

### 033 동상 환자 간호
• 동상 부위를 상승시켜 부종과 통증을 감소시킨다.
• 하지 동상 시 걷지 못하게 하고 들것으로 옮긴다.
• 마사지는 2차적 세포손상을 야기하므로 금한다.
• 마른 거즈를 발가락(이나 손가락) 사이에 끼워 습기를 제거하고 서로 붙지 않도록 한다.
• 동상 부위에 화상이 발생할 수 있으므로 난로나 전기담요 같은 전열기구를 직접 쪼이지 않도록 주의한다.
• 환자를 따뜻한 곳으로 옮기고 조이는 옷은 풀어준다.
• 옷이나 양말이 젖어 있다면 벗기고 담요로 몸 전체를 감싸준다.
• 동상 부위를 38~42℃ 정도의 따뜻한 물에 20~40분간 담근다.
• 얼굴이나 귀의 동상은 따뜻한 물수건을 대어주되 자주 갈아주어야 한다.
• 따뜻한 물을 사용할 수 없을 경우 손은 환자 본인의 겨드랑이에, 발은 타인의 겨드랑이에 넣어서 녹인다.
• 동상 부위에 생긴 물집은 터뜨리지 않아야 한다.
• 술은 혈관 확장에 의해 몸의 열이 방출되어 저체온증이 발생할 수 있으므로 금한다.
• 담배는 혈관 수축을 일으키고 혈액 순환을 방해하므로 금한다.
• 궤양이 생겼다면 파상풍 예방접종을 시행한다.

### 034 열피로(열탈진)
• 정의 : 수분과 염분 부족으로 인한 탈수, 순환성 쇼크
• 증상 : 혈관 확장으로 혈압이 낮아지고 맥박은 약하고 빨라진다. 땀을 많이 흘리고 피부는 차고 창백하다.
• 응급처치 : 쇼크 증상에 대한 대처를 한다. 수분과 염분을 공급하고, 강심제를 사용하기도 한다. 시원한 곳에 눕히고 머리를 낮추어준다.

### 035 지혈대 사용 방법
• 동맥까지 완전히 차단되도록(동·정맥 모두 차단) 꽉 묶는다.
• 상처 가까운 곳에 심장 방향으로 묶는다.
• 지혈대 적용 부위를 심장보다 높여준다.
• 매 20분마다 풀어주고 2~3분 후에 다시 묶는다.
• 괴사로 인한 절단 가능성이 있어 사지 출혈 시 가장 마지막에 사용하는 방법이다.

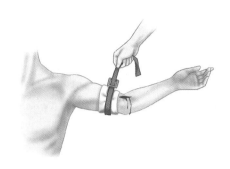

 **보건간호학 개요**

### 036 보건교육의 필요성
• 노인 인구 증가와 더불어 만성질환 유병률 증가
• 질병치료 중심에서 질병예방 중심으로 변화되면서 질병예방에 대한 필요성 증가
• 국민의료비 증가로 인한 사회적·경제적 부담 증가
• 단순한 수명연장보다는 건강수명에 대한 관심 증가
• 건강행위 실천으로 인한 건강증진의 중요성 증가
• 건강에 대한 알 권리와 관심 증가로, 자기건강관리 능력에 대한 요구도 증가

### 037 보건교육 실시 단계
• 도입(10~15%) : 대상자들과 관계형성, 주의집중, 학습목표 제시로 학습동기를 유발하는 단계
• 전개(70~80%) : 학습내용 및 자료 제공, 학습자 참여유도로 본격적인 교육활동이 이루어지는 단계
• 종결(10~15%) : 내용을 요약·정리해주고 대상자들이 이해했는지를 점검하는 단계

### 038 보건교육 시 학습자의 준비상태 중 경험적 준비
• 교육에 참석하기 이전의 경험이나 훈련 중에서 이번 학습과 관련된 것이 있는가? 또는 과거 건강문제에 대해 어떻게 대처하였는가? 등을 확인하는 것
  예 비만 환자에게 운동요법 교육 전에 살을 빼기 위해 운동을 해본 적이 있는지, 어떤 운동을 시도했었는지 확인하는 것

### 039 인쇄자료(소책자, 팸플릿)
• 일방적인 자료이므로 대상자의 이해 정도 파악과 즉각적인 피드백이 어렵다.
• 교육 중에도 활용할 수 있으며 휴대가 가능하다.
• 일정 장소에 비치해 스스로 학습하게 할 수 있다.

- 개별적인 필요나 상황에 맞는 정보 제공이 어렵다.
- 관심도가 낮은 경우 교육 효과가 적거나 없을 수 있다.
- 다수의 대상자에게 제공할 수 있어 경제적이다.

## 040 보건지소
- 「지역보건법」에 근거하여 읍·면마다 1개씩 설치할 수 있다.
- 보건지소에는 보건지소장 1명을 두어야 한다.
- 보건지소장은 보건소장의 지휘와 감독을 받는다.

## 041 일차보건의료의 필수요소 중 '접근성(accessible)'
- 의료서비스가 필요할 때 개개인이나 가족단위의 모든 주민이 언제 어디서나 쉽게 이용할 수 있어야 한다.
- 벽·오지까지 소외되는 지역 없이 보건의료서비스가 잘 전달되어야 한다.
- 지리적, 지역적, 경제적, 사회적 이유로 차별이 있어서는 안 된다.
- 의료 이용을 쉽게 하려면 경제적, 사회적, 문화적 장벽이 심각하지 않아야 한다는 형평성의 전제가 필요하다.

## 042 사회보험
- 전 국민을 대상으로 한다.
- 사회보험으로는 국민건강보험, 산업재해보상보험, 고용보험, 국민연금, 노인장기요양보험이 있다.
- 국민에게 발생하는 사회적 위험을 보험의 방식으로 대처함으로써 국민의 건강과 소득을 보장하는 제도로 기여금(보험료)이 재원이 되며 위험분산, 강제가입, 균등급여의 특징이 있다.

## 043 보험급여와 비급여
- 급여 : 국민건강보험에서 지원하고 있는 진료 및 치료비 항목을 말한다. 환자가 병원에서 받게 되는 진료에 대해서 일정 범위 내의 비용을 건강보험공단을 통해 지급받게 되는 것을 의미하며 처방 받은 약, 검사 및 수술 등이 급여에 해당된다.
- 비급여 : 건강보험 지원 범위를 벗어나게 되는 진료와 치료비 항목을 말하는 것으로, 이는 국민건강보험에서는 보장하지 않는 항목이며 환자가 직접 전액을 부담해야 한다. 임플란트나 크라운 등의 일부 치과 치료, 미용 성형, 도수치료, 진단서 발급 비용 등이 비급여 항목에 속한다.

## 044 장기요양인정신청서 제출
'65세 이상 노인' 또는 '65세 미만 노인성 질병을 가진 자'가 장기요양급여를 받고자 할 때는 장기요양인정신청서를 국민건강보험공단에 제출해야 한다.

## 045 포괄수가제
- 포괄수가제는 사전결정방식으로 질병군별로 미리 책정된 일정액의 진료비를 지급하는 제도이다.
- 의료비가 절감되고 진료비 청구 및 심사 업무가 간소화된다는 장점이 있으나 의료서비스의 질이 저하된다는 단점이 있다.
- 우리나라는 행위별수가제를 근간으로 하되, 백내장 수술(수정체 수술), 항문 수술(치핵 등), 편도 수술 및 아데노이드 수술, 탈장 수술(서혜 및 대퇴부), 맹장수술(충수 절제), 자궁 및 자궁부속기(난소, 난관) 수술, 제왕절개 분만의 7개 질병군에는 포괄수가제를 적용하고 있다.

## 046 새집증후군
- 집이나 건물을 새로 지을 때 사용하는 건축자재나 벽지 등에서 나오는 유해물질로 인해 느끼는 건강상 문제 및 불쾌감이다.
- 새집증후군을 일으키는 대표적인 실내 오염물질은 폼알데하이드이다.
- 두통, 눈과 목의 자극, 기침, 가려움증 등의 피부증상, 현기증, 피로감 등의 증상이 나타난다.
- 친환경 소재를 사용한 인테리어, 자주 환기하여 실내의 오염물질 내보내기, 공기정화용품 사용 등으로 예방한다.

## 047 하수 처리 방법
스크린을 이용한 선별검사(screening) → 침사지 → 침전지 → 생물학적 처리(호기성균을 이용한 활성오니법)

## 048 과잉영양화(부영양화)
- 생활하수나 가축의 분뇨 등이 하천에 한꺼번에 다량 유입되어 물속에 영양염류(질산염, 인산염 등)가 증식하여 물의 가치를 상실하게 되는 것이다.
- 이로 인해 적조현상이나 녹조현상이 발생되기도 한다.
  – 적조 현상 : 오염된 바다에 플랑크톤이 무수히 발생해 해수가 적색을 띠는 수질오염 상태
  – 녹조 현상 : 오염된 호수나 하천에 녹조류가 대량으로 번식하여 물이 녹색으로 변하는 수질오염 상태

## 049 식품의 화학적 보존법(첨가물에 의한 보존)

| | | |
|---|---|---|
| 절임법 | 염장법 | 소금으로 식품 내의 수분을 제거하여 부패를 억제하는 방법 |
| | 당장법 | 설탕 등으로 식품에 당의 농도를 50% 이상 유지하여 세균의 발육을 억제하는 방법 |
| | 산저장법 | 초산과 같은 약산을 넣어 미생물의 발육을 억제하는 방법 |
| 훈연법 | | 연기를 이용하여 식품의 건조와 살균작용을 유도하는 방법 |

| 훈증법 | 훈증가스를 곡류 등에 적용하여 곤충, 기생충 알, 미생물을 사멸시키는 방법 |
|---|---|
| 가스저장법 | 이산화탄소나 질소가스를 이용하여 세균번식을 억제하는 방법 |
| 방부제 | 세균의 생활환경을 불리하게 만들어 미생물의 성장과 번식을 억제하는 방법 |

## 050 건강진단 후 건강관리구분 판정

- A(건강한 근로자) : 건강관리상 사후관리가 필요 없는 근로자
- $C_1$(직업병 요관찰자) : 직업성 질병으로 진전될 우려가 있어 추적검사 등 관찰이 필요한 근로자
- $C_2$(일반 질병 요관찰자) : 일반 질병으로 진전될 우려가 있어 추적관찰이 필요한 근로자
- $D_1$(직업병 유소견자) : 직업성 질병의 소견을 보여 사후관리가 필요한 근로자
- $D_2$(일반 질병 유소견자) : 일반 질병의 소견을 보여 사후관리가 필요한 근로자
- R(2차 건강진단 대상자) : 건강진단 1차 검사결과 건강수준의 평가가 곤란하거나 질병이 의심되는 근로자
- U(미정, 판정할 수 없는 근로자) : 2차 건강진단 대상임을 통보하고 30일이 경과하여도 해당 검사가 이루어지지 않아 건강관리구분을 판정할 수 없는 근로자

 **공중보건학 개론**

## 051 역학

- 질병 발생 역학은 질병의 발생 원인, 전파 방식, 분포 및 영향을 연구하는 학문이다.
- 인구집단(환자는 물론 지역사회의 모든 주민, 즉 건강한 사람도 포함)을 대상으로 한다.
- 비감염성 질환과 질병의 자연사도 역학의 범위에 포함된다.
- 분석결과를 건강증진과 질병예방 및 관리에 이용한다.
- 질병 발생의 원인 규명, 유행성 질병 발생의 감시 역할, 연구 전략 개발의 역할, 보건사업 평가의 역할을 한다.

## 052 인공수동면역

- 회복기 혈청, 면역혈청, 감마글로불린, 항독소 투입으로 형성된 면역이다.
- 인공 수동면역은 주로 환자를 대상으로 하며 치료가 목적이다.

## 053 홍역

- 원인 : 홍역 바이러스(Measles virus)
- 전파경로 : 주로 비말감염, 공기
- 증상

| 전구기<br>(카타르기) | 전염력이 강한 시기로 발열, 기침, 결막염, 구강점막에 코플릭 반점 |
|---|---|
| 발진기 | 홍반성 발진이 목 뒤, 귀 아래에서 시작하여 얼굴 → 몸통 → 팔 → 다리 순서로 퍼짐, 열이 높고 기침이 심함 |
| 회복기 | 발진이 사라지면서 합병증으로 기관지염, 폐렴, 중이염 등 발생 가능 |

- 예방 : MMR백신 접종(12~15개월, 4~6세), 홍역 유행 시에는 6~11개월에 MMR 가속 접종
- 간호 : 발진 후 최소 4일간 격리, 대증요법, 구강간호, 중조(탄산수소소듐)를 탄 물로 씻겨주고 칼라민 로션을 발라 가려움(소양감)을 감소시켜준다.

## 054 발생률과 유병률

- 급성질환은 발생률↑ 유병률↓
- 만성질환은 발생률↓ 유병률↑
- 발생률이 큰 질병일수록 유병률이 증가한다.
- 이환기간이 긴 질병일수록 유병률이 증가한다.
- 치명률이 높으면 유병률은 낮다.
- 즉, 유병률이 높은 질병은 발생률이 높고, 이환기간이 긴 질병이거나, 치명률이 낮은 질환이라고 생각할 수 있다.

| 발생률 | • 일정기간에 새로 특정 건강문제가 발생한 사람의 비율<br>• $\dfrac{\text{일정 기간 새로이 문제가 발생한 환자 수}}{\text{건강한 전체 인구수}} \times 1,000$ |
|---|---|
| 유병률 | • 현재 특정 건강문제를 갖고 있는 사람의 비율<br>• $\dfrac{\text{현재 건강문제를 가지고 있는 환자 수}}{\text{어느 시점의 전체 인구수}} \times 1,000$ |

## 055 요충증

- 원인 : 요충
- 전파경로 : 성숙 충란의 경구적 침입 → 직장 내에서 기생하다가 항문 주위에서 산란
- 진단 : 기상 직후, 아침 배변 전에 항문 주위 도말법으로 진단
- 증상 : 항문 주위 가려움증(소양감), 발적, 부기(종창), 습진, 피부염이 발생하며, 2차적인 세균감염, 복통, 설사, 야뇨증, 불면증 등의 증상이 생기기도 한다.
- 예방 및 관리 : 속옷 및 침구는 삶아 빨거나 햇볕에 노출시켜 일광소독하고, 손을 깨끗이 씻고 손톱은 짧게 자른다.

- 치료 및 간호 : 알벤다졸로 치료

## 056 총부양비

$$\frac{15세\ 미만\ 인구 + 65세\ 이상\ 인구}{15\sim64세\ 인구} \times 100$$

## 057 「모자보건법」상 모자보건 사업의 대상자
- 신생아 : 출생 후 28일 이내
- 미숙아 : 신체 발육이 미숙한 채로 출생한 재태기간 37주 미만 출생아
- 영유아 : 출생 후 6년 미만
- 선천성 이상아 : 선천성 기형·변형 및 염색체 이상을 지닌 영유아
- 임산부 : 임신 중이거나 분만 후 6개월 미만인 여성
- 모성 : 임산부와 가임기 여성

## 058 「모자보건법」에 근거한 영유아 정기 건강진단
- 신생아 : 수시
- 출생 후 1년 이내 : 1개월마다 1회
- 출생 1년 초과~5년 이내 : 6개월마다 1회

## 059 예방접종 시기
- 결핵(BCG) : 4주 이내
- 홍역, 볼거리, 풍진(MMR) : 12~15개월, 4~6세
- 수두(VAR) : 12~15개월
- A형간염(HepA) : 1, 2차 : 12~35개월
- 폐렴알균 감염증(PCV) : 2, 4, 6개월, 12~15개월

## 060 노인복지시설

- **생활시설**
  - 노인주거복지시설 : 양로시설, 노인공동생활가정, 노인복지주택
  - 노인의료복지시설 : 노인요양시설, 노인요양공동생활가정
  - 학대피해노인 전용쉼터
- **이용시설**
  - 노인여가복지시설 : 노인복지관, 경로당, 노인교실
  - 재가노인복지시설 : 방문요양서비스, 주·야간보호서비스, 단기보호서비스, 방문목욕서비스, 방문간호서비스, 복지용구지원서비스, 재가노인지원서비스
  - 노인보호전문기관
  - 노인일자리 지원기관

## 061 가정방문 활동 시 주의사항
- 2인 1조 방문을 권장한다.
- 대상자와 미리 약속한 시간에 방문한다.
- 안전이 취약한 지역 방문 시 신변을 보호해 줄 사람과 동행한다.
- 응급상황에 대비하여 방문간호 가정의 모든 출구를 미리 확인하고 응급호출기를 소지한다.
- 대상자와 가족이 함께 있는 시간에 방문한다.
- 개인이나 가족의 상황을 충분히 고려하여 방문한다.

## 062 만성질환의 예방
- 1차 예방 : 건강증진행위의 실천(금연, 절주, 체중조절, 규칙적인 운동, 예방접종 등)
- 2차 예방 : 조기발견 및 조기치료(건강검진, 고위험군 대상 선별검사 및 보건교육 시행)
- 3차 예방 : 후유증과 장애발생률 최소화(재활, 자조집단 모임)
- * 1차 예방은 발생률 감소, 2차 예방은 유병률 감소, 3차 예방은 후유증 및 장애 발생률을 감소시킬 수 있다.

## 063 단기보호서비스
- 수급자를 보건복지부령으로 정하는 범위 내에서 일정기간 동안 장기요양기관에 보호하여 신체 활동지원 및 심신기능의 유지·향상을 위한 교육과 훈련 등을 제공하는 서비스이다.
- 단기보호는 1회 9일 이내의 범위에서 이용하며, 특별한 사유가 있는 경우 연간 4회까지 연장하여 이용할 수 있다.

## 064 건강관리실의 장단점

| 장점 | • 간호 제공자의 시간과 비용을 절약할 수 있다.<br>• 건강관리실의 다양한 물품과 기구 활용이 가능하다.<br>• 같은 문제를 가진 대상자들끼리 경험을 나눌 수 있는 기회가 많다.<br>• 특수한 상담 및 의뢰를 즉각적으로 실시할 수 있다. |
|---|---|
| 단점 | • 거동이 불편하거나 방문이 불가능한 대상자는 이용하기 어렵다.<br>• 대상자의 가족에 대한 상황을 정확히 파악하기 어렵다.<br>• 가족의 상황에 맞는 간호와 교육, 상담을 제공하기 어렵다.<br>• 가족단위로 보건교육을 실시하기 어렵다.<br>• 가정에 있는 물품을 활용한 교육이 불가능하다. |

## 065 요양병원 개설 가능자
의사, 한의사는 요양병원을 개설할 수 있다.

## 066 인권교육
- 「정신건강복지법」제70조 (인권교육) : 정신건강증진시설의 장과 종사자는 인권에 관한 교육을 받아야 한다.

- 「정신건강복지법 시행규칙」제50조 (인권교육) : 인권 교육 시간 : 매년 4시간 이상

## 067 「결핵예방법」제10조(결핵 집단발생 시의 조치)

- 시·도지사 또는 시장·군수·구청장은 결핵이 집단적으로 발생한 것이 의심되는 경우에는 역학조사를 실시하고, 질병관리청장이 정하는 기준에 따라 결핵검진과 잠복결핵검진을 실시한 후 잠복결핵감염자에 대한 치료 등의 조치를 하여야 한다.
- 질병관리청장, 시·도지사 또는 시장·군수·구청장은 역학조사를 하기 위하여 역학조사반을 각각 설치하여야 한다.

## 068 학교 구강보건사업의 종류와 불소도포 횟수

- 학교 구강보건사업 : 구강보건교육, 구강검진, 칫솔질과 치실질 등 구강위생관리 지도 및 실천, 불소용액 양치와 치과의사 또는 치과의사의 지도에 따른 치과위생사의 불소 도포, 지속적인 구강건강관리 등
- 불소도포사업에 필요한 불소도포의 횟수는 6개월에 1회로 한다.

*「구강보건법」제12조, 「구강보건법 시행규칙」제10조 참고

## 069 혈액 매매행위를 한 자에 대한 벌칙

「혈액관리법」상 혈액 매매행위 등을 한 자는 5년 이하의 징역 또는 5천만 원 이하의 벌금에 처한다.

## 070 제2급감염병

- 정의 : 전파가능성을 고려하여 발생 또는 유행 시 24시간 이내에 신고하여야 하고, 격리가 필요한 감염병을 말한다. 다만, 갑작스러운 국내 유입 또는 유행이 예견되어 긴급한 예방·관리가 필요하여 질병관리청장이 보건복지부장관과 협의하여 지정하는 감염병을 포함한다.
- 종류 : 결핵, 수두, 홍역, 콜레라, 장티푸스, 파라티푸스, 세균성이질, 장출혈성대장균감염증, A형간염, 백일해, 유행성이하선염, 풍진, 폴리오, 수막구균감염증, b형헤모필루스인플루엔자, 폐렴구균감염증, 한센병, 성홍열, 반코마이신내성황색포도알균(VRSA) 감염증, 카바페넴내성장내세균목(CRE) 감염증, E형간염

## 071 맥박 측정

- 손떨림(수전증)이 있거나 양 팔에 석고붕대를 한 환자는 목동맥(경동맥) 등 팔이 아닌 다른 부위에서 맥박을 측정할 수 있다.
- 측정 전에 맥박 측정에 대해 환자에게 설명한다.
- 부정맥이 있는 경우 1분간 심첨맥박을 측정한다.
- 요골맥박이 규칙적이면 30초간 측정한 후 2를 곱한다.

- 심첨맥박 측정 전에 청진기의 판막형을 손으로 몇 초간 잡아서 따뜻하게 한다.
- 요골맥박 측정 시 환자의 손목 안쪽에서 엄지손가락을 연결하는 선 위에 간호조무사의 둘째, 셋째 손가락 끝을 대고 손끝에서 느껴지는 박동을 1분간 측정한다.

## 072 겨드랑(액와) 체온 측정(전자 체온계)

- 무의식 환자에게 측정하기 좋은 방법이다.
- 사용한 체온계는 소독하여 건조시킨 후 보관한다.
- 전자체온계의 탐색자(탐침)가 겨드랑 중앙에 놓이도록 하고 팔을 몸통 쪽으로 붙인 자세로 측정한다.
- 겨드랑에 땀이 있으면 체온이 낮게 측정될 수 있으므로 수건으로 가볍게 두드려 닦아 건조시킨다.
- 측정 결과를 기록할 때는'A'로 표시한다.

## 073 손에 혈액이 묻었을 경우

손에 체액이나 혈액이 묻거나, 오염물질이 눈에 보이는 경우 물과 비누를 사용하여 손을 씻는다.

## 074 의료기구 및 물품의 소독과 멸균

- 낮은 수준의 소독 : 혈압계, 청진기, 심전도 기계, 대소변기, 복부초음파용 탐색자 등
- 높은 수준의 소독 : 위·대장 내시경류, 호흡치료기구, 마취기구, 후두내시경날(후두경날), 직장·질 초음파용 탐색자 등
- 멸균 : 수술기구, 요로 도뇨관, 관절경·복강경 등의 내시경류, 전기지짐팁, 전달집게(이동겸자), 치과기구 등

## 075 내과적 손씻기

- 손 씻기 전에 악세사리나 시계를 제거한다.
- 흐르는 물에 비누와 마찰을 이용하여 15초 이상 문지르고 총 40~60초간 씻는다.
- 손이 팔꿈치보다 아래로 향하도록 하여 씻는다.
- 손가락 끝을 다른 손의 손바닥에 문질러 씻고 손톱 밑이나 손가락 사이도 신경 써서 씻는다.
- 손을 씻은 후 일회용 종이타월로 완전히 건조시킨다.
- 수도꼭지는 사용한 종이타월을 이용하여 잠근다.
- 한 번 사용한 종이타월은 재사용하지 않는다.
- 가운이 세면대에 닿지 않도록 주의해서 씻는다.
- 감염병 환자 간호 후에는 소독수가 담긴 대야의 물에 손을 씻은 후 흐르는 물로 세척한다.

## 076 산소 투여 방법

- 코삽입관(비강 캐뉼라) : 환자가 말하고 먹을 수 있어 편안해 하기 때문에 가장 흔히 사용되는 방법으로, 입을 다물고 코로 숨을 쉬도록 격려한다.

- 단순안면 마스크 : 코와 입을 덮은 상태로 산소가 제공되므로 2시간마다 마스크 안쪽을 마른 거즈로 닦고 피부를 말려야 한다.
- 벤츄리 마스크 : 눈금을 조절하여 정확한 농도의 산소를 일정하게 공급할 수 있는 산소 투여 방법이다.
- 비재호흡 마스크 : 가장 높은 농도의 산소를 투여할 수 있는 방법으로 주로 심한 저산소증 환자에게 적용한다.
- 부분재호흡 마스크 : 날숨(호기)한 공기 중 일부를 산소와 함께 재호흡하는 산소 투여 방법으로, 이산화탄소의 과량 흡입을 막기 위해 저장백이 완전히 수축되어 있지 않도록 해야 한다.

### 077 기도 흡인 방법
- 흡인 전에 멸균 생리식염수를 통과시켜 윤활시킨다.
- 1회 흡인 시간은 10초 이내, 총 흡인 시간은 5분 이내로 한다.
- 흡인관(카테터)과 멸균 생리식염수는 흡인 시마다 교환한다.
- 흡인관 삽입과 삽입 사이에 휴식이 필요하다. 반복 흡인이 필요한 경우 20~30초 간격을 두고 실시하고, 흡인 전후 산소를 충분히 공급하여 저산소증을 예방한다.
- 흡인관을 부드럽게 돌리면서 기도에서 빼내면 점막 손상이 최소화되고 기도에 있는 분비물을 골고루 제거할 수 있다.

### 078 식욕 촉진 방법
- 음식을 되도록 따뜻하게 제공하여 식욕을 촉진한다.
- 식사를 격려하고 즐거운 식사 환경을 제공한다.
- 식사 전이나 중에 불쾌한 처치나 드레싱을 하지 않는다.
- 식사구역에서 자극적인 냄새가 나지 않도록 한다.
- 통증이나 구역(오심)이 있다면 처방된 약물을 제공하여 증상을 감소시킨 후 식사를 하는 것이 좋다.
- 입안을 헹구어주거나 구강위생을 하여 식욕을 자극한다.

### 079 코위관 영양 대상자
무의식 환자, 구강에 심한 상처가 있는 환자, 식도 질환이나 심한 삼킴곤란 환자 등 음식이나 액체가 흡인될 위험이 높은 환자 등

### 080 섭취량과 배설량
- 섭취량 : 입으로 섭취한 모든 음식에 함유된 수분량 및 물과 음료, 정맥주사, 수혈, 코위관으로 주입된 물과 영양액, 복막투석액 등
- 배설량 : 소변, 설사, 구토물, 출혈량, 젖은 드레싱, 심한 발한, 과다 호흡(호흡항진), 흉관 배액량, 상처 배액량 등

### 081 성인 환자에게 청결 관장 시 간호
- 관장용액 주입이 용이하도록 환자를 왼쪽 반엎드린자세(심즈자세)로 눕게 한다.
- 성인의 경우 40~43℃ 정도의 관장액이 담긴 관장통을 항문에서 40~60cm 높이에 걸어둔다.
- 직장관을 항문에 삽입하기 전에 조절기를 열어 고무관에 용액이 약간 흘러나오게 하여 공기를 제거한다.
- 일회용 장갑을 끼고 직장관 끝에 10cm가량 윤활제를 바른 후 7~10cm가량 배꼽을 향해 부드럽게 삽입한다.
- 조절기를 열어 관장 용액을 천천히 주입한다.(1,000cc의 관장용액일 경우 10~15분간 주입)
- 관장용액 주입 도중 복통을 호소하면 잠시 멈추었다가 천천히 다시 주입한다.
- 장 내로 공기가 주입되는 것을 막기 위해 관장통에 용액이 약간 남아 있을 때 조절기를 잠그고 직장관을 뺀다.
- 관장액 주입 후 10분 정도 참았다가 대변을 보도록 교육한다.

### 082 남성 환자 유치도뇨
- 바로누운자세(앙와위) 자세를 취할 수 있도록 돕는다.
- 음경을 잡고 포피를 잡아당긴 후 요도에서 바깥 방향으로 둥글게 닦아주되, 소독솜은 한쪽 방향으로만 닦고 한 번 닦을 때마다 새 소독솜으로 바꿔 사용한다.
- 유치도관 끝에 수용성 윤활제를 발라 18~20cm가량 소변이 흘러나올 때까지 삽입한다.
- 도뇨관을 고정하기 위해 주사기와 멸균 증류수를 이용하여 관 끝의 풍선을 부풀린다.
- 도뇨관을 살짝 잡아당겨 풍선이 방광 안에 있는지 확인한 후 도뇨관을 소변수집주머니에 연결한다.
- 도뇨관을 허벅지 안쪽에 반창고로 고정한다.
- 유치도관 삽입 후 소변수집주머니는 항상 방광보다 아래에 있도록 한다.

### 083 드레싱의 종류
- 투명 드레싱 : 정맥주사 부위, 표재성 상처, 괴사조직 제거가 필요하지 않은 경우에 사용하는 드레싱으로 드레싱 후에도 육안으로 상처 확인 가능
- 폴리우레탄 폼 드레싱 : 상처에서 삼출물이 많은 경우에 적합하고 접착력이 없어 2차 고정이 필요한 드레싱
- 칼슘 알지네이트 드레싱 : 지혈효과가 있는 드레싱
- 수화젤(친수성 젤) 드레싱 : 괴사조직을 수화하여 괴사조직의 자연분해를 촉진하는 드레싱
- 수성교질(친수성 콜로이드) 드레싱 : 친수성 분자가 삼출물을 흡수하고 젤을 형성하여 상처를 촉촉하게 유지하며, 소수성 중합체(폴리머) 성분이 병원균의 침투를 예방하여 감염 위험을 감소시켜주는 드레싱

• 거즈 드레싱 : 상처 분비물을 흡수하는 데 가장 좋으며 상처에 자극이 적고 생리식염수 등에 적셔서 사용할 수도 있는 드레싱

### 084 욕창 예방 간호
• 침상목욕이나 등마사지는 혈액순환을 자극하여 욕창을 예방할 수 있는 좋은 방법이다.
• 스스로 움직일 수 없는 경우 수동운동을 시행한다.
• 자세를 자주 변경하여 한 곳에 2시간 이상 압박받지 않도록 한다.
• 2시간마다 체위를 변경하되 환자를 밀거나 끌어당기지 않는다.
• 발적이나 욕창이 발생한 부위는 마사지를 금한다.

### 085 석고붕대 적용 시 주의사항
• 석고붕대 초기에는 냉찜질을 적용하여 부종을 완화시킨다.
• 완전히 건조될 때까지 힘을 가해서는 안 되고, 요람(크래들)을 사용하여 담요를 덮는다.
• 부종을 감소시키기 위해 석고붕대 적용부위를 심장보다 높여준다.
• 석고붕대를 제거한 부위의 피부는 심하게 닦지 말고 부드러운 오일을 발라준다.
• 석고붕대 제거 부위를 심장보다 높여서 부종을 감소시킨다.
• 뼈 돌출 부위는 솜이나 스펀지 등으로 감싼 후 석고붕대를 감아 환부의 압박을 예방한다.
• 사지의 끝을 노출시켜 감각, 순환, 통증 등을 주기적으로 관찰한다.
• 석고가 건조되는 데는 24~72시간 정도 걸린다.

### 086 여성 회음부 간호
• 대음순을 닦은 후 소음순을, 치골에서 항문 방향으로 닦는다.
• 생리 중이거나 유치도뇨를 하고 있는 사람도 회음부 간호를 실시한다.
• 회음부 간호 후 깨끗한 수건이나 거즈로 회음부를 닦고 건조시킨다.
• 물과 비누를 사용해서 닦는다.
• 여성 회음부 간호 시에는 배횡와위자세를 취해준다.

### 087 침상 세발 간호
• 따뜻한 물을 사용하여 헹군다.
• 환자의 눈 위를 작은 수건으로 덮어주어 샴푸액이 들어가지 않도록 한다.
• 젖은 모발과 두피는 드라이기로 말려 오한을 예방한다.
• 머리카락이 엉킨 경우 두피 가까이에 있는 머리카락을 붙잡고 손가락이나 엉성한 빗으로 조금씩 빗어준다.
• 목 뒤에 수건을 넣어주어 머리가 과다폄(과신전)이 되지 않도록 돕는다.

### 088 미온수 스펀지 목욕
• 목욕 중 오한이 발생하면 즉시 중단한다.
• 서혜부, 겨드랑, 목 등 큰 혈관이 지나가는 곳을 닦아 주면 열을 떨어뜨리는 데 효과적이다.
• 말초에서 중심방향으로 닦되, 모세혈관이 수축하게 되어 복통이 유발될 수 있으므로 복부는 제외하고 닦는다.
• 미온수 스펀지 목욕 30분 후 체온을 측정해본다.
• 고열환자의 해열에 도움이 되는 목욕으로, 가려움이 심할 때도 시행될 수 있다.
• 체온보다 약간 낮은 30~33℃ 정도의 물로 20~30분 정도 시행한다.
• 손과 발은 따뜻하게 해준다.

### 089 변형된 트렌델렌부르크 자세(골반고위, T-position, Shock position)
• 침대 발치(하체)를 45° 정도 올려 머리가 다리보다 낮게 하는 자세
• 저혈량 쇼크 시 정맥혈 복귀를 돕기 위해 취하는 자세

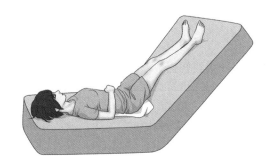

변형된 트렌델렌부르크 자세

### 090 어깨의 신전
위로 올려진 팔을 그대로 아래로 내려 다시 몸통 옆에 놓는다.

> **어깨 관절가동범위 운동**
> * ② 굴곡 ③ 내회전 ④ 외회전 ⑤ 회선에 해당하는 그림이다.

### 091 옆으로 돌려 눕히기
• 간호조무사는 환자를 돌려 눕히려는 방향에 서서 환자의 머리를 돌려 눕히려는 방향으로 돌린다.
• 돌려 눕히려는 쪽의 팔은 팔꿈치를 굽혀 침대 위에 직각 모양으로 올려놓고 반대쪽 팔은 가슴 위에 올린다.

- 간호조무사의 먼 쪽에 있는 환자 무릎을 굽히거나 돌려 눕히려는 반대쪽 발을 다른 쪽 발 위에 올린다.
- 간호조무사로부터 먼 쪽에 있는 환자의 어깨와 엉덩이에 손을 대고 옆으로 돌려 눕힌다.

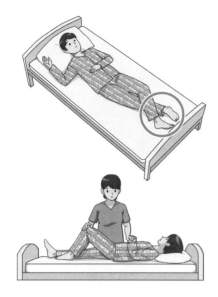

돌려눕히기 전 자세

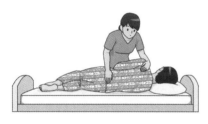

어깨와 엉덩이 지지하여 돌리기

### 092 기립 저혈압 환자의 낙상 예방
- 신체보호대의 지속적 적용은 기립 저혈압 환자의 낙상 예방에 필수적이거나 효과적인 방법이 아니다.
- 침대의 높이는 가능하면 낮게 유지한다.
- 보행 중에 기립 저혈압의 증상(어지럼, 두통, 메스꺼움, 빠른 맥박, 창백, 실신)이 발생하는지 관찰하고, 증상이 있을 때에는 즉시 보행을 중단하고 바닥에 그대로 앉거나 눕게 한다.
- 기상 시 갑자기 일어나지 말고 천천히 일어난다.
  - 침대 밖으로 나오기 전에 침대 머리 쪽을 천천히 올려서 반좌위 상태로 휴식한다.
  - 침상가에 걸터앉아 다리운동을 하고 나서 천천히 일어나 침대 옆에 잠시 서 있는다.
  - 괜찮으면 보조기구 등을 사용하여 천천히 이동한다.

### 093 수액 주입 중인 환자의 상의 교환
- 수액을 팔보다 위로 올린 상태로 갈아입혀 수액주입을 지속하고, 혈액의 역류를 예방한다.
- 수액백과 수액세트를 분리하면 멸균체계가 깨지고 미생물의 침입으로 감염을 초래할 수도 있으므로 연결부위를 분리하지 않도록 한다.

|  | 벗을 때 | 입을 때 |
|---|---|---|
| 마비 없는 환자 | 수액 없는 팔 먼저 | 수액 있는 팔 먼저 |
| 마비 있는 환자 (수액은 건강한 팔에 주사) | 건강한 팔(수액 있는 팔) → 수액 → 마비된 팔 | 마비된 팔 → 수액 → 건강한 팔(수액 있는 팔) |

### 094 벨트 보호대
침대나 운반차로 이동 시 낙상 예방 또는 눕거나 앉아 있는 환자의 움직임을 제한하기 위해 환의 위에 적용하는 보호대

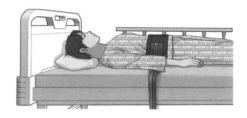

### 095 온요법의 목적과 금기
- 온요법의 목적 : 체온 상승, 통증 완화, 부종 경감, 화농(고름형성) 촉진, 근육 이완, 근육경련 완화, 순환과 대사작용 증진, 혈관 확장, 모세혈관 투과성 증가 등
- 온요법 금기 : 각종 염증[충수염, 이주위염(치주염), 이염(귀의 염증) 등], 원인 모를 복통, 화농을 지연시켜야 하는 경우, 출혈 부위, 개방상처, 감각장애나 감각소실 부위, 의식이 저하된 환자 등

### 096 수술 환자의 혈전정맥염 예방 방법
수술 후 다리가 붓고 열을 동반한 심한 통증이 있다면 혈전정맥염이나 깊은정맥혈전증(심부정맥혈전증)을 의심할 수 있다.
- 조기이상을 격려한다.
- 조기이상이 어려울 경우 침대에 걸터앉아서 다리를 흔드는 운동을 격려한다.
- 압박스타킹 착용방법을 교육한다.
- 사지압박순환장치를 사용하여 마사지를 시행할 수도 있다.
- 금기가 아니라면 수분섭취를 권장한다.

### 097 채혈 시 간호

- 채혈 전 팔을 심장보다 낮추고 혈관확장을 위해 온찜질을 적용하기도 한다.
- 채혈부위는 70% 알코올 솜으로 안에서 바깥으로 원을 그리면서 소독한다.
- 바늘을 제거한 부위는 문지르지 않아야 한다.
- 채혈된 혈액이 검체용기의 벽으로 흘러내려 가도록 한다.
- 채혈 후 검체용기를 부드럽게 흔들어 혈액이 시약과 골고루 섞이도록 한다.
- 채혈량이 부족하면 한 번 더 채혈하여 다른 혈액검체용기에 담아서 검사실로 보낸다.
- 채혈 즉시 검사실로 운반하는 것이 원칙이다.

### 098 관장이 필요한 검사

- 바륨관장은 바륨을 직장에 넣고 X선을 찍어 대장 질환을 확인하는 검사로, 검사 전날 저녁과 당일 아침에 관장을 실시하여 장을 깨끗하게 비워야 한다.
- 관장이 필요한 검사로는 바륨관장, 정맥신우조영(IVP) 등이 있다.

### 099 정맥신우조영(IVP)

- 신장, 요관, 방광, 요도 등의 비뇨계 질환을 확인하기 위해 실시하는 검사이다.
- 검사 6~8시간 전부터 금식해야 한다.
- 검사 당일 아침에 관장을 실시한다.
- 검사 전 조영제 알레르기가 있는지 확인한다.
- 방광을 소변으로 가득 채운 상태에서 조영제를 정맥으로 주입한 후 일정한 시간 간격으로 X-선 촬영을 실시한다.
- 검사 후 조영제 배출을 위해 수분섭취를 권장한다.

### 100 의식이 '없는' 기도폐쇄 환자의 응급처치

즉시 환자를 바닥에 눕히고 심폐소생술을 실시한다.

### 101 성인 심폐소생술 순서

- **일반인에 의한 심폐소생술**
반응확인 → 119 신고 및 자동심장충격기 요청 → (구급상황상담요원의 조언에 따라) 호흡 확인 → 가슴압박소생술 → 자동심장충격기
- **의료종사자에 의한 심폐소생술**
반응확인 → 119 신고 및 자동심장충격기 요정 → 10초 이내에 호흡과 맥박 확인 → 심폐소생술(가슴압박→기도유지→인공호흡) → 자동심장충격기

### 102 의사소통이 불가능한 경우 환자 확인 방법

- 의사소통이 불가능한 경우 보호자에게 개방형으로 질문한 후 환자 입원 팔찌와 환자 리스트를 대조하여 확인한다.
- 환자의 얼굴, 병실호수나 위치, 환자 침대에 부착된 이름표로 환자 확인을 해서는 안 된다.

### 103 전동 시 간호

- 환자를 입원 중인 병동에서 다른 병동으로 이동시키는 것을 전동이라고 한다.
- 의사의 전동 처방을 확인한 후 환자에게 전동에 대해 알리고 설명한다.
- 전동 시 환자의 개인 물품, 남은 약, 의무기록 등을 정리하여 전입병동으로 보낸다.
- 운반차, 휠체어, 보행기 등의 적절한 이동 보조기구를 사용하여 전입병동으로 함께 이동한다.
- 환자의 병실이 바뀌었음을 영양실에 알리는 것은 간호사의 업무이다.

### 104 치매 환자와의 의사소통

- 간결하고 짧은 문장이나 단어로 간단명료하게, 반복하여 설명한나.
- 어린아이 대하듯이 말하지 않고 인격적으로 대한다.
- 천천히, 또박또박, 조금 낮은 음조로 말한다.
- 한 번에 한 가지만 설명한다.
- 질문에 반응할 수 있는 충분한 시간을 제공한다.
- 환자 가까운 곳에서 얼굴을 마주보고 대화한다.
- 치매환자에게는 "왜?"라고 이유를 묻지 않도록 한다.
- 달력, 시계, 사진 등을 통해 지남력을 유지시킬 수 있도록 노력한다.
- 손을 잡거나 미소를 짓는 등 비언어적인 의사소통방법을 함께 사용한다.

### 105 임종을 앞둔 환자 간호

- 시각이 가장 먼저 소실되므로 병실을 밝게 유지한다.
- 임종을 앞둔 환자는 독방을 사용하도록 하되 혼자 있지 않게 한다.
- 간호조무사는 환자의 말을 경청하고 공감해 주어야 한다.
- 청각은 가장 늦게까지 남아 있으므로 함부로 말하지 않도록 주의하고 적당한 목소리로 말한다.
- 가족의 면회를 허용한다.
- 가습기를 켜둔 채 침상 머리를 높이고 환자 머리를 옆으로 돌려 분비물이 잘 배출될 수 있게 돕는다.
- 담요를 덮어서 보온해 주되 난로와 찜질기 같은 전기기구는 사용하지 않는다.

- 실금이 있을 경우 반홑이불 밑에 방수포를 깔고 기저귀를 채워준다.
- 병실 온도는 22℃ 전후로 유지하고 규칙적으로 체위변경을 시행한다.

| | | | | |
|---|---|---|---|---|
| 001 ⑤ | 002 ① | 003 ⑤ | 004 ① | 005 ④ |
| 006 ① | 007 ④ | 008 ④ | 009 ② | 010 ② |
| 011 ② | 012 ④ | 013 ④ | 014 ⑤ | 015 ② |
| 016 ④ | 017 ① | 018 ⑤ | 019 ① | 020 ④ |
| 021 ③ | 022 ⑤ | 023 ③ | 024 ⑤ | 025 ⑤ |
| 026 ② | 027 ③ | 028 ⑤ | 029 ① | 030 ⑤ |
| 031 ① | 032 ⑤ | 033 ① | 034 ⑤ | 035 ① |
| 036 ④ | 037 ⑤ | 038 ② | 039 ① | 040 ③ |
| 041 ⑤ | 042 ① | 043 ⑤ | 044 ③ | 045 ⑤ |
| 046 ④ | 047 ② | 048 ② | 049 ⑤ | 050 ① |
| 051 ③ | 052 ② | 053 ① | 054 ④ | 055 ② |
| 056 ② | 057 ④ | 058 ② | 059 ③ | 060 ⑤ |
| 061 ③ | 062 ④ | 063 ② | 064 ① | 065 ④ |
| 066 ④ | 067 ⑤ | 068 ② | 069 ② | 070 ② |
| 071 ⑤ | 072 ⑤ | 073 ① | 074 ② | 075 ⑤ |
| 076 ② | 077 ② | 078 ④ | 079 ⑤ | 080 ⑤ |
| 081 ⑤ | 082 ⑤ | 083 ③ | 084 ② | 085 ④ |
| 086 ② | 087 ⑤ | 088 ④ | 089 ④ | 090 ② |
| 091 ③ | 092 ⑤ | 093 ③ | 094 ④ | 095 ④ |
| 096 ② | 097 ② | 098 ① | 099 ③ | 100 ④ |
| 101 ⑤ | 102 ⑤ | 103 ② | 104 ① | 105 ② |

## 기초간호학 개요

**001 알 권리 및 자기결정권 존중**

1. 알 권리 존중
- 간호사는 간호 대상자가 자신의 건강 상태나 자신에게 수행되는 치료와 간호에 대해 정확한 정보를 알 권리가 있음을 인정하고 이를 존중해야 한다.
- 간호사는 간호를 제공할 때 간호 대상자의 요구와 관심, 교육 정도, 연령, 심신 상태, 이해 능력 등을 고려하여 간호의 목적, 방법, 기대되는 결과와 그에 따르는 위험성 등 충분한 정보를 제공해야 한다.
- 간호사는 간호 대상자가 간호 전문직의 권한과 책임을 벗어나는 정보를 요구할 때 관계자의 도움을 받을 수 있도록 주선해야 한다.

2. 자기 결정권 존중
- 간호사는 간호 대상자가 자신에게 수행되는 진료 및 간호에 대해 충분한 정보를 가지고 의사 결정에 참여할 권리를 존중해야 한다.
- 간호사는 간호 대상자가 제반 간호에 대하여 선택하거나 거부할 권리가 있음을 알려야 한다.
- 간호사는 간호 대상자가 위해를 당하지 않고 최선의 이익이 되는 결정을 할 수 있도록 지지해야 한다.
- 간호사는 간호 대상자가 의사 결정 능력이 없거나 부족한 경우, 의사 결정을 할 수 없는 경우, 미성년자인 경우, 기타 이에 상응하는 경우에는 법정 대리인 또는 성년후견인의 동의 과정을 확인해야 한다.
- 간호사는 간호 대상자의 가족을 간호의 동반자로 인정해야 하며, 간호 대상자의 치료와 간호 등에 대해 설명하고 의사 결정을 하는 과정에서 가족의 참여를 존중해야 한다.

**002 주의의무**

주의의무는 유해한 결과가 발생하지 않도록 전신을 집중할 의무로서, 업무능력이 있는 사람이 주의를 소홀히 하여 타인의 신체와 생명에 손해를 가한 경우 법적 책임이 주어질 수도 있다.

### 003 병원 물품관리 원칙

- 물품은 적정량을 유지하여 불필요한 물품이 저장되어 낭비되거나, 필요한 물품이 부족하지 않도록 신경 쓴다.
- 물품은 정기적으로 재고조사 한다.
- 환자 수, 진료과별 특성 등을 고려하여 기준량의 물품을 청구한다.
- 전기제품 고장 시에는 관리자에게 보고하여 수선을 의뢰한다.
- 물품이 분실되거나 파손되었을 경우 관리자에게 보고한다.

### 004 간호조무사의 직업적 태도

- 쉬운 일이라도 정해진 순서와 절차를 따른다.
- 동료와 의견 충돌이 있을 경우 예의 바른 태도로 당사자와 1대 1 대화를 먼저 시도해본다.
- 환자 상태에 이상을 발견했을 때는 의사나 간호사에게 신속히 보고한다.
- 언론기관에서 환자에 대한 면담(인터뷰)을 요청하는 경우 반드시 의사나 간호사에게 알리도록 한다.
- 사고와 과실을 방지하기 위해 자신의 직무범위 및 직무 한계 내에서 일해야 한다.

### 005 척주

- 척주만곡 : 목뼈(경추)와 허리뼈(요추)는 앞쪽으로 만곡, 등뼈(흉추)와 엉치뼈(천추)는 뒤쪽으로 만곡되어 있다.
- 척추뼈 사이의 추간판이 탈출한 경우를 추간판탈출(증)이라고 한다.
- 척추사이구멍(추간공)을 통해 척수에서 나오는 말초신경들이 지나간다.
- 성인은 목뼈(경추) 7개, 등뼈(흉추) 12개, 허리뼈(요추) 5개, 엉치뼈(천추) 1개, 꼬리뼈(미추) 1개로 총 26개의 척추뼈로 구성되어있다.

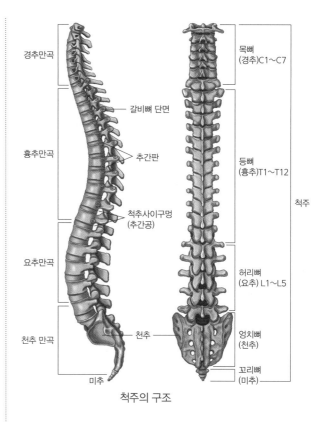

척주의 구조

### 006 판막의 위치

- 좌심방과 좌심실 사이 : 승모판(이첨판)
- 우심방과 우심실 사이 : 삼첨판
- 좌심실과 대동맥 사이 : 대동맥판
- 우심실과 폐동맥 사이 : 폐동맥판

### 007 축적작용

- 간에서 해독 작용을 거친 약물의 대사산물은 주로 신장을 통해 소변으로 배출되는데, 배설이 지연되는 약물은 몸 안에 쌓여(축적되어) 부작용을 나타내기도 하므로 축적작용에 주의해야 한다.
- 축적작용이 잘 발생하는 약물로는 디곡신이 있다.

### 008 약물의 보관 및 관리방법

- 2~8℃의 냉장보관 약물로는 혈청, 예방백신, 인슐린, 간장추출물, 알부민, 헤파린 등이 있으며 백신 냉장고의 온도는 적어도 하루 2회 점검하고 기록해야 한다.
- 아편·마약제제의 경우 이중의 잠금장치가 있는 별도의 약장에 보관하고 약의 오용을 방지하기 위해 항상 잠가둔다. 근무 교대 시마다 수량을 확인하고 열쇠는 책임간호사가 관리한다. 마약을 투여하지 않게 될 경우 버려서는 안 되고 주치의 서명, 환자정보이름, 등록번호, 진단명, 주소가 기입된 마약취소 처방전을 발행하여 마약대장에 '반납'이라고 기재한 후 남은 마약 잔량과 함께 약국에 반납한다.

- 내복약과 외용약은 구분하여 보관한다.
- 나이트로글리세린은 차광보관한다.
- 일반적인 약물은 30℃ 이하의 서늘하고 통풍이 잘되는 곳에 직사광선을 피해서 보관한다.
- 기름종류의 약은 10℃ 전후로 보관한다.
- 좌약은 실온보관이 원칙이며 냉장보관했던 좌약은 실온에 두어 녹인 후 사용한다.

### 009 소듐(나트륨, Na, sodium)

- 기능 : 체액과 전해질 균형, 체내 산·염기 평형 유지, 신경전도와 근육수축에 관여, 체내 수분함량을 조절한다.
- 1일 충분섭취량 : 64세까지는 1,500mg, 65세부터는 섭취량을 줄여야 한다.
- 결핍증 : 구역, 구토, 설사, 저혈압, 근육경련, 현기증, 식욕감소, 피로감 등
- 함유 식품 : 소금, 간장, 된장, 고추장 등

### 010 연식

- 소화되기 쉽도록 부드럽게 조리한 식사로 섬유질과 향신료를 제한한 식이이다.
- 소화기능이 저하되었을 때, 구강이나 식도에 장애가 있을 때, 치아상태가 좋지 않은 경우, 삼키는 능력이 부족한 삼킴곤란(연하곤란)이 있는 경우 제공할 수 있다.
- 허용 식품 : 흰죽, 다진 고기, 달걀찜, 두부, 순두부, 삶아서 으깬 감자, 카스텔라, 연한 닭고기, 기름기 적은 흰살생선, 반숙, 수란, 스크램블드 에그, 부드럽게 익힌 채소, 잘 익은 복숭아나 바나나 등

### 011 인터내셔널 시스템

- 간니(영구치) : 상악우측 10번대, 상악좌측 20번대, 하악좌측 30번대, 하악우측 40번대

| #18 #17 #16 #15 #14 #13 #12 #11 | #21 #22 #23 #24 #25 #26 #27 #28 |
|---|---|
| #48 #47 #46 #45 #44 #43 #42 #41 | #31 #32 #33 #34 #35 #36 #37 #38 |
| 오른쪽 | 왼쪽 |

- 젖니(유치) : 상악우측 50번대, 상악좌측 60번대, 하악좌측 70번대, 하악우측 80번대

| #55 #54 #53 #52 #51 | #61 #62 #63 #64 #65 |
|---|---|
| #85 #84 #83 #82 #81 | #71 #72 #73 #74 #75 |
| 오른쪽 | 왼쪽 |

- 중심앞니(중절치)–1번, 측절치–2번, 송곳니(견치)–3번, 제1소구치(작은어금니) 4번, 제2소구치(작은어금니) 5번, 제1큰어금니(대구치)–6번, 제2큰어금니(대구치)–7번, 제3큰어금니(대구치)(사랑니, 지치)–8번
- 그림의 치아는 32개이므로 간니(영구치)이고, 상악 우측 첫 번째 치아이므로 #11이다.

### 012 치과 기구와 장비

- 필요한 기구는 브래킷 테이블(사전준비용 접시)에 좌측에서 우측으로 배열시킨다.
- 진료 도중에 환자가 구강을 헹구었을 경우 타구에 뱉도록 한다.
- 핀셋(커튼플라이어)은 구강 내의 이물질을 제거하거나 치료에 필요한 재료를 넣을 때 사용한다.
- 탐침(익스플로러)은 구강 내 접근하기 힘든 부위가 손상되었을 때 충치의 깊이나 치아의 동요도(흔들림) 등을 감지해볼 수 있는 기구이다.
- 라이트(무영등)는 환자의 눈에 직접 비추지 않도록 해야 하고 60~90cm가량 떨어지게 위치시킨다.
- 손잡이기구(핸드피스)는 치아를 삭제할 때 사용하는 기구로 고속용과 저속용으로 구분되고 고속용에서는 물이 함께 분사된다.

### 013 한방 간호 보조

- 구법을 위해서는 쑥뜸을 준비해야 한다.
- 부항시간은 5~15분 정도가 적당하다.
- 추나요법은 수기치료이며 추나 침대가 필요하다.
- 편안한 자세(일반적으로 눕는 자세)를 취해주고 유침 시간 동안 환자의 체위를 일정하게 유지한다.
- 일회용으로 사용한 침은 손상성폐기물 용기에, 사용한 알코올 솜이나 붕산솜은 일반의료폐기물 용기에 버린다.

### 014 오장육부의 표리관계

간–담낭, 심장–소장, 비장–위장, 폐–대장, 신장–방광

### 015 표준주의(표준예방지침)

- 질병의 종류나 감염성 질환의 유무와 관계없이 의료기관에 입원한 모든 환자를 대상으로 의료관련 감염을 예방하고 관리하기 위해 작성된 지침이다.
- 환자의 혈액, 체액, 분비물, 배설물, 손상된 피부와 점막을 다룰 때 표준주의에 따라 환자를 진료하여 의료인 스스로를 보호하고 환자의 안전을 도모해야 한다.

### 016 활력징후 측정이 필요한 경우

- 의사 처방에 따른 정규 시간
- 의료기관 입원 시
- 수술 전후
- 환자 상태에 변화가 있을 때
- 위험하거나, 활력징후에 변화를 줄 수 있는 진단검사 전후
- 심혈관 및 호흡 기능에 영향을 미치는 약물을 투여하기 전후

## 017 만성폐쇄폐질환(COPD) 환자 간호

- 만성폐쇄폐질환의 주원인은 흡연과 공기 오염물질이므로 반드시 금연해야 한다.
- 만성폐쇄폐질환 환자에게 고농도의 산소 공급은 점진적으로 호흡을 억제할 수 있으므로 저농도의 산소를 투여한다.
- 호흡 곤란 시 반좌위자세를 취해준다.
- 코로 들숨(흡기)하고 입을 동그랗게 모아 길게 날숨(호기) 하는 '입술 오므리기 호흡법'을 격려한다.
- 체위배액은 중력을 이용하여 분비물을 배액하는 방법으로, 자세를 취해 체외로 분비물 배출을 유도하는 것이므로 구토와 음식물 역류를 예방하기 위해 식후 1~2시간 이내에는 체위배액을 금한다.

## 018 퇴행 골관절염 환자 간호

마사지, 물리치료, 냉온요법, 체중조절, 칼슘과 비타민 D 충분히 섭취, 약물치료, 관절에 부담을 주지 않는 규칙적인 운동(예 수영, 수중운동, 가벼운 산책, 스트레칭 등), 운동 전 강직 부위에 온열요법 적용, 장시간 칼질과 같은 반복적인 움직임 자제

## 019 빠른비움증후군(덤핑증후군)

- 정의 : 위 절제 수술을 받은 사람에게 식후에 나타나는 증후군으로, 섭취한 음식물이 소장 내로 급속히 이동함으로써 발생한다.
- 증상 : 어지러움, 창백, 구토, 두근거림(심계항진), 발한, 복통, 설사, 실신 등
- 예방법
  - 옆으로 누워 식사하며 식후 30분가량 누워 있는다.
  - 음식을 소량, 자주, 천천히 식사하며 식사 도중과 식사 직후에 수분섭취를 자제한다.
  - 고단백, 고지방, 저탄수화물 식사를 섭취한다.
  - 전체 위절제 후 비타민 $B_{12}$ 흡수가 되지 않아 악성빈혈이 생길 수 있으므로 정기적으로 비타민 $B_{12}$를 근육주사 해야 한다.

## 020 당뇨 환자의 발 간호

- 발에 상처가 있는지 매일 확인한다.
- 발을 매일 씻고 발가락 사이를 잘 건조시킨다.
- 발을 담그기 전에 물의 온도가 40℃가 넘지 않도록 점검한다.
- 발에 보습제(로션)를 바르되 발가락 사이에는 바르지 않는다.
- 발가락 사이가 심하게 건조하면 오일을 사용하여 마사지한다.
- 발톱은 일자로 다듬는다.

- 꽉 끼는 의복이나 다리를 꼬는 자세를 피한다.
- 꽉 끼는 신발, 샌들을 금하고 맨발로 다니지 않도록 한다.
- 새 신발은 오후에 구입하는 것이 좋다.
- 티눈은 자르지 말고 병원에 방문하여 제거한다.

## 021 복막염

- 충수염을 방치하면 염증이 진행되면서 충수가 터지게 되어 복막염 등의 합병증을 유발한다.
- 복막염은 복강 및 복강 내 장기를 덮고 있는 얇은 막인 복막에 생긴 염증을 의미한다.

## 022 양성 전립샘 비대

- 방광 아래에서 요도를 감싸고 있는 전립샘이 비대해지는 상태로 직장 손가락 검사나 직장초음파 검사로 진단한다.
- 여성에게는 전립샘이 존재하지 않으므로 남성에게만 발생하는 질환이다.
- 소변이 나오기 시작할 때까지 오랜 시간이 걸리고 힘을 주어야 나온다.
- 갑자기 소변이 마렵고 참기 힘들며 자주 마렵다.
- 소변줄기가 가늘고 힘이 없어지며 중간에 끊어지기도 한다.
- 소변을 보고 나서도 시원하지 않은 느낌이 든다.
- 밤에 자다가 일어나서 소변을 자주 본다.

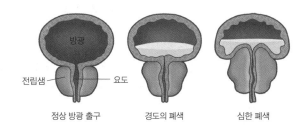

| 정상 방광 출구 | 경도의 폐색 | 심한 폐색 |

## 023 자간증

- 자간전증(임신중독증)의 3가지 증상인 고혈압, 부종, 단백뇨에 '경련'까지 동반되면 자간증이라고 부른다.
- 조용하고 어두운 환경에서 절대안정을 취한다.
- 고단백, 고비타민, 적절한 탄수화물, 저지방, 저염, 수분제한(부종이 심할 경우) 식이를 제공한다.
- 경련 시 환자를 왼쪽 옆으로 눕히거나 머리를 옆으로 돌려주어 분비물이 흡인되는 것을 예방한다.
- 경련 시 주변에 위험한 물건을 치운다.
- 경련이 심하면 처방된 진정제를 투여한다.
- 침대에서 경련할 경우 침대난간을 올려주되 신체보호대는 적용하지 않는다.

### 024 분만 1기 임부 간호

- 태반관류를 증진시키기 위해 왼쪽 옆으로 눕게 한다.
- 방광팽만을 예방하기 위해 규칙적으로 배뇨하도록 한다.
- 자궁 수축과 수축 사이에 휴식을 취하도록 하고 임부에게 태아 심음을 들려준다.
- 자궁경관의 개대 정도로 분만의 진행 정도를 알아보기 위해 내진을 실시한다.
- 분만 1기 중에서도 초기에는 관장을 실시하고 유동식을 섭취하도록 한다.
- 감염을 예방하기 위해 회음부 삭모를 실시한다.
- 진통을 촉진하기 위해 실내를 걷도록 한다.

### 025 산욕열(산후열)

분만 2~10일 사이에 38℃ 이상의 열이 지속되는 경우로, 원인균은 대부분 사슬알균(연쇄상구균)이다.

### 026 제대(탯줄) 절단 부위 간호

제대 절단 부위는 감염이 잘 발생하는 부위이므로 감염 증상을 잘 관찰하면서 75% 알코올로 매일 소독하면 보통 10일 이내에 탈락된다.

### 027 설사로 인해 탈수가 심한 영아의 간호

- 규칙적으로 체위 변경을 해준다.
- 설사 시에는 직장 체온 측정을 금한다.
- 매일 체중을 측정한다.
- 설사가 심할 때는 경구보다는 비경구적으로 수분과 전해질을 공급한다.
- 탈수로 인해 앞숫구멍(대천문)이 함몰되는지 관찰한다.
- 의사의 처방에 따라 섭취량 및 배설량(I&O)을 측정한다.
- 가벼운 설사일 경우 끓인 물에 설탕을 첨가하여 식혀서 먹인다.
- 식사 시 저섬유질식이를 제공한다.
- 설사 양상을 파악하고 둔부를 청결히 해준다.

> **영아 탈수 증상**
> 체중 감소, 앞숫구멍(대천문) 함몰, 근육의 탄력성(피부 긴장감) 저하, 소변량 감소, 요비중 증가, 피부와 구강점막 건조, 빠르고 약한 호흡과 맥박, 체온 상승, 기면상태 등

### 028 아동학대 유형

- 방임 중 유기 : 병원에 입원시키고 연락이 되지 않는 등 스스로 독립할 수 없는 아동을 방치하거나 버리는 행위
- 신체적 학대 : 때리고 꼬집고 발로 차는 등의 신체적 폭력이나 가혹행위
- 성적 학대 : 아동을 성적으로 추행하는 등의 성적 폭력이나 가혹행위
- 정서적(심리적) 학대 : 언어폭력 등의 정신적 폭력이나 가혹행위

- 방임 : 기본적인 의식주를 제공하지 않거나 아동을 학교에 보내지 않는 등의 방치행위

### 029 급성사구체신염

- 주로 상기도 감염이 원인이 되어 신장의 사구체에 염증이 생기는 질환이다.
- 인두염이나 편도염 후 잘 발생하므로 상기도 감염 환자와의 접촉을 금한다.
- 혈뇨, 단백뇨, 진하고 거품이 나는 소변, 발열, 옆구리 통증, 구역과 구토, 식욕부진, 혈압상승, 부종 등의 증상이 나타난다.
- 부종이 심하면 수분제한, 저염·저단백·고탄수화물 식이를 제공한다.
- 부종 확인을 위해 매일 체중을 측정하고 주기적으로 혈압을 측정한다.
- 처방에 따라 요비중을 측정한다.
- 2~4시간마다 섭취량과 배설량을 측정한다.

### 030 일몰반응(석양증후군)

- 낮에는 유순하다가도 해질녘(저녁 8~9시)만 되면 갑자기 뛰쳐나오거나, 옷을 벗고 방을 배회하거나, 문을 덜커덕거리거나, 바닥을 뒹굴거나, 침대 위로 뛰어오르는 등의 이상 행동을 보이는 것을 일몰반응(석양증후군)이라고 한다.
- 해질녘에는 간호조무사가 치매 환자와 함께 있는 것이 좋다.
- 저녁시간에 환자가 좋아하는 소일거리를 제공한다.
- 낮 시간 동안 활동이나 산책을 권장한다.
- 따뜻한 음료수를 제공하거나 등마사지를 해주면 잠이 드는 데 도움이 된다.
- TV를 켜놓거나 밝은 조명이 도움이 되기도 한다.
- 치매 노인이 자꾸 집 밖으로 나가려고 하면 함께 나갔다가 자연스럽게 다시 들어온다.
- 신체보호대는 환자를 더욱 자극하므로 신체적 제한을 가하지 않는다.

### 031 욕창 예방법

- 등마사지를 실시하고 자주 자세를 변경한다.
- 미지근한 물로 목욕 후 물기를 잘 닦고 로션 등의 보습제로 피부를 부드럽게 마사지한다.
- 고단백, 고비타민 식이를 제공하고 수분을 충분히 섭취하도록 격려한다.
- 뼈 돌출부위가 바닥에 닿지 않도록 변압매트리스, 진동매트리스, 공기매트리스나 물매트리스를 사용한다.
- 기저귀를 착용한 경우 수시로 기저귀를 확인하고 갈아주어야 한다.

- 밑홑이불에 주름진 곳이 없도록 팽팽하게 잡아당겨 압력과 마찰을 감소시켜주고 침상이 젖지는 않았는지 자주 확인한다.
- 피부를 깨끗하고 건조하게 유지시키고 압력을 주지 않아야 한다.
- 와상 노인의 경우 정기적인 수동운동으로 혈액순환을 촉진한다.
- 엉치뼈(천골)부위에 발적이 생겼을 경우 옆누운자세(측와위)를 취해주어야 한다.
- 발적이 생긴 부위는 마사지하지 않는다.

## 032 낙상 발생 위험이 높은 환자
- 낙상경험이 있는 환자, 어지럼증 환자, 절박뇨 등의 배뇨장애 환자, 눈이나 귀 수술 환자
- 이뇨제 복용 환자, 진정제나 수면제 등의 중추신경 억제제를 복용 중인 환자
- 빈혈, 파킨슨병, 체위 저혈압, 뇌질환, 반신마비(편마비) 환자
- 시력장애, 제8 뇌신경(청신경) 손상환자, 균형감각 저하 환자

## 033 저혈량 쇼크
- 원인 : 출혈, 화상, 탈수 등
- 증상 : 수축기 혈압 저하, 맥박과 호흡 증가, 핍뇨, 차고 축축하고 창백한 피부, 불안, 초조, 혼돈
- 처치 : 쇼크 자세(변형된 트렌델렌부르크자세), 금기가 아니라면 수혈이나 수액 공급으로 순환 혈액량 증가, 출혈부위 압박 등의 원인 교정, 산소 투여

## 034 염좌(삠) 환자 응급처치
- 염좌 직후에는 얼음찜질을 시행하고 24시간 후 출혈이 멈추고 부종이 감소하면 더운물찜질을 적용한다.
- 마사지와 관절운동을 금한다.
- 손상 부위를 심장보다 높여준다.
- 손상 부위에 체중을 지탱하거나 힘을 가하지 않는다.
- 손상 부위를 압박붕대 등으로 고정시켜 움직이지 않도록 한다.

## 035 무의식 환자 구토 시 간호
무의식 환자가 바로누운자세(앙와위)로 구토 시 고개를 옆으로 돌리거나 옆으로 눕혀 구토물이 기도로 흡인되는 것을 예방한다.

 **보건간호학 개요**

## 036 보건교육 평가의 최종단계
보건교육 후에는 계획단계에서 수립한 평가계획을 토대로 수행에 대한 평가를 실시하고, 그 평가를 토대로 재계획을 수립한다.

## 037 보건교육 내용 선정 시 고려 요소
피교육자의 흥미·관심 및 요구, 교육 수준, 사전 경험이나 지식, 실천할 수 있는 교육 내용 선정 등

## 038 형성평가
- 보건교육 도중에 실시하며 교육 시 학습자들의 이해 정도와 참여 정도를 파악하고 수업태도 및 학습방법 등을 확인함으로써 교육의 문제점을 파악하여 교육 내용이나 교육방법을 개선하기 위해 시행하는 평가
  - **예** 교육이 진행되는 동안 시행되는 쪽지시험이나 구두 질문 등

## 039 역할극
특정 상황이나 주제를 실제처럼 재현하여 학습하는 방법으로, 참가자들이 다양한 역할을 맡아 직접 경험해보면서 상황을 분석하고 해결방안을 모색할 수 있는 교육 방법

## 040 보건소
- 지방보건행정조직이다.
- 「지역보건법」에 근거하여 설치한다.
- 치료보다는 질병예방사업을 중점으로 한다.
- 4년마다 지역보건의료계획을 수립한다.
- 시·군·구에 설치되어 있으며 우리나라 보건사업 업무를 최일선에서 담당하는 보건행정조직이다.
- 지방자치단체의 사업소적인 성격을 가지고 보건계몽활동을 한다.
- 보건소의 업무
  - 건강 친화적인 지역사회 여건의 조성
  - 지역보건의료정책의 기획, 조사·연구 및 평가
  - 보건의료인 및 보건의료기관 등에 대한 지도·관리·육성과 국민보건 향상을 위한 지도·관리
  - 보건의료 관련기관·단체, 학교, 직장 등과의 협력체계 구축
  - 지역주민의 건강증진 및 질병예방·관리를 위한 지역보건의료서비스 제공

## 041 자유방임형 보건의료전달체계
- 우리나라는 개인의 책임 아래 보건의료를 공급받으며, 의료서비스의 제공이 민간부분에 의해 자율적으로 이

루어지는 민간주도형 보건의료전달체계인 '자유방임형'을 채택하고 있다.

- 개인의 능력과 자유를 최대한 존중한다.
- 정부의 통제나 간섭은 극소화한 제도이다.

| 장점 | 단점 |
|---|---|
| • 국민이 의료기관을 자유롭게 선택할 수 있다.<br>• 의료인에게 재량권이 부여된다.<br>• 의료서비스의 질이 높다. | • 의료자원의 비효율적 활용과 중복으로 국민의료비가 상승된다.<br>• 예방보다는 치료에 집중되고 행정적으로 복잡하다.<br>• 보건의료자원의 불균형적 분포로 이용의 형평성이 저하된다. |

## 042 사회보장의 유형

| 구분 | 대상자 | 종류 | 재원 |
|---|---|---|---|
| 사회보험 | 국민 | 소득보장 : 국민연금, 고용보험, 산업재해보상보험 | 기여금<br>(보험료) |
| | | 의료보장 : 국민건강보험, 산업재해보상보험, 노인장기요양보험 | |
| 공공부조 | 빈곤층 | 소득보장 : 기초생활보장 | 조세 |
| | | 의료보장 : 의료급여 | |
| 사회서비스 | 법률이 정한 특정인 | 노인복지, 아동복지, 장애인복지, 가성복시 | 조세, 일부 본인 부담 |

## 043 의료급여 수급권자의 구분

| 1종 수급권자 | 2종 수급권자 |
|---|---|
| • '근로능력 없음' 판정을 받은 기초생활수급권자<br>• 저소득층 중에서 주로 생계급여를 받는 대상자에게 제공<br>• 의료비의 전액이 지원되며, 본인부담금 없음<br>• 국민기초생활보장수급자 : 근로무능력가구, 희귀난치성·중증질환 등록자, 시설수급자, 행려환자<br>• 타법적용자 : 이재민, 의상자 및 의사자의 유족, 입양아동(18세 미만), 국가유공자, 국가무형문화재보유자, 북한이탈주민, 5·18 민주화운동 관련자, 노숙인 | • '근로능력 있음' 판정을 받은 기초생활수급권자<br>• 저소득층 중에서 일정 기준 이하의 소득을 가진 대상자에게 제공<br>• 의료비의 일부가 지원되며, 본인부담금 발생(입원 시 10%)<br>• 국민기초생활보장수급자로서 1종 수급권자에 해당되지 않는 자 |

## 044 특별현금급여

- 장기요양급여는 크게 재가급여, 시설급여, 특별현금급여로 구분된다.
- 특별현금급여는 재가급여와 시설급여를 받을 수 없을 때 지급하는 것을 말한다.
- 특별현금급여 중 가족요양비
  - 장기요양기관이 현저히 부족한 섬·벽지 지역 거주, 천재지변, 신체·정신 또는 성격 등의 사유로 장기요양기관이 제공하는 장기요양급여를 이용하기 어렵다고 인정하는 자에게 지급하는 현금급여이다.
  - 가족요양비를 받으려는 사람은 가족요양비 지급신청서 등을 국민건강보험공단에 제출해야 한다.

## 045 행위별수가제

| 장점 | • 의료인의 자율성이 보장되며, 재량권 확대<br>• 의료서비스의 질 향상<br>• 의료기술 연구개발 촉진 |
|---|---|
| 단점 | • 과잉진료 우려<br>• 국민 총 의료비 상승<br>• 치료중심 서비스에 치중<br>• 행정 업무가 복잡 |

## 046 라니냐현상

- 라니냐는 엘니뇨와 반대로 동태평양의 저수온 현상으로 서태평양의 수온이 증가하는 현상을 말한다.
- 이로 인해 동남아시아의 장마, 중·남아메리카 대륙의 가뭄, 북아메리카의 강추위 등의 이상기후가 나타난다.

## 047 환경오염으로 인해 발생하는 현상

오존층 파괴, 지구온난화로 인한 빙하 감소, 산성비 증가, 이상기후 증가, 해수면 높이 상승, 열섬현상, 엘니뇨 및 라니냐 현상, 황사 현상과 미세먼지 증가 등

## 048 부활현상

- 염소처리 후 세균이 평상시보다 일시적으로 증가하는 현상이다.
- 급수 전 유리 잔류염소는 최소 0.1ppm(결합잔류염소 0.4ppm) 이상 되도록 한다.

## 049 테트로도톡신(Tetrodotoxin)

- 복어의 독은 내장에 가장 많고 알, 난소, 고환, 간, 피부 등에 존재하며 끓여도 없어지지 않는다.
- 매우 강력한 신경독소로, 증상은 30분~6시간 사이에 발생한다.
- 심장마비나 호흡중추 마비로 사망할 수도 있다.

## 050 건강진단의 종류

- 특수건강진단 : 유해인자에 노출되는 업무에 종사하는 근로자 또는 건강진단 결과 직업병 유소견자로 판정된 후 판정의 원인이 된 유해인자에 대한 건강진단이 필요하다는 의사의 소견이 있는 근로자의 건강관리를 위해 실시하는 것으로, 이를 통해 직업병을 가려낼 수 있다.
- 일반건강진단 : 근로자의 건강관리를 위하여 사업주가 주기적으로 실시하는 건강진단(사무직은 2년에 1회 이상, 기타 근로자는 1년에 1회 이상)
- 수시건강진단 : 작업환경으로 인한 건강장애를 의심하게 하는 증상을 보이거나 의학적 소견이 있는 근로자에게 실시하는 건강진단
- 임시건강진단 : 근로자 또는 동료 근로자들의 건강보호

조치를 긴급히 강구하기 위한 목적으로 지방노동관서장의 명령에 따라 실시하는 건강진단
- 배치 전 건강진단 : 배치예정업무에 대한 적합성을 평가하기 위하여 실시하는 건강진단

 **공중보건학 개론**

## 051 질병의 자연사 단계 중 초기 병원성기

| 단계 | 시기 | 예방 조치 | 예방 수준 |
|---|---|---|---|
| 〈2단계〉 초기 병원성기 | 병인의 자극이 시작되는 질병 초기 | 소극적 예방 (건강보호, 영양 관리, 환경 개선, 특수예방접종, 숙주의 면역력 강화 등) | 1차 예방 |

## 052 비말전파 감염병

디프테리아, 백일해, 결핵, 성홍열, 홍역, 볼거리(유행귀밑샘염), 풍진, 수두, 두창, 인플루엔자, 중증급성호흡증후군(SARS) 등

> **백일해**
> - 병원체 : 백일해균
> - 전파경로 : 비말, 호흡기 분비물
> - 증상 : 경한 기침으로 시작해서 발작적인 기침이 4주 이상 지속, 기침 끝에 구토를 하기도 함, 6개월 미만의 영아는 사망률과 이환율이 더 높음
> - 합병증 : 중이염, 폐렴, 무기폐, 탈장, 기흉 등
> - 예방 및 관리 : DTaP 백신 접종(생후 2·4·6개월, 15~18개월, 만 4~6세)
> - 치료 및 간호 : 습도유지, 기도확보, 항생제 치료 5일 후까지 격리

## 053 매독

- 병원체 : 매독균(트레포네마팔리둠)
- 전파경로 : 성 접촉, 수혈, 수직감염(임신 4개월 이후 태반을 통해)
- 매독선별 : 매독혈청검사(VDRL)
- 증상 : 궤양, 림프절 종대, 열, 두통, 권태감 등 다양
- 태아에게 미치는 영향 : 허친슨 치아(톱니모양으로 뾰족한 치아), 안장코(코뼈가 없거나 주저앉은 코), 코카타르(스누플즈, 코에서 점액 고름 분비), 매독거짓마비(매독가성마비, 검사결과상 마비가 없는데도 마비된 것처럼 행동하는 것)를 가진 선천 매독아 출산
- 예방 및 관리 : 매독 환자와 성적 접촉을 피하는 것이 가장 바람직, 성관계시 콘돔 사용
- 치료 및 간호 : 매독균은 16~20주 사이에 태반을 통해 태아에게 이동하므로 임부는 진단 즉시 최대한 빨리 페니실린 등을 이용하여 치료를 시작하되 성파트너와 함께 치료

## 054 기생충 질환의 예방

- 간흡충증(간디스토마) : 민물고기의 생식을 금한다.
- 폐흡충증(폐디스토마) : 게와 가재의 생식을 금한다.
- 아메바 이질 : 식수는 반드시 끓여 마시고 오염된 물이나 음식, 불결한 식품의 섭취를 피한다.
- 말라리아 : 긴 옷 착용, 모기장 및 방충망 설치 등으로 모기에 물리지 않도록 노력한다.
- 회충증 : 화장실 개량 및 인분의 위생적 처리, 채소는 흐르는 물에 5회 이상 세척 후 먹는 등 위생적인 식생활, 파리 구제, 정기적으로 구충제를 복용한다.
- 유구조충(갈고리조충) : 돼지고기는 충분히 가열 조리하여 섭취한다.
- 무구조충(민조충) : 소고기는 충분히 익혀서 섭취한다.
- 구충증 : 인분을 사용한 작업장에서 피부노출을 삼가고 채소밭 등에 맨발로 출입하는 것을 금한다.

## 055 고위험군 대상 암 검진

- 국가암검진 항목 중 간암과 폐암은 고위험군을 대상으로 실시한다.
- 폐암 검진대상 : 54~74세 남녀 중 폐암 발생 고위험군(30갑년* 이상 흡연력을 가진 현재 흡연자와 폐암 검진의 필요성이 높아 보건복지부장관이 정하여 고시하는 사람)
- * 갑년 : 하루 평균 담배 소비량(갑)×흡연기간(년) (30갑년= 매일 1갑씩 30년, 매일 2갑씩 15년)
- 폐암 검진방법 : 저선량 흉부CT
- 폐암 검진 주기 : 2년

## 056 노령화 지수

- 14세 이하 인구 100명에 대한 65세 이상 인구의 비
- 노령화 지수가 높다는 것은 노인 인구가 증가하여 노년 부양비가 증가됨을 의미한다.
- 평균 수명이 증가하고 생산 연령 인구가 감소됨을 의미한다.

$$노령화 지수 = \frac{65세 이상 인구(노년 인구)}{0~14세 인구(유년 인구)} \times 100$$

## 057 모성사망비

- 연간 출생아 10만 명당 모성사망자 수의 비율

$$모성사망비 = \frac{당해 연도 임신·출산·산욕으로 인한 모성 사망자 수}{당해 연도 연간 총 출생아 수} \times 100,000$$

## 058 모자보건사업의 중요성

- 질병을 방치하면 사망률이 높고 영구적인 후유증이 있을 수 있다.
- 다른 연령층에 비해 감수성이 높다.
- 사업의 효과는 다음 세대의 인구자질에 영향을 준다.
- 모자보건 사업 대상이 전체 인구의 약 50~70%를 차지한다.
- 질병에 취약한 집단으로 질병에 이환되기 쉽지만 예방이 가능하다.

## 059 BCG

BCG는 결핵 예방을 위한 백신으로, 생후 4주 이내에 0.1cc를 피내주사로 투여한다.

- IPV : 폴리오
- PCV : 폐렴알균 감염증
- MMR : 홍역, 볼거리, 풍진
- DTaP : 디프테리아, 파상풍, 백일해

## 060 지역사회 간호 목표

대상자들이 스스로 자신의 건강을 적정기능수준으로 향상시키는 것, 궁극적으로는 이를 통해 삶의 질을 향상시키는 것을 복적으로 한다.

- 적정기능수준 향상 : 대상자 스스로가 자신의 건강 문제를 최대한 해결할 수 있는 것
- 적정기능수준 : 모든 조건을 고려하여 최대한으로 이룰 수 있는 기능

## 061 보건소 지역보건사업

방문건강관리사업, 통합건강증진사업, 감염성질환관리사업, 치매검진사업, 만성질환관리사업, 기타 정신건강사업 및 암관리사업 등 많은 사업을 시행하고 있다.

## 062 가족의 특징

- 가족은 폐쇄적 집단이다.
- 가족은 일차적인 집단으로 가족 구성원 간의 상호작용이 빈번하고 긴밀하며 강한 소속감과 결속력을 갖는다.
- 가족은 사회 환경에 영향을 받는 공동사회이다.
- 가족은 공동체로서 고유의 생활방식을 가지고 있다.
- 동거하지 않더라도 한 가족으로 간주한다.
- 지역사회간호 사업의 기본 단위로서 2세대 핵가족을 중심으로 분류한다.
- 각 주기별로 가족이 해결해야 할 과업이 있다.
- 서로 상호작용하면서 의사소통한다.
- 가족은 질병 발생, 증상에 대한 반응, 의료자원의 활용에서 고유한 양상을 보이는 건강행위의 기본단위이다.

## 063 방문간호

- 의사, 치과의사, 한의사는 방문간호지시서를 발급할 수 있다.
- 장기요양급여 중 재가급여로는 방문간호, 방문요양, 방문목욕, 단기보호, 주·야간보호, 기타 재가급여(복지용구)가 있다.
- 간호조무사는 장기요양 방문간호기관의 시설장이 될 수 없다. 2년 이상의 간호업무 경력이 있는 간호사는 방문간호센터의 시설장이 될 수 있다.
- 간호조무사는 3년 이상의 간호보조업무경력과 보건복지부 장관이 지정한 교육기관에서 소정의 교육을 이수하여야 방문간호를 할 수 있다.
- 장기요양급여 수급자가 되기 위해서는 '65세 이상인 자' 또는 '65세 미만이지만 노인성 질병을 가진 자'로 거동이 불편하거나 치매 등으로 인지가 저하되어 6개월 이상의 기간 동안 혼자서 일상생활을 수행하기 어렵다고 인정된 사람이다. 당뇨병은 「대통령령」으로 정하는 노인성 질병에 속하지 않으므로 당뇨병을 진단받은 62세 환자는 장기요양급여의 수급자가 될 수 없다.

## 064 가정방문 우선순위

- 감수성이 높은 환자, 경제력이나 교육수준이 낮은 환자를 먼저 방문한다.
- 개인보다 집단을, 만성질환보다 급성질환을, 감염성 환자보다 비감염성 환자를, 구환자(기존환자)보다 신환자(신규 환자)를, 산재되어 있는 곳보다 집합되어 있는 곳을, 건강한 대상보다는 건강문제가 있는 대상을 먼저 방문한다.

## 065 「의료법」 제8조 (결격사유 등)

다음 각 호의 어느 하나에 해당하는 자는 의료인이 될 수 없다.

- 정신질환자. 다만, 전문의가 의료인으로서 적합하다고 인정하는 사람은 그러하지 아니하다.
- 마약·대마·향정신성의약품 중독자
- 피성년후견인·피한정후견인
- 금고 이상의 실형을 선고받고 그 집행이 끝나거나 그 집행을 받지 아니하기로 확정된 후 5년이 지나지 아니한 자

* 「간호법」 제 7조 : 금고 이상의 실형을 선고받고 그 집행이 끝나거나 집행이 면제된 날부터 5년이 지나지 아니한 사람

- 금고 이상의 형의 집행유예를 선고받고 그 유예기간이 지난 후 2년이 지나지 아니한 자
- 금고 이상의 형의 선고유예를 받고 그 유예기간 중에 있는 자

## 066 정신질환자의 권익보호 및 지원

**「정신건강복지법」 제69조(권익보호)**

- 누구든지 정신질환자이거나 정신질환자였다는 이유로 그 사람에 대하여 교육, 고용, 시설이용의 기회를 제한 또는 박탈하거나 그 밖의 불공평한 대우를 하여서는 아니 된다.
- 누구든지 정신질환자, 그 보호의무자 또는 보호를 하고 있는 사람의 동의를 받지 아니하고 정신질환자에 대하여 녹음·녹화 또는 촬영하여서는 아니 된다.
- 정신건강증진시설의 장은 입원 등을 하거나 정신건강증진시설을 이용하는 정신질환자에게 정신 건강의학과전문의의 지시에 따른 치료 또는 재활의 목적이 아닌 노동을 강요하여서는 아니 된다.

**「정신건강복지법」 제75조(격리 등 제한의 금지)**

정신의료기관 등의 장은 입원 등을 한 사람에 대하여 치료 또는 보호의 목적으로 정신건강의학과 전문의의 지시에 따라 하는 경우가 아니면 격리시키거나 묶는 등의 신체적 제한을 할 수 없다.

**「정신건강복지법」 제76조(작업치료)**

- 정신의료기관 등의 장은 입원 등을 한 사람의 치료, 재활 및 사회적응에 도움이 된다고 인정되는 경우에는 그 사람의 건강상태와 위험성을 고려하여 「보건복지부령」으로 정하는 작업을 시킬 수 있다.
- 작업은 입원 등을 한 사람 본인이 신청하거나 동의한 경우에만 정신건강의학과 전문의가 지시하는 방법에 따라 시켜야 한다.

## 067 입원명령 및 생활보호조치

**「결핵예방법」 제15조(입원명령)**

시·도지사 또는 시장·군수·구청장은 결핵환자가 동거자 또는 제3자에게 결핵을 전염시킬 우려가 있다고 인정할 때에는 결핵의 예방을 위하여 결핵환자에게 일정 기간 보건복지부령으로 정하는 의료기관에 입원할 것을 명할 수 있다.

**「결핵예방법」 제16조(입원명령 등을 받은 결핵환자 등의 생활보호)**

시·도지사 또는 시장·군수·구청장은 입원명령 또는 격리치료명령을 받은 결핵환자가 의료기관에 입원·치료 중일 경우 본인 또는 그 부양가족의 생계유지가 곤란하다고 인정될 때에는 대통령령으로 정하는 바에 따라 본인 또는 그 부양가족에 대한 비용 지원 등 생활보호에 필요한 조치를 하여야 한다.

## 068 「구강보건법 시행규칙」 제4조 (불소제제 등)

시·도지사, 시장·군수·구청장 또는 한국수자원공사사장이 유지하려는 수돗물불소농도는 0.8ppm으로 하되, 그 허용범위는 최대 1.0ppm, 최소 0.6ppm으로 한다.

## 069 특정 수혈부작용

- 특정 수혈부작용으로는 사망, 장애, 입원치료를 요하는 부작용, 바이러스 등에 의하여 감염되는 질병 등이 있다.
- 의료기관의 장은 15일 이내에 해당 의료기관 소재지의 보건소장을 거쳐 시·도지사에게 특정 수혈부작용이 발생한 사실을 신고해야 한다. 다만, 사망의 경우에는 지체 없이 신고해야 한다.
- 보건복지부장관은 특정 수혈부작용의 발생원인 파악을 위한 실태조사를 실시한다.
- "특정 수혈부작용"이란 수혈한 혈액제제로 인하여 발생한 부작용으로서 「보건복지부령」으로 정하는 것을 말한다.
- "채혈부작용"이란 채혈한 후에 헌혈자에게 나타날 수 있는 혈관미주신경반응 또는 피하출혈 등 미리 예상하지 못한 부작용을 말한다.

\* 참고

「혈액관리법」 제10조(특정 수혈부작용에 대한 조치)
「혈액관리법 시행규칙」 제3조(특정 수혈부작용)
「혈액관리법 시행규칙」 제13조(특정 수혈부작용의 신고 등)

## 070 감염병 용어 정의

- 감염병의사환자 : 감염병병원체가 인체에 침입한 것으로 의심이 되나 감염병환자로 확인되기 전 단계에 있는 사람
- 예방접종 후 이상반응 : 예방접종 후 그 접종으로 인하여 발생할 수 있는 모든 증상 또는 질병으로서 해당 예방접종과 시간적 관련성이 있는 것
- 생물테러감염병 : 고의 또는 테러 등을 목적으로 이용된 병원체에 의하여 발생된 감염병
- 감염병환자 : 감염병의 병원체가 인체에 침입하여 증상을 나타내는 사람으로서 의사, 치과의사 또는 한의사의 진단이나 감염병병원체 확인기관의 실험실 검사를 통하여 확인된 사람
- 감시 : 감염병 발생과 관련된 자료, 감염병병원체·매개체에 대한 자료를 체계적이고 지속적으로 수집, 분석 및 해석하고 그 결과를 제때에 필요한 사람에게 배포하여 감염병 예방 및 관리에 사용하도록 하는 일체의 과정

## 071 호흡 측정

- 환자가 안정된 상태에서 호흡을 측정한다.
- 신생아나 영아의 경우 자고 있을 때 측정한다.

- 호흡 측정 도중 말을 하거나 음식을 섭취하지 않도록 한다.
- 영아는 복부 움직임을, 성인은 가슴우리(흉곽) 움직임을 통해 호흡을 측정한다.
- 호흡수 증가 요인 : 열이 높을 때, 출혈, 쇼크, 빈혈, 운동 후, 식사 후, 갑작스런 통증, 혈액 속에 이산화탄소 증가 시 등
- 호흡수 감소 요인 : 진정제나 마약 진통제 투여 후, 수면 시 등

## 072 팔에서 혈압 측정 방법
- 측정띠(커프)는 팔꿈치에서 약 2~5cm 위에 손가락 하나가 들어갈 정도로 여유를 두고 감되, 상완(위팔)의 약 2/3를 덮는 정도(성인 12~14cm)의 폭을 가진 측정띠를 사용한다.
- 측정띠를 감은 2~5cm 아래부위의 위팔동맥(상완동맥) 위에 청진기의 판막형을 댄다.
- 환자의 팔을 심장과 같은 높이에 두고 손바닥이 위로 향하게 팔을 뻗는다.
- 제일 먼저 들리는 소리가 수축기압, 계속 들리다가 갑자기 약해지거나 소리가 사라지는 지점이 확장기압이다.

## 073 접촉주의
- 격리실을 나오기 전에 가운과 장갑 등을 벗고 나온다.
- 혈압계와 체온계 등은 접촉주의 환자 전용으로 사용한다.
- 실금이나 설사 환자를 간호할 때는 가운, 장갑, 보안경 등의 개인보호구를 착용한다.
- 가능하면 1인실에 배치하되, 동일한 병원균에 감염된 환자는 한 병실에 입원(코호트) 할 수 있다.
- 환자 간호 시 발생한 폐기물은 격리의료폐기물 전용용기에 버린다.

## 074 병원 물품의 멸균 방법
- 건열멸균 : 분말(파우더), 오일, 연고, 바셀린 거즈, 유리제품, 날카로운 기구 등
- 가압증기멸균 : 외과적 수술기구, 도뇨세트, 스테인리스 곡반, 드레싱 세트, 거즈, 면 가운이나 면 방포 등의 면직류, 리넨 등
- 에틸렌옥사이드(EO) 가스멸균 : 내시경, 플라스틱, 고무제품 등

## 075 멸균 물품 다루는 방법
- 멸균 확인용 테이프(멸균표시지)의 색 변화가 불분명하거나 시야에서 벗어난 물품은 오염으로 간주한다.
- 멸균 용기의 뚜껑을 들고 있을 때는 내면이 아래로 향하게 하고, 바닥에 놓을 때는 내면이 위로 향하게 놓는다.
- 멸균가운을 입었을 때 허리에서 가슴 부위까지는 멸균부위로 간주한다.

- 멸균 통에서 거즈를 꺼낼 때는 멸균 전달집게(이동겸자)를 이용하거나 멸균장갑을 착용한다.
- 멸균물품과 멸균물품이 접촉했을 경우에만 멸균으로 간주한다.
- 멸균물품과 소독물품이 접촉했을 경우 오염으로 간주한다.
- 멸균 후 유효기간이 경과했을 때, 개봉한 흔적이 있을 때, 젖어 있을 때, 구멍이 나있을 때는 오염으로 간주한다.

## 076 네뷸라이저를 사용한 분무요법(nebulization)
- 연무기(네뷸라이저, nebulizer)는 산소전달체계와 함께 사용되어 가습과 함께 약물을 공급하는 기구이다.
- 액체상태의 약물을 공기입자(에어로졸, Aerosol)의 형태로 만들어 코, 목, 기관, 기관지 등에 닿도록 흡입하여 염증이나 알레르기 등을 치료하는 방법이다.
- 주로 기관지 확장제, 가래 용해제, 스테로이드, 항염증제 등의 약물을 사용한다.
- 분무를 통해 습도가 제공되고, 기도내의 점액이나 분비물 배출이 용이해진다.
- 폐를 확장하여 효과를 증가시키기 위해 분무요법 시 앉은 자세를 취해준다.
- 흡입 시 천천히 깊게 숨을 들이쉬고 내쉬도록 미리 교육한다.
- 분무요법 후에 기침을 하도록 하고, 체위배액이나 타진법 등을 함께 사용하여 가래 배출을 돕는다.
- 약물로 인해 구강 점막이 자극될 수 있으므로 사용 후 입안을 물로 헹군다.
- 사용 후에는 매회 부속기기를 분리하여 흐르는 물로 헹군 후 건조시킨다.

## 077 기관절개관 환자 간호
- 기관 점막의 건조를 막고 분비물 배출이 용이하도록 실내 습도를 충분히 유지한다.
- 기침이나 재채기 시 기관절개관을 가리도록 한다.
- 목소리가 명확하지 않으므로 별도의 필기도구를 침상 옆에 두었다가 필요시 사용한다.
- 제거된 내관은 과산화수소수에 담가 두었다가 멸균 세척솔이나 긴 면봉을 이용하여 내관을 통과시킨 후 멸균 생리식염수로 헹구어 점액을 제거한다.
- 기관절개관이 빠진 경우 의사가 올 때까지 멸균겸자로 기관절개 부위를 벌리고 있는다.

## 078 삼킴곤란(연하곤란) 환자의 식사 돕기
- 소량씩 삼키도록 한다.
- 묽은 액체 음식보다는 연두부 정도의 점도가 있는 음식(연식)을 제공한다.
- 큰 음식은 작게 잘라서 제공한다.

- 침대머리를 낮출수록 흡인의 위험이 높아지므로 금기가 아니라면 침대머리를 높여준다.
- 식사 중 말을 걸면 흡인의 위험이 있으므로 말을 시키지 않도록 한다.
- 삼킴곤란이 있는 환자에게는 흡인(사레)을 유발 할 수 있는 신맛이 강한 음식을 제한한다.

## 079 코위관 영양 시 주의사항
- 위관 영양 전 주사기를 이용하여 코위관에 물 15~30mL 정도를 넣어 준다.
- 처방된 영양액을 영양백에 붓고 영양액이 관으로 흐르게 조절기를 풀어 공기를 제거한 상태로 코위관에 연결한다.
- 위(stomach)에서 30cm 위치에 영양백을 걸고 천천히 주입한다.
- 1분에 50mL 이하의 속도로 영양액을 주입한다.
- 위관 영양 후 주사기를 이용하여 코위관으로 30~60mL 정도의 물을 넣어주어 위관의 개방 상태를 유지하고 미생물의 성장을 예방한다.

## 080 섭취량에 포함되는 사항
약 복용 시 섭취한 물을 포함하여 입으로 섭취한 모든 음식에 함유된 수분량과 물, 음료, 정맥주사, 수혈, 코위관으로 주입한 용액, 복막투석액 등 (*얼음은 전체 양의 절반을 수분량으로 측정)

## 081 침상변기(간이변기)를 사용한 배변 돕기
- 침상변기는 바깥 면만 만진다.
- 스스로 둔부를 들 수 없는 환자의 경우 옆누운자세(측와위)로 눕혀 침상변기를 대어준 후 바로누운자세(앙와위)로 돌려 눕혀 용변을 볼 수 있도록 돕는다.
- 협조가 가능한 환자라면 환자의 무릎을 구부리게 한 후 손을 엉덩이 밑에 받쳐 잠깐 들어올릴 때 변기를 넣어준다.
- 침상변기의 높은 부분이 허벅지 쪽(침대의 발치 쪽)으로 향하게 하고, 납작하고 둥근 부분을 환자의 엉덩이에 대어 준다.
- 침상변기를 대어준 후 양쪽 침상난간을 올려준다.
- 침상변기를 대어준 후 금기가 아니라면 침상머리를 30° 정도 올려준다.
- 배변 후 회음부에서 항문 방향으로 닦아준다.
- 침상변기는 환자마다 개별적으로 사용하고, 사용 후 씻어서 말리고 매일 소독한다.

## 082 여성환자 단순도뇨
- 배횡와위자세를 취하도록 돕는다.
- 대음순 → 소음순 → 요도 순서로, 요도에서 항문방향으로 닦되, 소독솜은 한쪽 방향으로만 닦고 한 번 닦을 때마다 새 소독솜으로 바꿔 소독한다.
- 도뇨관 끝에 수용성 윤활제를 바른다.
- 음순을 벌린 채 도뇨관을 요도구로 5~6cm 정도 삽입한다.
- 도뇨관 삽입 시 복부에 힘을 빼도록 한다.
- 음순을 벌린 손은 도뇨관이 삽입될 때까지 유지한다.

## 083 말초에서 중심으로 붕대를 감는 이유
정맥혈 귀환을 촉진시키기 위해 말초에서 몸통(중심)을 향해 감는다.

## 084 욕창 발생 기전
- 피부에 가해진 압력으로 인해 모세혈관이 폐쇄되어 허혈이 유발된다.
- 조직의 허혈에 의한 저산소증의 결과로 유발된다.
- 영양이 불량하거나 탈수가 심할 경우 욕창이 더 잘 발생한다.
- 넓은 부위 압력보다 국소적 압력에 의해 욕창이 호발한다.
- 짧은 시간 강한 압박보다 장시간 낮은 압박에 의해 더 잘 발생한다.
- 지속적인 압력이 가장 흔한 욕창 발생 요인이다.
- 피부의 표면에 가해지는 마찰력에 의해서도 욕창이 발생한다.

## 085 내고정(internal fixation)
- 비수술적 치료가 실패하거나 불가능할 때 수술용 나사, 금속판, 못, 핀 등을 이용하여 정복한 골절을 고정하는 방법이다.
- 주로 복합골절 시 시행한다.
- 치료시간을 단축시킬 수 있지만 감염의 위험이 있다.

## 086 등마사지 방법
- 옆누운자세(측와위)나 엎드린자세(복와위)를 취해준다.
- 윤활제나 로션을 따뜻하게 준비한다.
- 발적이나 개방상처가 있는지 관찰하고 해당 부위는 마사지하지 않는다.
- 피부에 남아있는 로션과 윤활제는 완전히 흡수시키거나 닦아낸다.
- 등마사지 금기 환자 : 등에 있는 뼈 돌출부위가 붉게 변한 환자, 엉치뼈(천골)부위 발적 환자, 혈전 정맥염 환자, 심하게 허약한 환자, 염증이나 악성종양 세포가 주위 조직으로 퍼질 염려가 있는 환자, 전염력이 있는 피부염 환자, 갈비뼈(늑골) 골절환자, 심근경색증 환자 등

## 087 통목욕
- 목욕통에 43℃의 물을 1/3~1/2 정도 채운다.
- 목욕 중 문을 잠그지 않고 '사용 중'이라는 팻말을 걸어둔다.

- 목욕 중 어지러움을 호소하면 즉시 목욕통의 물을 빼고 머리는 수평으로 유지하고 다리를 높인 자세를 취해준다.
- 반신마비(편마비) 환자가 목욕통에 들어가고 나올 때는 건강한 쪽부터 이동한다.
- 낙상을 예방하기 위해 욕실과 목욕통 바닥에 미끄럼방지용 매트를 깔고 벽에는 손잡이를 설치한다.

### 088 특수구강간호
- 치아의 바깥 면 → 안쪽 면 순서로 깨끗이 닦고 잇몸, 혀, 볼 안쪽도 닦아주는데 구토나 질식이 유발될 수 있으므로 혀는 너무 안쪽 깊숙이 닦지 않는다.
- 혀에 백태가 있을 경우 과산화수소 1 : 물 4의 비율로 만든 용액을 이용하여 혀를 닦아주되, 치아의 사기질을 손상시키므로 철저히 헹구어야 한다.
- 무의식 환자에게 특수구강간호 시 용액이 폐로 흡인되는 것을 예방하기 위해 상체를 약간 높인 상태로 고개를 옆으로 돌리거나, 옆누운자세(측와위)를 취해준다.
- 환자의 상태에 따라 칫솔과 치약을 이용해 닦거나, 용액을 묻힌 솜을 이용하여 닦아주되, 겸자(집게)의 끝이 치아에 닿지 않도록 주의한다.
- 입 안을 헹굴 때 많은 양의 용액을 사용하면 기도로 넘어갈 수 있으므로 조금씩 사용한다.
- 입안과 입 주변의 물기를 닦고 입술에 글리세린이나 바셀린을 발라준다.

### 089 복수천자 시 자세
좌위 또는 반좌위 자세, 호흡곤란 증세가 없다면 앙와위도 가능하다.

> **반좌위자세**
> - 상체를 45° 정도 올린 자세
> - 호흡곤란 환자, 흉부나 심장 수술환자, 복수천자 시, 산후질분비물(오로) 배출을 촉진하기 위해 사용되는 자세

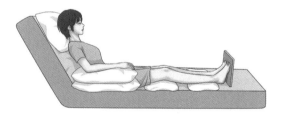

지지된 반좌위(파울러) 자세

### 090 등장성 운동
- 관절을 움직여 근육의 길이를 변화시켜 근력을 증가시키는 운동으로, 대부분의 운동은 등장성 운동이다.
  예 수영, 조깅, 걷기, 계단 오르내리기, 자전거 타기 등

### 091 지팡이 길이 결정
지팡이의 길이는 지팡이의 끝부분을 환자의 발 앞 15cm, 옆 15cm 위치에 놓고, 팔꿈치가 약 30° 정도 구부러지게 섰을 때 지팡이의 손잡이가 환자의 둔부높이에 오는 정도, 평소 신는 신발을 신고 똑바로 섰을 때 손목 높이 정도가 적당하다.

### 092 휠체어 이동 돕기
- 문턱(도로 턱)을 오를 때 : 휠체어를 뒤쪽으로 기울인 다음 앞바퀴를 들어 문턱을 오른다.
- 문턱을 내려갈 때
  – 휠체어를 뒤로 돌려 내려간다.
  – 환자 뒤에 서서 뒷바퀴를 내려놓고 앞바퀴를 들어 올린 다음, 뒷바퀴를 천천히 뒤로 빼면서 앞바퀴를 조심히 내려놓는다.
- 오르막길을 올라갈 때
  – 두 팔에 힘을 주고 자세를 낮춰 다리에 힘을 주어 밀고 올라간다.
  – 환자의 체중이 무겁거나 경사도가 높을 경우 지그재그로 올라간다.
- 내리막길을 내려갈 때
  – 휠체어를 뒤로 돌려 뒷걸음으로 내려간다.
  – 환자의 체중이 무겁거나 경사도가 심한 경우 지그재그로 내려간다.
  – 반드시 고개를 뒤로 돌려 방향을 살핀다.
- 울퉁불퉁한 길 : 휠체어를 뒤로 기울여 뒷바퀴로 이동한다.
- 엘리베이터 타고 내릴 때 : 뒤로 들어가서 앞으로 밀고 나온다.

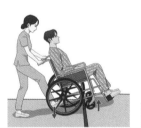
문턱 오를 때

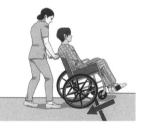
문턱 내려갈 때

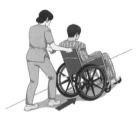
오르막길 올라갈 때

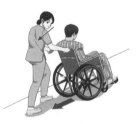
내리막길 내려갈 때

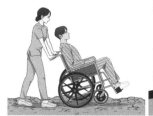
울퉁불퉁한 길 지나갈 때

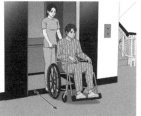
엘리베이터 타고 내릴 때

## 093 반신마비(편마비) 환자의 하의 교환

- 환자의 마비된 쪽에서 보조한다.
- 간호조무사 반대쪽 침대난간을 올리고, 간호조무사 쪽 침대난간은 내린 상태에서 갈아입힌다.
- 환자의 건강한 쪽 무릎을 세워 엉덩이를 들게 한다.
- 하의 벗을 때 : 건강한 다리 → 마비된 다리
- 하의 입을 때 : 마비된 다리 → 건강한 다리

## 094 신체보호대 적용 방법

- 환자의 움직임을 되도록 적게 제한하고, 억제하고자 하는 부위 이외의 곳은 움직임이 자유로워야 한다.
- 사지보호대 적용 시 손가락 두 개 정도가 들어갈 정도로 여유를 두어 혈액순환을 유지한다.
- 보호대 매듭 부위에 환자의 손이 쉽게 닿아서는 안 된다.
- 신체 보호대는 의사의 처방 하에 사용절차에 따라 최소한의 시간만 적용하되, 적용 전에 환자나 보호자의 서면 동의가 필요하다.
- 보호대 적용 환자에게 가장 주의해서 관찰해야 하는 것은 창백함, 저림, 냉감, 감각저하 등의 피부상태이다.
- 청색증, 창백, 냉감, 저림, 무감각 등의 순환장애 증상이 나타나면 즉시 풀고 운동시킨다.
- 수치심을 유발할 수도 있으므로 다른 사람에게 보이지 않도록 한다.
- 보호대 사용 감소를 위한 활동과 직원 교육을 연 1회 이상 시행한다.

## 095 얼음 칼라(ice collar)

- 주로 편도 절제 후 출혈방지와 통증 경감, 부종 억제를 위해 목 부위에 적용한다.
- 너비 10cm 정도의 비닐주머니에 잘게 부서진 얼음을 채운다.
- 공기를 빼고 끝부분을 잘 묶은 후 커버를 씌워 환자에게 적용한다.

## 096 수술(실로 가기 직) 전 간호

- 틀니와 보청기를 제거한다.
- 활력징후를 측정한 후 기록하고, 수술 동의서에 환자의 서명이 있는지 재확인한다.

- 화장실에 다녀오게 하거나 처방에 따라 유치도관을 삽입한 후 수술 전 투약을 하고 낙상예방을 위해 침대 난간을 올려준다.
- 속옷까지 모두 벗고 환자복만 입도록 한다.
- 머리핀과 장신구를 제거하고, 긴 머리는 양쪽으로 단정하게 갈라 묶는다.

## 097 검사물 수집 및 관리

- 24시간 소변검사 시 첫 소변은 버리고 마지막 소변은 모은다.
- 수집된 가래는 신속하게 검사실로 보낸다. 검체 운반이 지연될 경우 냉장보관 한다.
- 소변검사 후 운반이 지연될 때는 냉장보관한다.
- 채혈량이 부족하면 한 번 더 채혈하여 다른 혈액검체용기에 담아서 검사실로 보낸다.
- 대변 검사물은 실온상태로 운반이 가능하지만 운반이 지연될 경우 냉장보관한다.

## 098 소변배양검사

- 요로감염을 일으키는 미생물을 확인하고 원인균을 찾아 항생제를 결정하기 위해 실시하는 검사이다.
- 청결 중간뇨 : 요도를 소독솜으로 닦은 후 여성은 음순을 벌린 상태로, 남성은 포피를 아래로 당겨 요도를 노출시킨 상태로 첫 소변이 아닌 중간 소변 10mL 정도를 멸균 소변검체용기에 받는다.
- 단순도뇨 : 청결 중간뇨를 받을 수 없는 환자는 단순도뇨를 통해 무균적으로 소변을 채취할 수도 있다.
- 유치도관을 삽입하고 있는 환자의 경우 : 소변수집주머니에 있는 특수포트를 소독솜으로 닦고 멸균 주삿바늘을 삽입하여 소변을 채취한다.

## 099 대장내시경 검사

- 항문을 통해 내시경을 삽입하여 대장을 관찰함으로써 대장에 생기는 염증, 용종, 종양 등을 진단하는 방법이다.
- 대장 내시경은 검사의 목적뿐만 아니라 이상이 있는 부위를 바로 생검하여 조직검사 할 수 있으며, 용종이 있을 경우 직접 제거도 가능하고, 출혈이 있을 경우 지혈도 가능하기 때문에 치료적 목적으로도 시행할 수 있다.
- 복용 중인 아스피린, 항응고제, 항고혈압제, 당뇨약 등은 의사와 상의하여 복용 유무를 확인해야 한다.
- 검사 3일 전부터 씨 있는 과일, 잡곡, 섬유질이 많은 채소는 피해야 한다.
- 검사 전날 자정부터 금식이 필요하다.
- 검사 전날 처방된 관장약이나 완하제를 복용하고 수차례 배변하여 장을 깨끗하게 비워야 한다.
- 왼쪽 옆으로 누워 양쪽 무릎을 구부린 자세를 취하고 수면 내시경의 경우 진정제를 투여한다.

- 검사 시 주입된 가스로 인해 검사 후 복통이 있을 수 있는데 검사 후에 많이 걸으면서 가스를 배출시키거나 무릎가슴자세를 취하면 불편감이 완화되기도 한다.
- 수면 내시경 후 직접 운전은 위험하므로 보호자와 함께 귀가하여야 한다.

## 100 자동심장충격기 사용
- 옷이 아닌 피부에 패드를 부착해야 한다.
- 패드 부착 부위에 땀이나 이물질, 약물 패치 등이 있으면 닦거나 제거한 후 패드를 붙인다.
- 자동심장충격기는 2분마다 심장리듬 분석을 반복해서 실시한다.
- 세동제거 실시 후 즉시 가슴압박 30회당 인공호흡 2회의 비율로 심폐소생술 다시 시작한다.
- 세동제거가 필요하면 "세동제거가 필요합니다."라는 음성지시와 함께 자동심장충격기 스스로 설정된 에너지로 충전이 시작되는데 이때 세동제거 버튼을 눌러서는 안 된다. 세동제거를 실시하라는 음성안내가 나올 때 주변에 사람들이 환자로부터 떨어져 있는지 확인한 후 깜빡이는 세동제거 버튼을 누른다.

## 101 심폐소생술 시 가슴압박
- 반응이 없고, 호흡이 없거나 비정상적이면 심장과 뇌로 혈액을 공급하기 위해 가슴압박을 시작한다.
- 가슴압박은 평평하고 딱딱한 바닥에 눕혀서 실시한다.
- 가슴압박은 분당 100~120회의 속도로 압박한다.
- 가슴압박이 중단되는 기간과 빈도를 최소한으로 줄여야 한다. 맥박 확인 등을 위한 불가피한 중단은 10초를 넘지 않아야 한다.
- 복장뼈(흉골) 아래쪽 절반부위에 깍지를 낀 두 손의 손바닥 뒤꿈치를 올린다.
- 양팔을 쭉 편 상태로 체중을 실어 가슴을 5cm 깊이로 강하고 빠르게 압박한다.
- 매 가슴압박 후 가슴이 원래 상태로 완전히 이완되게 하여 정맥환류량을 증가시킨다.

## 102 입원 환자 간호
- 개방형 질문으로 환자를 확인한 후 입원 팔찌를 채운다.
- 귀중품은 가족을 통해 집으로 가져가도록 한다.
- 화재 시 대피요령을 안내한다(에 화재 시 계단으로 이동 등).
- 감염병 환자가 입었던 옷이나 가지고 온 물품은 소독 후 봉투에 넣어 보관한다.
- 환자가 가지고 온 약은 복용하지 않도록 설명한 후 간호사에게 알린다.

## 103 요람(크래들) 침상 만들기

* 순서 : 침요잇(매트리스 커버) → 밑홑이불 → 방수포 → 반홑이불 → 요람(크래들) → 윗홑이불 → 담요 → 베개 → 침대보

- 밑홑이불은 주름이 없도록 팽팽하게 깐다. 침상 머리 쪽의 홑이불을 매트리스 밑으로 넉넉히 넣어 밑침구를 팽팽하게 당겨야 침구에 주름이 생기지 않아 욕창을 예방할 수 있다.
- 방수포(고무포)는 어깨부터 무릎까지 위치시킨다.
- 방수포 위에 반홑이불을 주름 없이 깐다.
- 반홑이불 위에 요람(크래들)을 올린다.
- 요람 위에 윗홑이불을 펼친다.
- 윗홑이불 위에 담요를 까는데 침대 상부에서 15~20cm 가량 아래에 깐다.
- 베갯잇의 트인 쪽이 출입문 반대쪽을 향하게 놓는다.
- 모든 침구는 바닥에 닿지 않게 깔아 침구 오염을 방지한다.

## 104 의사소통
- 경청 : 의식적이고 의도적으로 주의를 기울여 듣는 방법으로, 단순히 듣는 것뿐만 아니라 환자의 언어적, 비언어적 신호를 파악해야 한다.
- 치료적 의사소통 : 개방적 질문, 경청, 공감, 명료화, 반영, 침묵, 수용, 초점 맞추기, 정보 제공 등
- 비치료적 의사소통 : 미숙한 충고, (거짓된, 일시적인) 안심, (무조건적) 찬성 또는 동의, 과도한 질문, 지시, 비난(비판), 거절, '왜'라는 질문 사용 등

## 105 임종 시 신체 증상
- 동공이 확대되고 반사가 소실된다.
- 혈압이 하강되고 맥박은 약하고 느려지며 체온이 저하된다.
- 호흡수와 깊이가 불규칙하고 무호흡과 깊고 빠른 호흡이 교대로 나타나는 체인-스톡스 호흡을 보인다.
- 연동운동이 감소되고 근긴장도가 상실된다.
- 근육과 조임근이 이완되어 대소변을 조절하지 못하고 실금 또는 실변하게 된다.
- 말초부터 점차 싸늘해지면서 피부색이 하얗게 혹은 푸르스름하게 변한다.
- 기침을 통해 분비물을 배출하지 못해 가래 끓는 소리가 들린다.
- 의식이 흐려지고 혼수상태에 빠진다.

| | | | | |
|---|---|---|---|---|
| 001 ③ | 002 ④ | 003 ① | 004 ③ | 005 ① |
| 006 ③ | 007 ④ | 008 ⑤ | 009 ② | 010 ⑤ |
| 011 ② | 012 ③ | 013 ② | 014 ③ | 015 ⑤ |
| 016 ④ | 017 ③ | 018 ② | 019 ③ | 020 ⑤ |
| 021 ⑤ | 022 ④ | 023 ③ | 024 ① | 025 ⑤ |
| 026 ② | 027 ④ | 028 ③ | 029 ② | 030 ③ |
| 031 ② | 032 ② | 033 ⑤ | 034 ⑤ | 035 ⑤ |
| 036 ⑤ | 037 ② | 038 ③ | 039 ③ | 040 ④ |
| 041 ③ | 042 ⑤ | 043 ① | 044 ④ | 045 ④ |
| 046 ④ | 047 ④ | 048 ③ | 049 ③ | 050 ② |
| 051 ⑤ | 052 ② | 053 ① | 054 ② | 055 ① |
| 056 ① | 057 ④ | 058 ① | 059 ③ | 060 ⑤ |
| 061 ⑤ | 062 ① | 063 ③ | 064 ③ | 065 ④ |
| 066 ② | 067 ② | 068 ③ | 069 ⑤ | 070 ④ |
| 071 ③ | 072 ④ | 073 ② | 074 ② | 075 ④ |
| 076 ⑤ | 077 ⑤ | 078 ① | 079 ② | 080 ③ |
| 081 ⑤ | 082 ⑤ | 083 ④ | 084 ③ | 085 ③ |
| 086 ① | 087 ⑤ | 088 ② | 089 ⑤ | 090 ⑤ |
| 091 ③ | 092 ④ | 093 ③ | 094 ③ | 095 ① |
| 096 ② | 097 ⑤ | 098 ② | 099 ① | 100 ② |
| 101 ① | 102 ③ | 103 ④ | 104 ⑤ | 105 ③ |

## 기초간호학 개요

### 001 직업윤리를 배우는 이유
- 환자나 자신에게 안전하고 유익한 행동의 방향을 제시해준다.
- 때로는 법적인 책임 한계까지 식별할 수 있게 도움을 준다.
- 업무 수행 시 있을 수 있는 어려움을 올바르게 극복할 수 있게 되므로 기쁨과 보람을 느끼게 해준다.
- 문제 해결에 있어서 지혜롭고 양심적인 판단을 하는 데 도움이 된다.

### 002 간호 시 사고와 과실을 방지하는 방법
- 평소에 직무에 충실하고자 하는 이념을 갖고 일한다.
- 쉬운 일이라도 정당한 절차와 순서를 밟아 일을 한다.
- 자신의 직무한계를 정확히 알고 일을 한다.
- 의문이 생기면 언제나 감독자와 의논한다.

### 003 의료폐기물 보관기간

| 7일 보관 | • 격리의료폐기물<br>격리된 사람에 대한 의료행위 중 발생한 일체의 폐기물 |
|---|---|
| 15일 보관 | • 조직물류폐기물<br>장기, 신체의 일부, 혈액·고름 및 혈액생성물(혈청, 혈장, 혈액제제) 등<br>• 병리계폐기물<br>배양액, 폐시험관, 슬라이드 등<br>• 생물·화학폐기물<br>폐백신, 폐항암제, 폐화학치료제 등<br>• 혈액오염폐기물<br>폐혈액백, 혈액투석 시 사용된 폐기물, 그 밖에 혈액이 유출될 정도로 포함되어 있는 물품 등<br>• 일반의료폐기물<br>혈액·체액·분비물·배설물이 함유되어 있는 탈지면, 붕대, 거즈, 일회용 기저귀, 생리대, 일회용 주사기, 수액세트 등 |
| 30일 보관 | • 손상성폐기물<br>주삿바늘, 봉합바늘, 수술용 칼날, 한방 침 등 |

### 004 병원의 환경관리 방법
- 병실의 소음은 40dB 미만으로 유지한다.
- 창문을 먼저 닦고 바닥은 마지막에 닦는다.
- 휠체어나 운반차 등의 바퀴를 점검하고 필요시 소리가 덜 나는 것으로 바퀴를 교체한다.

- 야간에는 낙상을 방지하기 위해 머리맡에 개인등이나, 바닥에 간접조명을 켜둔다.
- 낮에는 직사광선이 비치지 않도록 커튼 등으로 조절하여 적당한 햇빛이 들어오게 한다.

## 005 호흡계 구조와 기능
- 오른쪽 폐는 3엽, 왼쪽 폐는 2엽으로 나뉘고, 폐는 두 겹의 얇은 장막인 가슴막(흉막)으로 싸여있다.
- 호흡에 관여하는 주호흡근은 가로막(횡격막)과 갈비사이근(늑간근)이다.
- 폐호흡에서 산소와 이산화탄소의 교환이 이루어지는 곳은 폐포이다.
- 음식물을 삼킬 때 후두 입구를 막아 음식물이 기도로 들어가지 못하게 하는 것은 후두개(후두덮개)이다.
- 다리뇌(교뇌)와 척수 사이에 위치하며 생명유지와 직결되는 호흡중추가 있는 곳은 숨뇌(연수)이다.

## 006 뇌의 구조와 기능

| 구조 | 기능 |
| --- | --- |
| 대뇌 | 감각과 운동중추가 있어 인체의 감정과 행동을 조절 |
| 사이뇌(간뇌) | • 시상 : 감각정보를 대뇌로 전달<br>• 시상하부 : 항상성 유지, 항이뇨호르몬과 옥시토신 생산, 체온과 음식섭취 조절 |
| 뇌줄기(뇌간) | • 중간뇌(중뇌) : 주로 눈의 움직임과 홍채 조절, 청각에 관여, 근육 움직임 조절<br>• 다리뇌(교뇌) : 중뇌와 숨뇌 사이에 위치, 대뇌와 소뇌 사이의 정보전달<br>• 숨뇌(연수) : 호흡, 맥박, 혈압 등을 조절하는 중추로 생명 유지와 직결, 내장기능 조절 |
| 소뇌 | 후두부에 위치, 대뇌의 운동중추를 도와서 골격근의 정교한 운동 조절, 몸의 평형 유지, 손상 시 술에 취한 듯 비틀거림 |

## 007 모르핀(morphine)
- 효능 : 마약 진통제
- 작용 : 통증 자극을 전달하는 신경전달물질의 분비를 억제하여 강한 진통효과를 나타낸다.
- 금기 : 호흡억제가 초래될 수 있으므로 호흡부전 환자, 알코올 중독자, 노인 환자에게는 투여를 금한다.
- 부작용 : 호흡억제, 저혈압, 구역 및 구토, 변비, 환각 등의 증상이 나타날 수 있다.
- 사용 시 주의사항 : 호흡수를 측정하여 분당 12회 이하이면 투여하지 않는다.

## 008 항결핵제 종류 및 부작용

| | 종류 | 부작용 |
| --- | --- | --- |
| 1차약<br>(6~9개월) | 아이소나이아지드<br>(isoniazid, INAH) | 간염, 말초신경염비타민 $B_6$(피리독신)과 함께 복용하여 예방 |
| | 리팜피신<br>(rifampicin, RMP) | 간염, 위장장애, 소변의 붉은 오렌지색 변화는 정상 |
| | 에탐부톨<br>(ethambutol, EMB) | 시력감소, 적녹색맹 |
| | 피라진아마이드<br>(pyrazinamide, PZA)<br>→ 2차약에서도 병행하여 사용됨 | 간독성, 고요산혈증 |
| | 스트렙토마이신<br>(streptomycin, SM)<br>→ 근육주사 | 제8 뇌신경 장애(청각장애), 신독성 |
| 2차약<br>(1년 6개월 이상) | 파라아미노살리실산<br>(para-aminosalicylic acid, PAS) | 간독성, 소화장애 |
| | 프로디나마이드<br>(prothinamide) | 간독성, 소화장애 |
| | 사이클로세린(cycloserine) | 성격변화, 정신병, 경련 |
| | 카나마이신(kanamycin)<br>→ 근육주사 | 제8 뇌신경 장애(청각장애), 신독성 |

## 009 비타민 C의 기능 및 결핍증
- 기능 : 상처치유 촉진, 철분흡수를 도와줌, 감염에 대한 저항력 강화
- 결핍증 : 괴혈병, 상처치유 지연, 감염에 대한 저항력 감소, 멍이 잘 생김

## 010 설사 환자의 식이
- 설사가 심할 때는 식사를 제한하고 끓인 보리차를 조금씩 마셔서 장이 쉴 수 있게 한다.
- 장염환자의 경우 수분과 전해질을 충분히 섭취하되 섬유질이 많은 음식, 기름진 음식이나 해조류 및 발효된 음식, 너무 차갑거나 뜨거운 음식, 자극적인 음식은 피해야 한다.

## 011 부정교합(맞물림장애)
- 치아의 배열이 가지런하지 않거나 위, 아래 치아의 맞물림 상태가 정상 위치를 빗어나서 심미적, 기능적으로 문제가 되는 교합관계를 부정교합이라고 한다.
- 1급 : 어금니 맞물림은 정상이나 치아 배열이 고르지 못한 경우, 치아 사이의 공간 또는 윗니와 아랫니의 기준 교두선이 일직선상에 놓여 있는 경우

- 2급 : 윗니의 기준 교두가 앞으로 나와 있는 경우
  (예) 뻐드렁니, 윗니 돌출)
- 3급 : 아랫니의 기준 교두가 앞으로 나와 있는 경우
  (예) 주걱턱)

## 012 치과에서 간호조무사의 의자 높이와 진료보조 위치
간호조무사의 의자는 진료의사의 의자보다 조금 높게 위치시키고, 환자 머리를 기준으로 2~5시 방향에서 진료를 보조한다.

## 013 양생
- 정의 : 오래 살기 위하여 몸과 마음을 편안히 하고 병에 걸리지 않도록 노력하는 것
- 방법 : 자연에 순응, 심신의 안정, 음식 절제, 규칙적인 생활 등

## 014 침 치료 환자 간호
- 침법은 외치법에 속한다.
- 편안한 자세(일반적으로 눕는 자세)를 취해주고 유침시간 동안 환자의 체위를 일정하게 유지한다.
- 유침시간은 20분 정도가 적당하다.
- 치료실은 적당한 온도를 유지하되 치료실의 온도가 낮은 경우 치료시간을 단축할 수 있다.
- 현훈(어지럼)이나 부작용이 나타나면 즉시 의사에게 알려야 한다.
- 발침 시 주의사항
  - 침체를 천천히, 부드럽게 뽑아낸 후 알코올솜으로 가볍게 누른다.
  - 발침부위에 출혈이 있을 경우 멈출 때까지 눌러준다.
  - 발침 후 환자 몸에 남은 침이 없는지 반드시 확인한다.
  - 일회용으로 사용한 침은 손상성폐기물 용기에, 사용한 알코올솜이나 붕산솜은 일반의료폐기물 용기에 버린다.

## 015 급성중증과민증(anaphylaxis)
- 급성 알레르기 반응의 하나로 매우 위급한 상황을 초래하므로 즉각 처치해야 한다.
- 약물 투여 직후 호흡곤란, 가쁜 호흡, 쌕쌕거림(천명), 혈압 저하, 빈맥 등의 증상을 일으킨다.
- 기도 유지가 가장 중요하다.
- 주로 에피네프린을 투여하여 치료한다.
- 페니실린 계열의 항생제, 해열진통제, 백신 등의 약품 또는 달걀, 땅콩, 해산물, 과일을 포함한 음식에 의해 나타나거나, 벌에 쏘이거나 곤충에 물렸을 때 등 다양한 상황에서 발생할 수 있다.

## 016 체온 변화 요인
- 체온이 상승하는 경우 : 운동, 오한으로 인한 떨림, 음식물 섭취, 흥분, 분노, 스트레스, 월경 전, 배란 시, 더운 환경에 노출 시, 감염 등
- 체온이 하강하는 경우 : 활동 저하, 수면, 월경 시, 연령 증가, 기아, 추운 환경에 노출 시 등

## 017 고혈압의 분류

|  |  | 수축기압 (mmHg) | 조건 | 확장기압 (mmHg) |
|---|---|---|---|---|
| 정상혈압 |  | <120 | 그리고 | <80 |
| 주의혈압 |  | 120~129 | 그리고 | <80 |
| 고혈압 전 단계 |  | 130~139 | 또는 | 80~89 |
| 고혈압 | 1기 | 140~159 | 또는 | 90~99 |
|  | 2기 | ≥160 | 또는 | ≥100 |

## 018 호르몬 분비 이상과 질병

|  | 증가/항진/분비과잉 | 감소/저하/분비부족 |
|---|---|---|
| 항이뇨호르몬 | 소변량 감소(핍뇨) | 요붕증 |
| 부신피질 | 쿠싱 증후군 | 애디슨병 |
| 갑상샘호르몬 | 갑상샘항진증(바제도병, 그레이브스병) | 갑상샘저하증(어린이 : 크레틴병, 성인 : 점액부종) |
| 성장호르몬 | 거인증(거대증), 말단비대증 | 왜소증 |
| 인슐린 | 저혈당 | 고혈당 |

## 019 수혈 간호
- 수혈 전에 반드시 공혈자와 수혈자의 혈액형 검사(ABO식, Rh식)와 혈장 교차 시험을 시행해야 한다.
- 수혈에 사용될 혈액은 2명의 간호사가 꼼꼼히 확인하고 수혈백과 수혈기록지에 서명한다.
- 수혈 전에 반드시 활력징후를 측정한다.
- 혈액 주입 전에 혈관에 정확히 주입되는지 확인하기 위해 50cc의 생리식염수로 주입을 시작한다.
- 적혈구 용혈을 방지하기 위하여 18G 전후(17~19G)의 굵은 바늘을 사용한다.
- 오한을 방지하기 위해 혈액가온장치(Blood warmer)를 사용하여 혈액을 체온과 비슷한 온도로 데워서 주입한다.
- 수혈 부작용을 관찰하기 위해 수혈 시작 후 15분간은 환자상태를 특히 잘 관찰해야 한다.
- 혈액 주입 중인 수혈세트에 약물을 주입하지 않아야 한다.
- 수혈 중 오한, 빈호흡, 호흡곤란, 발열, 알레르기 반응 등의 이상반응이 있으면 즉시 수혈을 중지하고 보고한다.

• 연속해서 수혈할 경우 혈액 한 팩이 끝날 때마다 여과막이 있는 수혈세트를 새것으로 교환한 후 수혈을 지속한다.

## 020 유방 자가 검진
• 매월 생리가 끝나고 2~7일 이후 유방이 제일 부드러울 때 시행한다.
• 폐경기 여성은 날짜를 정해놓고 시행한다.
• 유방뿐만 아니라 겨드랑 림프절까지 부드럽게 만져본다.

## 021 빈혈 환자에게 철분제제를 투여하는 이유
철 결핍 빈혈인 경우 철분이 풍부한 음식을 섭취하고, 경구용 철분제제를 투여하여 적혈구 생성을 촉진한다.

## 022 대상포진
• 2~3주에 걸쳐 계속되고 신경통은 수개월간 지속되기도 하며 치료 후 흉터가 남기도 한다.
• 수두 대상포진 바이러스(Varicella zoster virus)에 의한 피부질환이다.
• 항바이러스제, 진통제, 스테로이드제를 이용한 약물요법으로 치료한다.
• 신경을 따라 통증, 발진, 가려움증, 수포가 나타난다.
• 소아에게는 수두를, 성인에게는 대상포진을 일으킨다.

## 023 임부의 빈혈
• 임신 중 가장 흔한 빈혈은 철 결핍 빈혈로 임신 전에 비해 혈액량이 증가함으로써 흔히 발생한다.
• 임신 시 혈액량이 약 30%(약 1,500cc) 정도 증가하는데 이때 혈장의 증가량이 적혈구 증가량보다 상대적으로 많아 빈혈이 발생하는 것이다.
• 철분이나 엽산이 풍부한 음식을 골고루 섭취하고 경구용 철분제를 복용한다.
• 임신 말기에는 더 많은 철분이 요구된다.
• 임신 중 빈혈의 진단
  – 임신 초기 : 혈색소(헤모글로빈) 11g/dL, 적혈구용적률(헤마토크리트) 37% 미만
  – 임신 중기 : 혈색소(헤모글로빈) 10.5g/dL, 적혈구용적률(헤마토크리트) 35% 미만
  – 임신 말기 : 혈색소(헤모글로빈) 10g/dL, 적혈구용적률(헤마토크리트) 33% 미만

## 024 분만 예정일
임신 지속기간은 마지막 월경 시작일로부터 약 280일, 즉 40주간으로, 분만 예정일 계산을 위해서는 최종 월경 시작일을 알아야 한다.

### 분만 예정일 계산법
① 월 : 마지막 월경이 1월에서 3월 사이일 때는 +9를, 마지막 월경이 4월에서 12월 사이일 때는 -3을 한다.
② 일 : 마지막 월경 첫째 날에 +7을 한다.
* 마지막 월경이 시작된 달에 +9 또는 -3(-3을 한 경우 연도에 +1), 일에 +7
☞ 2024년 12월 14일~20일까지 생리를 한 경우
   (+1)   (-3)  (+7)
_____
즉, 2025년 9월 21일이 분만 예정일이 된다.

## 025 분만 후 출혈(산후출혈)
• 산후출혈 시 우선 하지를 올려주는 변형된 트렌델렌부르크 자세를 취하고 간호사나 의사에게 보고한다.
• 활력징후와 출혈량을 측정한다.
• 절대안정을 취하고 자궁바닥(자궁저부)을 마사지한다.
• 자궁바닥에 얼음주머니를 적용하여 지혈을 돕는다.

## 026 광선요법 시 간호
• 수시로 체위를 변경한다.
• 각막 손상을 방지하기 위해 안대를 착용시킨다.
• 탈수 증상이 나타나지 않도록 수분을 충분히 공급한다.
• 신생아의 피부를 형광빛에 노출시켜 빌리루빈을 배출시켜야 하므로 옷을 벗기고 기저귀만 착용시킨다.
• 수유 시 광선요법을 잠시 중단하고 신생아를 보육기 밖으로 꺼내서 수유해도 된다.
• 고체온증이 생기지 않는지 확인하기 위해 주기적으로 체온을 측정한다.
• 오일 등을 몸에 바르지 않는다.

## 027 표준예방접종

| 12개월 이전 (9개) | (1개) | 12개월 이후 (7개) |
|---|---|---|
| • B형간염 (0, 1, 6개월)<br>• 결핵 (4주 이내)<br>• 로타바이러스 감염증 (2, 4개월 또는 2, 4, 6개월)<br>• b형 헤모필루스 인플루엔자 (2, 4, 6개월, 12~15개월)<br>• 폐렴알균 감염증 (2, 4, 6개월, 12~15개월)<br>• 폴리오(2, 4, 6~18개월, 4~6세)<br>• 디프테리아, 파상풍, 백일해 [DTaP] (2, 4, 6, 15~18개월, 4~6세) | 인플루엔자 (6개월 이후 매년) | • 수두 (12~15개월)<br>• 홍역, 볼거리, 풍진 [MMR] (12~15개월, 4~6세)<br>• A형간염 (1, 2차 : 12~35개월)<br>• 일본뇌염 (생백신 1, 2차 : 12~35개월)<br>• 사람유두종바이러스 감염증 (1, 2차 : 11~12세) |

## 028 대변 훈련 시기
• 대소변 가리기는 유아기에 시작한다.
• 대변 훈련은 아동이 신체적, 정서적으로 준비된 시기, 즉 유아가 대변을 참고 양육자의 말에 협조할 수 있는 시기인 12~18개월 정도가 적합하다.

## 029 변비 아동 간호

- 수분 섭취를 권장한다.
- 고섬유질 식이를 섭취한다.
- 규칙적으로 운동하거나 활동하여 장의 연동운동을 촉진한다.
- 규칙적인 식사를 하되 매운 음식 등의 자극적인 음식섭취는 자제한다.
- 식사는 부족하지 않게 충분히, 골고루 섭취한다.
- 복부를 시계방향으로 마사지한다.
- 규칙적인 시간에 변기에 앉아 배변습관을 들이되, 오랫동안 변기에 앉아 있는 것은 피한다.

## 030 파킨슨병 노인 간호

- 하루 계획을 세워 활동함으로써 관절과 근육이 경직되지 않도록 한다.
- 가능하면 환자를 활동에 참여시키고 소외되지 않도록 한다.
- 떨림(진전)이 있으므로 단추가 많지 않거나, 접착천(벨크로)으로 된 옷을 입게 한다.
- 과일이나 채소 등을 통해 섬유질을 충분히 섭취하여 변비가 발생하지 않도록 해야 한다.
- 낙상위험이 있으므로 발에 잘 맞는 운동화를 신도록 한다.
- 운동 기능이 저하되어 떨어뜨리기 쉬우므로 손잡이가 큰 숟가락을 사용한다.
- 과도한 침(타액) 분비나 연하곤란이 있는지 사정한다.
- 흡인과 낙상 위험이 높으므로 주의 깊게 살핀다.
- 바른 자세를 유지하고 자세에 도움을 주는 적당한 보조기구를 사용하는 것이 좋다.
- 신체 기능 저하, 얼굴모습 및 피부상태 변화 등으로 인해 우울증이 발생하기 쉬우므로 자존감을 높여주는 것이 중요하다.

## 031 골절 위험이 높아지는 경우

- 낮은 골밀도(골다공증), 심한 저체중, 흡연, 알코올, 관절염, 장기간 부신피질호르몬제 복용
- 부신피질호르몬제(스테로이드)는 새로운 뼈가 자라는 것을 억제하고, 장으로부터 칼슘의 흡수를 억제해 뼈의 밀도를 감소시켜 '골다공증'과 '골다공증 관련 골절'을 일으킨다.

## 032 치매 환자의 문제행동 대처

- 치매 환자가 배회하는 경우 단순한 일거리를 제공한다.
- 치매 환자가 같은 질문을 반복할 경우 손뼉, 큰소리, 음악, 좋아하는 음식, 고향 이야기 등을 통해 관심을 다른 곳으로 돌린다.
- 도둑망상이 있을 경우 잃어버린 물건에 대한 의심을 부

정하거나 설득하지 말고 함께 찾아보면서 관심을 다른 곳으로 유도한다.
- 치매 환자가 방금 식사를 마쳤음에도 불구하고 계속해서 밥을 달라고 하는 경우 "지금 준비하고 있으니까 조금만 기다리세요."라고 말하고 관심을 다른 곳으로 돌린다.
- 치매 환자가 파괴적(난폭한) 행동을 하면 자극을 주지 말고 조용한 장소에서 쉬게 하되 지속적으로 난폭한 행동을 하지 않는 한 신체보호대는 적용하지 않는다.

## 033 코피(비출혈)

- 코를 풀지 못하게 하고 코 안에 응고된 피딱지를 파내지 않도록 한다.
- 혈액이 기도로 넘어갈 수 있으므로 입으로 숨을 쉬도록 한다.
- 코피가 비인두로 넘어가 기도로 흡인되지 않도록 머리를 앞으로 숙인다.
- 콧등과 뒷목에 얼음찜질을 해준다.
- 입으로 넘어온 피는 구역과 구토를 유발하므로 삼키지 말고 뱉도록 한다.
- 콧등의 양 옆을 엄지와 집게손가락으로 4~5분 이상 압박한다.
- 출혈이 심한 경우 거즈로 콧구멍을 막아준다.
- 코피의 양상을 사정하고, 30분이 지나도 출혈이 계속되면 병원을 방문한다.

## 034 손가락 절단 시 응급처치

- 재접합 수술에 방해가 될 수 있으므로 지혈제를 절단 부위에 뿌리지 않도록 한다.
- 상처를 깨끗한 거즈로 직접 압박하고 높이 들어 올려서 지혈한다.
- 생리식염수로 절단부위를 가볍게 씻어 이물질이 남아있지 않도록 한다.
- 거즈로 감싼 절단 부위를 비닐주머니에 싸서 얼음을 채운 용기에 넣는다.
- 조직 손상을 막기 위하여 절단된 손가락이 직접 얼음에 닿지 않도록 주의한다.

> **절단부위 관리 방법**
> - 생리식염수로 가볍게 씻어 이물질이 남아있지 않도록 한다.
> - 절단부위를 청결한 거즈에 싼다.
> - 비닐주머니에 절단부위를 넣는다.
> - 얼음이 담긴 통에 절단부위가 담긴 비닐주머니를 넣는데 이때 절단부위가 얼음에 잠기면 안 되고 드라이아이스를 사용해서도 안 된다.

## 035  3도 화상 응급처치
- 화상부위의 손상된 피부조직을 제거해서는 안 된다.
- 화상부위에 얼음을 직접 대면 순환장애와 저체온증을 유발할 수 있으므로 금한다.
- 화상부위는 건조한 멸균거즈와 멸균붕대로 덮어주어 쇼크와 감염을 예방한다.
- 화상부위의 의복은 잡아당기지 말고 잘라낸다.
- 얼굴과 가슴 화상, 눈썹이 탄 증상, 쉰 목소리, 호흡곤란 등의 증상이 보이면 호흡계 화상일 가능성이 높으므로 기도 유지(호흡)에 신경 써야 한다.
- 심각한 화염화상인 경우 환자를 눕혀서 깨끗한 담요나 융단으로 덮어 보온한다.
- 심한 화상을 입은 환자의 처치 중 가장 먼저 생각해야 하는 것은 쇼크예방이다.
- 3도 화상 환자에게 가장 긴요한 액체는 혈장이다.

 **보건간호학 개요**

## 036  유치원생들에게 보건교육 시 주의사항
- 강의보다는 모형 등을 활용한 시범이 적합하다.
- 대상자들이 이해할 수 있는 쉬운 용어를 사용하여 교육한다.
- 한 번에 한 가지 질문을 한다.
- 교육 후 성취수준 확인 방법으로는 관찰법이 적합하다.
- 유치원생들이 능동적으로 참여할 수 있는 게임, 노래 등을 통해 양치질을 교육하면 효과적이다.

## 037  보건교육의 평가 중 평가 기준에 따른 분류
- 상대평가(기준 지향 평가) : 미리 만들어 놓은 기준에 비추어 보아 그것이 기준보다 높은지 낮은지를 평가하는 방법, 즉 단체 내에서 상대적인 위치로 평가하는 것
  **예** 대학교 학점, 수능평가 → 점수보다는 몇 등인지가 중요
- 절대평가(목표 지향 평가) : 교육실시 후 목표에 도달하였는지를 평가하는 방법
  **예** 간호조무사 국가고시 63점 이상이면 합격, 심폐소생술 교육 후 70점 이상의 모든 학생에게 수료증 발급 → 설정했던 학습목표를 달성했느냐 여부에 관심

## 038  매독 환자 보건교육 방법
매독 환자에게는 프라이버시를 지켜줄 수 있는 개별상담을 통해 보건교육을 실시하는 것이 적합하다.

## 039  보건교육 방법 및 매체
- 시범 : 교육자가 실제 물건이나 자료, 기술을 보여주고 학습자는 관찰과 모방을 통해 이를 습득하는 교육 방법
- 견학 : 박물관이나 공장 등 실제 현장으로 장소를 옮겨서 직접 관찰을 통해 목표한 학습을 유도하는 교육 방법
- 모형 : 실제와 가까운 묘사로 인해 역동적인 학습이 가능하고, 반복적으로 시행과 관찰을 할 수 있는 장점을 가진 매체
- 파워포인트 : 사진과 동영상 삽입이 가능하고 쉽게 수정과 보완이 가능하며 한 번 제작하면 반복해서 사용이 가능한 매체
- 시뮬레이션 : 실제와 유사한 상황(가상환경, 가상현실)을 인위적으로 만들어 제공함으로써 실제로는 있을 수 있는 위험부담에 대한 걱정 없이 학습자를 학습 활동에 참여하게 하는 교육 방법

## 040  보건복지부
- 생활보호 · 자활지원 · 사회보장 · 아동 · 노인 · 장애인 · 보건위생 · 의정 및 약정에 관한 사무와 국민연금, 극빈 소외계층에 대한 지원 등의 사회복지 증진에 관한 사무를 수행하는 정부조직이다.
- 즉, 국민의 건강과 사회보장 등의 사무를 관장하는 중앙 행정기관이다.

## 041  보건의료체계의 구성요소
- 보건의료 정책과 관리 : 지도력, 규제, 의사결정(기획, 실행 및 달성, 감시 및 평가, 정보지원)
- 보건의료서비스의 제공 : 건강증진, 예방, 치료, 재활 등
- 자원의 조직화(보건의료 자원의 조직) : 국가보건조직, 건강보험조직, 기타 정부기관, 비정부기관, 자발적 민간단체 등
- 경제적 지원(보건의료 재정) : 공공재원, 기업(고용주), 조직화된 민간기관, 지역사회의 기여, 외국의 원조, 가계 등
- 보건의료 자원의 개발(보건의료 자원) : 보건의료 인력, 시설, 장비 및 물자, 지식 및 기술

## 042  국민건강보험의 특징
- 사적 계약이 아닌 법률에 의해 강제로 징수된다.
- 건강보험심사평가원에서 요양급여의 적정성을 평가한다.
- 직장가입자의 경우 사업자와 근로자가 50%씩 보험료를 부담한다.
- 우리나라의 모든 국민은 국민건강보험 또는 의료급여의 혜택을 받을 수 있다.
- 보험료 납입 금액과 상관없이 균등한 보험급여를 제공받는다.

## 043 산업재해보상보험

- 사업장에 고용되어 근무하던 근로자가 업무상의 산업재해로 부상, 질병, 신체장애 또는 사망 시 그 근로자와 가족이 신속하고 공정하게 보상을 받을 수 있도록 하기 위한 제도로 보상은 근로복지공단에서 제공한다.
- 근로복지공단은 고용노동부장관의 위탁을 받아 보험급여의 결정과 지급, 업무상 재해를 입은 근로자의 진료·요양 및 재활, 근로자의 복지 증진을 위한 사업을 수행한다.

## 044 주·야간보호 서비스

수급자를 하루 중 일정시간 동안 장기요양기관에 보호하여 신체활동 지원 및 심신기능의 유지·향상을 위한 교육과 훈련 등을 제공하는 재가급여서비스이다.

## 045 진료비 지불제도의 유형

| 종류 | 개념 |
| --- | --- |
| 행위별 수가제 (사후보상) | 진찰료, 처치비 등 서비스의 내용에 따라 진료비 지급 |
| 봉급제 | 일정 기간에 따라 보상받는 방식으로, 병원급 의료기관 근무의에게 경력과 직책에 따라 지급 |
| 인두제 | 등록환자 수에 따라 보상받는 방식 |
| 포괄수가제 | 환자 요양 일수별 또는 진단명에 따라 의료비 결정 |
| 총액예산제 (총액계약제) | 지불자 측과 진료자 측이 진료보수 총액을 사전에 계약하는 방식 |

## 046 오존층 파괴

- 오존층은 고도 20~30km의 대기층에 있으며 태양광선 중 생물체에 해로운 자외선을 흡수하여 지구의 인간과 동식물을 보호하는 역할을 한다.
- 자동차 배기가스, 프레온 가스(클로로플루오로카본) 등에 의해 오존층이 파괴되면 지표면에 도달하는 자외선의 양이 증가하여 지구의 기온을 상승시키게 된다.
- 인간에게 피부염 및 피부암, 백내장, 면역기능 약화 등의 증상을 일으킨다.
- 강우량을 변화시켜 생태계 및 농어업에도 좋지 않은 영향을 미치게 된다.

## 047 카타냉각력

- 인체가 느끼는 냉온감 또는 체감도를 나타내는 분석지표의 일종으로 카타온도계의 온도하강에 소요되는 시간을 측정하여 산정하며, 측정된 값을 기준으로 인체의 체감도를 분석한다.
- 공기의 쾌적도와 기류 측정 시 사용한다.

## 048 보툴리누스 중독

- 사망률이 가장 높은 식중독이다.
- 신경계 중독증상과 호흡곤란 등을 일으킨다.
- 통조림, 소시지 등에 의해 발생한다.
- 통조림 등의 유효기간이나 밀봉상태를 반드시 확인한 후 섭취한다.

## 049 퇴비법

음식찌꺼기나 낙엽 등의 가연성 쓰레기에 분뇨를 혼합하고 방선균과 곰팡이 등의 미생물을 추가한 후 발효와 숙성 과정을 거쳐 비료를 만들어내는 생활 폐기물 처리 방법

## 050 발생원인에 따른 직업병

| 발생원인 | | 직업병 |
| --- | --- | --- |
| 진동 | | 레이노 증후군(레이노병) |
| 소음 | | 직업 난청 |
| 분진 | | 진폐증 |
| 고온 | | 열손상(열경련, 열사병, 열피로) |
| 저온 | | 동상 |
| 낮은 조도 | | 시력 저하, 눈 피로(안정피로), 거짓근시(가성근시), 안진(안구진탕, 눈떨림), 작업능률 저하 |
| 컴퓨터나 전자제품 장시간 사용 | | VDT증후군 : 컴퓨터나 전자제품의 장시간 사용, 자세 불량 등으로 인해 발생되는 목이나 어깨의 결림, 경견 완증후군(목위팔증후군), 근골격계 증상, 눈의 피로와 이물감, 피부증상, 정신신경계 증상 등을 동반함 |
| 이상기압 | 고기압 | 잠함병(감압병, 해녀병, 잠수병) |
| | 저기압 | 고산병(항공병) |
| 중금속 (화학적 원인) | 납 | 잇몸에 암자색의 착색, 조혈계 장애(빈혈), 중추 및 말초신경계 장애, 신장계 장애(신장염), 소화계 장애(복통, 변비), 생식계 장애(정자 감소, 유산 증가), 사지에 힘이 없음 |
| | 수은 (미나마타병) | 신경계에 고농도의 축적을 보임, 불면증이나 신경질 등의 정신적 변화, 구내염, 떨림(진전), 단백뇨, 보행실조, 발음장애 등 |
| | 카드뮴 (이타이이타이병) | 요통, 근육통, 골연화증, 보행장애, 골절, 단백뇨 등 |

## 공중간호학 개론

## 051 범유행성(pandemic, 세계적 유행)

- 한 지역에서 시작하여 전국, 나아가 전 세계로 전파되는 것이다.

- 범유행적 감염병 발생 시에는 예방접종을 시행하여 면역력을 높여야 한다.
  - **예** 코로나바이러스감염증-19 (COVID-19), 중증급성호흡증후군(SARS), 신종인플루엔자 등

## 052 능동면역과 수동면역

| | 능동면역<br>즉시 효력×, 효력<br>지속 시간이 길다. | 수동면역<br>즉시 효력○, 효력 지속<br>시간이 짧다. |
|---|---|---|
| 자연면역 | 질병에 이환된 후 | 태반, 모유 |
| 인공면역 | • 예방목적<br>• 예방접종, 톡소이드 | • 치료목적<br>• 면역글로불린, 항독소 |

## 053 바이러스성 감염병

인플루엔자, A형·B형·C형 간염, 일본뇌염, 두창, 폴리오, 홍역, 볼거리, 풍진, 수두, 신증후출혈열, 공수병, 후천면역결핍증후군(AIDS) 등이 있다.

## 054 질병 발생 요인

- 병원체에 대한 숙주의 반응은 숙주의 저항력에 따라 다양하게 나타난다.
- 질병 발생의 3대 요소는 병원체, 환경, 숙주이다. 이 중환경은 병원체의 전파와 생존에 영향을 미칠 수 있는 외부요인으로, 숙주와 병원체에 영향을 미친다.
- 숙주의 저항력이 높을수록 질병은 잘 발생하지 않는다.
- 숙주의 감수성이 높으면 질병이 발생하기 쉽다.
- 숙주의 인종, 연령, 성별, 면역상태, 영양상태, 성격 등의 특성은 감염에 대한 감수성, 증상의 중증도 및 질병의 결과에 영향을 미칠 수 있다.

## 055 건강보균자

- 감염에 의한 임상증상이 없고, 건강한 사람과 다름없지만 병원체를 보유하는 보균자이다.
- 병원체를 보유하고 있기 때문에 다른 사람에게 병원체를 전파할 수 있다.
- 증상이 없으므로 감염병 관리상 가장 관리가 어렵다.

## 056 인구 통계

### 1. 인구정태(특정 시점에서의 인구상태)
- 인구의 크기, 구성 및 성격을 나타내는 통계
  - **예** 성별 인구, 연령별 인구, 인구 크기, 인구 밀도, 인구 분포 등

### 2. 인구동태(일정 기간 동안의 인구변동)
- 일정기간에 인구가 변동하는 상황을 나타내는 것
  - **예** 출생률, 사망률, 혼인율, 이혼율, 전·출입률 등

## 057 임부의 정기검진(분만전관리, 산전관리) 횟수
- 임신 7개월까지 : 4주에 한 번
- 임신 8~9개월 : 2주에 한 번
- 임신 10개월 : 1주에 한 번

## 058 초진 임부 검사 및 간호
모성클리닉을 처음 방문한 초임부에게는 체중, 소변 검사, 혈압 측정, 혈액 검사 등을 시행하고, 꾸준한 산전관리(분만전관리)의 중요성을 강조한다.

## 059 예방접종 주의사항
- 예방접종 시 금식은 필요하지 않다.
- 접종 당일은 목욕시키지 않는다.
- 건강상태가 좋은 날 오전에 접종한다.
- 접종 후 30분가량 접종기관에 머물며 아이의 상태를 관찰한다.
- 접종 다음날까지 과격한 운동을 삼간다.

## 060 지역사회 간호조무사의 역할
- 간호사의 지시, 감독 하에 업무를 수행하고 보조한다.
- 지역 주민들의 건강요구를 파악한다.
- 보건교육 장소 및 준비물품을 준비한다.
- 간호사가 시범교육을 할 때 보조한다.
- 진찰실의 정돈 및 환경관리를 실시하고 진료 시 보조한다.
- 가정방문 후 방문기록 및 환자상태를 보고한다.
- 주민이 불만을 호소할 때 인내심을 갖고 끝까지 경청한다.

## 061 가족 간호서비스의 결정
지역사회 가족에게 제공되어야 할 간호서비스에 대한 요구는 개인이나 가족의 필요에 기초를 두어야 한다.

## 062 만성질환의 3차 예방
재활, 자조집단 모임 등을 통해 후유증 및 장애 발생률을 최소화하고 조기사망을 감소시키는 것을 목적으로 한다.

## 063 노인장기요양보험
- 방문요양은 주로 요양보호사가 제공한다.
- 장기요양인정의 유효기간은 최소 2년이다.
- 노인장기요양보험 가입자는 국민건강보험 가입자와 동일하다.
- 장기요양 1~2등급 수급자는 재가급여 또는 시설급여를 이용할 수 있으며, 3~5등급 수급자는 재가급여를 이용할 수 있다.
- 장기요양 등급을 받은 자에게 장기요양급여가 제공된다.

## 064 가정방문의 계획과 절차

| 가정방문<br>전 활동 | • 가정방문 전에 방문대상에 대한 기록을 찾아 읽어본다.<br>• 방문계획을 짜고 필요한 물품을 확인한 후 방문가방을 준비한다.<br>• 방문할 곳의 주소, 위치, 교통편 등을 확인한다. |
|---|---|
| 가정방문<br>중 활동 | • 주의 깊은 관찰로 대상자의 요구를 파악한다.<br>• 대상자에게 필요한 서비스를 제공한다.<br>• 문제를 해결하기 위한 방법과 계획을 스스로 수립하도록 대상자를 참여시킨다. |
| 가정방문<br>후 활동 | • 가정방문 시 사용한 물품을 정리한다.<br>• 방문 내용을 정확히 기록한다.<br>• 가정방문 결과를 서면이나 구두로 보고한다. |

## 065 「의료법」 제19조 (정보누설 금지)

- 의료인이나 의료기관 종사자는 의료, 조산, 간호업무를 하면서 알게 된 다른 사람의 정보를 누설하거나 발표하지 못한다.
- 이를 어길 시 3년 이하의 징역이나 3천만 원 이하의 벌금에 처한다.

## 066 「정신건강복지법」 제42조 (동의입원 등)

- 정신질환자는 보호의무자의 동의를 받아 보건복지부령으로 정하는 입원 등 신청서를 정신의료기관등의 장에게 제출함으로써 그 정신의료기관등에 입원 등을 할 수 있다.
- 정신의료기관등의 장은 입원 등을 한 정신질환자가 퇴원 등을 신청한 경우에는 지체 없이 퇴원 등을 시켜야 한다. 다만, 정신질환자가 보호의무자의 동의를 받지 아니하고 퇴원 등을 신청한 경우에는 정신건강의학과전문의 진단 결과 환자의 치료와 보호 필요성이 있다고 인정되는 경우에 한정하여 정신의료기관등의 장은 퇴원 등의 신청을 받은 때부터 72시간까지 퇴원 등을 거부할 수 있고, 퇴원 등을 거부하는 기간 동안 입원 등으로 전환할 수 있다.
- 정신의료기관등의 장은 입원 등을 한 정신질환자에 대하여 입원 등을 한 날부터 2개월마다 퇴원 등을 할 의사가 있는지를 확인하여야 한다.

## 067 「결핵예방법」 제19조 (전염성결핵환자 접촉자의 관리)

특별자치시장·특별자치도지사 또는 시장·군수·구청장은 전염성 결핵환자와 접촉하여 결핵에 감염되기 쉬운 다음 각 호의 어느 하나에 해당하는 자에 대하여 결핵검진 등을 실시하여야 한다.
- 전염성결핵환자의 가족 및 최근 접촉자
- 전염성결핵환자가 소속한 학교, 군부대, 사회복지시설 및 사업장 등의 집단생활시설에서 생활을 같이한 자

## 068 「구강보건법」

- 제5조(구강보건사업 기본계획의 수립) : 보건복지부장관은 구강보건사업의 효율적인 추진을 위하여 5년마다 구강보건사업에 관한 기본 계획을 수립하여야 한다. 기본계획에는 다음 각 호의 사업이 포함되어야 한다.
  - 구강보건에 관한 조사·연구 및 교육사업
  - 수돗물불소농도조정사업
  - 학교 구강보건사업(초등학생 치과주치의사업 포함)
  - 사업장 구강보건사업
  - 노인·장애인 구강보건사업
  - 임산부·영유아 구강보건사업
  - 구강보건 관련 인력의 역량강화에 관한 사업
  - 그 밖에 구강보건사업과 관련하여 「대통령령」으로 정하는 사업
- 따라서 구강보건사업의 대상은 학교, 사업장, 노인·장애인, 임산부·영유아이다.
- 수돗물불소농도조정사업을 시행하는 사업관리자는 시·도지사, 시장·군수·구청장 및 한국수자원공사사장이다.
- 제9조(구강건강실태조사) : 질병관리청장은 보건복지부장관과 협의하여 국민의 구강건강상태와 구강건강의식 등 구강건강실태를 3년마다 조사하고 그 결과를 공표하여야 한다.
- "구강보건사업"이란 구강질환의 예방·진단, 구강건강에 관한 교육·관리 등을 함으로써 국민의 구강건강을 유지·증진시키는 사업을 말한다.
- "초등학생 치과주치의사업"이란 초등학생의 구강건강관리를 위하여 구강검사, 구강질환 예방진료, 구강보건 교육 등을 지원하는 사업을 말한다.

## 069 「혈액관리법」 제6조(혈액관리업무)

- "혈액관리업무"란 수혈이나 혈액제제의 제조에 필요한 혈액을 채혈·검사·제조·보존·공급 또는 품질관리하는 업무를 말한다.
- 혈액관리업무는 의료기관, 대한적십자사, 혈액제제 제조업자(혈액관리업무 중 채혈 불가)만 할 수 있다.

## 070 인수공통감염병

- 정의 : 동물과 사람 간에 서로 전파되는 병원체에 의하여 발생되는 감염병 중 질병관리청장이 고시하는 감염병을 말한다.
- 종류 : 장출혈성대장균감염증, 일본뇌염, 브루셀라증, 탄저, 공수병, 동물인플루엔자 인체감염증, 중증급성호흡기증후군(SARS), 변종크로이츠펠트-야콥병(vCJD), 큐열, 결핵, 중증열성혈소판감소증후군(SFTS), 장관감염증(살모넬라균 감염증, 캠필로박터균 감염증)

## 071 심첨맥박 측정

- 옷이 아닌 피부 위에 청진기를 올려놓고 청진한다.
- 바로누운자세(앙와위)나 앉은자세(좌위)를 취해준 후 측정한다.
- 좌측 빗장뼈(쇄골) 중앙선과 5번째 갈비사이(늑간)가 만나는 지점에 청진기의 판막형을 대고 1분간 측정한다.

## 072 혈압에 영향을 주는 요인

- 혈압이 상승되는 경우 : 스트레스, 급성 통증, 식사 직후, 운동 후, 흡연 후, 방광팽만, 과도한 술·카페인·염분 섭취 시
- 혈압이 하강되는 경우 : 출혈, 금식, 수면, 탈수, 이뇨제·진정제·전신 마취제·혈관확장제 사용 시

## 073 공기주의

- 공기 중에 떠다니는 5μm 이하의 작은 입자의 공기매개 전파를 예방하기 위해 적용하는 방법
- 공기주의 질환 : 홍역, 수두, 활동성 폐결핵, 파종성 대상포진 등
- 음압이 유지되는 1인실 격리를 원칙으로 하되, 활동성 폐결핵을 제외한 질병은 같은 질병끼리 코호트 격리가 가능하다.
- 음압병실 내부에 설비되어 있는 헤파필터 등을 통해 공기가 여과되므로 병실 문을 열어두거나, 병실 문을 열어 환기시키지 않는다.
- 의료종사자가 격리실에 들어갈 경우 반드시 N95 마스크를 착용해야 한다.
- 환자는 격리병실 외 이동을 제한하되, 의학적으로 필요한 경우 병실 밖으로 이동할 수 있다.

## 074 소독제의 종류

- 포비돈 아이오딘(베타딘) : 세균·결핵균·진균·바이러스에 유효함, 수술 전 수술 부위 소독, 손 소독, 구강 함수, 화상이나 열상 등의 개방 상처에 사용
- 4급 암모늄제제 : 바닥이나 가구 등의 청소를 위한 환경 소독제로 사용
- 클로르헥시딘 글루코네이트 : 피부에 존재하는 그람양성균에 대해 소독력이 높음, 결핵균·바이러스·포자(아포)에는 살균 효과가 거의 없음, 농도에 따라 손 소독, 점막 소독, 피부 소독, 특수 구강간호 용액 등으로 사용됨
- 글루타르알데하이드 : 높은 수준의 소독제로 포자(아포)를 포함한 모든 종류의 미생물의 사멸이 가능함, 열에 약한 기구·플라스틱 기구·내시경 기구·B형 간염환자가 사용한 기구의 소독에 적합
- 과산화수소($H_2O_2$) : 활성산소를 이용해 소독효과를 발휘, 특정 세균만을 죽이는 것이 아니라 모든 단백질을

손상시켜 상처 회복을 더디게 만들 수도 있으므로 큰 상처에는 사용하지 않아야 함, 고농도에서 포자(아포) 사멸, 응혈된 주사기 소독에 적합
- 아이소프로필 알코올 : 70~75%의 농도에서 가장 살균력이 강함, 주사 부위 피부 소독에 가장 많이 사용, 물품 표면 소독 시 사용
- 3% 석탄산수, 3% 크레졸 : 환자의 가래, 배설물, 구토물, 변기 소독 시 사용

## 075 외과적 무균술이 필요한 경우

주사약 준비과정, 정맥주사 삽입, 인공도뇨 삽입, 흉곽 배액관 교환, 상처 드레싱, 멸균물품 다룰 때, 각종 천자검사 등의 침습적 행위 시 등

> \* 외과적 무균술(멸균) : 균이 절대 들어가면 안 되는 행위 시, 혈액과 닿을 가능성이 있는 행위 시
> \* 내과적 무균술(소독) : (예외는 있지만) 소화계와 관련된 행위 시, 격리/역격리 환자 간호 시

## 076 흉부물리요법

- 흉부물리요법에는 타진법, 진동법, 체위배액이 있다.
- 진동법은 손이나 진동기계를 이용하여 흉부를 두드리는 방법으로 숨을 내쉴 때 적용한다.
- 체위배액은 자세를 취해 체외로 분비물 배출을 유도하는 것이므로 구토와 음식물 역류를 예방하기 위해 식후 1~2시간 이내에는 금한다. 체위배액은 1회 20~30분 동안 하루 2~4회 실시한다.
- 타진법은 식사 직후, 외과적 절개부위, 갈비뼈, 척추, 유방에는 시행하지 않는다.
- 타진법은 손을 컵 모양으로 만든 상태로 등이나 가슴을 두드려서 폐에 부착되어 있는 분비물이 떨어지게 하여 쉽게 배출되도록 하는 방법이다.
- 흉부물리요법 후 기침을 하도록 하여 분비물 배출을 격려한다.

## 077 입인두(구강인두) 및 코인두(비강인두) 흡인

- 반복 흡인 시 금기가 아니라면 반대쪽 콧구멍에서 흡인한다.
- 일반적으로 입 안에 더 많은 미생물이 존재하기 때문에 코인두 흡인 후 입인두 흡인을 실시한다.
- 흡인과 흡인 사이에 환자에게 기침과 심호흡을 하게 하거나 흉부 타진법으로 분비물 배출을 유도한다.
- 흡인과 흡인 사이에 산소를 충분히 공급한다. 과환기는 흡인에 의해 유발될 수 있는 저산소혈증을 예방할 수 있다.
- 흡인관(카테터)을 회전하며 제거하는 이유는 기도점막 손상을 최소화 하고 기도 내 분비물을 골고루 제거하기 위해서이다.

• 반복 흡인 전에 멸균 생리식염수를 통과시키는 것은 흡인관 내의 분비물을 제거하고 다음 삽입을 위해 흡인관에 윤활 역할을 하기 위함이다.

## 078 일상적인 식사 돕기

• 식사구역에서 불쾌하거나 자극적인 냄새가 나지 않도록 한다.
• 식사 전에는 불쾌한 시술이나 드레싱을 금한다. 식욕을 감퇴시키는 처치는 식사 후 어느 정도 소화가 되고 난 후에 하도록 한다.
• 식사 중 환자에게 말을 걸지 않는다.
• 편안한 환경에서 식사할 수 있도록 식사 시에는 방문객을 제한한다.
• 식탁 높이는 환자가 의자에 앉았을 때 식탁의 윗부분이 환자의 배꼽 높이에 오도록 위치시킨다.

## 079 코위관 삽입 방법

• 코위관 삽입 시 앉은자세(좌위) 또는 반좌위자세를 취해준다.
• 코위관 끝에 수용성 윤활제를 바르고 부드럽게 삽입한다.
• 환자의 코끝에서 귓불 + 귓불에서 검상돌기까지의 길이만큼 삽입한다.
• 기침이나 구역질을 하면 삽입을 잠시 중단하고 입으로 호흡하게 한다.
• 코위관이 비인두에 도달하면 환자에게 고개를 앞으로 숙이게 하고 빨대로 물을 마시거나 침을 삼키게 한다.
• 점막 손상을 예방하기 위해 코위관을 억지로 또는 강제로 넣지 않는다.
• 코위관이 삽입될 때 입으로 호흡하도록 교육한다.
• 삽입 후 코위관이 위 내로 잘 들어갔는지 확인한 후 코위관을 고정한다.

## 080 배설량에 포함되는 사항

• 소변, 설사, 구토물, 출혈량, 젖은 드레싱, 심한 발한, 과다호흡(호흡항진) 시 수분 소실량, 상처 배액량, 흉관 배액량 등
• 정상대변, 발한, 정상호흡 시 수분 소실량, 양치 시 사용한 가글액 등은 배설량에 포함하지 않는다.

## 081 인공항문(장루) 세척방법 및 주의사항

• 내과적 무균술을 적용한다.
• 세척용액은 500~1,000mL 정도의 미온수를 사용한다.
• 세척통을 인공항문에서 약 40cm 높이의 걸대에 걸고 조절기를 열어 세척용액이 흐르게 하여 관 내의 공기를 제거한 후 조절기를 잠근다.
• 깔때기 모양의 삽입관 끝에 윤활제를 바르고 장루

(stoma)에 부드럽게 삽입한 후 세척용액을 주입한다.
• 주입 도중 장경련으로 인한 통증 시 잠시 중단하였다가 천천히 다시 주입한다.
• 인공항문 세척 슬리브를 통해 배출되는 대변의 양상을 사정한다.
• 변비로 인한 인공항문 폐색을 예방하고, 일정한 시간에 규칙적으로 배변할 수 있도록 유도하기 위해 인공항문을 세척한다.
• 인공항문은 일정한 시간에 스스로 세척할 수 있도록 격려한다.

## 082 자연배뇨를 돕는 방법

• 유치도관 제거 후 환자가 소변을 보지 못할 경우 여러 가지 방법으로 자연배뇨를 먼저 시도해본다.
• 소변 볼 시간을 충분히 제공한다.
• 여성의 경우 따뜻한 물을 회음부에 조금씩 부어준다.
• 프라이버시를 지켜준다.
• 남성은 서는 자세, 여성은 변기에 앉거나 침상변기에 쪼그리고 앉는 자세로 정상 배뇨시와 같은 자세를 취해준다.
• 물 흐르는 소리를 들려준다.
• 금기가 아니라면 수분섭취를 권장한다.
• 하복부에 따뜻한 물주머니를 대주고 방광 부위를 가볍게 눌러준다.
• 앉은 자세에서 허리를 앞으로 약간 굽혀본다.
• 따뜻한 변기를 제공하고, 손이나 발을 따뜻한 물에 담가 긴장을 풀 수 있도록 해준다.
• 허벅지 안쪽 피부를 부드럽게 문질러 준다.

## 083 상처 소독의 원칙

• 깨끗한 부분 → 더러운 부분, 오염이 덜한 쪽 → 오염이 더 심한 쪽, 안 → 밖, 위 → 아래, 수술 부위 → 주변 조직, 절개부위 → 배액관 방향으로 소독한다.
• 배액관만 있는 경우 배액관 가까이에서 시작하여 밖을 향해 원을 그리며 소독한다.
• 깨끗한 피부를 소독할 때에는 상처 안에서 밖으로 원형 동작으로 닦는다.
• 상처 세척 용액은 오염이 심하지 않은 곳에서 심한 곳으로 흐르게 한다.
• 상처 소독 시 소독솜이나 거즈는 1회만 사용한다.
• 상처는 주위 피부보다 오염이 덜 된 것으로 간주한다.

## 084 욕창 예방 간호

• 고단백, 고비타민 식사를 제공하고 수분을 충분히 섭취하도록 격려한다.
• 미지근한 물로 목욕 후 물기를 잘 닦고 로션 등의 보습제를 충분히 발라준다.

- 뼈 돌출 부위가 바닥에 닿아 압박받지 않도록 변압매트리스나 진동매트리스 등을 사용하고, 베개와 쿠션을 이용하여 압력을 감소시킨다.
- 기저귀는 수시로 확인하고 갈아주어 습기로 인한 피부 손상을 예방한다.
- 습한 부위에서 욕창이 잘 발생하므로 침대나 드레싱이 젖지 않았는지 수시로 확인하여 요실금 등 습기로부터 피부를 보호해 준다.

### 085 견인 시 주의사항

- 의사의 처방이 있을 때까지 환자의 요구가 있더라도 추를 제거해서는 안 된다.
- 끈이 도르래에 잘 놓여있는지, 견인줄의 매듭이 안전한지 수시로 확인한다.
- 추는 처방대로 유지해야 하고 바닥에 추가 닿지 않도록 주의한다.
- 환자가 침대 밑으로 미끄러지는 것을 방지하기 위해 침상 발치나 환자의 무릎을 20° 정도 상승시키는 상대적 견인이 잘 유지되고 있는지 관찰한다.
- 골격견인의 경우 핀이 꽂혀 있는 부위를 관찰하고 소독한다.
- 바로누운자세(앙와위) 자세로 누워서 견인치료를 받아야 하므로 이동이 불가능하다.
- 욕창 예방을 위한 피부간호(등마사지)를 실시한다.
- 장의 연동운동 촉진을 위한 복부마사지를 실시한다.
- 섬유질과 수분을 충분히 섭취하여 변비를 예방한다.
- 과도한 견인은 오히려 뼈가 붙는 것을 방해한다.

### 086 침상목욕 방법

- 눈은 눈의 안쪽에서 바깥쪽으로, 눈곱이 없는 쪽부터 먼저 닦는다.
- 회음부는 요도에서 항문 방향으로 닦는다.
- 다리는 발목에서 넓적다리(대퇴, 허벅지) 방향으로 닦아 정맥혈 귀환을 촉진한다.
- 양팔은 손목에서 어깨 방향으로 닦아 정맥혈 귀환을 촉진한다.
- 복부는 시계 방향으로 원을 그리며 마사지 하듯이 닦아 연동운동을 촉진한다.
- 얼굴은 눈 → 코 → 볼 → 입 → 이마 → 턱 → 귀 → 목의 순서로 닦는다.

> **침상 목욕 순서**
> 수건을 물에 적셔 눈(눈 안쪽 → 눈 바깥쪽) → 코 → 볼 → 입 →
> 이마 → 턱 → 귀 → 목 → 손, 팔 → 가슴 → 복부 → 발, 다리 →
> 등, 둔부 → 회음부 → 손톱, 발톱 손질

### 087 좌욕

- 1회 5~10분 정도(30분 이내)가 적당하고, 하루 3~4회 정도 시행한다.
- 쪼그려 앉는 자세는 혈액순환에 방해가 되므로 대야를 낮은 의자 위에 올려놓고 엉덩이를 충분히 담근다. 시중에 판매되는 좌욕기는 변기 테두리에 걸친 후 앉아서 사용할 수 있게 만들어져 판매되고 있다.
- 40~43℃ 정도의 물을 대야에 2/3쯤 담는다.
- 필요시 뜨거운 물을 첨가하여 좌욕물의 적정온도를 유지한다.
- 환자가 어지러움 또는 구역을 호소하거나 창백해지거나 빈맥이 발견되는 경우 즉시 좌욕을 중단한다.

### 088 구강 간호보조활동

- 잇몸에서 치아 방향으로 닦는다.
- 치아의 바깥 면 → 안쪽 면 순서로 깨끗이 닦고 잇몸, 혀, 볼 안쪽도 닦아주는데 구토나 질식이 유발될 수 있으므로 혀는 너무 안쪽 깊숙이 닦지 않는다.
- 장기간 금식 환자는 특수구강간호 대상자이다.
- 구강간호 후 입안과 입 주변의 물기를 잘 닦고 입술에 글리세린이나 바셀린을 발라준다.
- 혀에 백태가 있을 경우 과산화수소수를 이용하여 닦아주되, 치아의 사기질을 손상시키므로 철저히 헹구어야 한다.

### 089 관장 시 자세

관장 시 좌측 반엎드린자세(심즈자세)를 취해준다.

> **반엎드린자세(심즈자세)**
> - 옆누운자세(측와위)와 엎드린자세(복와위)의 중간자세
> - 관장, 항문검사, 무의식 환자의 구강분비물 배액을 촉진하고 흡인을 방지하기 위한 자세

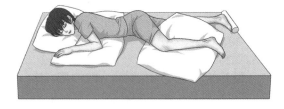

지지된 심즈자세

### 090 수동적 관절가동범위 운동

- 수동 운동은 스스로 운동할 수 없는 환자의 관절경직을 예방하기 위해 타인에 의해 시행되는 운동이다.
- 각 관절마다 3~5회 반복하되, 한쪽을 다 하고 반대쪽을 수행한다.
- 머리 → 발끝, 큰 근육 → 작은 근육으로 부드럽게 운동한다.

- 환자에게 적절한 관절운동 범위를 간호사에게 확인한 후 관절가동범위 내에서 운동한다.
- 관절에 부종, 염증, 손상이 있을 경우에는 시행하지 않는다.
- 환자가 통증이나 불편감을 호소할 때는 운동을 멈추도록 한다.

#### 091 반신마비 환자를 침대에서 휠체어로 이동시키는 방법
- 휠체어를 환자의 건강한 쪽으로 침대와 붙여서 평행이 되도록(또는 30~45°정도 비스듬히) 놓고 잠금장치를 고정한다.
- 휠체어의 발받침대를 올려둔다.
- 환자의 건강한 쪽 손으로 멀리 있는 휠체어 손잡이를 잡게 한다.
- 간호조무사는 환자의 겨드랑 밑으로 손을 넣어 등을 받쳐주고 무릎으로 환자의 마비 측 무릎을 지지해 준다.
- 구령에 맞추어 몸을 회전시키며 휠체어에 앉힌다.
- 환자 뒤로 가서 겨드랑 밑으로 간호조무사의 손을 넣고 당겨서 휠체어 깊숙이 앉게 한다.
- 휠체어의 발받침대를 내려 환자의 발을 올려놓는다.

#### 092 낙상 발생 시 대처
- 즉시 의사나 간호사에게 보고한다.
- 낙상 장소에서 환자의 의식과 손상 정도를 정확히 사정하고 필요시 즉각적인 응급조치를 한다.
- 의식이 있으면 질문하여 통증이 있는 곳을 확인하고, 머리부터 발끝까지 관찰하여 손상이나 형태 변화가 있는지 사정한다.
- 출혈이 있는 곳은 지혈한다.
- 심한 통증을 호소하는 경우나 골절이 의심되는 경우, 입·코·귀 등에서 출혈 등의 분비물이 있는 경우, 심한 출혈이 있는 경우, 의식이 없는 경우에는 환자를 함부로 옮기지 않는다.
- 낙상보고서를 작성하고 의료기관의 보고체계에 따라 보고한다.

#### 093 수액을 주입 중인 환자의 단추 없는 상의 갈아입히기
- 벗을 때 : 수액 없는 팔 → 머리 → 수액 있는 팔 → 수액
- 입을 때 : 수액 → 수액 있는 팔 → 머리 → 수액 없는 팔

#### 094 재킷 보호대
- 지남력이 상실된 혼돈 환자나 진정제를 투여한 환자에게 적용하여 낙상을 방지한다.
- 의자나 휠체어에 앉아 있는 환자가 미끄러져 낙상하는 것을 방지한다.

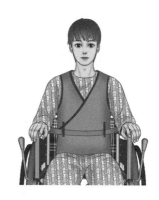

#### 095 가열등(heat lamp, 열램프)
- 적용 시간은 20분 정도가 적당하다.
- 커튼이나 스크린으로 프라이버시를 보호한 뒤 적용할 부위를 노출시킨다.
- 40watt의 가열등은 40cm 이상의 거리를 유지한다.
- 적용부위나 열램프를 수건이나 담요로 덮지 않는다.
- 5분마다 피부를 관찰하여 치료부위에 발적이나 불편감이 있으면 중단하고 간호사나 의사에게 보고한다.

#### 096 수술 후 환자 간호
- 의식상태를 사정하고, 환자 상태가 안정될 때까지 활력징후를 측정한다.
- 수술 부위의 출혈, 배액관의 기능 및 배액 여부 등을 확인한다.
- 의식이 없으면 고개를 옆으로 한 바로누운자세(앙와위)로 흡인 예방, 의식이 있으면 반좌위자세로 폐 확장, 척추마취 환자는 바로누운자세(앙와위)를 취해준다.
- 코로 천천히 깊게 공기를 들이마시고 입술을 동그랗게 오므린 채 천천히 숨을 내쉬는 입술오므리기 호흡을 하도록 한다.
- 수술 부위에 통증을 호소하면 해당 부위를 베개 등으로 지지한 채 기침과 심호흡을 하도록 한다.
- 수술 후 6~8시간 이내에 배뇨를 못할 경우 간호사에게 보고한다.
- 수술 직후 금식해야 할 환자가 갈증을 호소하면 입술에 젖은 거즈를 대어준다. 이후 장운동이 회복되면 물 → 유동식 → 연식 → 경식 → 일반식 순서로 식사를 제공하게 된다.
- 오한을 호소하면 이불을 덮어준다.
- 수술 후 금기가 아니라면 호흡기, 순환기 합병증을 예방하기 위해 24~48시간 이내에 조기이상을 격려한다.

#### 097 동맥혈기체분석(ABGA) 검사
- 신체의 산염기 균형, 산소공급 상태, 혈액의 산소 및 이산화탄소 분압, 폐와 신장의 기능을 평가하기 위해 실시하는 검사이다.

- 검사 전 금식은 필요하지 않다.
- 응고를 방지하기 위해 헤파린으로 코팅처리한 주사기를 사용해 동맥을 천자하여 채취한다.
- 채혈 즉시 공기가 들어가지 않도록 고무마개를 하고 얼음이 담긴 아이스박스에 담아 검사실로 속히 운반한다.
- 채혈 부위는 5분 이상 압박하여 지혈한다.
- 정상범위
  - 산도(pH) : 7.35~7.45
  - 이산화탄소 분압(PCO$_2$) : 35~45mmHg
  - 산소 분압(PO$_2$) : 80~100mmHg
  - 탄산수소염(중탄산염)(HCO$_3^-$) : 22~26mEq/L

## 098 대변검사

- 대변으로 기생충 검사, 세균배양 검사, 잠혈 검사(위장출혈 여부 확인) 등을 실시한다.
- 대변에 점액이 섞여 나올 때는 점액부분을 채취한다.
- 대변 채취 시 소변이나 월경혈이 섞이지 않도록 주의한다.
- 세균 배양검사의 경우 멸균용기에 채취한다.
- 기생충 검사의 경우 눈에 보이는 기생충을 검체용기에 담는다.
- 채취한 대변은 냉장보관이 가능하지만 아메바 검사를 위한 대변은 받는 즉시 검사실로 보내야 한다.
- 뚜껑이 있는 검체용기에 2~3g의 대변을 받아 검사실로 보낸다.
- 대변 잠혈검사 시 3일 전부터 육류, 철분제, 비타민 C, 생채소 섭취를 제한한다.

## 099 복수천자

- 천자 시행 전에 소변을 보게 하여 방광 천자를 예방한다.
- 천자 전후에 복부둘레를 측정하여 비교하고 기록한다.
- 배액병을 천자부위보다 낮게 위치시킨 상태로 천천히 배액한다.
- 천자 시 발생할 수 있는 저혈압 및 쇼크증상을 관찰한다.

## 100 복부 밀어내기(하임리히법)

- 환자 뒤에 서서 배꼽과 명치의 중간지점에 주먹을 쥔 한쪽 손의 엄지손가락이 배에 닿도록 위치시키고 다른 한쪽 손으로는 주먹 쥔 손을 감싼다.
- 양손으로 상복부를 후상방으로 압박하되, 짧은 시간에 힘차고 강하게 밀어 올리며 이물질이 빠져나오는지 확인한다.
- 119 구급대원이 도착하거나, 이물질(음식물)이 나오거나, 환자가 의식을 잃기 전까지 계속 등 두드리기와 복부 밀어내기를 5회씩 반복한다.
- 임산부나 고도 비만 환자의 경우에는 등 두드리기 시행 후에도 이물질이 제거되지 않으면 복부밀어내기 대신 가슴밀어내기를 시행한다.

- 주변에 하임리히법을 해줄 사람이 없을 경우, 책상 모서리 등에 자신의 명치와 배꼽 사이를 대고 강하게 주저앉아 스스로 하임리히법을 적용할 수 있다.
- 공기 펌프 방식으로 이물질을 빼내는 가정용 기도폐쇄 응급처치 키트인 라이프백(Life Vac)이라는 물건도 있다.

## 101 심폐소생술

- 분당 100~120회 속도로 압박한다.
- 성인 가슴압박 시 팔꿈치를 펴서 수직방향으로 체중을 이용하여 5cm 깊이로 압박한다.
- 영아는 젖꼭지 연결선 바로 아래의 복장뼈(흉골)를 압박한다. 칼돌기(검상돌기)와 갈비뼈(늑골)를 누르지 않도록 주의한다.
- 평평하고 딱딱한 바닥에 눕혀서 실시한다.
- 환자가 침대에 누워있을 경우 환자를 침대에서 바닥으로 옮기지 말고 침대 옆에 선 자세로 시행한다.

## 102 검사실에 온 환자 확인 방법(의식이 명료한 경우)

"성함이 어떻게 되십니까?", "등록번호 또는 생년월일이 어떻게 되십니까?" 등의 개방형 질문을 한 후 입원 팔찌와 환자 리스트에 기재된 내용을 대조한다.

## 103 전동 시 간호

- 의사의 전동 처방을 확인한 후 환자에게 전동에 대해 알리고 설명한다.
- 전동 시 환자의 개인 물품, 남은 약, 의무기록 등을 정리하여 전입병동으로 가지고 간다.
- 운반차, 휠체어, 보행기 등의 적절한 이동 보조기구를 사용하여 전입병동으로 함께 이동한다.
- 전동 시 사용한 운반차·휠체어·보행기 등의 이동 보조기구, 수액걸대, 산소통과 산소유량계 등 전출병동의 물건을 다시 가지고 온다.

## 104 반영

대상자의 내용(생각), 감정(느낌), 경험(행동)을 치료자의 견해를 섞지 않고 공감한대로 나타내 보이는 기술이다.

### 반영의 예

환자: "우리 가족은 내가 입원한 이후로 아무도 병원에 나를 보러 오지 않았어요. 그래서 나는 너무 슬퍼요."

| 내용반영 | 환자가 말한 내용을 간결하고 분명하게 다시 말해주는 것 |
|---|---|
| | 간호조무사 : "당신이 입원한 이후로 가족이 아무도 면회를 오지 않았군요." |
| 느낌반영 | 환자가 느낀 감정을 다시 표현해주는 것 |
| | 간호조무사 : "당신은 많이 슬프군요." |

| 경험반영 | 객관적으로 관찰한 것을 환자에게 알려주는 것 |
|---|---|
| | 간호조무사 : "울고 계시는 군요." |

## 105 호스피스 환자 간호

- 자유로운 면회와 종교활동을 허용한다.
- 증상조절, 통증간호, 가족간호, 영적지지 등을 목적으로
  한다.
- 환자가 원하면 가족과 함께 있을 수 있도록 해준다.
- 생명 연장이나 치료가 아닌 증상을 완화시키는 간호를
  시행한다.
- 호스피스 간호는 죽음을 앞둔 말기 환자와 그 가족을 심
  리적으로 지지하고 사랑으로 돌보는 행위이다.
- 의사, 간호사, 물리치료사, 자원봉사자 등의 구성원들이
  팀으로 접근해야 한다.

| 001 ④ | 002 ④ | 003 ③ | 004 ⑤ | 005 ① |
|---|---|---|---|---|
| 006 ① | 007 ⑤ | 008 ② | 009 ② | 010 ② |
| 011 ④ | 012 ⑤ | 013 ③ | 014 ⑤ | 015 ③ |
| 016 ⑤ | 017 ③ | 018 ⑤ | 019 ④ | 020 ① |
| 021 ⑤ | 022 ⑤ | 023 ④ | 024 ① | 025 ⑤ |
| 026 ① | 027 ③ | 028 ① | 029 ⑤ | 030 ⑤ |
| 031 ② | 032 ③ | 033 ① | 034 ③ | 035 ⑤ |
| 036 ② | 037 ⑤ | 038 ③ | 039 ③ | 040 ⑤ |
| 041 ② | 042 ① | 043 ② | 044 ⑤ | 045 ⑤ |
| 046 ② | 047 ④ | 048 ① | 049 ④ | 050 ⑤ |
| 051 ④ | 052 ⑤ | 053 ④ | 054 ① | 055 ③ |
| 056 ③ | 057 ② | 058 ③ | 059 ③ | 060 ⑤ |
| 061 ④ | 062 ① | 063 ② | 064 ③ | 065 ③ |
| 066 ③ | 067 ⑤ | 068 ④ | 069 ③ | 070 ⑤ |
| 071 ③ | 072 ⑤ | 073 ② | 074 ⑤ | 075 ① |
| 076 ⑤ | 077 ⑤ | 078 ③ | 079 ① | 080 ④ |
| 081 ① | 082 ③ | 083 ② | 084 ③ | 085 ② |
| 086 ⑤ | 087 ⑤ | 088 ② | 089 ② | 090 ② |
| 091 ② | 092 ② | 093 ⑤ | 094 ⑤ | 095 ③ |
| 096 ⑤ | 097 ② | 098 ④ | 099 ② | 100 ④ |
| 101 ⑤ | 102 ③ | 103 ③ | 104 ④ | 105 ⑤ |

## 기초간호학 개요

**001 간호조무사의 직업윤리 실천 목적**
- 직업윤리란 그 직업을 가짐으로써 마땅히 하여야 할 도리를 실천하는 것을 말한다.
- 간호조무사에게 직업윤리가 강조되는 이유는 간호행위 자체가 인간의 존엄성과 인격을 존중하는 행위이기 때문이다.
- 간호 업무는 다양한 상황에서 윤리적 딜레마에 직면하게 되므로 이에 따라 책임감 있는 행동이 요구된다.

**002 정직한 행동**
간호조무사는 보건의료인의 일원으로서 공익성을 중시하고 정직한 행동으로 동료 간 상호 협조해야 한다.

**003 주삿바늘과 소독솜·주사기의 처리 방법**
환자에게 사용한 주삿바늘은 뚜껑을 되씌우지 않은 채 손상성 폐기물 전용용기에 버리고, 사용했던 소독솜과 주사기는 일반의료폐기물 전용용기에 버린다.

**004 간호기록의 정확성**
- 객관적으로 정확하고 명확하게 기록하는 것을 정확성이라고 한다.
- 근무기관에서 사용하는 약어나 척도를 정확하게 사용하도록 한다.

**005 백혈구**
- 생성기관 : 골수, 비장, 림프절
- 정상수치 : 4,000~10,000/μL
- 기능 : 포식작용(식균작용), 면역, 조직의 복구와 재생작용
- 분류
  - 과립구(과립백혈구) : 중성구, 호산구, 호염기구
  - 무과립구(무과립백혈구) : 림프구, 단핵구
- 특징
  - 감염 시 수치가 증가한다.
  - 핵을 가지고 있으며 적혈구보다 크다.

**006 직장(곧창자)**
항문과 이어진 20cm 가량의 곧은 관으로, 직장에 대변이 축적되어 팽대되면 변의를 느끼게 된다.

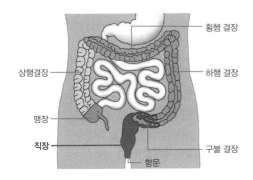

상행결장 / 횡행 결장 / 하행 결장 / 맹장 / 직장 / 구불 결장 / 항문

## 007 경구약 복용 방법

- 함당정제는 입에서 녹여(빨아) 먹는다.
- 장용피복정은 장에서 흡수되도록 해야 하므로 부수지 말고 그대로 삼키도록 한다.
- 설하투여는 혀 밑 점막을 통해 투여하는 방법으로, 약물이 녹을 때까지 혀 아래에 넣고 기다리되 삼키지 않아야 한다.
- 액상 타입의 철분제는 치아 착색을 일으키므로 빨대를 사용한다.
- 강심제는 맥박을 측정하여 분당 60회 이하일 경우 투여하지 않는다.
- 모르핀은 호흡을 측정하여 분당 12회 이하인 경우 투약을 보류하고 의사에게 보고한다.
- 이뇨제 투여 시 포타슘의 혈중 수치를 확인해가며 사용해야 한다.
- 항응고제 투여 전에 혈액 응고시간을 확인해야 한다.

## 008 아트로핀(atropine)

- 효능 : 부교감신경억제제(부교감신경차단제)로, 기관지 분비물을 억제하기 위해 수술 전 처치 시 흔히 사용, 평활근 이완, 담도 긴장 및 경련 저하
- 적응증 : 침과 호흡기 분비물 감소가 필요할 때, 담석증, 서맥
- 부작용 : 산동(동공확대), 안압 상승, 구갈(목마름), 구역, 구토
- 금기 : 녹내장, 마비 장폐색증, 중증 근무력증

- 옥시토신 : 자궁 수축제
- 살부타몰(벤토린) : 기관지 확장제
- 아세트아미노펜 : 해열 진통제
- 클로르페니라민 : 항히스타민제

## 009 지방

- 9kcal/1g의 열량이 발생한다.
- 체온을 유지시켜주고, 충격을 흡수하여 장기를 보호한다.
- 지용성 비타민 A, D, E, K의 장내 흡수를 돕는다.
- 소비되고 남은 에너지는 피부 아래 지방세포에 무제한 저장된다.
- 빠른 비움 증후군(덤핑 증후군) 환자는 고지방 식이가 적당하다.
- 포만감을 준다.
- 췌장액과 담즙을 이용하여 소장에서 지방의 소화와 흡수가 이루어진다.
- 최종산물은 지방산과 글리세롤이다.

## 010 질병과 치료식이

- 통풍 – 저퓨린 식이
- 폐결핵 – 고단백 식이
- 고혈압 – 저지방 식이
- 만성 신부전 – 저염 식이
- 당뇨 – 혈당지수(GI)가 낮은 식이

| 열량 | 고열량 | 결핵, 간염 |
|---|---|---|
| | 저열량 | 당뇨병, 고혈압, 고지혈증, 비만 |
| 단백질 | 고단백 | 간염, 결핵, 화상, 임신부, 수유부 |
| | 저단백 | 신부전, 요독증, 간성혼수 |
| 지방 | 고지방 | 빠른비움증후군(덤핑증후군) |
| | 저지방 | 간염, 심장질환, 고혈압, 비만 |
| 섬유질 | 고섬유질 | 변비 |
| | 저섬유질 | 급성 설사, 장출혈, 장 수술 후 |
| 무기질 | 고포타슘 식이 (고 · 저 포타슘식) | 이뇨제 복용환자 |
| | 저포타슘 식이 | 신부전 |
| | 고칼슘 식이 | 골다공증, 결핵 |
| | 저염 식이 | 심장병, 신부전 등의 신장병, 고혈압, 임신중독증, 부종이 심한 경우 |

## 011 하악 제1 큰어금니

- 6~7세경 하악 제1 큰어금니(하악 제1 대구치)가 맹출된다.
- 맹출 시기가 빠른 간니(영구치)이므로 젖니(유치)와 혼동될 수 있다.
- 평생 사용해야 할 치아이므로 충치 예방에 특별히 신경 써야 한다.

## 012 충치 예방법

- 이쑤시개 사용을 자제하고 치실 사용을 습관화한다.
- 당분이 많이 함유된 음식을 자제하고, 저탄수화물 식이를 섭취한다.
- 치과에서 플루오린(불소) 도포와 치면열구전색(치아홈 메우기)을, 학교에서 플루오린용액 양치를 시행한다.
- 6개월마다 정기적인 구강검진을 실시한다.

- 치아건강을 위해서는 단백질과 칼슘 섭취가 필수적이며, 섬유질이 풍부하여 충치 예방에 도움이 되는 신선한 제철 과일이나 채소를 섭취한다.

### 013 어혈

- 어혈은 기혈의 운행을 방해한다.
- 외상 어혈은 청자색 혈종이 나타난다.
- 한열이 지나쳐도 어혈이 생긴다.
- 어혈 발생 부위에 따라 각기 다른 증상이 나타난다.
- 축혈이라고도 부르며 전신의 혈액순환이 순조롭지 못한 것을 말한다.
- 어혈이 경맥을 막아 통하지 않으면 통증이 생긴다.

### 014 추나(수기)요법

- 손가락이나 손바닥을 이용하여 음양 조화, 경락과 경혈을 자극하여 소통, 기와 혈 활성화(혈액순환 촉진, 신진대사 증가), 관절을 부드럽게 이완시켜 관절운동 범위 개선, 근육경련을 감소시키는 방법이다.
- 출혈성 질환, 염증성 질환, 골절이나 관절 탈구가 있을 경우 추나요법을 할 수 없다.
- 휴식을 취한 후 안정된 상태에서 추나요법을 실시하고, 추나요법 후에도 충분한 휴식을 취하도록 한다.
- 약한 자극부터 시작해서 강한 자극으로, 횟수도 점차 늘려가야 한다.
- 치료 중 구역 등의 부작용이 나타나면 즉시 치료를 중지하고 안정을 취하게 한다.
- 추나요법실은 일반 병실과 비슷하게 20℃ 이상 유지한다.

### 015 통증

- 불안과 공포는 통증을 증가시킨다.
- 만성 통증은 우울감을 증가시킨다.
- 급성 통증 시 혈압과 맥박 상승, 빠르고 얕은 호흡, 동공 확대, 근육 긴장도 증가, 발한, 창백, 집중력 저하 등의 증상이 나타난다.
- 통증에만 집착할 때보다 주의를 다른 곳으로 돌렸을 때 통증이 감소한다.
- 통증은 실제적 또는 잠재적 조직손상에 대한 주관적인 감각이다.
- 성격의 외향성과 내향성도 통증에 영향을 미친다.
- 일반적으로 진통제를 복용하면 통증이 감소한다.
- 2차 수술을 하는 환자가 1차 수술을 하는 환자보다 통증을 더 많이 호소한다.
- 수술 후에는 수술 전보다 통증의 강도가 커진다.
- 현대 도시 문화권에 사는 산모가 낙후된 지역에 사는 농부의 아내가 경험하는 산통보다 더 크다.
- 전쟁터의 병사가 주위의 전사된 동료를 보면서 살았다는 안도감으로 통증이 감소한다.

### 016 성인의 정상 맥박과 이상 맥박

- 심장에서 신체 각 부분에 혈액을 공급할 때 동맥에서 느낄 수 있는 박동으로, 성인의 맥박 정상 범위는 분당 60~100회이다.
- 빠른맥박(빈맥) : 분당 100회 이상
- 느린맥박(서맥) : 분당 60회 이하
- 부정맥 : 불규칙한 맥박
- 맥박결손 : 말초맥박이 심첨맥박의 수보다 적은 경우로, 2명의 간호조무사 중 한 명은 심첨맥박을, 또 다른 한 명은 요골맥박을 동시에 1분간 측정한 후 비교한다.

### 017 객혈 시 간호

- 절대안정하게 하고 의사표시를 위한 필기도구를 준비한다.
- 기도폐쇄 증상을 관찰한다.
- 반좌위자세를 취해주고 금식하게 한다.
- 큰기침을 삼가고 잔기침을 하도록 한다.
- 흉부에 얼음주머니를 적용한다.

**객혈과 토혈의 비교**

| 객혈 | 토혈 |
|---|---|
| • 호흡계 출혈<br>• 기침 시 배출<br>• 양이 적음<br>• 알칼리성<br>• 거품이 있는 선홍색 | • 소화계 출혈<br>• 구토 시 배출<br>• 위 내용물이 섞여 있고 양이 많음<br>• 위산으로 인해 산성<br>• 암적색 |

### 018 갑상샘 수술 후 말을 시키는 이유

갑상샘 절제수술 후 후두신경 손상 여부를 확인하기 위해 환자에게 말을 시켜보아야 한다.

### 019 간성혼수

- 정의 : 간기능 장애가 있는 환자의 의식이 나빠지거나 행동에 변화가 생기는 것
- 특징 : 간질환의 무서운 합병증 중 하나로 예후가 나쁘다.
- 원인 : 단백질을 과도하게 섭취하거나 변비가 있을 때 또는 위장관 출혈이 있을 때 발생하며, 단백질이 분해될 때 발생하는 암모니아 증가가 원인이다.
- 증상 : 호흡 시 단 냄새, 혈중 암모니아 증가, 불면증, 성격 변화, 떨림(진전), 지남력 상실, 착란, 혼수상태 등
- 치료 : 저단백 식이 제공, 락툴로스(상품명 : 듀파락)를 경구투여하거나, 같은 용액을 사용하여 정체 관장을 시행하여 암모니아를 배출시킨다.

### 020 소화궤양 환자의 간호

- 금주 및 금연한다.
- 출혈 가능성이 높으므로 아스피린 복용을 금한다.

- 맵고 짠 음식, 탄산음료, 카페인 등 자극적인 음식섭취를 금한다.
- 우유나 크림은 위산분비를 자극하므로 금한다.
- 고단백, 고비타민, 소화되기 쉽고 위내 정체시간이 짧은 음식을 소량씩 규칙적으로 섭취한다.
- 위나선균(헬리코박터 파일로리) 감염을 치료한다.
- 편안한 마음으로 휴식을 취하고 스트레스 감소를 위해 노력한다.
- 위산분비 억제제와 위 점막 보호제 등의 처방 약물을 투여하여 치료한다.

## 021 뇌졸중 환자 간호
- 마비된 부위는 감각이 저하되거나 소실되어 있으므로 온찜질이나 냉찜질 적용을 금한다.
- 사지에 마비가 있는 경우 처방에 따라 수동관절운동을 해준다.
- 삼킴곤란(연하곤란)이 있는 경우 고개를 약간 숙인 자세로 물을 삼키게 하여 흡인을 예방한다.
- 항혈전제나 항응고제, 혈전용해제 등의 약물로 치료할 경우 처방에 따른 약물을 지속적으로 복용하도록 하고 임의로 중단하지 않도록 교육한다.
- 편측 시야 장애가 있는 경우 환자가 볼 수 있는 쪽에 물건을 배치한다.

## 022 방광염
- 정의 : 세균 감염(주로 대장균)으로 인한 방광의 염증
- 특징 : 요도 길이가 짧은 여성에게 흔하며, 재발이 잘 일어나므로 스트레스와 육체적인 피로가 쌓이지 않도록 주의
- 증상 : 배뇨 시 통증, 배뇨장애, 발열, 빈뇨, 절박뇨, 혈뇨, 야간뇨 등
- 예방 : 소변 참지 않기, 성관계 후 소변보기, 배변 후 앞에서 뒤로 닦는 습관 갖기, 과도한 질세척 금지
- 치료 및 간호 : 충분한 수분섭취, 항생제 복용, 휴식과 안정, 좌욕

## 023 임부의 정맥류 간호
- 적당한 운동으로 정맥혈 귀환을 촉진한다.
- 임신 말기에 증대된 자궁이 복부정맥을 압박하여 혈액순환이 원활하지 않아 하지나 외부생식기에 정맥류가 발생한다.
- 탄력붕대를 적용하거나 압박스타킹을 착용한다.
- 휴식 시 다리를 상승시키는 변형된 트렌델렌부르크자세를 취한다.
- 몸이 조이는 의복과 다리 꼬는 자세를 피하고, 굽이 낮은 편안한 신발을 신는다.
- 장시간 서 있거나 앉아 있지 않도록 한다.

## 024 임산부 간호
- 조기양막파열(조기양막파수)된 임부는 운반차에 눕혀서 이동한다.
- 제왕절개 적응증 : 유도분만의 실패, 고혈압 질환, 중증 심장질환, 35세 이상의 노초산부, 태위 이상, 전치태반, 태반조기박리, 태아 큰몸증(거대아), 태아 저산소증 등 임부와 태아가 위험한 경우 의사의 판단 하에 제왕절개 분만을 하게 된다.
- 자간전증에서 자간증으로 진행될 수 있으므로 즉시 병원 방문이 필요한 증상 : 혈압 상승, 심한 두통, 계속적인 구토, 명치부위(심와부) 통증, 얼굴과 손가락의 부종, 흐린 시야, 소변량 감소 등
- 분만 2기 태아의 위험증상
  - 자궁수축의 회복기가 30~60초 이상 지연
  - 양수에 태변이 섞여 있음(태아의 저산소증 의미)
  - 태아의 심박동에 변이성과 다양성이 없음
- 태아순환을 증가시키기 위한 자세 : 똑바로 눕게 되면 산모의 자궁 뒤에 있는 아래대정맥(하대정맥)을 누르게 되어 태아순환에 방해가 되므로 산모를 왼쪽 옆으로 돌려 눕힌다.

## 025 정상분만(질분만) 후 산모 간호
- 정상분만 후 특별한 이상이 없으면 바로 음식섭취가 가능하다.
- 자궁이 견고하고 단단하게 유지될 때까지 간헐적으로 자궁마사지를 시행한다.
- 출산 후 땀이 많이 나는 것은 임신 중 과다하게 축적된 수분이 배설되는 수분대사과정으로 정상적인 반응이다.
- 특별한 문제가 없다면 분만 후 4~8시간이 지나면 침대에서 일어나 앉거나 걸을 수 있도록 격려한다.
- 분만 직후 회음부에 냉찜질을 적용하여 부종과 통증을 감소시킨다.
- 출혈이 멈춘 후에는 좌욕을 실시하고 회음부에 가열등(열램프)을 적용하여 혈액순환을 돕고 산모의 편안함을 증진시킨다.

## 026 미숙아와 과숙아의 신체적 특징

| 미숙아 | 과숙아 |
|---|---|
| • 작고 야윈 외모와 신체에 비해서 머리가 큼<br>• 솜털이 많고 피하지방은 적음<br>• 손바닥과 발바닥에 주름이 적거나 없고, 귀 연골 발달이 미약함<br>• 남아의 경우 고환하강이 되지 않아 음낭 발달이 미약함<br>• 여아의 경우 음핵이 돌출됨<br>• 대부분의 반사가 없거나 약함<br>• 체온 유지가 어렵고 빈번한 무호흡 발생<br>• 적분홍색 피부 밑으로 정맥이 비쳐 보임 | • 머리카락이 많고 솜털은 없음<br>• 태아기름막(태지)이 감소되거나 짙은 노랑 혹은 초록색<br>• 키가 크고 야윈 모습<br>• 손톱이 길고 피부색은 창백함<br>• 피부가 갈라져 있거나 벗겨짐 |

## 027 경련 환자 간호

- 옆누운자세(측와위)를 취하거나 바로누운자세에서 고개를 옆으로 돌려 구강 분비물이 흡인되지 않도록 한다.
- 경련 환자의 병실은 조용하고 어둡게 유지한다.
- 부상을 입지 않도록 주위의 위험한 물건을 치운다.
- 허리띠나 단추 등을 신속히 풀어준다.
- 신체보호대를 적용하거나 마사지하지 않는다.
- 불필요한 자극을 주지 않는다.
- 경련 중에는 환자 입안에 아무것도 넣지 않는다.
- 의자에 앉은 채 경련을 하면 다치지 않게 환자를 바닥에 내려 눕혀야 한다.
- 기도를 확보하고 필요시 처방된 산소를 공급한다.
- 처방에 따라 항경련제, 진정제 등을 투여한다.
- 경련 양상을 주의 깊게 관찰하고 기록한다.
- 경련 후에는 분비물을 닦아주고 바로 눕혀서 기도를 유지하며 혀와 입술의 깨물림 등의 손상이나 경련 시 생긴 피부상처가 없는지 살펴본다.

## 028 아토피 피부염 아동 간호

- 피부 자극을 줄이기 위해 면으로 된 헐렁한 옷을 입힌다.
- 미지근한 물과 습윤성 비누를 사용하여 목욕하되 때는 밀지 않는다.
- 피부에 자주 보습제를 바르고, 가습기를 사용하여 피부가 건조해지지 않도록 한다.
- 알코올은 피부를 건조시키므로 사용하지 않는다.
- 목욕 후 파우더 사용을 금하고 털이 있는 인형은 피부를 자극하므로 가지고 놀지 않도록 한다.
- 초콜릿, 달걀, 땅콩, 우유, 밀가루, 인스턴트 음식, 튀김류, 탄산음료 등 아토피를 유발하거나 악화시키는 음식 섭취를 자제한다.
- 손톱을 짧게 유지하고 소양감이 심할 경우 장갑보호대 등의 신체보호대를 적용하여 긁지 않도록 한다.

## 029 고열 아동 간호

- 실내기온을 낮추고 옷을 벗기거나 가볍게 입힌다.
- 아동이 어른에 비해 체표면적이 넓어 탈수가 잘 발생하므로 주의 깊게 관찰하고 수분섭취를 증가시킨다.
- 얼음주머니를 적용하고 손과 발은 따뜻하게 해준다.
- 수건에 미온수를 적셔 말초에서 중심 방향으로 20~30분간 닦아준다.
- 모세혈관이 수축하게 되어 복통 및 설사를 유발할 수 있으므로 복부는 제외하고 닦아야 한다.
- 큰 혈관이 지나가는 곳(圆 서혜부, 겨드랑, 목 등)을 닦아주면 열을 떨어뜨리는 데 효과적이다.
- 처방된 해열제를 투여하고 환기시킨다.
- 체온을 떨어뜨리기 위한 행위 실시 30분 후 다시 체온을 측정하되 오한이 있을 수 있으므로 구강체온 측정은 금한다.

## 030 골다공증

- 정의 : 뼈의 양과 질 감소로 강도가 약해져 골절을 일으키기 쉬운 상태
- 원인 : 폐경으로 인한 에스트로겐 결핍, 유전, 저체중, 칼슘 등 영양 섭취 불충분, 운동부족, 갑상샘 및 부갑상샘 질환, 흡연·음주·카페인의 다량 섭취, 3개월 이상 부신피질 호르몬(스테로이드)을 투여받았거나 장기적으로 혈전 방지를 위한 약물을 복용한 경우 등
- 증상 : 무증상, 골절이 쉽게 일어남
- 치료 및 간호 : 금주, 금연, 적정체중유지, 칼시토닌 등 처방된 약물 복용, 칼슘과 비타민 D 함께 복용, 체중부하 운동(圆 걷기, 계단 오르기, 조깅) 권장

## 031 치매 노인의 약물 투여 방법

- 잠자기 전 이뇨제를 투여하면 수면을 방해하게 되고 낙상의 위험이 있다.
- 인지능력이 떨어진 치매 노인에게 약물을 투여할 때는 가족에게 투약 방법을 설명하여 정해진 용량의 약물을 규칙적으로 복용할 수 있도록 한다.
- 약물 복용 시 가능하면 옆에서 도와주거나 관찰한다.
- 취침 전 약물복용 시 물을 많이 마시면 소변이 마려워 깰 수 있으므로 적당히 마시는 것이 좋다.
- 노인은 대부분 호흡이 얕고 폐기능이 저하되어 있으므로 마약 진통제(圆 모르핀)의 사용을 자제한다.

## 032 요실금 노인 환자 간호

> * 일정한 간격(규칙적)으로 변기 제공 + 케겔운동 → 기저귀 → 유치도뇨

- 가장 먼저 일정한 간격으로 변기를 대어주고 심리적으로 안정될 수 있도록 돕는다.

- 케겔운동(골반근육 강화운동)을 알려주고 실시하도록 한다.
- 와상 환자에게는 기저귀를 사용할 수도 있다.
- 엉치뼈(천골) 발적이나 욕창이 발생한 요실금 노인 환자에게는 정체도뇨를 실시한다.
- 소변을 참지 않도록 하고, 낮 동안 적어도 1리터 이상의 수분을 충분히 섭취한다.
- 카페인 섭취와 취침 직전 수분섭취를 자제한다.
- 깨끗하게 피부간호를 해준다.

## 033 환자 운반법

- 리더는 환자의 머리 쪽에 서서 환자가 하는 말을 듣고 환자의 의식, 표정, 호흡 등을 살핀다.
- 평지를 갈 때는 환자의 다리를 앞으로 한다.
- 구급차에 들어갈 때는 환자의 머리가 먼저 들어간다.
- 경사진 곳을 올라갈 때는 환자의 머리를 앞으로 한다.
- 언덕을 내려갈 때는 환자의 다리를 앞으로 하여 운반한다.

## 034 중독 종류에 따른 응급처치

| 종류 | 처치 |
| --- | --- |
| 바비튜르산염 (barbiturate, 진정·수면제) | • 의식이 있으면 구토 유도, 의식이 없거나 혼미하면 위세척<br>• 커피나 중추신경 흥분제 금지 |
| 석유제품, 강산, 강알칼리 | • (약산이나 약알칼리성 물질인 경우) 물을 마셔 희석시켜주고, 완하제를 이용해 중독물질을 몸 밖으로 배출<br>• 신속히 병원으로 이송해야 하고, 구토와 위세척 및 중화제 사용 금지 |
| 농약 | 기도 유지, 유기인제 농약 중독 시 신속히 아트로핀 투여 |
| 쥐약 | • 병원에 갈 때 반드시 쥐약병이나 겉포장을 가지고 가야 함<br>• 항응고 성분이 들어 있어 장기에 출혈(혈뇨, 혈변 등)을 유발하므로 병원으로 이송하여 혈액응고시간 측정<br>• 필요 시 비타민 K주사, 수혈<br>• 위세척 실시, 활성탄과 완하제 투여 |

## 035 자동심장충격기 적용 방법

- 세동제거(심장충격) 실시 후 즉시 가슴압박 30회당 인공호흡 2회의 비율로 심폐소생술을 다시 시작한다.
- 심장리듬 분석 중이라는 음성지시가 나오면 심폐소생술을 멈추고 환자에게서 손을 떼야 한다.
- 세동제거 버튼을 누를 때는 환자로부터 떨어져 있어야 한다.
- 패드 부착 부위에 땀 등의 물기, 이물질, 약물 패치 등이 있으면 닦거나 제거한 후 패드를 부착한다.
- 세동제거 버튼을 누르기 전에 자신뿐만 아니라 다른 사람도 환자에게서 떨어져 있는지 다시 한 번 확인한다.

## 보건간호학 개요

## 036 금연교육의 궁극적인 목적

금연교육 실시 후 대상자에게 궁극적으로 요구되는 것은 담배를 끊는 행동, 즉 금연을 실천하는 것이다.

## 037 보건교육 시 가장 중요한 것

- 보건교육 시 고려해야 할 요소 중 가장 중요한 것은 피교육자의 요구도이다.
- 그러므로 보건교육 계획 시 가장 먼저 피교육자의 요구를 파악한다.
- 개인, 가정, 지역사회 주민의 요구와 흥미에 따라 보건교육을 실시해야 효과적이다.

## 038 총괄평가

보건교육 종료 후 학습자들이 성취 수준을 달성했는지 확인하기 위해 시행하는 평가이다.

📖 수업이 완전히 끝난 후 진행하는 중간고사, 기말고사 등

## 039 강의의 장단점

| | |
| --- | --- |
| 장점 | • 대상자가 기본지식이 없을 경우에도 교육이 가능하다.<br>• 대상자의 교육 준비 시간이 짧고 교육에 대한 긴장감이 적다.<br>• 많은 인원에게 짧은 시간동안 방대한 양의 지식전달이 가능하므로 비용과 시간이 절약된다. |
| 단점 | • 대상자의 동기유발과 자발적 참여를 이끌어내기가 어렵다.<br>• 대상자는 교육 내용을 쉽게 잊어버린다.<br>• 대상자들의 학습 진행정도를 파악하기 어렵고 개인차를 고려할 수 없어 대상자 모두를 만족시키지는 못한다. |

## 040 보건진료소

- 보건의료 취약지역인 벽지나 오지 등에 설치되어 있으며 이곳의 보건의료 인력을 '보건진료 전담공무원(간호사, 조산사)'이라 부른다.
- 1980년 「농어촌 등 보건의료를 위한 특별조치법」에 근거하여 1981년 처음으로 설치되었다.
- 보건의료 취약지역의 보건의료서비스 접근성 제고를 위해 설치되었다.
- 보건진료 전담공무원의 업무 : 질병이나 부상상태를 판별하기 위한 진찰 및 검사, 환자의 이송, 외상 등 흔히 볼 수 있는 환자의 치료 및 응급처치, 상병의 악화방지를 위한 처치, 만성병 환자의 요양지도 및 관리, 정상 분만 시의 분만개조, 예방접종, 위의 의료행위에 따르는 의약품 투여, 환경위생 및 영양개선, 질병예방, 모자보건, 주민의 건강에 관한 업무를 담당하는 사람에 대한 교육 및 지도, 그밖에 주민의 건강증진에 관한 업무

## 041 일차보건의료

- 치료보다는 예방에 치중한다.
- 지역사회 주민의 적극적인 참여가 가장 중요하다.
- 지역 주민의 기본적, 보편적, 포괄적인 건강문제를 관리한다.
- 지역사회 개발사업의 일환으로 이루어져야 한다.
- 일차보건의료 기관으로는 보건소, 보건지소, 보건진료소, 개인의원 등이 있다.

> **일차보건의료 기본 개념**
> - 주민들이 누구나 쉽게 이용할 수 있는 접근성이 있어야 한다.
> - 주민이 받아들일 수 있는 방법으로 접근해야 한다.
> - 지역사회가 중심이 되어야 하고, 지역사회 주민의 적극적인 참여가 중요하다.
> - 주민들의 지불능력에 맞는 의료수가가 제공되어야 한다.
> - 건강은 인간의 기본권이라는 개념을 기초로 하고 있다.
> - 주민들의 기본적인 건강요구에 기본을 두어야 한다.
> - 기본적, 보편적, 포괄적 지역사회 건강문제를 다룬다.
> - 지역사회에 흔한 질병부터 우선 관리하며, 질병예방이 중요하다.
> - 일차보건의료를 행하는 기관으로는 보건소, 보건지소, 보건진료소, 개인 의원 등이 있다.
> - 지역사회 개발사업의 일환으로 이루어져야 한다.
> - 의사, 간호사만이 아닌 보건의료팀을 통한 접근이 바람직하다.
> - 주민과의 교량 역할을 하는 사람은 주민을 위해 봉사하고자 하는 활동적인 사람이 적합하다.
> - 일차보건의료 대두 배경 : 인간의 기본권 보장을 위해, 종합 병원 중심의 의료, 치료 중심의 의료, 의료자원과 인력의 불균형적 분포, 의료 인력의 전문화, 비전염성 질환의 증가 등

## 042 국민연금

국민 개개인이 소득 활동을 할 때 납부한 보험료를 기반으로 하여 나이가 들거나, 갑작스런 사고나 질병으로 사망 또는 장애를 입어 소득활동이 중단된 경우 본인이나 유족에게 연금을 지급함으로써 기본 생활을 유지할 수 있도록 하는 연금제도이다.

## 043 의료급여

- 생활 유지 능력이 없거나 생활이 어려운 저소득 국민에게 의료를 무상으로 제공하거나 일정한 금액만을 본인이 부담하게 하여 그들의 생활에 도움이 되도록 하는 공공부조 제도이다.
- 1종 수급권자와 2종 수급권자로 구분한다.
- 생활이 어려운 저소득층 국민의 질병, 부상, 출산 등에 대해 진찰, 검사, 치료 등의 의료서비스를 제공한다.

## 044 노인요양공동생활가정(그룹홈)

치매·중풍 등 노인성 질환 등으로 심신에 상당한 장애가 발생하여 도움이 필요한 노인에게 가정과 같은 주거여건과 급식·요양, 그밖에 일상생활에 필요한 편의를 제공하는 시설(입소정원 : 5명 이상~9명 이하)

## 045 행위별수가제(Fee-for-Service)

- 행위별수가제는 진찰료, 처치비 등 서비스의 내용에 따라 진료비가 결정되는 사후보상방식의 진료비 지불제도이다.
- 사후보상방식은 진료를 받은 후 진료비를 합산하여 지불하는 방식으로 의료비 상승이 초래되는 단점이 있다.

## 046 바젤협약

- 유해 폐기물 수출입과 처리를 규제하는 내용의 국제협약이다.
- 유해폐기물의 국가 간 이동 시, 교역국은 물론 경유국에까지 사전통보 등의 조치를 취함으로써 유해폐기물 불법이동을 줄이자는 데 그 기본취지가 있다.

## 047 수질오염 지표

- 오염도가 높을수록 용존산소가 감소한다.
- DO가 높으면 BOD와 COD는 낮아진다.
- 화학적 산소요구량(COD)이 높으면 물이 오염되었음을 의미한다.
- 용존산소(DO)가 높아지면 생화학적 산소요구량(BOD)이 낮아진다.
- 하천으로 유기물질이 과다 유입되면 생화학적 산소요구량(BOD)이 증가한다.

## 048 감각온도(유효온도)

- 감각온도는 기온, 기습, 기류의 요소를 종합한 체감온도이다.
- 포화습도(습도 100%), 바람이 없이 공기가 정지된 상태(정지공기)에서 동일한 온감을 주는 기온을 말한다.

## 049 장출혈성대장균 감염증(O-157)

장출혈성대장균 식중독은 덜 익힌 쇠고기를 먹을 때 발생하며 경련성 복통, 혈성 설사, 구역, 구토, 용혈요독증후군(독소가 몸에 퍼져 적혈구를 파괴하고 신장기능이 저하되어 혈액에 요독이 쌓이는 질병) 등의 증상을 보인다.

## 050 작업환경의 유해 요인

- 물리적 요인 : 소음, 진동, 광선, 조명, 방사선, 이상 기온, 이상 기압 등
- 화학적 요인 : 유기용제, 유해가스, 분진, 중금속, 살충제 등
- 생물학적 요인 : 박테리아(세균), 곰팡이, 바이러스, 기생충 등

**공중보건학 개론**

## 051 증상(발현성) 감염기

| 단계 | 시기 | 예방 조치 | 예방 수준 |
|---|---|---|---|
| 〈4단계〉<br>증상(발현성)<br>감염기 | 질병의 증상이<br>나타나는 시기 | 악화방지를 위<br>한 치료 | 2차(또는 3차)<br>예방 |

## 052 후천면역결핍증후군(AIDS)

- 병원체 : 사람 면역결핍 바이러스(HIV)
- 전파경로 : 성 접촉, 혈액(수혈), 정액과 질 분비물, 모유수유, 수직감염, 감염된 주사기와 주삿바늘 사용
- 감염인과 식기·침구·변기 공동사용, 피부접촉이나 악수·포옹·가벼운 입맞춤, 감염인의 기침·재채기·땀, 감염인과 수영장이나 대중목욕탕을 함께 사용한다고 해서 감염되지 않는다.
- 진단 : 효소결합면역흡착측정(ELISA)으로 감염유무를 진단하고, 웨스턴 블롯(Western blot)으로 확진한다.
- 예방 및 관리 : 가능하면 에이즈 환자와 성적 접촉을 피하되 성행위시 콘돔 사용, 면도기·칫솔·손톱깎이 등 공동사용 금지, 주사기나 침은 일회용을 사용한다.
- 치료 및 간호 : 항바이러스제를 사용하지만 결정적인 치료제는 없고 완치는 불가능하다.

## 053 렙토스피라증

- 병원체 : 렙토스피라균
- 병원소 : 설치류 중 특히 들쥐, 소, 돼지, 개 등
- 전파경로 : 주로 감염된 들쥐의 소변에 오염된 물, 토양, 식물 등과 상처 난 피부가 접촉할 때 감염된다.
- 증상 : 고열, 두통, 구역, 구토 증상부터 치명적인 바일병(weil disease)까지 다양하다.
- 고위험군 : 농부, 오수 처리자, 낚시꾼, 군인, 수의사, 축산업자 등 동물과 접촉이 많거나 들쥐의 배설물에 노출되기 쉬운 직종 종사자에게 호발하고, 홍수 후나 추수기 벼 베기 작업과 관련하여 집단적으로 발생할 가능성이 있다.
- 예방 및 관리 : 고여 있는 물에서 일하는 경우 작업복과 장화를 착용한다.

## 054 질병예방 활동

- 1차 예방 : 질병이 발생하기 전에 건강수준과 저항력을 높이는 것(예 질병예방, 건강증진, 예방접종, 보건교육, 환경위생 개선, 분만전관리, 손씻기, 규칙적인 운동, 건강한 식생활 등)
- 2차 예방 : 질병을 조기발견·조기치료 하는 것(예 건강검진 등)
- 3차 예방 : 잔존기능을 최대화하고 사회로 복귀하기 위한 노력(예 재활, 물리치료, 사회 재적응 훈련, 자조모임 등)

## 055 국가 암 검진 주기

- 6개월 간격 : 간암(고위험군 대상)
- 1년 간격 : 대장암
- 2년 간격 : 폐암(고위험군 대상), 위암, 유방암, 자궁경부암

## 056 노년부양비

$$노년부양비 = \frac{65세 \text{ 이상 인구}}{15\sim64세 \text{ 인구}} \times 100$$

## 057 고위험 모성보건 대상자

- 20세 미만 및 35세 이상의 임산부
- 유전질환 등 가족력이 있는 임산부
- 조산, 사산, 거대아를 출산한 경험이 있는 임산부
- 고혈압, 당뇨병, 갑상샘 질환, 심장병, 신장병, 자가면역질환 등을 진단받은 임산부

## 058 모자보건 지표

- 출산지표 : 조출생률, 일반출산율, 합계출산율, 재생산율
- 영유아 사망지표 : 사산율, 신생아사망률, 신생아후기사망률, 주산기사망률, 영아사망률, 유아사망률
- 모성사망지표 : 모성사망률, 모성사망비

## 059 표준예방접종

| 12개월 이전(9개) | 12개월 이후(7개) |
|---|---|
| • B형간염<br>• 결핵<br>• 로타바이러스 감염증<br>• b형 헤모필루스 인플루엔자<br>• 폐렴알균 감염증<br>• 폴리오<br>• 디프테리아, 파상풍, 백일해(DTaP) | • 수두<br>• 홍역, 볼거리, 풍진(MMR)<br>• A형간염<br>• 일본뇌염<br>• 사람유두종바이러스 감염증 |

*인플루엔자는 6개월 이후 매년 접종

## 060 지역사회간호사업 계획 시 우선적 고려사항

지역사회간호사업 계획 시 지역주민의 건강에 대한 요구를 먼저 파악해야 한다.

## 061 노인보건사업의 필요성

노인 인구 증가, 노인 의료비 증가, 노년 부양비 증가, 노인의 평균 수명 증가, 건강수명 감소, 노인의 만성질환 유병률 증가, 노인의 일상생활 수행능력 감소

## 062 가족 형태 변화

- 가족구조는 대가족에서 핵가족으로, 그리고 핵가족 에서 1인 가구와 분거가족과 같은 비전형적인 가구로 전환되고 있다.
- 초혼 연령이 높아지고 있다.
- 동거가족, 동성가족, 자발적 무자녀 가족 등이 증가하고 있다.
- 국제결혼의 증가로 다문화 가족도 증가하고 있다.
- 조손 가족, 한부모 가족, 재혼 가족 등 가족의 유형은 매우 다양한 변화를 보이고 있다.

## 063 방문간호

- 방문요양 : 장기요양요원인 요양보호사가 수급자의 가정 등을 방문하여 신체활동 및 가사활동을 지원한다.
- 방문간호 : 장기요양요원인 간호사, 간호조무사, 치위생사가 의사, 한의사 또는 치과의사의 '방문간호지시서'에 따라 수급자의 가정을 방문하여 간호, 진료보조, 요양에 관한 상담 또는 구강위생 등을 제공한다.
- 방문목욕 : 장기요양요원이 목욕설비를 갖춘 장비를 이용하여 수급자의 가정 등을 방문하여 목욕을 제공한다.
- 방문간호는 장기요양보험의 재가급여 서비스에 해당한다.
- 간호조무사로서 3년 이상의 간호보조업무 경력이 있고, 보건복지부 장관이 지정한 교육기관에서 소정의 교육 (700시간)을 이수하여야 방문간호를 제공할 수 있다.

## 064 가정방문 우선순위

- 하루에 여러 대상자를 방문할 경우 비감염성 질환자 또는 면역력이 낮은 집단을 우선 방문하고 감염성 질환자를 가장 마지막으로 방문한다.
  예 미숙아와 신생아 → 임산부 → 학령 전 아동 → 학령기 아동 → 성병환자 → 결핵환자

## 065 「의료법」 제59조 (지도와 명령)

- 보건복지부장관 또는 시·도지사는 보건의료정책을 위하여 필요하거나 국민보건에 중대한 위해가 발생하거나 발생할 우려가 있으면 의료기관이나 의료인에게 필요한 지도와 명령을 할 수 있다.
- 보건복지부장관, 시·도지사 또는 시장·군수·구청장은 의료인이 정당한 사유 없이 진료를 중단하거나 의료기관 개설자가 집단으로 휴업하거나 폐업하여 환자 진료에 막대한 지장을 초래하거나 초래할 우려가 있다고 인정할 만한 상당한 이유가 있으면 그 의료인이나 의료기관 개설자에게 업무개시 명령을 할 수 있다.
- 의료인과 의료기관 개설자는 정당한 사유 없이 업무개시 명령을 거부할 수 없다.

## 066 「정신건강복지법」상 정신건강증진시설

- 정신의료기관 : 정신병원, 정신과 의원, 병원급 의료기관에 설치된 정신건강의학과
- 정신요양시설 : 정신질환자를 입소시켜 요양 서비스를 제공하는 시설
- 정신재활시설 : 정신질환자의 사회적응을 위한 각종 훈련과 생활지도를 하는 시설

## 067 업무종사의 일시 제한 및 전염성 소실과 재취업

### 「결핵예방법」 제13조 (업무종사의 일시 제한)

- 특별자치시장·특별자치도지사 또는 시장·군수·구청장은 전염성결핵환자에 대하여 접객업이나 그 밖에 사람들과 접촉이 많은 업무에 종사하거나 집단생활시설에서 수행하는 업무에 종사하는 것을 보건복지부령으로 정하는 바에 따라 전염성 소실의 판정을 받을 때까지 정지하거나 금지하도록 명하여야 한다.
- 업무종사 정지 또는 금지 명령을 받은 환자는 전염성 소실 판정을 받을 때까지 업무에 종사할 수 없다.
- 업무종사 정지 또는 금지 명령을 받은 환자의 사업주 또는 고용주는 해당 환자가 전염성 소실 판정을 받을 때까지 업무 종사를 금지하여야 한다.
- 사업주 또는 고용주는 비전염성결핵환자에 대하여 결핵환자라는 이유만으로 취업을 거부할 수 없다.

### 「결핵예방법」 제14조 (전염성 소실과 재취업)

- 특별자치시장·특별자치도지사 또는 시장·군수·구청장은 취업이 정지 또는 금지된 자가 보건복지부령으로 정하는 바에 따라 전염성 소실의 판정을 받은 경우 그 정지 또는 금지 명령을 취소하여야 한다.
- 사업주 또는 고용주는 정지 또는 금지 명령이 취소된 자를 종전의 업무에 복직시켜야 한다.

## 068 「구강보건법 시행규칙」 제15조 (임산부·영유아 구강검진 내용)

특별자치시장, 특별자치도지사 및 시장·군수·구청장은 임산부 및 영유아에 대하여 실시하는 구강검진에는 다음 각 호의 사항이 포함되어야 한다.

1. 임산부
- 치아우식증(충치) 상태
- 치주질환(잇몸병) 상태
- 치아마모증 상태
- 그 밖의 구강질환 상태

2. 영유아
- 치아우식증(충치) 상태
- 치아 및 구강발육 상태
- 그 밖의 구강질환 상태

## 069 「혈액관리법」에서 사용하는 용어 정의

- "혈액"이란 인체에서 채혈한 혈구 및 혈장을 말한다.
- "헌혈자"란 자기의 혈액을 혈액원에 무상으로 제공하는 사람을 말한다.
- "채혈부작용"이란 채혈한 후에 헌혈자에게 나타날 수 있는 혈관미주신경반응 또는 피하출혈 등 미리 예상하지 못한 부작용을 말한다.
- "헌혈환급예치금"이란 수혈비용을 보상하거나 헌혈사업에 사용할 목적으로 혈액원이 보건복지부장관에게 예치하는 금액을 말한다.
- "채혈금지대상자"란 감염병 환자, 약물복용 환자 등 건강기준에 미달하는 사람으로서 헌혈을 하기에 부적합하다고 「보건복지부령」으로 정하는 사람을 말한다.

## 070 감염병 신고 및 보고

> * 감염병환자등을 진단하거나 그 사체를 검안한 경우
> * 예방접종 후 이상반응자를 진단하거나 그 사체를 검안한 경우
> * 감염병환자 등이 제1급감염병부터 제3급감염병까지에 해당하는 감염병으로 사망한 경우
> * 감염병환자로 의심되는 사람이 감염병병원체 검사를 거부하는 경우

- 감염병병원체 확인기관의 소속 직원이 실험실 검사 등을 통하여 감염병환자 등을 발견한 경우 그 사실을 그 기관의 장에게 보고하여야 한다.
- 의료기관에 소속된 의사, 치과의사 또는 한의사는 소속 의료기관의 장에게 보고하여야 한다.
- 보고를 받은 의료기관의 장 및 감염병병원체 확인기관의 장은 제1급감염병의 경우에는 즉시, 제 2급감염병 및 제3급감염병의 경우에는 24시간 이내에, 제4급감염병의 경우에는 7일 이내에 질병관리청장 또는 관할 보건소장에게 신고하여야 한다.
- 의료기관에 소속되지 아니한 의사, 치과의사 또는 한의사는 그 사실을 관할 보건소장에게 신고하여야 한다.
- *「감염병의 예방 및 관리에 관한 법률」 제11조(의사 등의 신고) 참고*

## 071 맥박산소측정(pulse oximetry)

- 주로 2, 3, 4번째 손가락에 부착한다.
- 감지기를 부착할 부위를 깨끗이 닦고 건조시킨다.
- 맥박산소측정기로 산소포화도와 맥박을 함께 관찰할 수 있다.
- 맥박산소측정 결과가 부정확할 수 있는 경우 : 심한 빈혈(헤모글로빈 감소 상태), 심한 황달, 저혈압, 저체온, 외부의 강한 빛, 센서투과를 방해하는 매니큐어나 인조손톱이 부착되어 있는 경우

## 072 구강체온 측정(전자 체온계)

- 담배, 껌, 음식물을 섭취했을 경우 10분 후, 차거나 뜨거운 음식을 섭취했을 경우 30분 후에 측정한다.
- 체온계의 탐색자(탐침)를 환자의 혀 밑에 넣고 입술을 가볍게 다물도록 한다.
- 구강체온을 측정할 수 없는 경우 : 협조가 어려운 어린이 및 정신질환자, 흡연 또는 음식섭취 후 10분 이내, 찬 음식 또는 뜨거운 음식을 섭취한 후 30분 이내, 의식이 혼미하거나 무의식 상태인 환자, 오한으로 떠는 환자, 경련 가능성이 있는 환자, 코 또는 구강 수술 환자, 입안에 질환이 있는 환자, 산소를 흡입 중인 환자 등
- 측정 결과를 기록할 때는'O'로 표시한다.

## 073 손 위생 방법

- 물과 비누를 이용한 손 위생 시 손 전체에 비눗물을 묻힌 후 15초 이상 문지른다.
- 물과 비누를 이용한 손 위생 후 일회용 타월로 건조시키고, 사용한 타월을 이용하여 수도꼭지를 잠근다.
- 눈에 보이는 오염이 없다면 손 소독제를 이용하여 손 위생을 할 수 있다.
- 손에 혈액이나 체액이 묻은 경우 물과 비누로 손을 씻는다.
- 외과적 손 위생은 소독력이 있는 항균비누나 알코올이 함유된 손 소독제로 2~5분간 실시한다.

## 074 가압증기멸균법 적용 물품

외과수술용 기구·도뇨세트·곡반·드레싱 세트 등의 티타늄이나 스테인리스 재질의 물품, 거즈·면 가운·면 방포 등의 면직류나 리넨 등

## 075 멸균용액 다루는 방법

- 사용 전에 유효기간을 확인하고 용액병에 개봉 날짜와 시간을 써둔다.
- 필요할 때만 뚜껑을 열고 되도록 빨리 닫아야 한다.
- 한 번 따랐던 용액은 다시 병에 붓지 않는다.
- 라벨이 붙은 쪽을 위로(손바닥 쪽으로) 가게 하여 병을 잡고 용액을 조금 따라 버린 후 사용한다.
- 용액병의 뚜껑을 들고 있을 때는 내면이 아래로 향하게 하고, 바닥에 놓을 때는 내면이 위로 향하게 놓는다.

## 076 코삽입관(비강캐뉼라)

- 주로 저농도의 산소 제공 시 코삽입관을 적용한다.
- 취침 시에도 코삽입관을 그대로 사용할 수 있다.
- 산소마스크와 달리 폐소공포증이 있는 환자에게도 적용이 가능하다.
- 적어도 8시간마다 한 번씩 코삽입관을 제거하고 코 점막의 자극 증상과 건조 상태를 살핀다.
- 환자가 산소를 흡입하면서도 말하고 먹을 수 있어 편안

해 하기 때문에 병원에서 가장 많이 사용되는 방법이다.
- 입을 다물고 코로 숨을 쉬도록 격려한다.

### 077 기관절개관 내관의 관리
- 내관 제거 전후와 내관을 다시 끼우기 전에 기관절개관 흡인을 실시한다.
- 제거한 내관을 과산화수소 1 : 생리식염수 2로 희석된 과산화수소수에 담가둔다.
- 멸균된 세척솔이나 긴 면봉을 이용하여 내관의 안쪽 면까지 깨끗이 닦는다.
- 닦은 내관을 멸균 생리식염수로 헹군다.
- 내관을 끼우기 전에 다시 한 번 흡인한 후 외관에 내관을 삽입한다.
- 매일 내관을 빼내어 소독하되, 상황에 따라 수시로 소독할 수 있다.

### 078 반신마비(편마비) 환자의 식사 보조
- 식사 전·후에 수분을 섭취할 수 있도록 돕는다.
- 건강한 쪽으로 음식을 넣어주어 씹게 한다.
- 앉지 못할 경우 건강한 쪽을 아래로 하여 옆으로 누운 자세로 식사한다.
- 간호조무사는 혼자서 머을 수 없는 환자나 식사 시 도움을 필요로 하는 환자의 식사를 보조한다.
- 먼저 간호조무사의 손등에 음식을 소량 떨어뜨려서 음식의 온도를 확인한 후 환자에게 제공한다.
- 입 안에 음식물에 남아있는지 확인한 후 필요 시 구강간호를 제공한다.

### 079 주사기로 간헐적 영양 시 주의사항
- 가능하면 위관 영양 후 30분 이상 앉아 있도록 하여 소화를 돕는다.
- 영양액 주입 후 코위관 끝에 달려있는 뚜껑으로 끝부분을 막아준다.
- 위(stomach)에서 30cm 높이에 주사기를 위치시킨 상태로 천천히 주입한다.
- 위관 영양 후 주사기를 이용하여 코위관으로 30~60mL 정도의 물을 주입한다.
- 파우더 형태로 제조된 경구약은 영양액 주입이 끝난 후 소량의 물에 섞어 주사기를 통해 코위관으로 넣어준다.
- 코위관 영양을 하는 환자에게 구강간호와 비강간호를 제공한다.

### 080 섭취량과 배설량 측정
- 얼음은 섭취한 얼음양의 1/2을 수분 섭취량으로 환산한다.
- 8시간마다 섭취량과 배설량을 측정하고, 밤번 간호사가 이를 모두 합하여 24시간 총량을 계산한다.
- 의사의 처방이 있는 환자에게 섭취량과 배설량을 측정한다.
- 눈금이 있는 계측기구로 계량하여 배설량을 측정한다.
- 물이나 음료를 섭취할 경우에도 계량컵으로 용량을 확인하여 섭취량을 측정한다.
- 코위관 영양액은 주입된 용량 전부를 섭취량으로 계산한다.

### 081 청결 관장
- 관장용액을 사용하여 대변을 부드럽게 하고, 연동운동을 활발하게 하여 배변함으로써 분변을 제거하기 위한 방법이다.
- 성인의 경우 등장액 500~1,000mL 또는 고장액 30~130mL 정도의 관장약을 주입한 후 변의가 있더라도 10분 정도 참았다가 배변하도록 격려한다.
- 분만이나 수술 중 배변을 방지하고, 검사나 진단을 위하여 장을 비우기 위하여 시행한다.

> **정체 관장의 종류**
> - 수렴 관장 : 장내 조직을 수축시켜 지혈하기 위한 목적으로 시행
> - 투약 관장 : 장 내로 약물을 주입하여 치료를 목적으로 하는 정체관장
> - 케이엑살레이트 관장 : 고포타슘혈증 환자의 칼륨 배출을 위해 시행
> - 기름-정체관장(윤활관장) : 오일을 주입하여 대변과 장 점막을 미끄럽게 해서 배변 유도

### 082 유치도관 삽입환자 간호
- 소변수집주머니는 방광 아래로 유지하고 바닥에 닿지 않게 한다.
- 유치도관을 삽입 중인 환자는 수분을 충분히 섭취하여 요로 감염을 예방한다.
- 유치도관은 장기간 자연배뇨가 어려울 때, 장시간의 수술 시 방광팽창을 예방하기 위해, 시간당 소변량 측정, 방광세척이나 방광으로 약물주입 시 시행한다.
- 유치도관 제거 시 먼저 풍선에 주입된 멸균증류수를 제거해야 하므로 일회용 비닐장갑과 10cc 주사기가 필요하다.
- 유치도관 삽입 환자의 복부가 팽만되어 있거나 소변수집주머니로 소변이 나오지 않을 경우 가장 먼저 도뇨관이 꺾이거나 꼬이지 않았는지 확인한다.

### 083 나선붕대(나선대)
굵기가 비슷한 손가락이나 위팔(상완)등에 적용하는 붕대법으로, 1/2 ~ 2/3 정도 겹쳐가며 감아 올라가는 방법이다.

### 084 욕창 호발 대상자
무의식 환자, 마비 환자, 실금 환자, 영양상태 불량 환자,

탈수상태 환자, 몹시 마른 환자, 부종 환자, 당뇨병 환자, 견인치료 중인 환자, 척추 손상 등으로 절대안정 중인 환자 등은 욕창이 발생하기 쉽다.

### 085 석고붕대 적용 시 주의사항
- 석고붕대 적용부위를 높인 상태에서 몸의 말초에서 중심으로 감는다.
- 석고붕대 적용 시 손가락과 발가락 끝은 노출시켜 혈액순환과 감각상태를 확인한다.
- 잘 건조된 석고붕대는 더 이상 찬 느낌이 없고 흰색을 띠며 두드렸을 때 공명음이 난다. 만졌을 때 단단하고 냄새도 없다.
- 석고붕대 적용부위에는 아무것도 바르지 않아야 하고, 탄력성이 있는 부드러운 면인 스토키네트(stockinette)로 감싼 후 석고붕대를 적용한다.
- 석고붕대를 적용한 아랫부분(예 손가락과 발가락 등)의 색깔, 온도, 운동, 감각상태를 관찰한다.

### 086 회음부 간호
- 여성은 배횡와위자세, 남성은 바로누운자세(앙와위)를 취해준다.
- 43~46℃의 물과 비누를 이용하여 닦는데 매번 수건의 다른 면을 사용한다.
- 여성은 치골에서 항문 방향(대음순 → 소음순 → 요도 → 질 → 항문)으로 겹쳐진 부위를 세심하게 닦는다.
- 남성은 귀두 → 음경 → 치골 → 항문 순으로, 포경수술을 하지 않은 남성은 포피를 젖혀서 요도구 부위를 나선모양으로 닦는다.

### 087 손과 발 관리방법
- 손발톱을 적당히 깎은 후 측면은 다듬기용 줄(네일 파일)로 다듬는다.
- 발에는 로션을 바르되 발가락 사이는 로션이나 보습제를 바르지 않는다.
- 두꺼운 손발톱은 더운물에 담갔다가 자른다.
- 예리한 기구는 피부 손상을 유발할 수 있으므로 금한다. 필요 시 면봉을 사용하여 손톱 밑을 깨끗하게 할 수 있다.
- 손발 관리 후 손가락과 발가락 사이에 물기를 모두 제거한다.
- 손톱/발톱 깎이를 구분하여 사용하는 것이 좋다.
- 손톱은 둥글게, 발톱은 일자로 자른다.

### 088 틀니(의치) 관리
- 취침 시에는 틀니를 제거하여 잇몸과 구강조직이 휴식 및 회복할 수 있게 한다.
- 질식의 우려가 있으므로 무의식 환자, 경련 환자, 수술실에 갈 때, 수면 시에는 틀니를 제거한다.

- 뜨거운 물은 틀니를 변형시키므로 찬물이나 미온수를 사용하여 세척하고 보관한다.
- 착색된 틀니는 틀니세정제 혹은 중조수나 붕산수에 담가두었다가 부드럽게 닦는다.
- 틀니 세척 시 찬물이나 미온수를 사용하여 틀니의 변형을 예방한다.

### 089 옆누운자세(측와위)
- 옆으로 누운 자세
- 엉치뼈(천골)부위 압박을 방지하기 위해 취해줄 수 있는 자세, 마비나 부동 환자의 식사 보조 시 자세

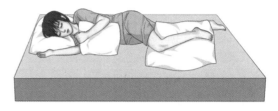

지지된 측위

### 090 등척성 운동
- 관절을 움직이지 않고 근육을 수축하고 이완하면서 근력을 유지하는 운동으로 석고붕대를 한 환자의 근육위축을 예방하기 위해 필요한 운동이다.
- 근육의 길이 변화는 없지만 의식적으로 근육의 긴장상태를 유지하는 능동적인 운동이다.
  예 근육에 힘을 주었다 빼는 운동, 벽밀기 등
- 등척성 운동은 타인이 대신해줄 수 없다.

### 091 휠체어를 이용하여 엘리베이터 타고 내리기
뒤로 들어가서 앞으로 밀고 나온다.

### 092 낙상 예방 간호
- 보행이 불편한 경우 보조기구를 사용할 수 있고, 되도록 보조자와 동반하여 걷는다.
- 침대나 휠체어 바퀴의 잠금장치를 잠가둔다.
- 침대는 최대한 낮게 유지하고, 침대 난간을 올려준다.
- 미끄러운 욕실 바닥이나 목욕통에 미끄럼 방지용 매트를 깐다.
- 모든 낙상 고위험군 환자의 침대에 낙상주의 표시판(팻말)을 붙여둔다.
- 호출벨과 자주 사용하는 물건은 손이 닿는 낮은 곳에 둔다.
- 화장실, 욕실, 복도에 손잡이나 난간을 설치한다.
- 병실 바닥에 물기는 즉시 제거하여 물기가 없도록 관리한다.
- 뒷굽이 낮고 미끄러지지 않는 재질로 된 신발을 신되 슬리퍼는 금한다.

- 바닥에 있는 전선이나 물건 등을 치운다.
- 야간에는 개인등이나 바닥에 간접조명을 켜둔다.
- 환자와 보호자에게 낙상에 대한 교육을 시행하고 주의를 기울인다.
- 앉거나 일어날 때 천천히 움직인다.
- 기립 저혈압을 예방하기 위해 침상머리를 천천히 올려 일정시간 반좌위자세로 휴식 후 침상가에 걸터앉아 다리운동을 하고나서 천천히 일어나 움직인다.

### 093 반신마비(편마비) 환자에게 단추 있는 상의를 갈아 입힐 때
- 환자의 마비 측에서 보조한다.
- 마비된 쪽에 상의를 입힐 때는 소매 끝에서 어깨, 목선까지 모아 잡은 후에 입힌다.
- 입을 때 : 마비된 쪽 → 건강한 쪽
- 벗을 때 : 건강한 쪽 → 마비된 쪽

### 094 팔꿈치 보호대(주관절 보호대)
- 팔꿈치 보호대는 침대에 묶지 않는 보호대이다.
- 겉면은 면소재로 되어 있지만 보호대 안에는 설압자나 작은 판자를 넣어 단단하게 만든 것이므로 쉽게 구부러지지 않는다.
- 팔꿈치 굴곡(굽힘)을 방지하기 위해 적용한다.
- 팔꿈치 구부리는 것을 방지하여 수술 상처나 주사 부위의 손상을 방지하기 위해 적용하는 보호대로, 소아의 입천장(구개) 수술 후 또는 팔꿈치 부위에 정맥주사 후에 주로 사용 한다.
- 보호대 중심에 팔꿈치를 대고 감싼 후 끈으로 묶는다.

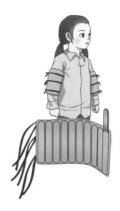

### 095 냉습포(찬물 찜질)
- 적용 전에 침대에 방수포(고무포)를 깐다.
- 치료할 부분만 노출시키고 나머지 신체에는 담요를 덮어준다.
- 얼음물 대야에 수건을 넣어 적신 후 물이 떨어지지 않도록 수건의 물기를 꼭 짜서 치료 부위에 적용한다.

- 찜질 수건을 수시로 갈아주면서 20분간 적용한다.
- 사용 도중 피부 발적, 창백, 무감각, 수포(물집) 등의 피부 이상이 발견되면 즉시 제거한 후 간호사에게 보고한다.
- 냉습포 제거 후 물기를 닦고 피부를 건조시킨다.

### 096 강화폐활량계(흡입기, inspirometer)
- 장기간의 수술을 한 환자나 장기 투병 중인 환자의 폐 기능 향상을 위해 사용하는 기구로, 흡기를 도와 폐포를 팽창시켜 무기폐를 예방하는 기구이다.
- 사용법
  - 수술 전에 확인된 최대들숨용량(최대흡식량)을 표시 해둔다.
  - 상체를 세우고 바르게 앉아(앉은자세 또는 반좌위자세) 기계를 수평이 되도록 똑바로 놓는다.
  - 마우스피스를 입에 문다.
  - 숨을 최대한 내쉬고 난 후 3~5초 동안 천천히 깊게 숨을 들이마신다.
  - 위로 올라간 공의 개수와 높이를 보면서 반복적으로 연습한다.
  - 1회 실시할 때 이 동작을 5~10회 반복하며 1시간에 10분씩 실시하되, 1회 사용 후 쉬었다가 하도록 미리 설명한다.
  - 통증이 있으면 진통제를 투여한 후 사용한다.
  - 식전에 하는 것이 효과적이다.

### 097 컴퓨터 단층촬영(CT)
- 방사선 노출로 인한 문제가 발생될 수 있으므로 임부에게는 금기인 검사이다.
- 조영제를 사용하는 경우 알레르기 여부를 미리 조사해야 한다.
- 조영제가 들어가면 삼투압 차이에 의해 혈관이 확장되기 때문에 따뜻한 느낌, 얼굴이 달아오르는 느낌(열감), 소변을 본 듯한 느낌, 구역 등의 증상이 있을 수 있음을 미리 설명한다.
- 컴퓨터를 이용하여 인체 횡단면의 영상을 촬영해서 질병을 진단하는 방법으로, 검사하는 동안 환자는 움직이지 않아야 한다.

### 098 금식이 필요한 검사
- 위내시경은 검사 전 8시간 이상 금식이 필요하다.
- 금식이 필요한 검사로는 상부위장조영(UGI), 바륨관장, 정맥신우조영(IVP), 기관지조영, 조영제를 사용하는 CT나 MRI, 복부초음파 검사, 위내시경 검사, 대장내시경 검사, 기관지내시경 검사 등이 있다.

### 099 검사물 수집 및 관리

- 가래 검사는 이른 아침에 기침을 한 후 뱉는다. 이른 아침 기침을 한 후 배출되는 가래는 밤새 농축된 병원체를 많이 보유하고 있어 가장 정확하다.
- 채취한 대변은 냉장보관이 가능하지만 아메바 검사를 위한 대변은 받는 즉시 검사실로 보내야한다.
- 동맥혈기체분석(ABGA) 검체는 아이스박스를 이용하여 속히 검사실로 운반한다.
- 전혈구계산(CBC) 검사를 위한 채혈 후 검체용기를 부드럽게 흔들어 혈액이 항응고제와 골고루 섞이도록 한다.
- 소변배양검사 시 ① 청결중간뇨를 받거나, ② 단순도뇨를 시행하거나, ③ 유치도관을 삽입하고 있는 환자의 경우 소변수집주머니에 있는 특수포트를 소독솜으로 닦고 멸균 주삿바늘을 삽입하여 소변을 채취한다.

## 100 영아 기도폐쇄(질식) 시 응급처치

- 기도폐쇄 상태에서는 절대 물이나 음식을 제공하지 않아야 한다.
- 1세 미만의 영아 혹은 1세 이상이더라도 체중이 10kg 이하인 소아의 경우 복강 내 장기 손상이 우려되므로 복부 밀어내기는 시행하지 않는다.
- 이물질이 제거되지 않으면 119 구급대원이 도착할 때까지 등 두드리기와 가슴 밀어내기 과정을 반복 시행한다.
- 영아의 머리를 가슴보다 낮게 하고 손바닥으로 영아의 어깨뼈(견갑골) 사이를 5회 두드린다.
- 영아의 머리를 가슴보다 낮게 하고 영아의 젖꼭지 연결선 바로 아래의 복장뼈(흉골)에 둘째, 셋째 손가락을 올려놓고 분명하고 확실하게 5회의 압박을 시행한다.

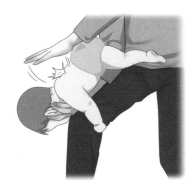

등 두드리기 5회

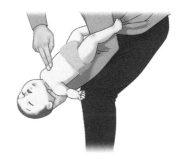

가슴 밀어내기 5회

## 101 기도 유지 및 인공호흡

### 1. 기도 유지

머리 기울이고 턱 들기 방법(head tilt-chin lift)으로 기도를 개방한다.

### 2. 입 - 입 인공호흡(mouth to mouth breathing)

- 머리를 젖힌 손의 엄지와 집게손가락으로 환자의 콧구멍을 막아 구조자가 숨을 불어 넣는 동안 공기가 새어나가지 않도록 해야 한다.
- 평상시 호흡과 비슷한 양의 숨(보통 호흡)을 들이쉰 상태에서 입을 크게 벌려 환자의 입을 완전히 막은 후 1초 동안 숨을 불어 넣으면서 가슴이 올라오는지 확인한다.
- 1초 동안 숨을 불어넣는 인공호흡을 2회 실시한다.(호-흡-호)
- 과환기 시 위 팽창, 역류, 흡인과 같은 합병증이 유발되기도 하고, 흉강 내압을 증가시키고 심장으로 정맥혈 귀환을 저해해 심박출량과 생존율을 감소시키므로 최대 호흡이 아닌 보통호흡으로 인공호흡을 실시한다.
- 호흡을 불어넣은 후에는 입을 떼고 코도 놓아주어 공기가 배출되게 한다.
- 가슴압박 동안에 인공호흡이 동시에 이루어지지 않도록 주의한다.

## 102 전동 후 다시 가져와야 할 물품

전동 시 사용한 운반차·휠체어·보행기 등의 이동 보조기구, 수액걸대, 산소통과 산소유량계 등 전출병동의 물건은 다시 전출병동으로 가지고 와야 한다.

## 103 퇴원 시 간호

- 의사의 퇴원지시를 확인한 후 퇴원서류를 원무과로 보낸다.
- 필요시 환자의 옷 입는 것을 보조한다.
- 원무과 입퇴원계로 가서 퇴원 정산을 하도록 안내한다.

- 식이, 운동 및 활동범위, 퇴원약 복용 방법, 퇴원 후 지켜 야 할 주의사항, 외래 방문 일자 등의 퇴원교육을 실시 한다.
- 병원물품을 사용하고 있었다면 반납을 확인한다.
- 퇴원시간과 방법, 목적지, 동반자, 환자 교육 내용 등 퇴 원에 대해 기록한다.

## 104 시각장애 환자와 대화하는 방법

- 환자의 정면에서 이야기한다.
- 적당한 크기의 목소리로 대화한다.
- 이쪽, 저쪽, 여기 등 지시대명사를 사용하지 않도록 하 고, 사물의 위치를 시계 방향으로 설명한다.
- 환자의 병실에 들어갈 때 노크를 하고 자신을 소개한 후 방문 이유를 밝힌다.
- 환자를 중심으로 오른쪽, 왼쪽으로 나누어 설명한다.
- 이미지가 잘 떠오르지 않는 사물 등은 촉각으로 이해시 킨다.
- 환자와 접촉 전에 접촉 이유를 설명해야 한다.

## 105 임종 환자의 사후처치

- 의사의 사망선언 후 사후처치를 시작한다.
- 사망 2~3시간 후부터 사후경축(사후경직)이 나타나므 로, 사후경축이 오기 전에 바른 자세를 취해준다.
- 사후경축이 시작되면 의치를 끼우기 어려우므로 사후경 축이 시작되기 전에 의치를 끼운다.
- 의료기구나 삽입중인 튜브(카테터)를 모두 제거한다.
- 환자를 바로 눕히고 베개를 이용하여 어깨와 머리를 올 려 혈액정체로 인한 얼굴색 변화와 입이 벌어지는 것을 방지한다.
- 눈을 감지 못한 채 사망한 경우 사체의 안검을 손가락으 로 몇 초간 가만히 눌러서 눈을 감긴다.
- 깨끗한 시트를 환자의 어깨까지 덮어준다.
- 가족들이 환자를 만날 수 있도록 하고, 가족이 슬픔을 표현할 수 있도록 도와준다.
- 가족에게 환자의 개인 소지품을 돌려주고 서명을 받는다.

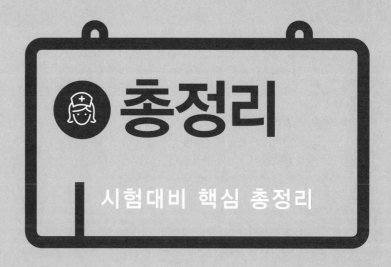

시험대비 핵심 총정리

## 1 운동과 이동 돕기

### 1. 지팡이 이용 보행 돕기

- 지팡이를 짚는 반신마비(편마비) 환자 부축 시 : 지팡이를 건강한 쪽으로 잡으니까 지팡이의 반대쪽(마비쪽)에서 보조
- 계단 올라갈 때 : 지팡이 → 건강한 다리 → 아픈 다리
- 계단 내려갈 때나 평지 이동 시 : 지팡이 → 아픈 다리 → 건강한 다리

### 2. 목발 이용 보행 돕기

- 계단을 올라갈 때 : 건강한 다리 → 아픈 다리+목발
- 계단을 내려갈 때 : 아픈 다리+목발 → 건강한 다리
- 평지 3점 보행 : 목발+아픈 다리 → 건강한 다리

### 3. 보행기 이용 보행 돕기

- 한쪽 다리만 약한 환자 : 보행기+아픈 다리 → 건강한 다리
- 양쪽 다리가 모두 불편한 환자 : 보행기 → 한쪽 다리 → 반대쪽 다리

### 4. 운반차나 들것 이용 이동 돕기

- 리더는 환자의 머리 쪽에 서기
- 평지 : 환자의 다리가 앞으로
- 계단이나 언덕을 오르거나 내릴 때 : 환자 머리는 항상 계단이나 언덕의 위쪽에
- 구급차 안으로 들어갈 때 : 머리가 먼저

### 5. 반신마비(편마비) 환자 이동 돕기

- 환자의 보조자는 환자의 건강한 쪽에 서서 환자의 건강한 팔을 잡고 이동한다.
- 보행벨트 사용 시 환자의 뒤에서 마비된 쪽의 보행벨트를 지지한다.
- 침대에서 휠체어로 이동 시 휠체어는 환자의 건강한 쪽에 둔다.
- 반신마비 환자가 욕조에 들어가고 나올 때는 건강한 다리부터 옮긴다.

### 6. 반신마비(편마비) 환자 식사 돕기

- 금기가 아니라면 상체를 상승시킨다.
- 간호조무사의 손등에 음식이나 물을 조금 떨어뜨려 온도가 적당한지 미리 확인한다.
- 누워서 식사를 하는 경우 건강한 쪽을 밑으로 하여 옆으로 누운 자세를 취한다.
- 저작이 편한 쪽(건강한 쪽)으로 음식을 넣어주어 씹도록 한다.
- 음식을 조금씩 입으로 넣어주고, 음식물을 완전히 삼켰는지 확인한 후 음식물을 제공한다.
- 머리를 앞으로 약간 숙이고 턱을 당긴 자세로 음식물을 삼키게 한다.
- 식사 후 입안에 음식물이 남아있는지 확인한다.

### 7. 단추 없는 상의 갈아입고 벗기

- 입을 때 : 마비된 팔 → 머리 → 건강한 팔
- 벗을 때 : 건강한 팔 → 머리 → 마비된 팔

## 8. 수액을 주입 중인 환자의 상의 갈아입히기

- 입을 때 : 수액 → 수액 있는 팔 → 수액 없는 팔
- 벗을 때 : 수액 없는 팔 → 수액 있는 팔 → 수액

| 종류 | 벗을 때 | 입을 때 |
|---|---|---|
| 마비 없는 환자 | 수액 없는 팔 먼저 | 수액 있는 팔 먼저 |
| 마비 있는 환자<br>(수액은 건강한 팔에 주사) | 건강한 팔(수액 있는 팔) → 수액 → 마비된 팔 | 마비된 팔 → 수액 → 건강한 팔(수액 있는 팔) |

## 2 의사소통

### 1. 치료적 의사소통

| | |
|---|---|
| 적극적 경청 | • 의식적이고 의도적으로 타인에게 주의를 기울이는 기술로, 대상자를 이해하려고 할 때 필요한 적극적인 과정<br>• 눈을 맞추고 고개를 끄덕임, 상냥한 얼굴, 즉각적인 반응 |
| 개방형 질문 | • 대상자의 생각과 반응을 이끌어 낼 수 있는 질문<br>• "무슨 생각을 하고 계신가요?", "부모님과 사이는 어떠세요?" |
| 반영 | • 대상자가 표현한 내용(생각), 감정(느낌), 경험(행동)을 정리하여 다른 용어로 대상자에게 다시 표현하는 것<br>"수술 후에 마취에서 못 깨어나면 죽는 거지요? 그런 사람들이 많나요? 제 담당 의사는 수술 잘하는 분이시죠? 이런저런 생각 하느라 밤새 잠을 잘 못 잤어요."<br>– 내용 반영 : 대상자의 주요 생각을 간략하고 새로운 언어로 반복<br>"수술이 걱정돼서 숙면을 못 취하셨군요."<br>– 감정 반영 : 대상자가 표현한 언어의 내용에 담겨 있는 감정에 대한 반응<br>"수술이 걱정되고 불안하시군요."<br>– 경험 반영 : 객관적으로 관찰한 것을 피드백하는 것<br>"수술 이야기를 할 때마다 입술을 깨무시는군요." |
| 재진술 | • 대상자의 표현을 그대로 반복하여 경청하고 있음을 알림<br>• "퇴원하고 싶어요." → "퇴원하고 싶다고요?" |
| 초점 맞추기 | • 중요한 주제에서 벗어나지 않도록 한 가지 주제에 집중하게 하는 것<br>• "많은 것들을 언급했는데 그 중 어떤 것이 가장 중요한 문제라고 생각하시나요?" |
| 명료화 | • 대상자의 표현이 모호할 때 내용을 명확하게 해주는 것<br>• "예를 들어 말씀해주시겠어요?", "그것에 대해 다시 한 번 말씀해주시겠어요?", "좀 더 자세히 설명해주시겠어요?" |
| 정보 제공 | • 대상자에게 필요한 지식 및 정보를 제공하는 것으로, 충고나 해석을 하지 않도록 주의<br>• "이 약은 불안을 진정시키기 위한 항불안제입니다." |
| 직면 | • 말과 행동이 불일치하거나 모순되는 점을 인식시키는 것으로, 무비판적이어야 함<br>• "자조모임에 꼭 참여하고 싶다고 하셨는데 한 번도 참석하지 않으셨네요." |
| 요약 | • 대화 내용 등을 정리해주는 기술로 대화를 마무리할 때 주로 사용<br>• "우리는 지금까지 금주에 대한 여러 가지 방법에 대해 이야기해보았어요." |
| 침묵 | • 언어적 소통을 잠시 멈추고 기다리는 기간으로, 짧은 침묵은 대상자가 생각을 정리하고 자신의 문제를 파악할 수 있는 기회를 갖게 함 |
| 공감 | • 다른 사람의 감정을 있는 그대로 인정하고 이해하고 포용하는 것<br>• "그런 생각이 들 정도로 힘이 드시는군요." |

## 2. 비치료적 의사소통

| 충고 | • 대상자기 취해야 할 행동에 관히여 조언히고 헤결책을 제안히는 것<br>• "나는 당신이 ~해야 한다고 생각해요.", "내가 당신이라면~" |
|---|---|
| 즉각적인 찬성과 동의 | • 대상자의 행동과 태도에 평가를 한 것이 되어 대상자는 다음에 그 이야기의 내용을 바꾸고 싶어도 자유로이 바꾸지 못함<br>• "잘하셨어요.", "환자분 결정에 전적으로 동의합니다." |
| 일시적인 안심 | • 사실에 근거하지 않고 대상자를 안심시키려 하는 것<br>• "걱정 마세요. 다 잘될 거예요." |
| 주제 바꾸기 | • 대화의 초점을 돌려 관계없는 주제를 내놓는 것<br>• "죽고 싶어요." → "알코올중독 자조모임에 다녀오셨어요?", "그건 다음에 대화해요." |
| 과다한 질문 | • 간호조무사가 자신을 존중하지 않고 정보만을 요구한다고 생각할 수 있음 |
| '왜'라는 질문 사용 | • 잘못한 것을 지적받는다는 느낌을 받을 수 있음<br>• "왜 그렇게 생각하세요?", "왜 약을 안 먹었나요?" |
| 도전 | • 대상자의 생각을 증명하도록 답변을 요구하는 것<br>• "당신이 죽었다면 왜 아직까지 심장이 뛰고 있는 거죠?" |
| 거절 | • 대상자의 생각이나 행동을 받아들이지 않고 거부하는 경우<br>• "그 부분은 더 이상 듣고 싶지 않네요." |
| 비난 | • 대상자의 행동이나 생각을 비판하는 것으로 간호조무사가 대상자의 생각과 행동에 대하여 판단할 수 있는 권리를 갖고 있다는 것을 내포함<br>• 대상자로 하여금 죄책감, 분노, 불안을 느끼게 하여 관계가 끝날 수 있음<br>• "그건 좋지 않은 생각이에요.", "왜 그런 이상한 생각을 하세요?" |

 ## 보건행정

## 1 사회보장제도

"사회보장"이란 출산, 양육, 실업, 노령, 장애, 질병, 빈곤 및 사망 등의 사회적 위험으로부터 모든 국민을 보호하고 국민 삶의 질을 향상시키는 데 필요한 소득과 서비스를 보장하는 사회보험, 공공부조, 사회서비스를 말한다. 사회보장은 최저 생활보장 기능, 경제적 기능, 소득재분배 기능, 사회통합 등의 기능을 한다.

• 사회보장의 유형

| 구분 | 대상자 | 종류 | | 재원 |
|---|---|---|---|---|
| 사회보험 | 국민 | 소득보장 : 국민연금, 고용보험, 산업재해보상보험 | | 기여금(보험료) |
| | | 의료보장 : 국민건강보험, 산업재해보상보험, 노인장기요양보험 | | |
| 공공부조 | 빈곤층 | 소득보장 : 기초생활보장 | | 조세 |
| | | 의료보장 : 의료급여 | | |
| 사회서비스 | 법률이 정한 특정인 | 노인복지, 아동복지, 장애인복지, 가정복지 | | 조세, 일부 본인 부담 |

## 1. 사회보험

### (1) 정의

국민에게 발생하는 사회적 위험을 보험의 방식으로 대처함으로써 국민의 건강과 소득을 보장하는 제도를 말한다.

## (2) 종류

| | |
|---|---|
| 국민건강보험 | • 국민들이 평소에 보험료를 내고 보험자인 국민건강보험공단이 이를 관리·운영하다가 필요시 보험급여를 제공함으로써 위험을 분담하고 필요한 의료서비스를 받을 수 있도록 하는 제도<br>• 특징 : 강제가입, 보험료 납부의 의무성, 보험료는 차등부과, 보험급여는 균등급여, 단기보험, 소득 재분배 기능, 보험료의 분담(직장가입자의 경우 사업자와 근로자가 50%씩 부담)<br>• 건강보험심사평가원 : 요양급여비용을 심사하고 요양급여의 적정성을 평가하는 기관<br>• 우리나라 보험급여 형태<br>　– 현물급여 : 요양기관(병·의원 등)으로부터 본인이 직접 제공받는 의료서비스<br>　　예 요양급여, 건강검진<br>　– 현금급여 : 국민건강보험공단에서 현금으로 지급 받는 것<br>　　예 요양비, 장애인보장구급여비, 본인부담상한액, 임신·출산 진료비 등 |
| 산업재해보상보험 | 사업장에 고용되어 근무하던 근로자가 업무상의 산업재해로 부상, 질병, 신체장애 또는 사망 시 그 근로자와 가족이 신속하고 공정하게 보상을 받을 수 있도록 하기 위한 제도로, 보상은 근로복지공단에서 제공 |
| 고용보험 | 근로자가 실업한 경우 생활에 필요한 급여를 실시하여 근로자의 생활안정과 구직활동을 촉진함으로써 실업 예방, 고용 촉진 및 근로자 직업능력의 개발과 향상을 목적으로 하는 제도 |
| 국민연금 | 국민 개개인이 소득 활동을 할 때 납부한 보험료를 기반으로 하여 나이가 들거나, 갑작스런 사고나 질병으로 사망 또는 장애를 입어 소득활동이 중단된 경우 본인이나 유족에게 연금을 지급함으로써 기본 생활을 유지할 수 있도록 하는 제도 |
| 노인장기요양보험 | 고령이나 노인성 질병 등의 사유로 일상생활을 혼자서 수행하기 어려운 노인 등에게 신체활동 또는 가사활동 지원 등의 장기요양급여를 지원하여 노후의 건강증진 및 생활 안정을 도모하고 그 가족의 부담을 덜어줌으로써 국민의 삶의 질을 향상시키기 위한 제도 |

## 2. 공공부조

### (1) 정의

국가와 지방자치단체의 책임하에 생활 유지 능력이 없거나 생활이 어려운 국민의 최저생활을 보장하고 자립을 지원하는 제도를 말한다.

### (2) 종류

| | | |
|---|---|---|
| 기초생활보장 | 생활이 어려운 사람에게 필요한 급여를 제공하여 이들의 최저 생활을 보장하고 자활을 돕는 제도 | |
| 의료급여 | • 생활이 어려운 저소득 국민에게 질병, 부상, 출산 등에 대한 의료를 보장하는 제도 | |
| | 1종 수급권자<br>(근로능력 없음) | • 의료비의 전액이 지원되며, 본인부담금 없음<br>• 국민기초생활보장수급자 : 근로무능력가구, 희귀난치성·중증질환 등록자, 시설수급자, 행려환자<br>• 타법적용자 : 이재민, 의상자 및 의사자의 유족, 입양아동(18세 미만), 국가유공자, 국가무형문화재보유자, 북한이탈주민, 5·18 민주화운동 관련자, 노숙인 |
| | 2종 수급권자<br>(근로능력 있음) | • 의료비의 일부가 지원되며, 본인부담금 발생(입원 시 10%)<br>• 국민기초생활보장수급자로서 1종 수급권자에 해당되지 않는 자 |
| | • 의료급여 수급권자는 원칙적으로 1차 의료급여기관(의원, 보건소 등)에서 진료를 받을 수 있으며 제2차(병원, 종합병원) 또는 제3차(대학병원) 의료급여기관 진료가 필요한 경우 '의료급여 의뢰서'를 발급받아 1차 → 2차 → 3차 단계적으로 진료를 받아야 한다. | |
| 기타 | 긴급복지지원, 기초연금, 장애인연금, 한부모가족 지원 등 | |

## 3. 사회서비스

### (1) 정의

국가·지방자치단체 및 민간부문의 도움이 필요한 모든 국민에게 복지, 보건의료, 교육, 고용, 주거, 문화, 환경 등의 분야에서 인간다운 생활을 보장하고 상담, 재활, 돌봄, 정보의 제공, 관련 시설의 이용, 역량 개발, 사회참여 지원 등을 통하여 국민의 삶의 질이 향상되도록 지원하는 제도를 말한다.

**(2) 종류**

　　장애인활동지원, 노인돌봄, 산모/신생아 건강관리지원, 임신·출산 진료비지원, 아이돌봄지원, 청소년산모임신출산의
　　료비지원 등

 **보건행정, 지역사회보건**

## 1 노인장기요양보험제도

### 1. 목적

고령이나 노인성 질병 등의 사유로 일상생활을 혼자서 수행하기 어렵다고 인정된 노인 등에게 신체활동 또는 가사활동
지원 등의 장기요양급여에 관한 사항을 규정하여 노후의 건강 증진 및 생활안정을 도모하고 그 가족의 부담을 덜어줌으
로써 국민의 삶의 질을 향상하기 위함이다.

### 2. 보험자 및 가입자

① 보험자 : 국민건강보험공단
② 가입자 : 국내에 거주하는 국민건강보험 가입자 또는 피부양자, 국내에 체류하는 재외국민 또는 외국인
* 장기요양보험료와 국민건강보험료는 독립회계로 관리되고 있다.

### 3. 장기요양급여 수급자

'65세 이상인 자' 또는 '65세 미만이지만 노인성 질병을 가진 자'로 거동이 불편하거나 치매 등으로 인지가 저하되어 6개
월 이상의 기간 동안 혼자서 일상생활을 수행하기 어렵다고 인정된 사람
(노인성 질병으로는 뇌졸중, 치매, 파킨슨병, 중풍후유증, 떨림(진전) 등이 있다.

### 4. 장기요양인정 신청 및 판정절차 : 인정신청 → 방문조사 → 등급판정

국민건강보험공단에 장기요양인정신청서 제출 → 공단 소속 직원(사회복지사, 간호사 등)이 방문조사 → 공단이 조사결
과서, 의사소견서 등을 등급판정위원회에 제출 → 등급판정위원회가 최종 등급판정 → 판정 결과 통보(장기요양인정 유
효기간은 최소 2년 이상)

### 5. 판정결과

| 등급 | 상대 | 장기요양인정점수 |
|---|---|---|
| 장기요양 1등급(최중증) | 심신의 기능상태 장애로 일상생활에서 전적으로 다른 사람의 도움이 필요한 자 | 95점 이상 |
| 장기요양 2등급(중증) | 심신의 기능상태 장애로 일상생활에서 상당부분 다른 사람의 도움이 필요한 자 | 75번 이상 95점 미만 |
| 장기요양 3등급(중등증) | 심신의 기능상태 장애로 일상생활에서 부분적으로 다른 사람의 도움이 필요한 자 | 60점 이상 75점 미만 |
| 장기요양 4등급(경증) | 심신의 기능상태 장애로 일상생활에서 일정부분 다른 사람의 도움이 필요한 자 | 51점 이상 60점 미만 |
| 장기요양 5등급 | 치매환자 | 45점 이상 51점 미만 |
| 장기요양 인지지원등급 | 치매환자 | 45점 미만 |

## 6. 노인장기요양보험 재원조달

① 장기요양보험료

② 국가 및 지방자치단체의 부담금

③ 본인부담금

## 7. 장기요양 급여의 내용(재가급여, 시설급여, 특별현금급여)

(1) **재가급여** : 가정에서 생활하며 장기요양기관이 운영하는 각종 서비스를 제공받는다.

   \* 본인부담금 15%, 「국민기초생활보장법」에 따른 의료급여 수급자는 면제

| 종류 | 내용 |
|---|---|
| 방문요양 | 장기요양요원이 수급자의 가정 등을 방문하여 신체활동 및 가사활동을 지원하는 서비스 |
| 방문목욕 | 장기요양요원이 목욕설비를 갖춘 장비를 이용하여 수급자의 가정 등을 방문하여 목욕을 제공하는 서비스 |
| 방문간호 | 장기요양요원인 간호사, 간호조무사, 치위생사가 의사, 한의사 또는 치과의사의 방문간호지시서에 따라 수급자의 가정을 방문하여 간호, 진료보조, 요양에 관한 상담 또는 구강위생 등을 제공하는 재가급여 서비스 |
| 주·야간보호 | 수급자를 하루 중 일정시간 동안 장기요양기관에 보호하여 신체활동 지원 및 심신기능의 유지·향상을 위한 교육과 훈련 등을 제공하는 서비스 |
| 단기보호 | 수급자를 일정기간 동안 장기요양기관에 보호하여 신체활동 및 심신기능의 유지·향상을 위한 교육과 훈련 등을 제공하는 서비스 |
| 기타재가급여(복지용구) | 수급자의 일상생활·신체활동 지원 및 인지기능의 유지·향상에 필요한 용구를 제공하는 서비스 |

(2) **시설급여** : 노인의료복지시설 등에 입소하여 신체활동 지원 및 심신기능의 유지·향상을 위한 서비스를 제공받는다.

   \* 본인부담금 20%, 「국민기초생활보장법」에 따른 의료급여 수급자는 면제

| 노인요양시설 | 치매·중풍 등 노인성 질환 등으로 심신에 상당한 장애가 발생하여 도움이 필요한 노인을 입소시켜 급식·요양과 그 밖에 일상생활에 필요한 편의를 제공하는 시설(입소정원 : 10명 이상) |
|---|---|
| 노인요양공동생활가정 | 치매·중풍 등 노인성 질환 등으로 심신에 상당한 장애가 발생하여 도움이 필요한 노인에게 가정과 같은 주거여건과 급식·요양, 그밖에 일상생활에 필요한 편의를 제공하는 시설(입소정원 : 5명 이상 ~9명 이하) |

(3) **특별현금급여** : 재가급여와 시설급여를 받을 수 없을 때 지급하는 것이다.

① 가족요양비 : 도서·벽지 등 장기요양기관이 현저히 부족한 지역, 천재지변, 수급자의 신체·정신 또는 성격상의 사유 등으로 인해 가족 등으로부터 방문요양에 상당한 장기요양급여를 받은 경우 지급되는 현금급여

② 특례요양비 : 수급자가 장기요양기관이 아닌 노인요양시설 등의 기관 또는 시설에서 재가급여 또는 시설급여에 상당한 장기요양급여를 받은 경우 수급자에게 지급되는 현금급여 (현재 시행 안 함)

③ 요양병원간병비 : 공단은 수급자가 요양병원에 입원했을 때 장기요양에 사용되는 비용의 일부를 요양병원간병비로 지급할 수 있다. (현재 시행 안 함)

## 8. 노인장기요양보험 표준서비스

| 분류 | 표준서비스 내용 |
|---|---|
| 신체활동지원 | 세면 도움, 구강청결 도움, 식사 도움, 몸단장, 옷 갈아입기 도움, 머리감기 도움, 몸 씻기 도움, 화장실 이용하기, 이동 도움, 체위변경, 신체기능의 유지·증진 |
| 가사 및 일상생활지원 | 개인활동지원, 식사준비, 청소 및 주변정돈, 세탁 |
| 정서지원, 의사소통 | 의사소통 도움, 말벗, 격려 등 |
| 인지지원<br>(인지관리지원, 인지활동지원) | 인지행동 변화 관리 등 인지자극 활동, 일상생활 함께하기 |
| 방문목욕 | 입욕준비, 입욕 시 이동 보조, 몸 씻기(샤워 포함) 도움, 지켜보기, 목욕 기계 조작, 욕실 정리 등 |
| 건강 및 간호관리 | 관찰 및 측정, 건강관리, 간호관리, 응급서비스 |
| 기능회복훈련 | 신체·인지기능 향상프로그램, 신체기능의 훈련, 기본동작 훈련, 인지활동형 프로그램, 인지기능향상훈련, 일상생활 동작훈련, 물리치료, 작업치료 |
| 시설환경관리 | 침구·린넨 정리, 환경관리, 물품관리, 세탁물관리 |

# 지역사회 보건

## 1 방어기제

| 승화 | • 본능적 욕구나 참기 어려운 충동적 에너지를 사회적으로 용납되는 형태로 표출하는 성숙하고 긍정적인 방어기제<br>예 공격성을 가진 사람이 유능한 권투선수가 되는 것 |
|---|---|
| 억제 | • 마음에 고통을 주는 기억을 의식적으로 잊으려고 노력하는 것, 성숙하고 긍정적인 방어기제<br>예 친구에게 화가 났을 때 맞서 싸우지 않고 자제하며 침착하게 행동하는 것<br>예 헤어진 연인에 대한 생각을 하면 괴롭고 힘들어서 생각하지 않으려고 노력하는 것 |
| 부정 | • 현실을 거부함으로써 현실과 관련된 정신적 고통을 피해보려는 것(외적인 근원을 가진 위협을 억누름, 아무 일도 없는 척)<br>예 시한부 판정을 받은 후 진단결과를 믿지 않고 5년 후 계획을 세우는 것<br>예 심각한 정신증상으로 정신건강의학과 병동에 입원한 환자가 "저는 그냥 휴식이 필요할 뿐이에요."라고 말하는 경우 |
| 투사 | • 자신의 결점이나 받아들일 수 없는 행동에 대한 책임을 남이나 환경 탓으로 돌리는 것<br>• 속담 : 잘되면 내 탓 못되면 조상 탓, 실력 없는 목수가 연장 탓 한다. |
| 동일시 | • 다른 사람의 태도와 행동을 닮는 것<br>예 엄마가 의사인 딸이 주로 병원놀이를 즐기고, 청진기와 주사기를 가지고 놀기를 좋아하는 것<br>예 시집살이를 심하게 한 며느리가 나중에 더 호된 시어머니가 되는 것 |
| 퇴행 | • 불안을 감소시키기 위하여 과거의 행동이나 성숙 수준으로 후퇴하는 것<br>예 대소변을 잘 가리던 아이가 동생이 태어난 후 바지에 오줌을 싸는 것 |
| 신체화 | • 현실적인 불만이나 심리적인 갈등이 신체를 통해 병이나 불편함으로 나타나는 것<br>예 운동을 싫어하는 학생이 체육시간만 되면 배가 아픈 것<br>• 속담 : 사촌이 땅을 사면 배가 아프다. |
| 억압 | • 의식에서 용납하기 어려운 경험, 감정, 생각을 무의식으로 눌러 놓는 것으로, 모든 방어기제의 기본이 되는 가장 보편적이고 1차적인 방어기제(기억상실, 망각, 완전히 잊어버림)<br>예 어린 시절 성추행이나 학대당한 사실을 기억하지 못하는 것<br>예 친구와 차를 타고 가다가 사고가 나서 친구가 사망하였는데 자신이 차를 운전했던 사실을 기억하지 못하는 것 |

| 전치 | • 어떤 대상에 대한 부정적인 감정을 덜 위험하거나 편안한 대상자에게 표출하는 것<br>　예 부모님께 야단맞고 만만한 동생을 때리는 행동<br>• 속담 : 종로에서 뺨 맞고 한강 가서 눈 흘긴다. |
|---|---|
| 취소 | • 용납할 수 없거나 스스로 죄책감을 일으키는 사고, 감정, 행동에 대하여 상징적인 방법을 통해 보상하거나 무효화하는 것<br>　예 미워하는 동생을 때리고는 뽀뽀하는 것, 폭언을 한 후 아내에게 고가의 선물을 하는 것 |
| 합리화 | • 용납하기 어려운 감정, 사고, 행동에 대해 그럴듯한 이유를 들어 설명하는 것<br>　예 "손이 닿지 않는 저 포도는 분명 시큼하고 맛이 없을 거야.", "시험 문제가 이상해서 내 점수가 낮은 거야."<br>• 속담 : 핑계 없는 무덤이 없다. |
| 반동형성 | • 겉으로 보이는 태도나 언행이 마음속 생각과 정반대로 행동하는 경우<br>　예 싫어하는 사람에게 더 잘해주는 것, 좋아하는 여학생을 괴롭히는 것<br>• 속담 : 미운 자식 떡 하나 더 준다. |
| 해리 | 정서적인 갈등이나 내외적 스트레스 요인을 피하기 위해 개인의 성격이나 정체감을 일시적으로 변경하는 것으로, 성격의 일부가 그 사람의 지배를 벗어나 하나의 독립된 성격인 것처럼 행동하는 것<br>　예 이중인격, 지킬박사와 하이드, 몽유병, 잠꼬대 |
| 보상 | • 자신의 성격, 외모, 지능 등의 결함을 다른 것으로 대리만족 하기 위해 다른 능력이나 특성을 강조하는 것<br>　예 가난에 대한 콤플렉스가 있어 명품 등으로 과하게 치장을 하는 것<br>• 어떤 분야에서 특별히 뛰어나다는 인정을 받음으로써 다른 분야에서의 실패나 약점을 보충하고자 하는 경우<br>　예 외모 콤플렉스가 있는 사람이 열심히 공부해서 판사가 되는 것<br>• 속담 : 작은 고추가 더 맵다. |
| 저항 | • 의식에서 용납하기 어려운 무의식의 내용을 의식화할 때 이 의식을 방해하는 것<br>　예 면담 시 대상자가 대답하지 않고 침묵하거나, 기억이 없다고 하거나 혹은 면담시간에 오지 않는 경우<br>　예 "몰라요, 기억이 안 나요." |

 **아동간호, 모자보건, 의료관계법규**

## 1 표준예방접종

| 대상감염병 | 백신종류 및 방법 | 횟수 | 접종시기 |
|---|---|---|---|
| B형 간염 | HepB | 3 | 출생 시, 1개월, 6개월 |
| 결핵 | BCG(피내용) | 1 | 4주 이내 |
| 디프테리아<br>파상풍, 백일해 | DTaP | 5 | 2개월, 4개월, 6개월, 15~18개월, 4~6세 |
| | Tdap/Td | 1 | 11~12세 |
| 폴리오 | IPV | 4 | 2개월, 4개월, 6 ~ 18개월, 4~6세 |
| b형 헤모필루스인플루엔자 | Hib | 4 | 2개월, 4개월, 6개월, 12~15개월 |
| 폐렴구균(폐렴알균) | PCV | 4 | 2개월, 4개월, 6개월, 12~15개월 |
| 로타바이러스 | RV1 | 2 | 2개월, 4개월 |
| | RV5 | 3 | 2개월, 4개월, 6개월 |
| 홍역<br>볼거리(유행귀밑샘염)<br>풍진 | MMR | 2 | 12~15개월, 4~6세 |

| 수두 | VAR | 1 | 12~15개월 |
|---|---|---|---|
| **A형 간염** | HepA | 2 | 1차 12개월 이후, 2차 35개월 이내 |
| **일본뇌염** | IJEV(불활성화백신) | 5 | 12~23개월(1~2차), 24~35개월, 6세, 12세 |
| | LJEV(약독화생백신) | 2 | 12~23개월(1차), 24 ~ 35개월(2차) |
| **사람유두종바이러스** | HPV | 2 | 11~12세 |
| **인플루엔자** | IIV | 매년 | 6개월 이후 매년 |

| 12개월 이전 (9개) | (1개) | 12개월 이후 (7개) |
|---|---|---|
| • B형간염<br>• 결핵<br>• 로타바이러스 감염증<br>• b형 헤모필루스 인플루엔자<br>• 폐렴알균 감염증<br>• 폴리오<br>• 디프테리아, 파상풍, 백일해(DTaP) | 인플루엔자<br>(6개월 이후 매년) | • 수두<br>• 홍역, 볼거리, 풍진(MMR)<br>• A형간염<br>• 일본뇌염<br>• 사람유두종바이러스 |

| 2024 표준예방접종 일정표 |

| | 대상 감염병 | 백신종류 및 방법 | 횟수 | 출생시 | 4주이내 | 1개월 | 2개월 | 4개월 | 6개월 | 12개월 | 15개월 | 18개월 | 19~23개월 | 24~35개월 | 4세 | 6세 | 11세 | 12세 |
|---|---|---|---|---|---|---|---|---|---|---|---|---|---|---|---|---|---|---|
| 국가예방접종 | **B형 간염** | HepB | 3 | HepB 1차 | | HepB 2차 | | | HepB 3차 | | | | | | | | | |
| | **결핵** | BCG (피내용) | 1 | | BCG 1회 | | | | | | | | | | | | | |
| | **디프테리아 파상풍 백일해** | DTaP | 5 | | | | DTaP 1차 | DTaP 2차 | DTaP 3차 | DTaP 4차 | | | | | DTaP 5차 | | | |
| | | Tdap/Td | 1 | | | | | | | | | | | | | | TaP/Td 6차 | |
| | **폴리오** | IPV | 4 | | | | IPV 1차 | IPV 2차 | IPV 3차 | | | | | | IPV 4차 | | | |
| | **b형헤모필루스 인플루엔자** | Hib | 4 | | | | Hib 1차 | Hib 2차 | Hib 3차 | Hib 4차 | | | | | | | | |
| | **폐렴구균 감염증** | PCV | 4 | | | | PCV 1차 | PCV 2차 | PCV 3차 | PCV 4차 | | | | | | | | |
| | | PPSV | – | | | | | | | | | | 고위험군에 한하여 접종 | | | | | |
| | **로타바이러스 감염증** | RV1 | 2 | | | | RV 1차 | RV 2차 | | | | | | | | | | |
| | | RV5 | 3 | | | | RV 1차 | RV 2차 | RV 3차 | | | | | | | | | |
| | **홍역 볼거리 풍진** | MMR | 2 | | | | | | | MMR 1차 | | | | | MMR 2차 | | | |
| | **수두** | VAR | 1 | | | | | | | VAR 1차 | | | | | | | | |

| 국가예방접종 | A형 간염 | HepA | 2 | HepA 1~2차 | | | |
|---|---|---|---|---|---|---|---|
| | 일본뇌염 | IJEV (불활성화 백신) | 5 | IJEV 1~2차 | IJEV 3차 | IJEV 4차 | IJEV 5차 |
| | | LJEV (약독화 생백신) | 2 | LJEV 1차 | LJEV 2차 | | |
| | 사람유두종바이러스감염증 | HPV | 2 | | | | HPV 1~2차 |
| | 인플루엔자 | IIV | – | IIV 매년 접종 | | | |

## 의료관계법규

### 1 감염병

#### 1. 감염병의 종류

| | 제1급 | 제2급 | 제3급 | 제4급 |
|---|---|---|---|---|
| 특성 | 생물테러감염병 또는 치명률이 높거나 집단 발생의 우려가 커서 발생 또는 유행 즉시 신고하여야 하고, 음압격리와 같은 높은 수준의 격리가 필요한 감염병을 말한다(다만, 갑작스러운 국내 유입 또는 유행이 예견되어 긴급한 예방·관리가 필요하여 질병관리청장이 보건복지부장관과 협의하여 지정하는 감염병을 포함한다). | 전파 가능성을 고려하여 발생 또는 유행 시 24시간 이내에 신고하여야 하고, 격리가 필요한 감염병을 말한다(다만, 갑작스러운 국내 유입 또는 유행이 예견되어 긴급한 예방·관리가 필요하여 질병관리청장이 보건복지부장관과 협의하여 지정하는 감염병을 포함한다). | 그 발생을 계속 감시할 필요가 있어 발생 또는 유행 시 24시간 이내에 신고하여야 하는 감염병을 말한다(다만, 갑작스러운 국내 유입 또는 유행이 예견되어 긴급한 예방·관리가 필요하여 질병관리청장이 보건복지부장관과 협의하여 지정하는 감염병을 포함한다). | 제1급 감염병부터 제3급 감염병까지의 감염병 외에 유행 여부를 조사하기 위하여 표본감시 활동이 필요한 감염병을 말한다. |
| 질환 | 에볼라바이러스병, 마버그열, 라싸열, 크리미안콩고출혈열, 남아메리카출혈열, 리프트밸리열, 두창, 페스트, 탄저, 보툴리눔독소증, 야토병, 신종감염병증후군, 중증급성호흡기증후군(SARS), 중동호흡기증후군(MERS), 동물인플루엔자 인체감염증, 신종인플루엔자, 디프테리아 | 결핵, 수두, 홍역, 콜레라, 장티푸스, 파라티푸스, 세균성이질, 장출혈성대장균감염증, A형간염, 백일해, 유행성이하선염, 풍진, 폴리오, 수막구균 감염증, b형헤모필루스인플루엔자, 폐렴구균 감염증, 한센병, 성홍열, 반코마이신내성황색포도알균(VRSA) 감염증, 카바페넴내성장내세균목(CRE) 감염증, E형간염 | 파상풍, B형간염, 일본뇌염, C형간염, 말라리아, 레지오넬라증, 비브리오패혈증, 발진티푸스, 발진열, 쯔쯔가무시증, 렙토스피라증, 브루셀라증, 공수병, 신증후군출혈열, 후천성면역결핍증(AIDS), 크로이츠펠트-야콥병(CJD) 및 변종크로이츠펠트-야콥병(vCJD), 황열, 뎅기열, 큐열, 웨스트나일열, 라임병, 진드기매개뇌염, 유비저, 치쿤구니야열, 중증열성혈소판감소증후군(SFTS), 지카바이러스 감염증, 매독 | 인플루엔자, 회충증, 편충증, 요충증, 간흡충증, 폐흡충증, 장흡충증, 수족구병, 임질, 클라미디아감염증, 연성하감, 성기단순포진, 첨규콘딜롬, 반코마이신내성장알균(VRE) 감염증, 메티실린내성황색포도알균(MRSA) 감염증, 다제내성녹농균(MRPA) 감염증, 다제내성아시네토박터바우마니균(MRAB) 감염증, 장관감염증, 급성호흡기감염증, 해외유입기생충감염증, 엔테로바이러스감염증, 사람유두종바이러스감염증 |
| 신고주기 | 즉시 | 24시간 이내 | 24시간 이내 | 7일 이내 |

## 2. 「감염병의 예방 및 관리에 관한 법률」에서 사용하는 용어의 정의

- 기생충감염병 : 기생충에 감염되어 발생하는 감염병
- 세계보건기구 감시대상 감염병 : 세계보건기구가 국제공중보건의 비상사태에 대비하기 위하여 감시대상으로 정한 질환
- 생물테러감염병 : 고의 또는 테러 등을 목적으로 이용된 병원체에 의하여 발생된 감염병
- 성매개감염병 : 성 접촉을 통하여 전파되는 감염병
- 인수공통감염병 : 동물과 사람 간에 서로 전파되는 병원체에 의하여 발생되는 감염병
- 의료관련감염병 : 환자나 임산부 등이 의료행위를 적용받는 과정에서 발생한 감염병
- 감염병환자 : 감염병의 병원체가 인체에 침입하여 증상을 나타내는 사람으로서 의사, 치과의사 또는 한의사의 진단이나 감염병병원체 확인기관의 실험실 검사를 통하여 확인된 사람
- 감염병의사환자 : 감염병병원체가 인체에 침입한 것으로 의심이 되나 감염병환자로 확인되기 전 단계에 있는 사람
- 병원체보유자 : 임상적인 증상은 없으나 감염병병원체를 보유하고 있는 사람
- 감염병의심자 : 다음 각 목의 어느 하나에 해당하는 사람
  - 감염병환자, 감염병의사환자 및 병원체보유자와 접촉하거나 접촉이 의심되는 사람
  - 검역 관리지역 또는 중점검역 관리지역에 체류하거나 그 지역을 경유한 사람으로서 감염이 우려되는 사람
  - 감염병병원체 등 위험요인에 노출되어 감염이 우려되는 사람
- 감시 : 감염병 발생과 관련된 자료, 감염병병원체·매개체에 대한 자료를 체계적이고 지속적으로 수집, 분석 및 해석하고 그 결과를 제때에 필요한 사람에게 배포하여 감염병 예방 및 관리에 사용하도록 하는 일체의 과정
- 표본감시 : 감염병 중 감염병환자의 발생빈도가 높아 전수조사가 어렵고 중증도가 비교적 낮은 감염병의 발생에 대하여 감시기관을 지정하여 정기적이고 지속적인 의과학적 감시를 실시하는 것
- 역학조사 : 감염병환자 등이 발생한 경우 감염병의 차단과 확산 방지 등을 위하여 감염병환자 등의 발생규모를 파악하고 감염원을 추적하는 등의 활동과 감염병 예방접종 후 이상반응 사례가 발생한 경우나 감염병 여부가 불분명하나 그 발병원인을 조사할 필요가 있는 사례가 발생한 경우 그 원인을 규명하기 위하여 하는 활동
- 예방접종 후 이상반응 : 예방접종 후 그 접종으로 인하여 발생할 수 있는 모든 증상 또는 질병으로서 해당 예방접종과 시간적 관련성이 있는 것
- 고위험병원체 : 생물테러의 목적으로 이용되거나 사고 등에 의하여 외부에 유출될 경우 국민 건강에 심각한 위험을 초래할 수 있는 감염병병원체
- 관리대상 해외 신종감염병 : 기존 감염병의 변이 및 변종 또는 기존에 알려지지 아니한 새로운 병원체에 의해 발생하여 국제적으로 보건문제를 야기하고 국내 유입에 대비하여야 하는 감염병

## 2 혈액관리법

### 1. 「혈액관리법」에서 사용하는 용어의 정의

- 혈액 : 인체에서 채혈한 혈구 및 혈장을 말한다.
- "혈액관리업무 : 수혈이나 혈액제제의 제조에 필요한 혈액을 채혈·검사·제조·보존·공급 또는 품질관리하는 업무를 한다.
- 혈액원 : 혈액관리업무를 수행하기 위하여 허가를 받은 자를 말한다.
- 헌혈자 : 자기의 혈액을 혈액원에 무상으로 제공하는 사람을 말한다.
- 부적격혈액 : 채혈 시 또는 채혈 후에 이상이 발견된 혈액 또는 혈액제제로서 「보건복지부령」으로 정하는 혈액 또는 혈액제제를 말한다.
- 채혈금지대상자 : 감염병 환자, 약물복용 환자 등 건강기준에 미달하는 사람으로서 헌혈을 하기에 부적합하다고 「보건복지부령」으로 정하는 사람을 말한다.
- 특정수혈부작용 : 수혈한 혈액제제로 인하여 발생한 부작용으로서 「보건복지부령」으로 정하는 것을 말한다.
- 혈액제제 : 혈액을 원료로 하여 제조한 「약사법」에 따른 의약품이다.

- 헌혈환급예치금 : 수혈비용을 보상하거나 헌혈사업에 사용할 목적으로 혈액원이 보건복지부장관에게 예치하는 금액을 말한다.
- 채혈 : 수혈 등에 사용되는 혈액제제를 제조하기 위하여 헌혈자로부터 혈액을 채취하는 행위를 말한다.
- 채혈부작용 : 채혈한 후에 헌혈자에게 나타날 수 있는 혈관미주신경반응 또는 피하출혈 등 미리 예상하지 못한 부작용을 말한다.

## 2. 「혈액관리법」상 채혈금지대상자

*「혈액관리법 시행규칙」[별표 1의 2]

### (1) 건강진단 관련 요인
- 체중이 남자는 50kg 미만, 여자는 45kg 미만인 자
- 체온이 섭씨 37.5°C를 초과하는 자
- 수축기혈압이 90mmHg(수은주압) 미만 또는 180mL(수은주압) 이상인 자
- 이완기혈압이 100mmHg(수은주압) 이상인 자
- 맥박이 1분에 50회 미만 또는 100회를 초과하는 자

### (2) 질병 관련 요인
- 만성 B형간염, C형간염, 후천성면역결핍증 등 감염병 중 보건복지부장관이 지정하는 혈액 매개 감염병 환자, 의사환자, 병원체보유자
- 말라리아 병력자로 치료종료 후 3년이 경과하지 아니한 자
- 매독 병력자로 치료종료 후 1년이 경과하지 아니한 자
- 급성 B형간염 병력자로 완치 후 6개월이 경과하지 아니한 자
- 급성 감염성 질환이 의심되는 증상이 없어진 지 3일이 경과하지 아니한 자

### (3) 약물 또는 예방접종 관련 요인
- 아스피린을 투여 받은 후 3일이 경과하지 아니한 자(혈소판 헌혈의 경우)
- B형간염 면역글로불린, 태반주사제를 투여 받고 1년이 경과하지 아니한 자
- 콜레라, 디프테리아, 인플루엔자, A형간염, B형간염, 주사용 장티푸스, 주사용 소아마비, 파상풍, 백일해, 일본뇌염, 신증후군출혈열(유행성출혈열), 탄저, 공수병 예방접종을 받은 후 24시간이 경과하지 않은 사람
- 홍역, 유행성이하선염, 황열, 경구용 소아마비, 경구용 장티푸스 예방접종을 받은 날부터 2주가 경과하지 않은 사람
- 풍진, 수두 예방접종 또는 BCG 접종을 받은 날부터 4주가 경과하지 않은 사람

### (4) 진료 및 처치 관련 요인
- 임신 중인 자, 분만 또는 유산 후 6개월 이내인 자
- 수혈 후 1년이 경과하지 아니한 자
- 과거 경막 또는 각막을 이식 받은 경험이 있는 자